実写とイラストで学ぶ

鏡視下手術手技図譜

編集 |東京医科歯科大学教授
　　　杉原健一

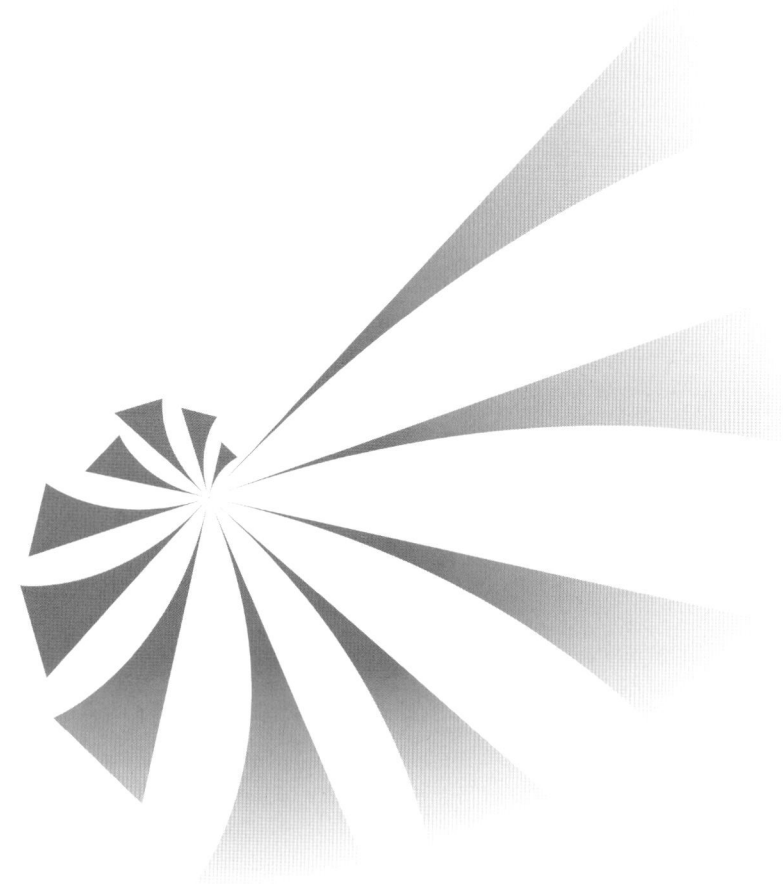

永井書店

執筆者一覧

《編 集》

杉原 健一　東京医科歯科大学大学院医歯学総合研究科消化機能再建学講座　教授

《執筆者》(執筆順)

高見 博	帝京大学医学部外科学教室　教授
池田 佳史	帝京大学医学部外科学教室　講師
森川 利昭	北海道大学大学院癌医学専攻癌制御医学講座腫瘍外科学分野　講師
市川 宏文	東北大学大学院医学系研究科先進外科学講座
宮崎 修吉	東北大学大学院医学系研究科先進外科学講座
里見 進	東北大学大学院医学系研究科先進外科学講座　教授
小嶋 一幸	東京医科歯科大学大学院医歯学総合研究科消化機能再建学分野
渡邊 昌彦	慶應義塾大学医学部外科学教室　講師
寺本 研一	東京医科歯科大学大学院分子外科治療学分野　助教授
高松 督	東京医科歯科大学大学院分子外科治療学分野
川村 徹	東京医科歯科大学大学院分子外科治療学分野
有井 滋樹	東京医科歯科大学大学院分子外科治療学分野　教授
加藤 奨一	友愛記念病院外科
長内 孝之	東京医科歯科大学大学院消化機能再建学分野
池田 正仁	社会保険 筑豊病院　副院長
松田 公志	関西医科大学泌尿器科学教室　教授
川喜田 睦司	神戸市立中央市民病院泌尿器科　部長
室田 卓之	関西医科大学泌尿器科学教室　講師
川端 岳	神戸大学大学院医学系研究科器官治療医学講座腎泌尿器学分野　講師
伊熊 健一郎	宝塚市立病院診療部長 兼 産婦人科部長

序　文

　内視鏡を用いた手術が本格的に臨床応用されてから，まだ十数年しか経ていませんが，その普及には目覚ましいものがあります．その適応は対象臓器が腹腔内臓器から胸腔内臓器，後腹膜臓器，体表臓器へと広がり，また，疾患としては良性疾患から悪性疾患，さらに，悪性疾患のなかでも比較的早期の癌から進行した癌へ，と急速に拡大しています．この急速な拡大は，数多くの新しい機器の開発（特に，超音波凝固切開装置，鏡視下用先端可変型縫合切離器，フレクシブルスコープなど）や日々の手術技術の改良によるところが大きく，また，本術式が整容性にすぐれ，患者の体への負担が少なく，術後回復が早いことが広く知れわたったことによります．しかし，まだまだ発展途中の手術手技であり，今後さらなる改良が重ねられ，ますます普及してゆくと思われます．

　このような背景をふまえ，本手術書が企画されました．本書には外科ばかりでなく，胸部外科，泌尿器科，産婦人科などの各分野における鏡視下手術の標準的術式が写真・イラストを中心として記載されており，「局所解剖」にて周辺臓器の配置を理解したうえ，「セッティング，体位，麻酔」で鏡視下手術のためのよりよい環境を作り，「基本操作」で各器具の操作，使用の基本を学び，「手術手技」で操作手順を習得するように構成されています．したがって，鏡視下手術を始めてまだ経験の浅い人が視覚的に理解でき，容易に技術習得ができるように配慮されています．また，著者の先生方は各分野における鏡視下手術に長けた方々であり，その先生方の豊富な経験に基づいて各手術における「コツ」や「ピットフォール」，「術中・術後合併症の予防と対策」の項が設けられており，鏡視下手術に習熟した先生方におきましても手術直前に目を通しておきますと，それらの手術に大いに参考になると思います．

もう一つの本書の特徴は，鏡視下手術を行うすべての分野がこの1冊の手術書にまとまっていることです．通常，学会や専門書では一つの分野における鏡視下手術の紹介や検討がなされていますが，本書によって他の分野の鏡視下手術の手技や技術を見て理解することにより，他分野の鏡視下手術の技術・方法，器具などを専門分野の鏡視下手術に応用できる可能性があります．

　本書は時間のあるときに熟読して手術や手順を理解し，イメージトレーニングを行い，また，手術直前には各ステップにおけるポイントを再確認する，ような使い方をすることにより，今後ますます普及してゆく鏡視下手術の手技をしっかりと習得することができると思います．

2003年10月

杉 原 健 一

目　次

I ● 頸　部 ……………………………………………………………… 高見　博／池田佳史…1

1. はじめに　2
2. 局所解剖　3
3. 適　応　4
4. 術前検査と術前管理　4
5. 必要な機器と器具　5
6. セッティング，体位，麻酔　5
7. 基本操作と手術手技　5
   1) 前胸部アプローチによる内視鏡下手術　5
      附) 腋窩アプローチ法　10
   2) 頸部からのアプローチによる内視鏡補助下手術　11
8. 術中偶発症：予防と対策　16
9. 手術合併症：予防と対策　16

II ● 肺 ……………………………………………………………………………… 森川　利昭…17

1. はじめに　18
   1) 現在の鏡視下手術の位置づけ　18
   2) 呼吸器外科領域における鏡視下手術の位置づけ　19
2. 局所解剖　20
3. 適　応　21
4. 術前検査と術前管理　21
5. 必要な機器と器具　22
   1) 患者の体位と固定　22
   2) 胸腔鏡とカメラ　22
   3) 手術器具　23
6. セッティング，体位　25
7. 基本操作　26
   1) 手術操作の注意点　26
   2) ポートの位置　26
   3) 視野の展開方法　27
   4) 剥離・授動の方法　27
   5) 切除などの総論　27
8. 手術手技　28
   1) 自然気胸に対する肺部分切除術　28
   2) 肺癌の根治手術　30
9. 術中偶発症：予防と対策　34
   1) 肺血管からの出血　34
   2) 肺実質損傷　34
10. 術中偶発症：予防と対策　35

III ● 食　　　道　　　　　　　　　　　　　市川宏文／宮崎修吉／里見　進…37

III-1 ● 胸腔鏡視下食道切除・リンパ節郭清術　……38
　　1．はじめに　38
　　2．局 所 解 剖　39
　　　　1）右迷走神経　40
　　　　2）右反回神経　40
　　　　3）左反回神経　41
　　　　4）左気管支動脈・左迷走神経　41
　　3．適　　　応　42
　　4．術前検査・術前管理　42
　　5．必要な機器と器具　43
　　6．セッティング，体位，麻酔　43
　　7．基 本 操 作　44
　　　　1）ポートの配置　44
　　　　2）カメラ操作　44
　　　　3）肺 の 圧 排　44
　　　　4）術野の展開　45
　　　　5）鉗 子 操 作　45
　　8．手 術 手 技　46
　　　　1）奇静脈弓の切離　46
　　　　2）右反回神経周囲　48
　　　　3）右気管支動脈周囲　51
　　　　4）固有食道動脈の処理　52
　　　　5）心嚢側の剝離　52
　　　　6）気管分岐部周囲　54
　　　　7）左気管支動脈の温存　56
　　　　8）左反回神経周囲　58
　　　　9）胸管の温存　60
　　　　10）食道の切離　60
　　　　11）閉　　　創　61
　　9．術中偶発症：予防と対策　62
　　10．術後合併症：予防と対策　62

III-2 ● 腹腔鏡視下胃管作成術　……63
　　1．はじめに　63
　　2．局 所 解 剖　63
　　3．適　　　応　64
　　4．術前検査と術前管理　64
　　5．必要な機器と器具　64
　　6．セッティング，体位，麻酔　64
　　7．基 本 操 作　64
　　　　1）ポートの配置　64
　　　　2）術野の展開　64
　　8．手 術 手 技　65
　　　　1）小網の切離　65
　　　　2）左胃大網動静脈の切離　66
　　　　3）左胃動静脈の切離　68
　　　　4）後腹膜の切離　70
　　　　5）胃結腸間膜の切離　71
　　　　6）食道裂孔周囲　72

　　　　　7）小彎側の切離　74
　　　　　8）再　　　建　74
　　　9．術中偶発症：予防と対策　74
　　10．術後合併症：予防と対策　74

IV　胃　腹腔鏡下胃手術　………………………………………………………………小嶋　一幸…75

　　　1．はじめに　76
　　　2．局所解剖　76
　　　　　1）胃の周辺臓器と隣接関係　77
　　　　　2）胃　の　固　定　78
　　　　　3）胃の脈管（総論）　78
　　　　　4）胃の脈管（各論）　82
　　　　　5）胃　の　神　経　84
　　　3．適　　　応　85
　　　4．術前検査と術前管理　86
　　　　　1）術　前　検　査　86
　　　　　2）術　前　管　理　86
　　　5．必要な機器と器具　87
　　　6．セッティング，体位　88
　　　7．基　本　操　作　88
　　　　　吻　　　合　88
　　　8．手　術　手　技　89
　　　　　1）腹腔鏡下胃局所切除術　89
　　　　　2）腹腔鏡補助下噴門側胃切除術　91
　　　　　3）腹腔鏡下幽門側胃切除術（D2）　96
　　　　　4）腹腔鏡補助下神経温存幽門側胃切除術　101
　　　9．術中偶発症：予防と対策　105
　　　　　1）出　　　血　105
　　　　　2）他臓器損傷　105
　　10．術後合併症：予防と対策　105
　　　　　1）後　出　血　105
　　　　　2）深部静脈血栓症　105
　　　　　3）縫　合　不　全　105

V　大　　　腸　………………………………………………………………………………渡邊　昌彦…107

　　　1．はじめに　108
　　　2．局所解剖　108
　　　　　1）腸間膜とToldt's fusion fascia　108
　　　　　2）回結腸動脈根部，下腸間膜動脈根部　109
　　　　　3）回腸終末部とSD junction　110
　　　　　4）肝彎曲部，脾彎曲部　111
　　　　　5）直腸固有筋膜と側方靭帯　112
　　　3．適　　　応　112
　　　4．術前検査と術前管理　113
　　　5．必要な機器と器具　114
　　　　　1）手　術　器　具　114
　　　　　2）手　術　機　器　114
　　　6．セッティング，体位，麻酔　115

　　　　1）手術機器のセッティング・体位　115
　　　　2）麻　　酔　115
　　7．基 本 操 作　116
　　　　1）トロッカーの穿刺と皮切　116
　　　　2）剥離・授動　116
　　　　3）血 管 処 理　118
　　　　4）腸管の切除と吻合　118
　　8．手 術 手 技　119
　　　　1）腹腔鏡下右結腸切除　119
　　　　2）腹腔鏡下S状結腸切除，腹腔鏡下前方切除　122
　　9．術中偶発症：予防と対策　128
　　　　1）2次元視野と偶発症　128
　　　　2）視野確保と腸管損傷の回避　128
　　　　3）出血の予防と対策　128
　　　　4）自動縫合器・吻合器の使用上の注意　129
　　10．術後合併症：予防と対策　129
　　　　1）術 後 経 過　129
　　　　2）術後合併症と防止策　129

VI ●肝胆膵脾 …………………………………………………………………………………131

VI-1 ●胆　　囊 …………………………………………………………………………132
1 ●腹腔鏡下胆囊摘出術 …………………………………寺本研一／高松　督／川村　徹／有井滋樹…132
　　1．は じ め に　132
　　2．局 所 解 剖　132
　　3．適　　　応　134
　　4．術前検査と術前・術後管理　134
　　5．必要な機器と器具　135
　　6．セッティング，体位，麻酔　135
　　　　1）体　　　位　135
　　　　2）麻　　酔　135
　　　　3）視野の確保　135
　　7．基 本 操 作　136
　　　　1）ポート位置　136
　　　　2）鉗子の基本操作　136
　　8．手 術 手 技　137
　　　　1）術者，助手の把持する鉗子について　137
　　　　2）胆囊管，胆囊動脈の剥離（Calotの三角の露出）　137
　　　　3）胆囊管切離　138
　　　　4）術中胆道造影　138
　　　　5）胆囊動脈の切離　139
　　　　6）肝床からの胆囊の剥離　139
　　　　7）胆囊の回収　140
　　　　8）ドレーン留置と閉創　140
　　9．術中偶発症：予防と対策　141
　　10．術後合併症：予防と対策　142

2 ●総胆管結石症に対する腹腔鏡下手術 ………加藤奨一／寺本研一／高松　督／川村　徹／有井滋樹…143
　　1．は じ め に　143
　　2．局 所 解 剖　143
　　3．適　　　応　144
　　4．術前検査・術前管理　144

5．必要な機器と器具　144
　　　6．セッティング，体位，麻酔　144
　　　7．基本操作　144
　　　8．手術手技　145
　　　　1）経胆嚢管的切石術　145
　　　　2）腹腔鏡下胆管石灰切石術，Tチューブ留置術の実際　146
　　　9．術中偶発症：予防と予防　148
　　10．術後合併症：予防と対策　148

VI-2 ● 肝　臓 …149

1 ● 腹腔鏡・胸腔鏡による肝癌治療 ……寺本研一／高松　督／川村　徹／有井滋樹…149
　　　1．はじめに　149
　　　2．局所解剖　149
　　　3．適　応　149
　　　4．術前検査と術前管理　149
　　　5．必要な機器と器具　151
　　　　1）マイクロウェーブ組織凝固装置　151
　　　　2）ラジオ波組織凝固装置　151
　　　　3）鏡視下用超音波メス　151
　　　6．セッティング，体位，麻酔　152
　　　　1）体　位　152
　　　　2）麻　酔　152
　　　7．基本操作　152
　　　8．手術手技　153
　　　　1）マイクロ波による胸腔鏡下腫瘍焼灼術　153
　　　　2）腹腔鏡下肝癌切除術　154
　　　9．術中偶発症：予防と対策　155
　　10．術後合併症：予防と対策　155

2 ● 肝嚢胞に対する腹腔鏡下開窓術 ………寺本研一／高松　督／川村　徹／有井滋樹…156
　　　1．はじめに　156
　　　2．局所解剖　156
　　　3．適　応　157
　　　4．術前検査と術前管理　157
　　　5．必要な機器と器具　157
　　　6．セッティング，体位，麻酔　157
　　　7．基本操作　158
　　　8．手術手技　158
　　　　1）腹腔内の検索　158
　　　　2）開窓術　158
　　　　3）ドレーン　159
　　　9．術中偶発症：予防と対策　159
　　10．術後合併症：予防と対策　159

VI-3 ● 膵　臓 …160

● 腹腔鏡下膵手術 ………………………………寺本研一／高松　督／川村　徹／有井滋樹…160
　　　1．はじめに　160
　　　2．局所解剖　160
　　　3．適　応　161
　　　4．術前検査と術前管理　161
　　　5．必要な機器と器具　162
　　　6．セッティング，体位，麻酔　162
　　　7．基本操作　163

    8．手術手技　163
    9．術中偶発症：予防と対策　165
    10．術後合併症：予防と対策　165

VI-4 ● 脾　　臓 ………………………………………………………………………………………166
● 腹腔鏡下脾臓摘出術 ……………………………………川村　徹／寺本研一／高松　督／有井滋樹…166
    1．はじめに　166
    2．局所解剖　166
    3．適　　応　166
    4．術前検査と術前管理　167
    5．必要な機器と器具　167
    6．セッティング，体位，麻酔　167
    7．基本操作　168
    8．手術手技　168
     1）ポート留置・腹腔内の検索　168
     2）脾周囲組織の剝離操作　168
     3）脾動静脈と脂肪結合組織の切離　169
     4）切除脾臓の回収　170
     5）ペンローズドレーンの留置と縫合　170
    9．術中偶発症：予防と対策　170
    10．術後合併症：予防と対策　170

VII ● 乳　　腺 ……………………………………………………………………………長内　孝之…171
    1．はじめに　172
    2．局所解剖　172
     1）乳房の解剖　172
     2）腋窩の筋膜　173
     3）血管系　174
     4）リンパ系　174
     5）神経系　175
    3．適　　応　176
     1）良性疾患　176
     2）乳　癌　176
    4．術前検査と術前管理　176
     1）術前検査　176
     2）術前管理　176
    5．必要な機器と器具　177
    6．セッティング，体位，麻酔　177
    7．基本操作と手術手技　178
     1）乳腺切離の基本操作　178
     2）腋窩リンパ節郭清の基本操作　183
    8．術中偶発症：予防と対策　183
     1）動脈出血　183
     2）皮下気腫　183
    9．術後合併症：予防と対策　184
     1）皮下気腫　184
     2）創感染　184
     3）皮下出血　184
     4）患側上肢のしびれ　184
    10．術後の創部の状態　184
     1）症　例　184
     2）考　察　184

VIII ● 鼠径ヘルニア　　　　　　　　　　　　　　　　　　　　　　池田　正仁…185

III-1 ● TEPP ……………………………………………………………………………186

1．はじめに　186
2．局所解剖　186
3．適　応　186
4．術前検査と術前管理　186
5．必要な機器と器具・材料　187
6．セッティング，体位，麻酔　188
7．基本操作　188
　1）腹膜外腔の拡張　188
　2）腹腔鏡用トロッカーの挿入と腹膜外腔の加圧　189
　3）操作用トロッカーの挿入　189
　4）下拵えとしての鼠径床の露出　189
8．手術手技　190
　1）ヘルニアの術中種別診断の進め方　190
　2）ヘルニア嚢の処理　190
　3）メッシュの挿入展開と鼠径床へのプレースメント　192
　4）メッシュの固定　194
　5）トロッカーの抜去　194
　6）トロッカー創の処置　194
9．術中偶発症：予防と対策　195
　1）出血　195
　2）神経損傷　195
　3）腹膜穿孔　195
10．術後合併症：予防と対策　195
　1）血腫　195
　2）水腫　195
　3）疼痛　195
11．術後管理　195

III-2 ● TAPP ……………………………………………………………………………196

1．局所解剖　196
2．適　応　196
3．術前検査と術前管理　196
4．必要な機器と器具・材料　197
5．セッティング，体位，麻酔　197
6．基本操作　197
　1）腹腔鏡用トロッカーの挿入，気腹および操作用トロッカーの挿入　197
　2）腹腔鏡モニター下の鼠径部の検索　197
7．手術手技　198
　1）ヘルニアの術中種別診断　198
　2）腹膜切開　198
　3）鼠径床の露出　198
　4）メッシュの挿入，鼠径床へのプレースメントおよび固定　198
　5）腹膜の閉鎖およびトロッカー創の処置　198
8．術中偶発症：予防と対策　199
　1）腸管損傷　199
　2）膀胱損傷　199
9．術後合併症：予防と対策　199
10．術後管理　199
　おわりに　199

IX ●泌 尿 器 ……………………………………………………………………………………201

IX-1 ●腹腔鏡下副腎摘除術 ………………………………松田　公志／川喜田睦司／室田　卓之…202
1. はじめに　202
2. 局所解剖　202
3. 適　応　202
4. 術前検査と術前管理　204
   1）術前検査　204
   2）術前管理　204
5. 必要な機器と器具　204
6. セッティング，体位，麻酔　205
7. 基本操作　206
   1）腹腔鏡の基本操作　206
   2）アプローチ法　206
8. 手術手技　207
   1）トロッカーの位置と留置　207
   2）右前方到達法　208
   3）左側方到達法　210
   4）副腎の摘出と手術終了　212
9. 術中偶発症：予防と対策　213
10. 術後合併症：予防と対策　213

IX-2 ●後腹膜鏡下腎摘除術 ……………………………………………………………川喜田睦司…214
1. はじめに　214
2. 局所解剖　214
3. 適　応　214
4. 術前検査と術前管理　215
5. 必要な機器と器具　215
6. セッティング，体位，麻酔　215
7. 基本操作　215
8. 手術手技　216

IX-3 ●腹腔鏡下停留精巣診断と腹腔内精巣固定術 ………………………………川喜田睦司…214
1. はじめに　220
2. 局所解剖　221
3. 適　応　21
4. 術前検査と術前管理　221
5. 必要な機器と器具　221
6. セッティング，体位，麻酔　221
7. 基本操作　222
8. 手術手技　223

IX-4 ●腹腔鏡下前立腺全摘除術 …………………………………………………………川端　岳…225
1. はじめに　225
2. 局所解剖　226
3. 適　応　227
4. 術前検査と術前管理　228
5. 必要な機器と器具　228
6. セッティング，体位，麻酔　229
7. 基本操作　229

8．手術手技　230
　　1）限局的骨盤内リンパ節郭清　230
　　2）精嚢腺の剝離　231
　　3）膀胱前腔の展開　232
　　4）膀胱頸部離断　235
　　5）前立腺側面の剝離　235
　　6）前立腺尖部の処理　235
　　7）尿道膀胱吻合　237
　　8）標本摘出　238
9．術中合併症：予防と対策　238
10．術後合併症：予防と対策　238
おわりに　238

X　産婦人科　　　　　　　　　　　　　　　　　　　　　　　　　　　　　伊熊健一郎…239

1．はじめに　240
2．術前検査と術前管理　241
3．必要な機器と器具　242
　　1）トロッカー　242
　　2）鉗子類　　　　　　　　　　　242
　　3）腹腔内の洗浄・吸引器　242
　　4）他の手術器具類　242
　　5）止血製剤や癒着防止用製品類　242
　　6）自己血回収装置　242
4．セッティング，体位，麻酔　243
5．基本操作と手術手技　244
　　1）卵巣囊腫摘出術　244
　　2）子宮外妊娠手術　250
　　3）子宮摘出術　252
　　4）子宮筋腫摘出術（LM）　255
　　5）子宮内膜症　259
　　6）子宮脱，膀胱脱　261
　　7）人工造腟術　262
　　8）後腹膜リンパ節滑精　267
6．Telesurgery（遠隔手術）269
7．術中合併症と偶発症：予防と対策　270
　　1）実際のリスクより　270
　　2）トラブル後の対処　270
　　3）安全な普及に向かって　270
　　4）反省からの教訓と課題　270
　　5）学会の動き　272
おわりに　272

●索　引　　　　　　　　　　　　　　　　　　　　　　　　　　　　　　　　　　　　273

I. 頸 部

1 はじめに

頸部の鏡視下手術(内視鏡下手術)は成人では甲状腺と副甲状腺(上皮小体)の疾患に分かれる.

頸部では腔がないため,内視鏡下手術では人工的に腔を作製する必要がある.したがって,「低侵襲性」という面では胸部,腹部の鏡視下手術に比べ劣る.頸部の腫瘍を内視鏡下に手術する利点は2つある.第1は美容上の問題である.頸部の手術瘢痕は人目にふれ,醜く,若い女性ほど肥厚性瘢痕になりやすい傾向にある(図1).第2は術直後の疼痛,違和感などの不快な症状や,皮膚切開に起因する術後の触覚鈍磨,知覚異常,飲食時の皮膚のひきつれ,などの不定愁訴である(図2).皮膚切開による触覚・知覚・皮膚のひきつれなどの問題は約1/3の患者にみられ,かつ長期にわたり持続し,治療で改善させることがほとんどできない.このような問題点を解消させるために内視鏡下手術が行われる.内視鏡下手術のおもな欠点は,1)手技が複雑で特殊な器具を要する,2)手術時間が長い,などである.

術式をみると,内視鏡下手術では頸部,前胸部,腋窩,乳腺からのアプローチ法があり,それぞれに炭酸ガスを用いた方法と用いない方法がある.また,内視鏡補助下手術では頸部,前胸部からのアプローチ法がある.

本稿では甲状腺と副甲状腺の腫瘍に対する内視鏡下手術と内視鏡補助下手術のうち,有用性が高く,かつ読者が安全に,確実に施行可能なものものとして,前胸部アプローチによる内視鏡下手術と頸部からの内視鏡補助下手術を解説する.

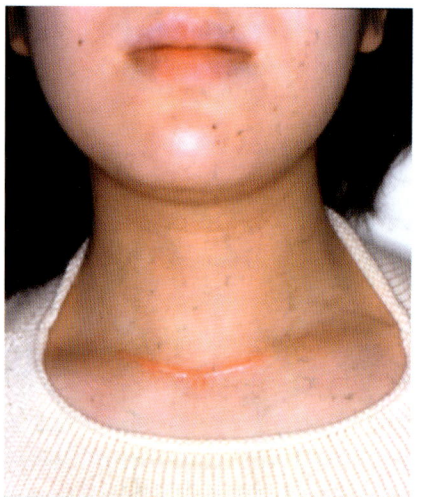

図1 甲状腺手術後の肥厚性瘢痕
若い女性に起こりやすい.

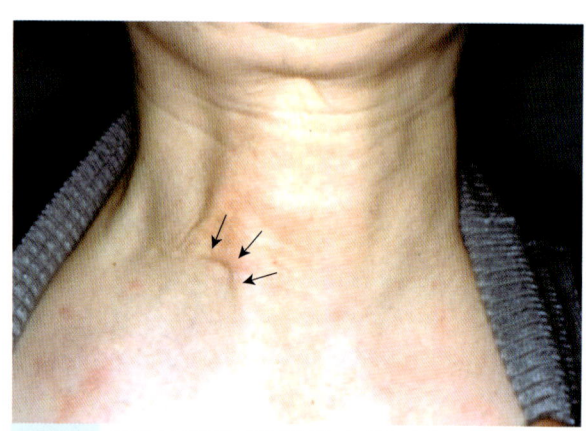

図2 頸部の手術後の飲食時の皮膚のひきつれ
形成外科的には治癒しない(矢印).

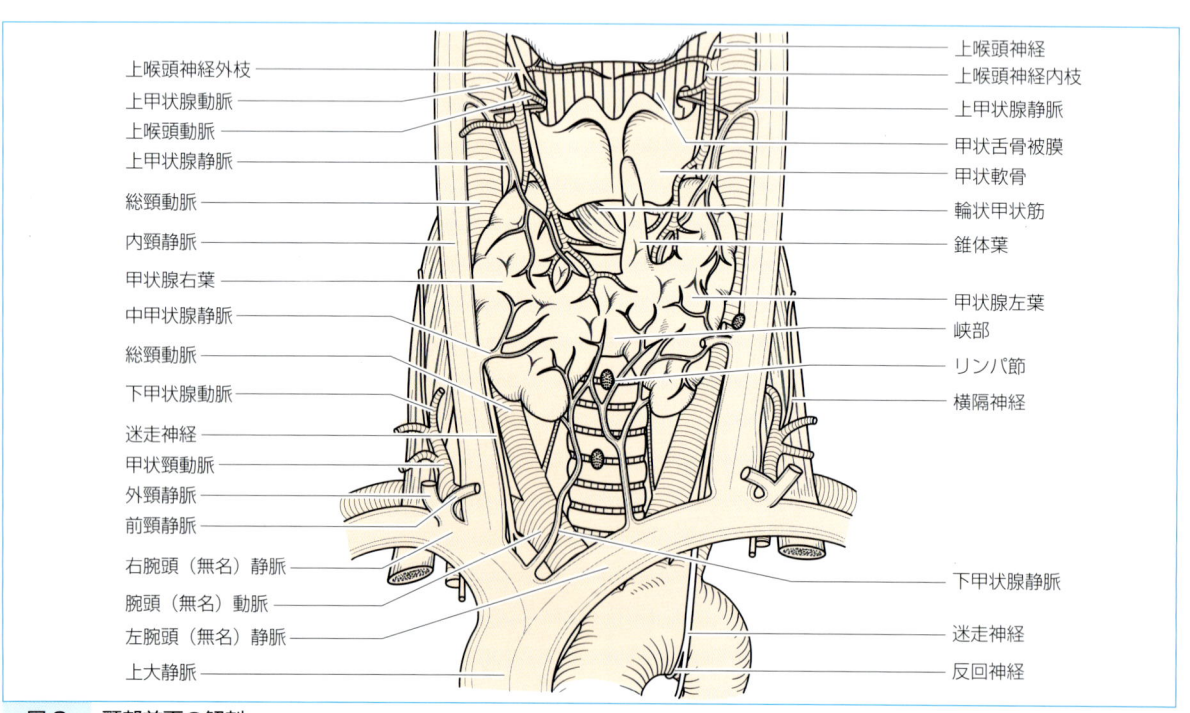

図3 頸部前面の解剖

2 局所解剖

　甲状腺・副甲状腺の解剖は複雑であり，副甲状腺機能低下や発声などの機能障害が起こりやすいので，細心の注意が必要である．

　甲状腺，副甲状腺の解剖の全体図を図3に示す．重要な点として，反回神経，副甲状腺，上喉頭神経外枝の取り扱いがある(図4)．さらに，反回神経が喉頭に入る直前には気管と甲状腺を固定しているベリー靭帯がある(図5)．これは反回神経のきわめて近くにあり，かつ易出血性であるので，きちんと処理する必要がある．

　図6はやや誇張して表現してあるが，前頸筋の中央(白線)には筋肉は少なく，甲状腺は甲状腺被膜で覆われ，特に上副甲状腺はその被膜内にある．この甲状腺被膜の切離がコツである．甲状腺側面と頸動脈鞘の間は疎な組織があり，この空間をうまく使うと手術がしやすい．

　甲状腺の位置は，男性，特に中高年者は位置が低い(図7)．反対に，女性，特に若年者は高い位置に触れる．

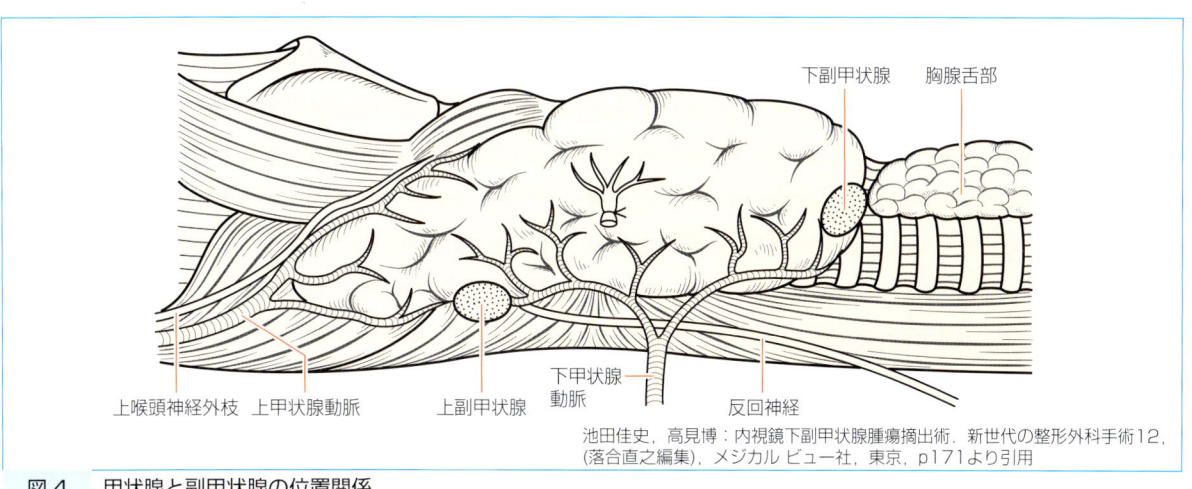

図4　甲状腺と副甲状腺の位置関係

図5　ベリー靭帯(右側)
　　　モスキート鉗子でクランプするところ

図6　頸部の横断図

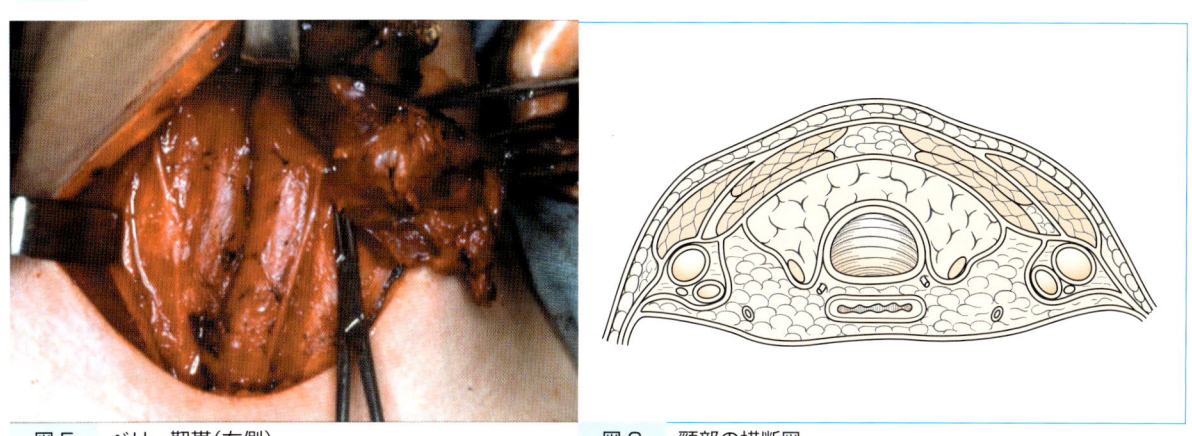

図7　甲状腺の位置

3 適　　応

　この手術が行われてからまだ日も浅く，適応と限界は今後変化していくと考えられるが，現時点での一応の目安として記す．

　絶対的適応として，濾胞性腫瘍（超音波検査，穿刺吸引細胞診で良悪性の鑑別困難なもので，長径3～4cm以下），微小癌（長径1cm以下），副甲状腺腫（局在診断で単発であると診断されたもの）などがある．前胸部アプローチによる内視鏡下手術では患側の葉切除，腺腫摘出が原則になる．頸部からの内視鏡補助下手術では低侵襲性手術ということを念頭におき，皮膚切開は3cmを前提として話を進めていく．この長さだと，バセドウ病の甲状腺亜全摘，腎性副甲状腺機能亢進症の副甲状腺腫4腺摘出なども可能である．頸部の郭清は気管周囲が容易に行える．

4 術前検査と術前管理

　甲状腺腫では，超音波検査を行い，腫瘍の形状，大きさなどを検索し診断する．穿刺吸引細胞診（ABC）でさらに診断を確実にする（図8）．病巣が小さいときや深いときには超音波ガイド下細胞診を行うとよい（図9）．術前検査はバセドウ病以外では特に行う必要はない．

　副甲状腺腫では，血液生化学検査（Ca，PTH値など）で副甲状腺機能亢進症と診断した後，超音波検査で局在を調べ（図10），必要があればさらに99mTc-sestaMIBIシンチグラフィーで腫瘤の局在を確認する（図11）．副甲状腺腫は播種するため穿刺吸引細胞診は行わない．術前検査は特にない．

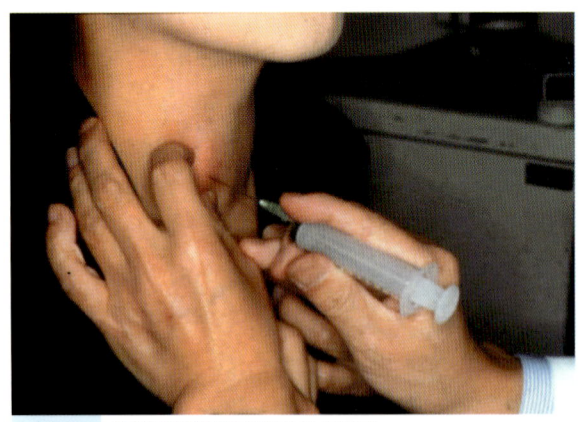

図8　穿刺吸引細胞診（ABC）の実際

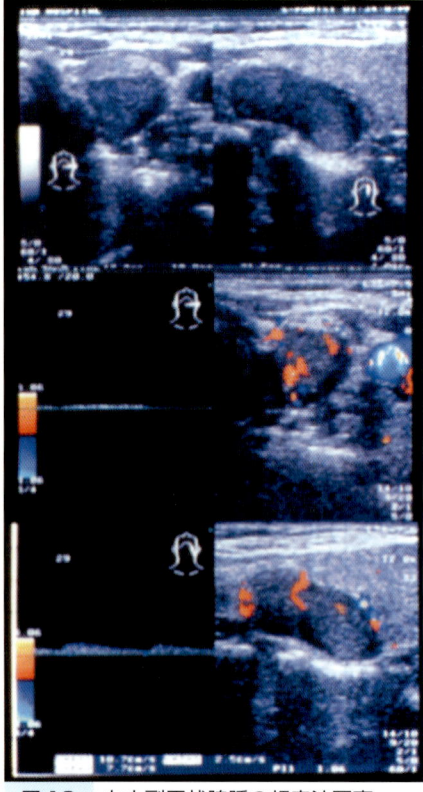

図10　左上副甲状腺腫の超音波写真

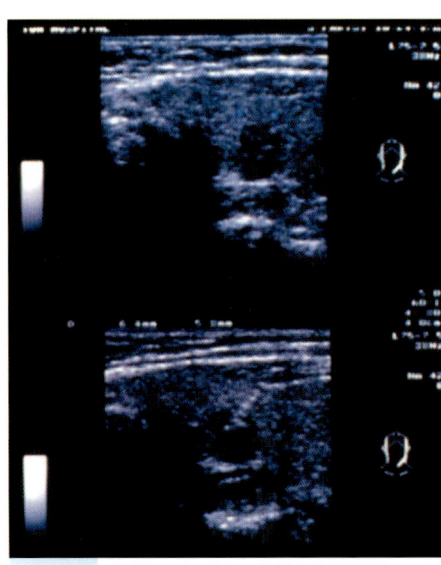

図9　超音波ガイド下穿刺吸引細胞診

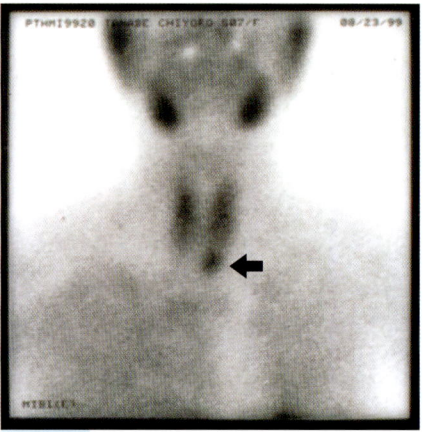

図11　99mTc-sestaMIBIシンチグラム
　　　左下副甲状腺腫（矢印）に集積が見られる．

5 必要な機器と器具

前胸部アプローチによる内視鏡下手術では，通常の内視鏡下手術と同様に5mmの内視鏡手術用のトロッカー，5mmの硬性鏡(副甲状腺摘出術の場合)，12mmの先端のフレキシブルな電子内視鏡(甲状腺切除術の場合)が必要である．特殊な器具として血管を処理するために5mmのクリップや5mmの超音波駆動メスが有用である．

頸部の内視鏡補助下手術ではトロッカーと送気装置は不要である．

6 セッティング，体位，麻酔

手術室での機器の配置は特別なことはない．

患者は全身麻酔下に仰臥位として，内視鏡下手術では肩枕により頸部を軽度伸展位とする．内視鏡補助下手術では通常の開放手術で行うように頸部を十分に進展させる．術者は患側に立ち，手術操作を行う．

7 基本操作と手術手技

以下，術式別に基本操作，手術手技を述べる．

1) 前胸部アプローチによる内視鏡下手術
(1) 基本操作

患側の鎖骨下線より3〜5cm尾側の前胸部に，皮膚割線に沿って甲状腺腫では約20mm，副甲状腺腫では5mmの皮膚切開を加え，前頸部までペアン鉗子，ケリー鉗子を用いて用手的に剥離する(図12)．広頸筋下層の剥離は胸鎖乳突筋前縁(内側縁)を中心に行う．正しい層に入り，愛護的に頸部まで剥離することが出血や術後の癒着などをなくすために重要である．低侵襲性という意味では，技術的には難しくなるが，この操作腔は可及的小さくするとよい．同部より，甲状腺腫では12mm，副甲状腺腫では5mmのトロッカーを挿入し，トロッカーの脱落と空気漏れ防止のため，トロッカーを固定する(図13, 14)．4mmHgのCO_2送気にて操作腔を作成し，甲状腺切除では先端のフレキシブルな電子内視鏡(富士写真光機社製)を挿入する(図13, 14)．副甲状腺摘出では5mmの硬性鏡を用いる(図13, 14)．鏡視下に，鎖骨下の皮膚切開創の左右に5mmのトロッカーをそれぞれ挿入する(図13, 14)．

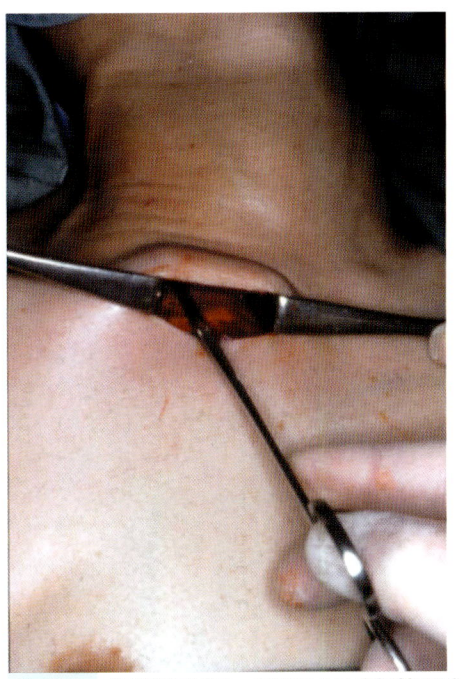
図12 前胸部アプローチ法による内視鏡下手術
広頸筋下層の操作腔の作製

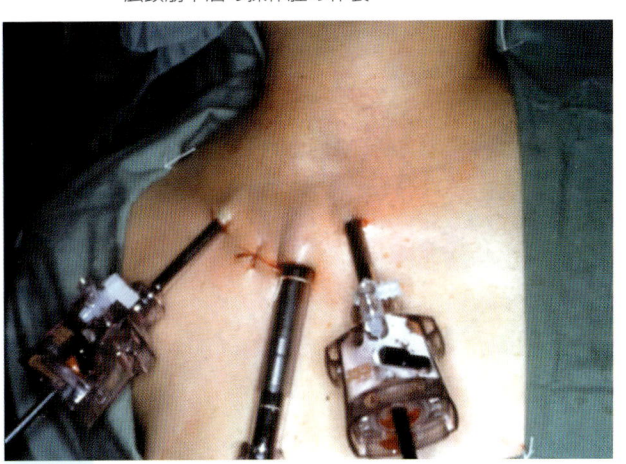
図13 12mmのトロッカーと5mmのトロッカーを用いた甲状腺切除

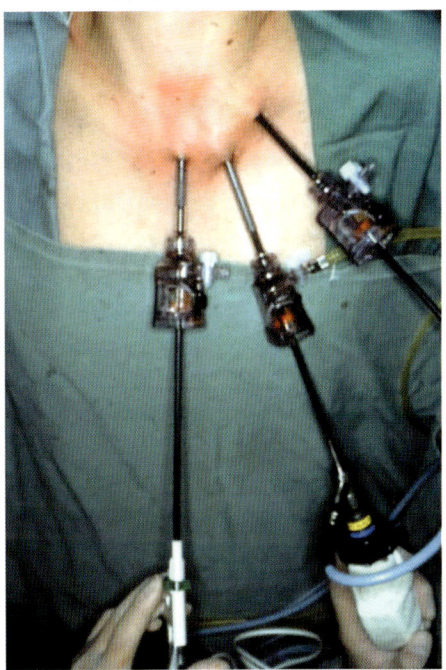
図14 5mmのトロッカー3本による副甲状腺切除

I ● 頸部

(2) 手術手技

胸鎖乳突筋前縁と胸骨舌骨筋の間を剥離し(図15), 胸骨甲状筋を露出する(図16). 甲状腺腫が数cm以上大きくない限り胸骨舌骨筋は切除しない. 薄い胸骨甲状筋は下端で横切し甲状腺下極を露出する(図17). 甲状腺切除では甲状腺下極の疎な組織を超音波駆動メス(Harmonic Scalpel, HS, ジョンソンエンド ジョンソンメディカル社)にて切離し, 甲状腺下極を挙上する(図18). 反回神経を確認し, 愛護的に中枢に向かい剥離を進める(図19). 甲状腺に沿って下極を剥離することで下副甲状腺は温存可能である. 甲状腺外側面を剥離することで, 下甲状腺動脈が反回神経と交差しているのが確認される(図20). 下甲状腺動脈は上下副甲状腺を栄養しているので可能な限り甲状腺沿いに処理する. 通常の開放手術であると甲状腺を腹側内方に牽引し, 上極に向って反回神経を露出していくのであるが, この内視鏡手術では意識的に操作腔が小さくしているため, 甲状腺組織を牽引し, 背側を検することができない.

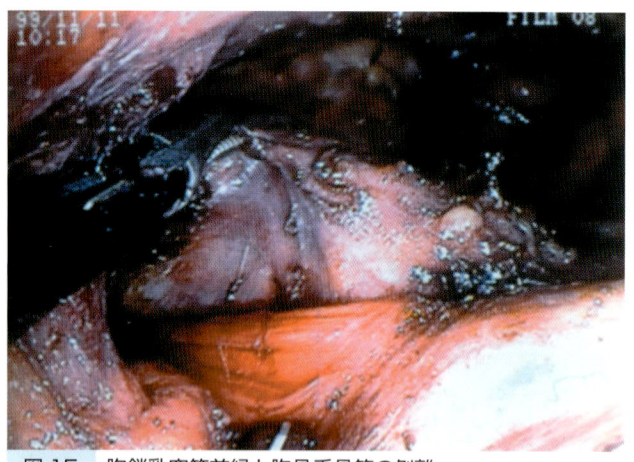
図15 胸鎖乳突筋前縁と胸骨舌骨筋の剥離

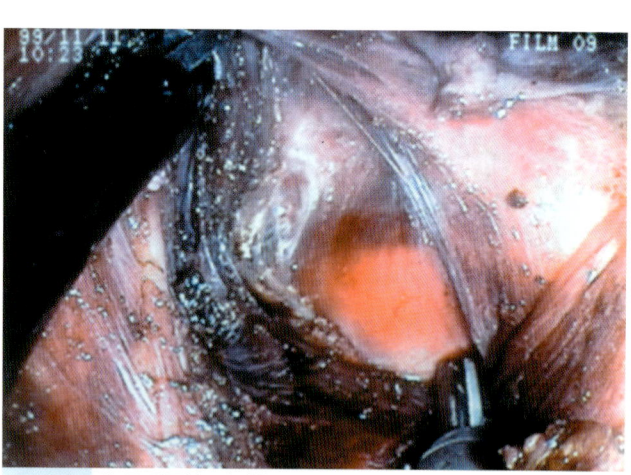
図16 胸骨舌骨筋の剥離

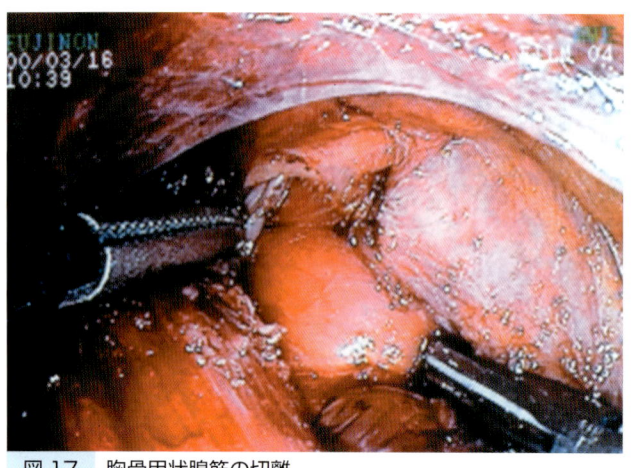
図17 胸骨甲状腺筋の切離

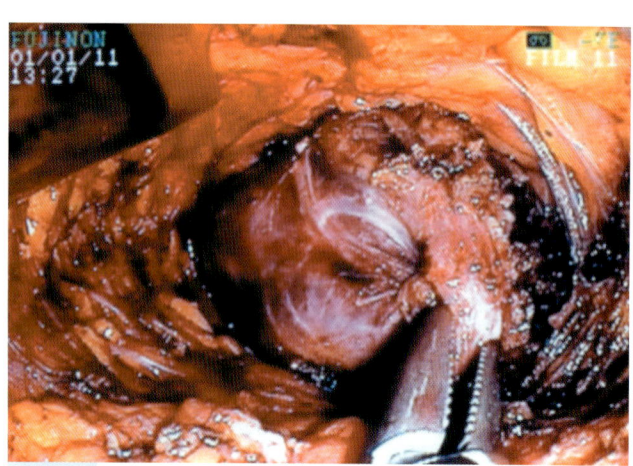
図18 甲状腺下極の処理

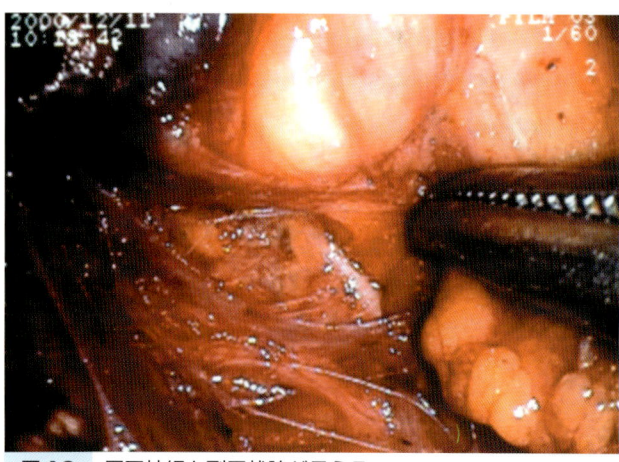
図19 反回神経と副甲状腺が見える.

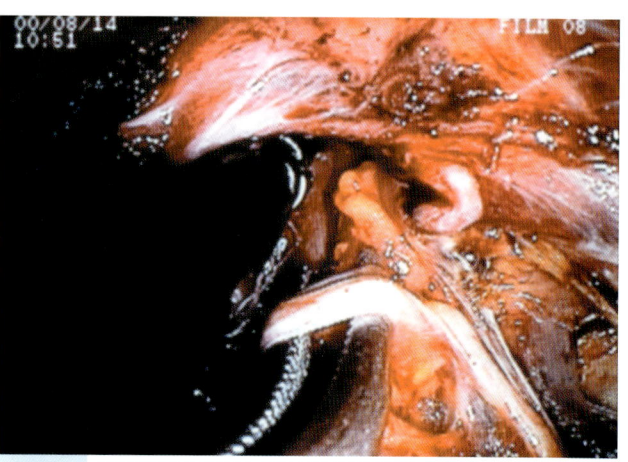
図20 反回神経と交差している下甲状腺動脈

そこで，甲状腺狭部をHSにより切離し(図21)，甲状腺上極に向い，上極附近で胸骨甲状筋を横切する．この時点で，甲状腺組織はかなり可動性が出てくる．甲状腺上極を内側(輪状甲状筋側)と外側から露出し，可能であれば，外側では甲状腺被膜を剥離する．これにより甲状腺上極はさらに可動性を帯び，甲状腺組織に付着していた上副甲状腺も逸脱してくる．また，甲状腺上極の処理では上喉頭神経外枝の温存が重要である(図22)．内側の処理で輪状甲状腺筋に侵襲を加えないことが大事である．腫瘍の断端に余裕があれば，甲状腺組織にやや入った部位でHSを用いて切離する(図23)．断端に余裕がなければ上甲状腺動静脈自身を剥離し処理するが，上喉頭神経外枝の損傷に十分注意する(図24)．上極の処理が終了すると，甲状腺は非常に脱転しやすくなる．

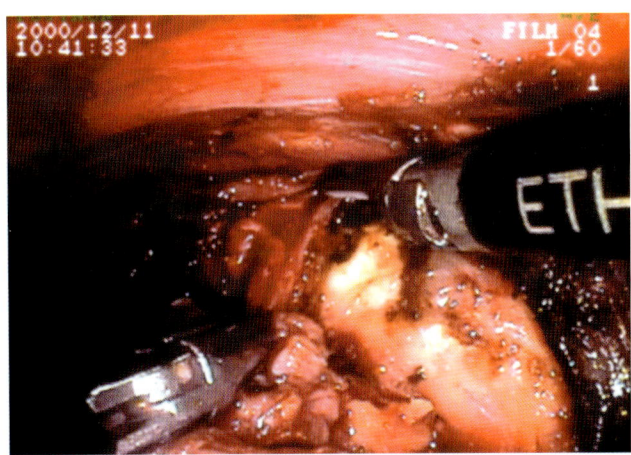

図21　峡部を超音波駆動メス(HS)で切離

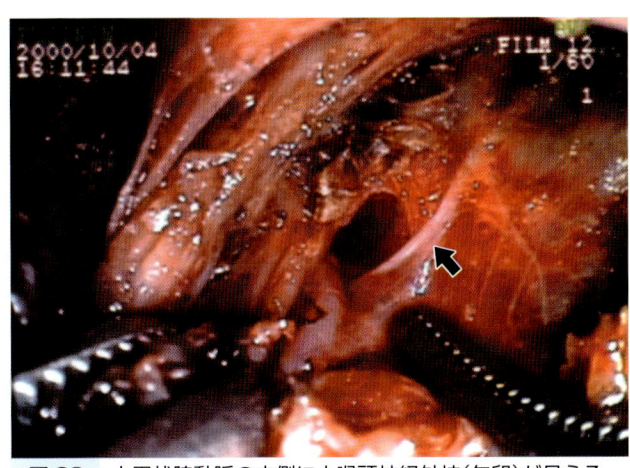

図22　上甲状腺動脈の内側に上喉頭神経外枝(矢印)が見える．

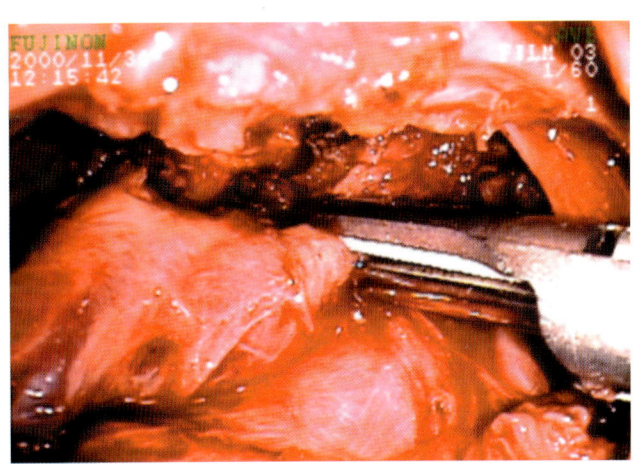

図23　上極のやや甲状腺組織に入ったところでHSを用いて切離

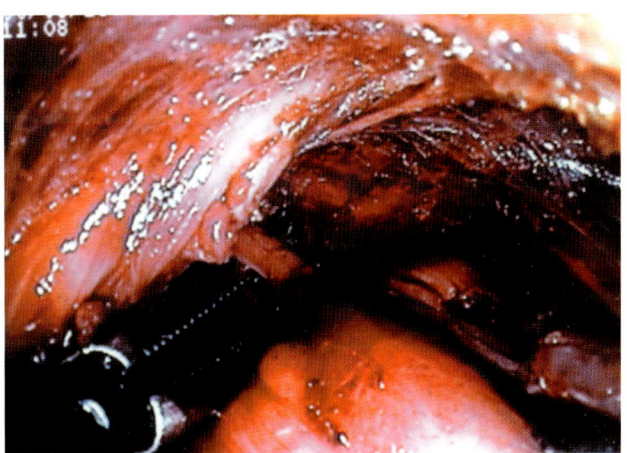

図24　上甲状腺動脈自身を露出

この時点で，下極方向から甲状腺の背面に沿って反回神経の剝離をさらに喉頭方向に進める．甲状腺組織は可動性を有するようになってきたので比較的容易に剝離できる．ここで注意することは，反回神経に沿って下喉頭動脈が見られることである(図25，26)．これは下甲状腺動脈の分枝で，反回神経に併走しているため，反回神経と見間違えないことが大事である．反回神経は白く見え，表面に毛細血管が縦走している．下喉頭動脈は赤色であくまでも動脈の所見である．また，反回神経が喉頭に入る手前で，分枝しているのがみられることがある．外枝は喉頭に入る運動枝であり，内枝は知覚枝であり，上喉頭神経内枝とガーレンズ吻合を形成する(図27)．脱落した上副甲状腺が反回神経沿いに確認されるので温存する(図28，29)．反回神経が喉頭に入る前にベリー靱帯がある(図30)．腫瘍が離れていればやや甲状腺内に入ったところでHSを用いて切離する．そうでなければ，5mmのクリップを用いて切離する．これで甲状腺葉切除となる．

　図31はバセドウ病で甲状腺亜全摘術を施行した症例である．左右の甲状腺組織が焼く2gずつ残されている．

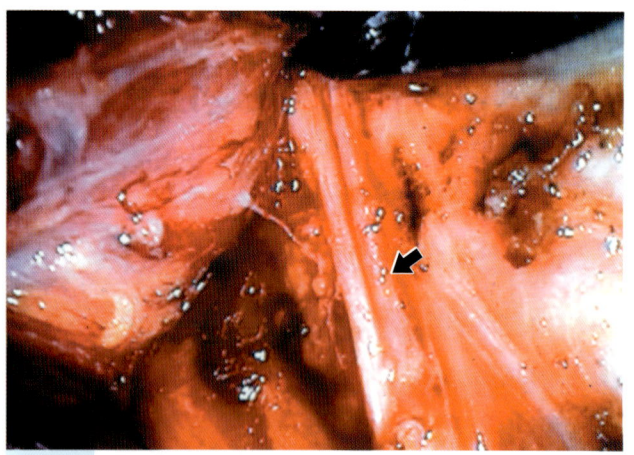

図25　下喉頭動脈(矢印)が反回神経に併走している．

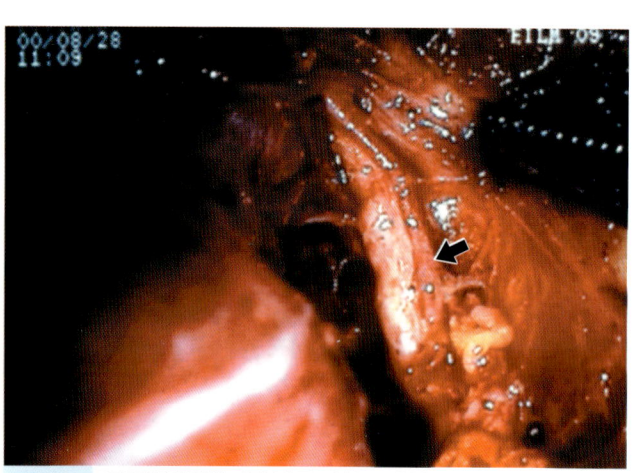

図26　下喉頭動脈(矢印)が反回神経に併走している．

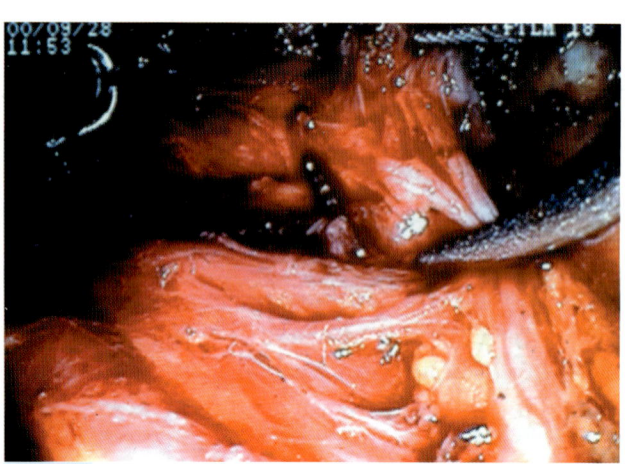

図27　反回神経が分枝し，内枝(知覚枝)がガーレン吻合を形成

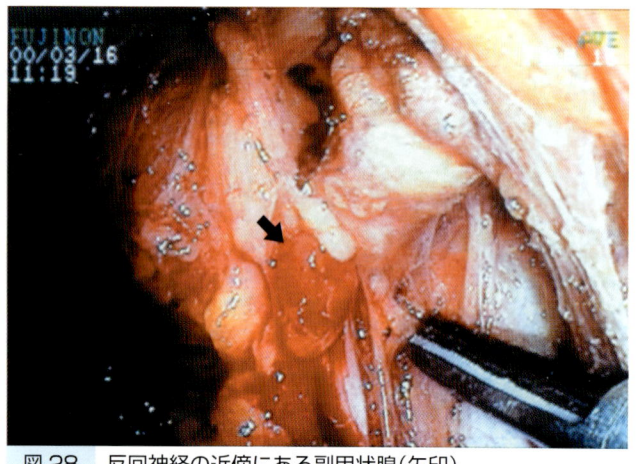

図28　反回神経の近傍にある副甲状腺(矢印)

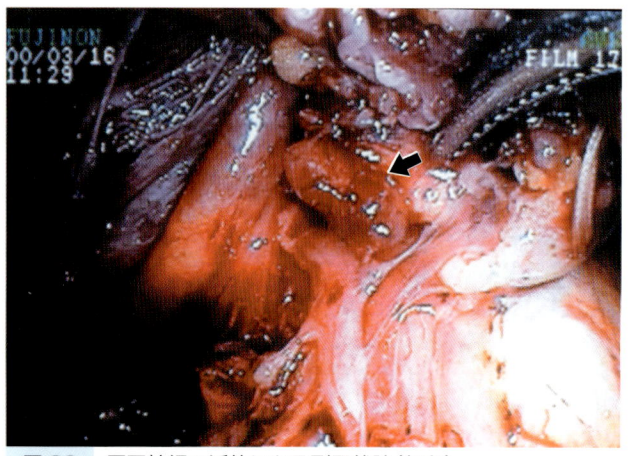

図29　反回神経の近傍にある副甲状腺(矢印)

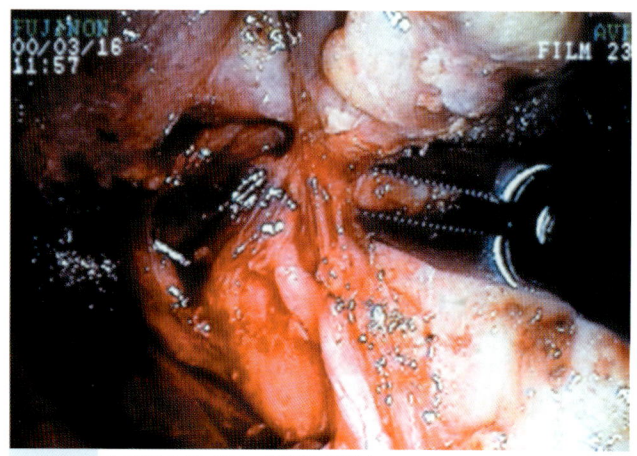

図30　HSによるベリー靱帯の処理

切除された検体は前胸部の中央の創より取り出し，吸引式ドレーン（J-VACシステム，ジョンソン エンド ジョンソンメディカル社）を外側の5mmのトロッカー孔より挿入し手術を終了する．

図32，33は術後3ヵ月目の前胸部の写真である．切開の瘢痕がほとんど見えない症例からかなりはっきりしている症例までさまざまであるが，多くは写真のような瘢痕である．一般には頸部の傷よりは瘢痕は明瞭である．

コ ツ

1. 前頸部の広頸筋下層での操作腔の作製は重要である．ケリー鉗子などを用いて，正しい層で丁寧に行うこと．
2. ベリー靱帯の処理は丁寧に行うこと．切離後の止血は困難である．HSかクリップでの切離がよいが，HSを使用する時には反回神経から最低5mm離して，連続して使用した熱を帯びているブレードは使わないこと．
3. 術前の局在診断は必須である．超音波検査と^{99m}Tc-sestaMIBIシンチグラムを必ず行う．
4. 副甲状腺腫は非常に播種しやすいので，切除した腺腫を摘出する際には手術用ゴム手袋の指を切離し，この中に収納し，体外に摘出する．

副甲状腺摘出術では，下副甲状腺腫は反回神経を検出する前に見つかることが多い（図34）．この場合でも，副甲状腺腫の直下に神経があることがあるので注意する．上副甲状腺腫では反回神経を露出した後，甲状腺外背側の被膜を切離する．それにより，甲状腺に密着していた副甲状腺腫が突出してくる．副甲状腺腫は副甲状腺動静脈で栄養されているので，摘出前にはHS，あるいはクリップで血管を遮断する必要がある．副甲状腺腫は被膜を破ったりすると播種するため，摘出には十分注意する．著者らは手術用の手袋の手指の部分を切除し，小さな回収袋として用いている（図35）．

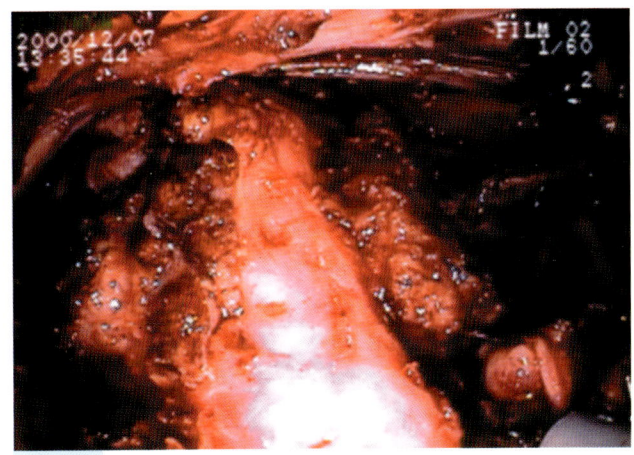
図31　バセドウ病の甲状腺亜全摘後
　　　左右に2.0gの甲状腺組織を残置

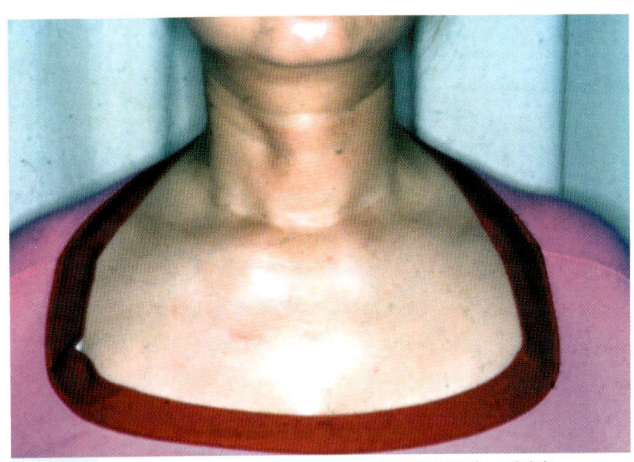
図32　術後3ヵ月目の手術創の瘢痕（甲状腺切除の症例）

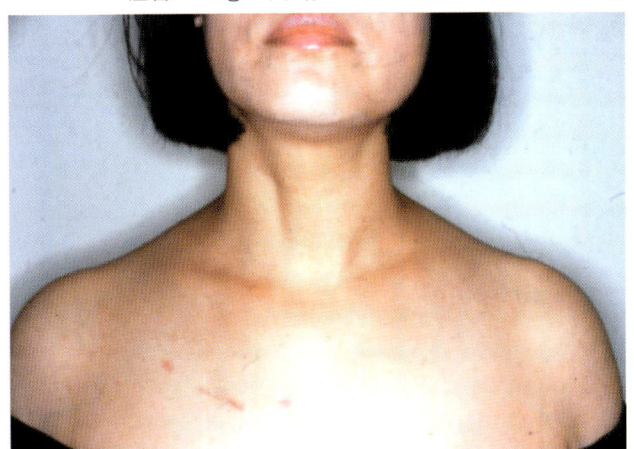
図33　術後3ヵ月目の手術創の瘢痕（甲状腺切除の症例）

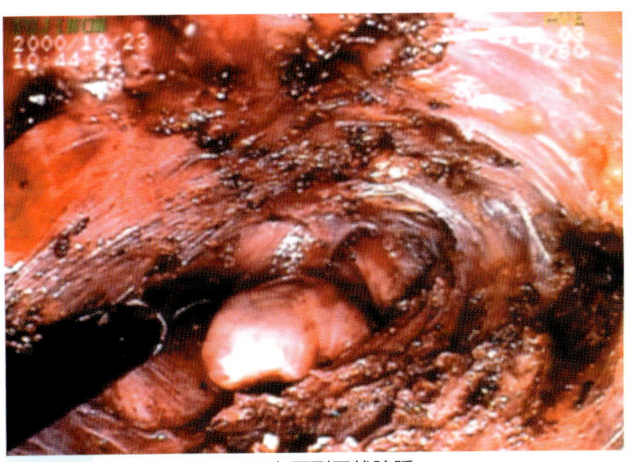
図34　前頸筋の下にある右下副甲状腺腫

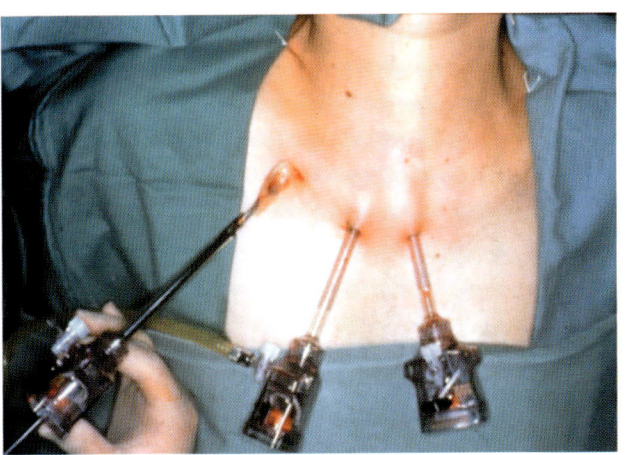
図35　自家性の収納袋により副甲状腺腫を摘出

附)腋窩アプローチ法

(1)セッティング・体位・麻酔

患者は全身麻酔下に仰臥位とし，患側の上腕を吊り挙げる(図36)．頸部は軽度の伸展位とする．術者は患側に立ち，手術操作を行う．

(2)基本操作

腋窩の皮膚割線に沿って30mmの皮膚切開を加え，大胸筋前面の創で前頸部までペアン鉗子，ケリー鉗子などを用いて用手的に剝離する．皮膚切開創を一部縫合閉鎖し，12mmと5mmのトロッカーを挿入する．4mmHgのCO_2送気にて操作腔を作成し，先端のフレシキブルな電子内視鏡(富士写真光機社製)を挿入する(図37)．鏡視下に行う．腋窩の切開創の尾側より5mmのトロッカーを挿入し甲状腺切除を行う．広頸筋下層の剝離は胸鎖乳突筋前縁を中心に行う(図38)．鏡視下の甲状腺切除の操作は前胸部アプローチ法と同様である．切除された検体は腋窩の30mmの創より取り出し，吸引式ドレーンを5mmのトロッカー孔より挿入し手術を終了する．腋窩アプローチでは数cm程度の大きな濾胞性腫瘍を摘出するのに適している(図39)．

図40は術後3ヵ月目の写真である．腋窩の傷はきれいであり，左側の鎖骨下，頸部の形状は右側とまったく変わらず，この手術の低侵襲性が分かる．

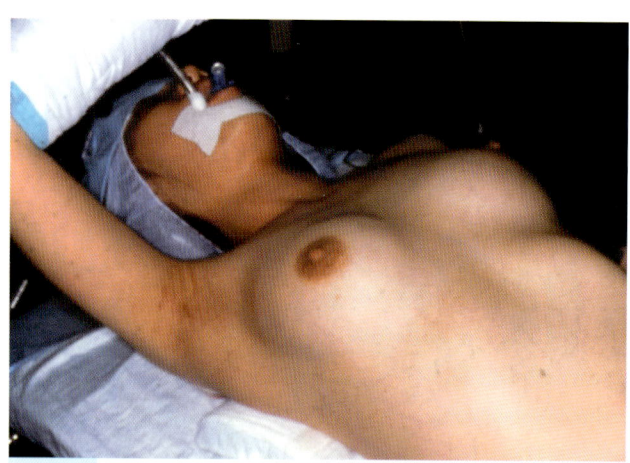

図36　下喉頭動脈が反回神経に併走している．

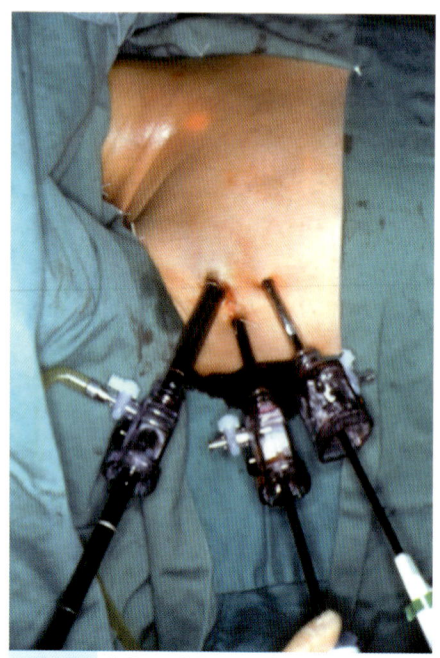

図37　12mmと5mmのトロッカーによる腋窩アプローチ法

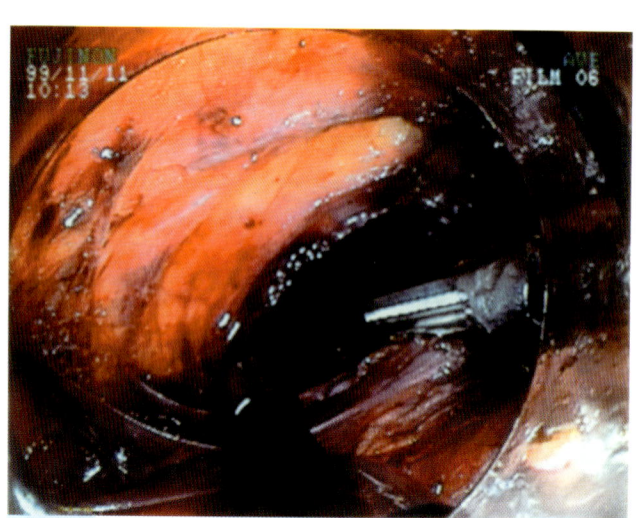

図38　広頸筋下層と胸鎖乳突筋の間

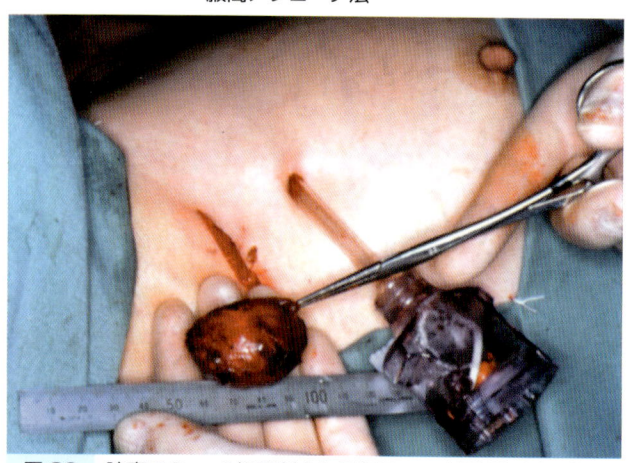

図39　腋窩の3cmの切開創より長径5cmの濾胞性腫瘍を摘出

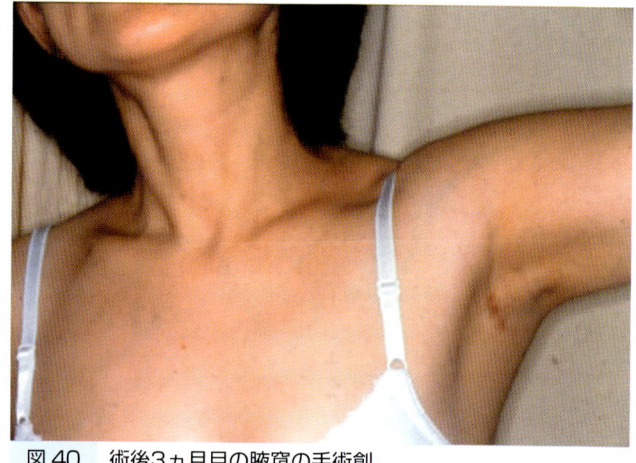

図40　術後3ヵ月目の腋窩の手術創

2）頸部からのアプローチによる
　内視鏡補助下手術

(1)基本操作と手術手技

　皮膚切開の位置は，甲状腺の亜全摘，全摘では頸部中央を，片葉切除では胸鎖乳突筋の前縁（内縁）に至るやや外側の位置で，長さは低侵襲性という意味から3cmを原則としている．高さは胸骨上縁2横指程度のレベルで皮膚割線に沿うようにする．基本的には頸部の傷は側方ほど，頭側ほど瘢痕は残らない．副甲状腺の腺腫摘出では腺腫の位置を加味して胸鎖乳突筋の前縁に至る2cmの襟状切開としている．

　切開は皮膚から広頸筋まで切離する(図41)．広頸筋は中央部位ではほとんど見られないほど薄い．中央から切離したときには白線に沿い，前頸筋を分けて甲状腺に達する(図42)．側方から入るときは胸鎖乳突筋の前縁を確認して，胸骨舌骨筋，胸鎖乳突筋を剥離し，甲状腺に達する(図43)．この操作で重要なことは通常の開放手術と違い，低侵襲性を求めるため広頸筋下で皮弁を作製しない．胸骨舌骨筋も切離しない．

　甲状腺側面に達すると，内頸静脈，総頸動脈からなる頸動脈鞘を外側に圧排する．ここの部位は疎な組織からできているため，5mmの硬性鏡を挿入し，一時的に創を縫合し，12mmHgの送気で操作腔を作製してもよい．この鈍的操作のみで甲状腺の後面まで直視可能となる．

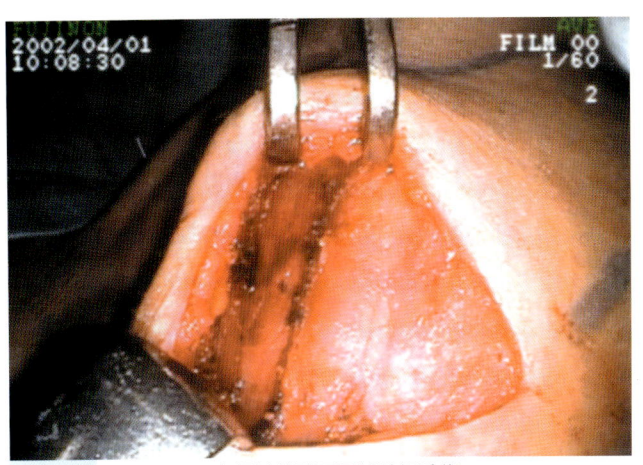

図41　頸部からの内視鏡補助下甲状腺切除術
　　　広頸筋を切除し，胸骨舌骨筋が見える．

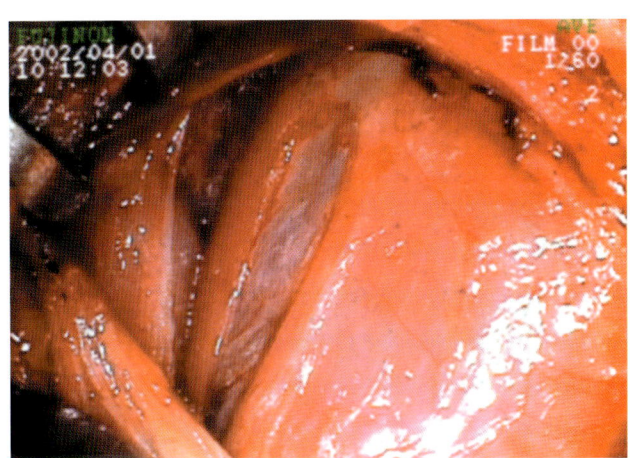

図42　胸骨甲状腺筋を切離し，甲状腺が見える．

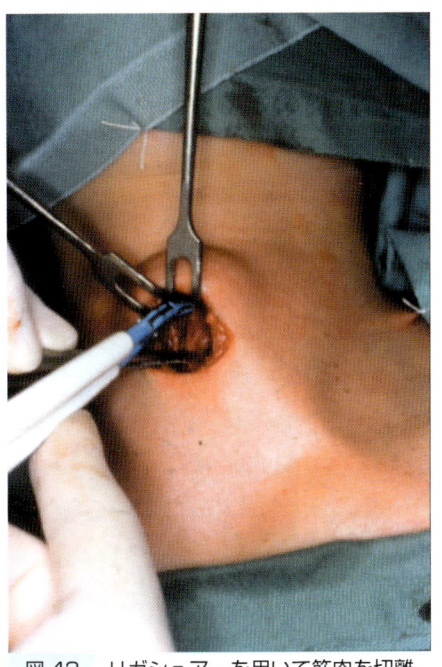

図43　リガシュアーを用いて筋肉を切離

甲状腺切除では，この時点で甲状腺峡部にうつり，気管と峡部の間に小児用ケリーを挿入しHSで切離する(図44)．ついで，下極方向に向かい反回神経を検索する．腫瘍が下極にあるときには腫瘍に邪魔されて検出しにくい．ここで確実に反回神経を検出する．反回神経が検出されたら，反回神経から気管に続く疎な組織を剝離する(図45)．ここで可能なら，反回神経が下甲状腺動脈と交叉する部位ぐらいまでは反回神経を露出したい．

　ついで，峡部から上極に向かって上極の処理をする．このとき甲状腺被膜を切離すると甲状腺の可動性が出てくる．甲状腺外側からも上極の剝離を行う．このとき，見えにくい場合には，適宜内視鏡下に行う(図47)．しかし，内視鏡を同一の切開創から挿入するとケリーなどが入らなくなるのが現実である．上極は結紮とHSを併用している(図48)．

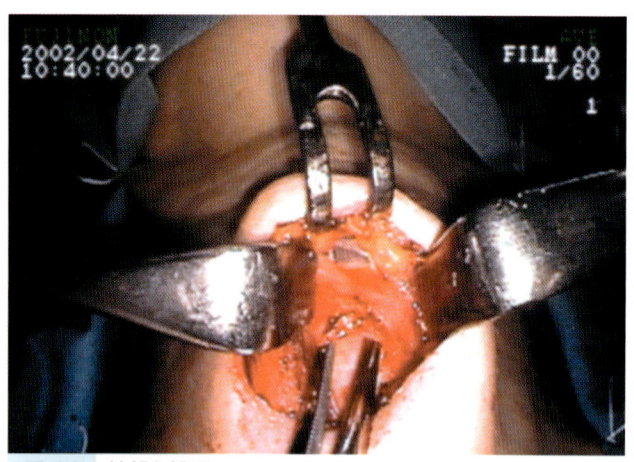

図44　峡部を処理

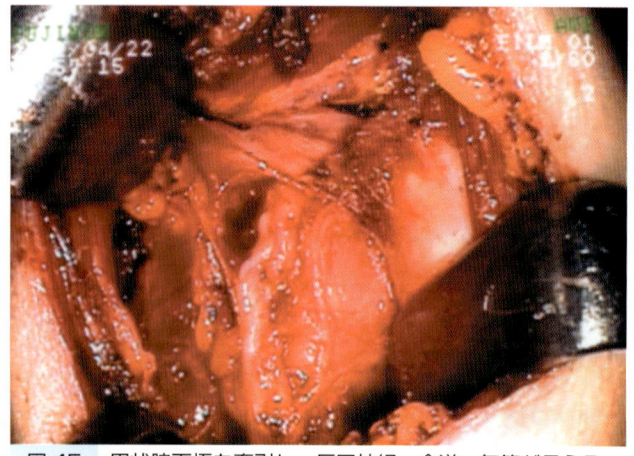

図45　甲状腺下極を牽引し，反回神経，食道，気管が見える．

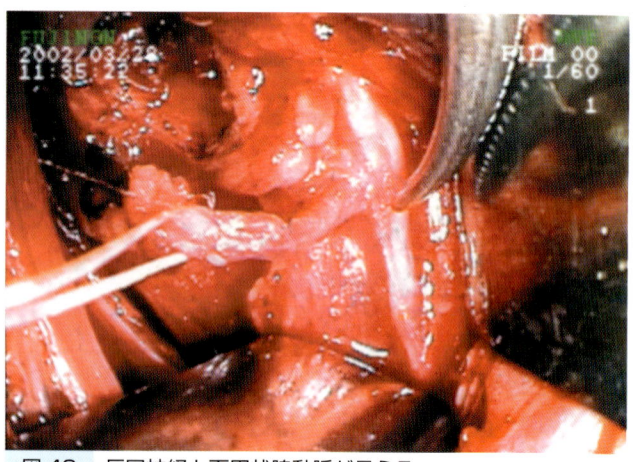

図46　反回神経と下甲状腺動脈が見える．

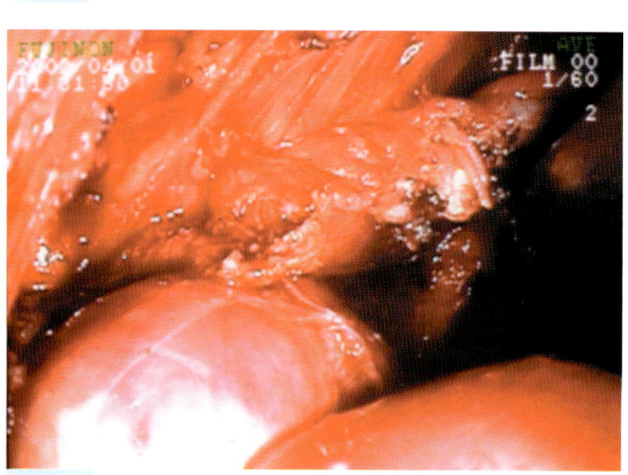

図47　甲状腺上極を内視鏡下に処理

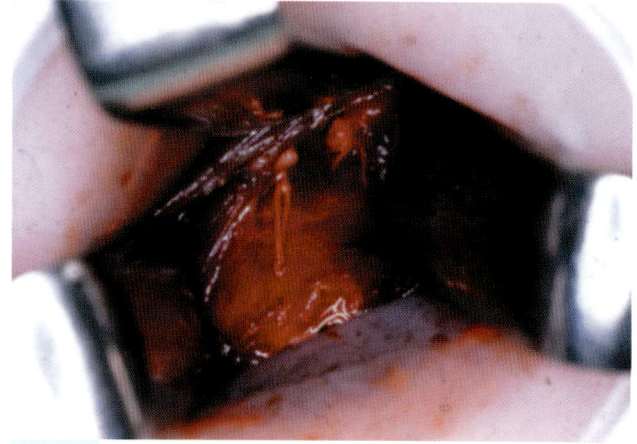

図48　上甲状腺動脈を切離

上極処理後は甲状腺の外側に移り，甲状腺被膜を周囲の組織から剥離していくと可動性がかなり出てくる．反回神経もかなり露出できる．副甲状腺も可能な限り検出し残存させる．もし，血行障害に陥っていると考えられるときには摘出し，閉創時に眼科用鋏で細切し，前頸筋肉内に埋め，1～2針縫合する（自家移植）．

　この時点で，反回神経が喉頭に入る附近を除き可動となったならば，甲状腺組織を体外に脱転させる(図49)．甲状腺組織との最後の付着部位はベリー靭帯周囲であるので，甲状腺組織を牽引し，気管との付着部を切離し，甲状腺葉切除となる．

　十分な止血を行う．ベリー靭帯の周囲は出血しやすい．出血している靭帯の切離端が反回神経の内側に入り込んでしまうことがあるのでその時には神経を軽く牽引し，モスキート鉗子で切離端の出血部位を挟み，結紮する．

　胸骨舌骨筋は縫合し，広頸筋と皮膚を2層縫合する．ドレーンは摘出部位から皮膚上に出す．

　図50は長径60mmの濾胞性腫瘍である．3cmの皮膚切開創から摘出可能である(図51)．このように甲状腺組織はうまく脱転することにより，かなり大きい腫瘍が摘出可能である．大体の目安として，皮膚切開創よりも短径でかなり大きい腫瘍でも摘出できる．図52は腫瘍摘出後の反回神経，気管，食道を示している．

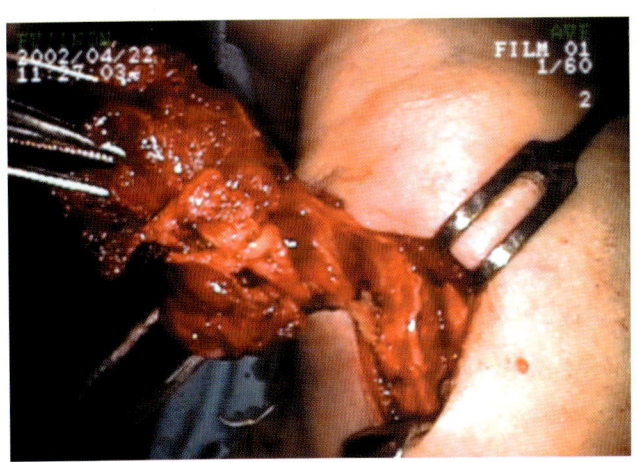

図49　右葉を創外に脱転（反回神経が残っている）

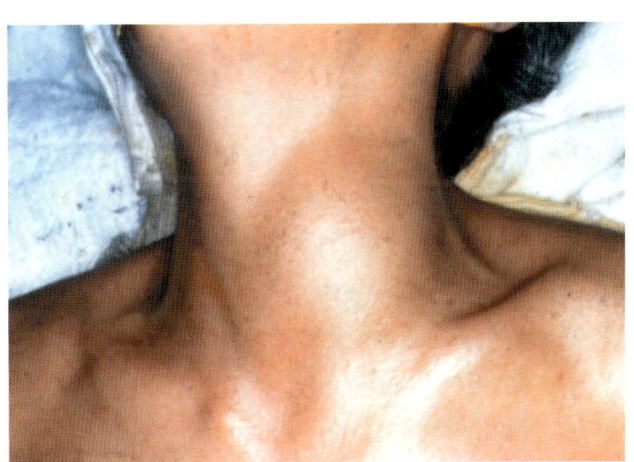

図50　長径60mmの濾胞性腫瘍

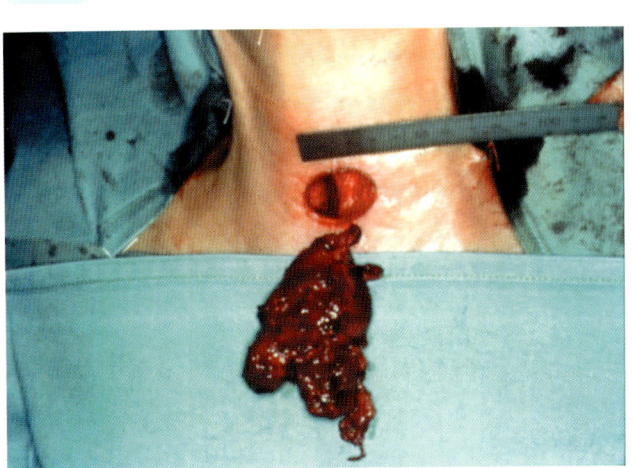

図51　3cmの手術創から甲状腺左葉を摘出

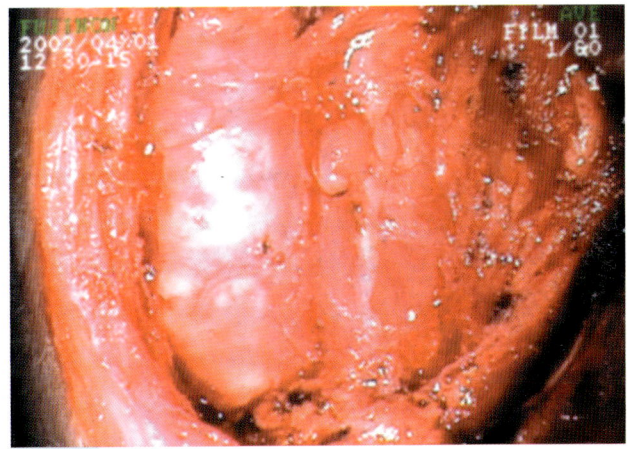

図52　摘出後（気管と反回神経が見える）

図53はバセドウ病による甲状腺亜全摘である．3cmの切開創から145gの甲状腺組織を摘出した．術後の甲状腺の残置良は左右2.5gとした（図54）．

副甲状腺摘出術では，術前部位診断で同定できた腫大副甲状腺腫に焦点を合わせ検索していくが，この操作中も絶えず反回神経の検索も念頭におく必要がある．通常，上副甲状腺は反回神経の背側に，下副甲状腺は反回神経の腹側に認められる（図4）．

副甲状腺腫の肉眼的特徴は，ある程度厚みをもった楕円球状のことが多く，色調は赤褐色で，薄い被膜に覆われて柔らかい．割面はウニのような色をした茶褐色で，単一，ときに出血巣，結節状になっている（図55）．機械的な刺激により出血し，この特徴的色調が変わることがある．

腫大した副甲状腺を発見したなら，副甲状腺腺腫の被膜，周囲の血管や神経を損傷しないように注意しながら腺腫摘出を行う．原発性副甲状腺機能亢進症の副甲状腺腺腫は周囲との癒着は少なく，剥離は比較的容易に行えるため，鈍的剥離が容易な部分は愛護的に剥離を進めていく．通常，1束の栄養血管があり，この血管で固定されている．栄養血管を結紮後切離すれば，比較的容易に摘出される（図56）．この過程で，反回神経の近傍を剥離する際には，反回神経を確認しつつ剥離する．栄養血管は下甲状腺動脈の枝であり，上腺の場合は甲状腺側から，下腺の場合は甲状腺下極から出ていることが多い．

副甲状腺は解剖学的に成書通りの場所に存在しない異所性のことがある．

一般的に，異所性腺腫部位としては，上副甲状腺では気管や食道の後面の後縦隔をまず探索する．この際，食道壁筋肉を不要に剥離して血腫を作ると上副甲状腺腫と

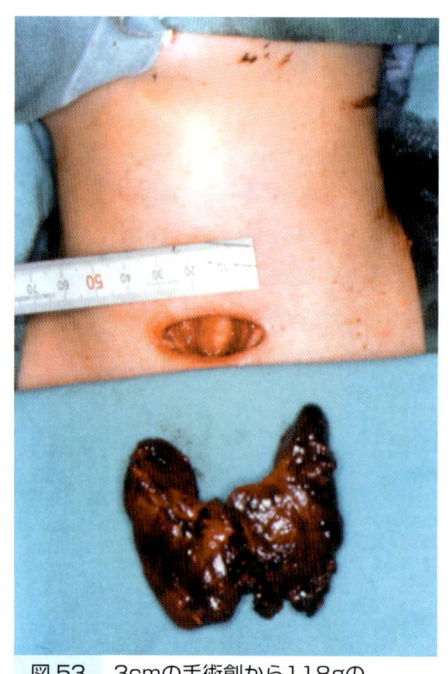

図53 3cmの手術創から118gのバセドウ病組織を摘出

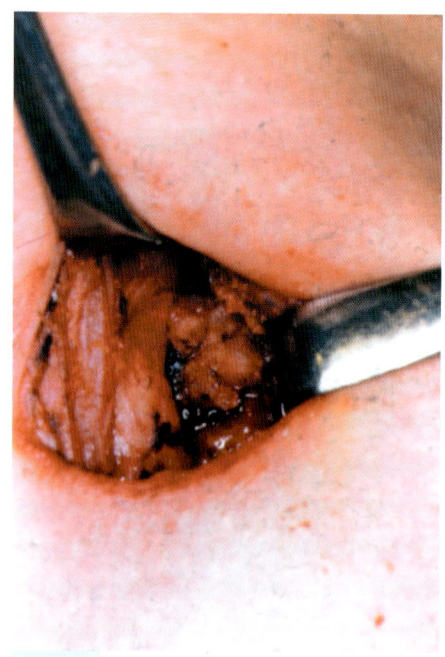

図54 摘出後の残置された甲状腺組織（2g）

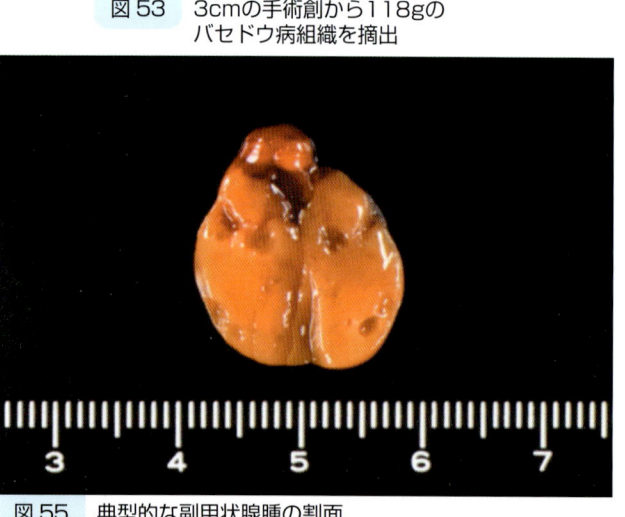

図55 典型的な副甲状腺腫の割面

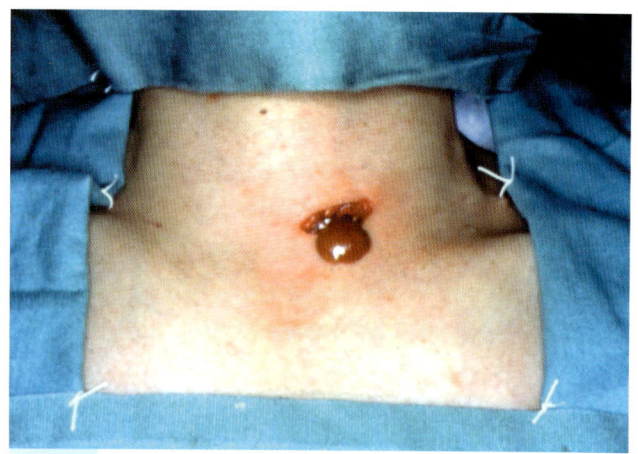

図56 切除された副甲状腺腫

誤認しやすいため，食道の認識には注意しておく必要がある．ついで，頸動脈鞘に沿って慎重に観察を行い，腺腫の有無を探索する．下副甲状腺腫の異所性部位として，胸骨背面頭側の胸腺舌を到達可能な範囲で鈍的に牽引観察する．もし，胸腺舌内に腺腫がある場合には，胸腺内に赤褐色の可動性に富む小腫瘤に気づくことが多い．胸腺内を鈍的に剝離し可及的下方まで検索する．

副甲状腺摘出術ではきちんと層に従い手術を行えば，術後の出血はそれほど心配することはない．通常は，ペンローズドレーンを挿入し，2層で閉創する．ドレーンは翌日には抜去できる．

図57は術後3ヵ月目の手術創である．径2cmの手術瘢痕はほとんどみられない．

原発性副甲状腺機能亢進症の腫大腫瘤は1腺のみのことが多いが，時に2腺以上の腫大がある．超音波検査，99mTc-sestaMIBIシンチグラムでの局在診断能は500mg以下では低くなる．この見落としを防ぐため両側の検索をすれば良いが，低侵襲性という面では受け入れられない．一方，最近術中に迅速に（約10分）インタクトPTH値が測定できるキットが出現した．インタクトPTHの半減期は約4分と短いため，病的副甲状腺腫を摘出後10〜15分で測定し，PTHの著明な低下が認められれば腫瘤の完全摘出と診断できる．もしPTH値の低下が緩慢なときには，切開創を延長するか開放手術に変換し，反対側の副甲状腺を検索する．

また，再発例や遺残例については術直前に99mTc-sestaMIBIを投与し，術中にγプローベで腫大した副甲状腺組織を検索する方法がある．この方法を通常の症例に用いることで標的となる腫大腺をきわめて低侵襲に摘出することができる（図58）．

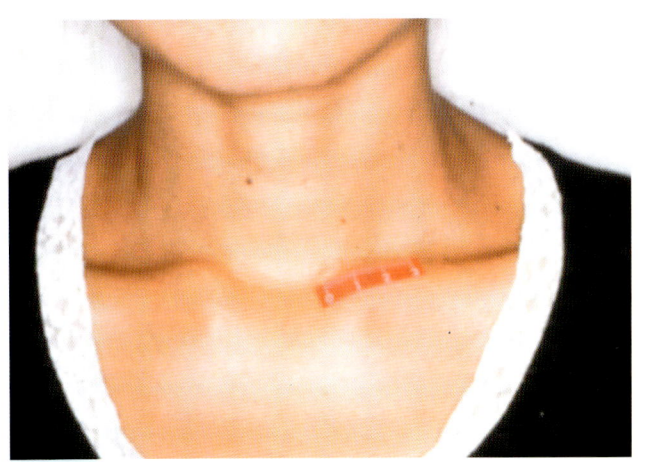

図57　術後3ヵ月目の副甲状腺摘出術の手術瘢痕（3cm）

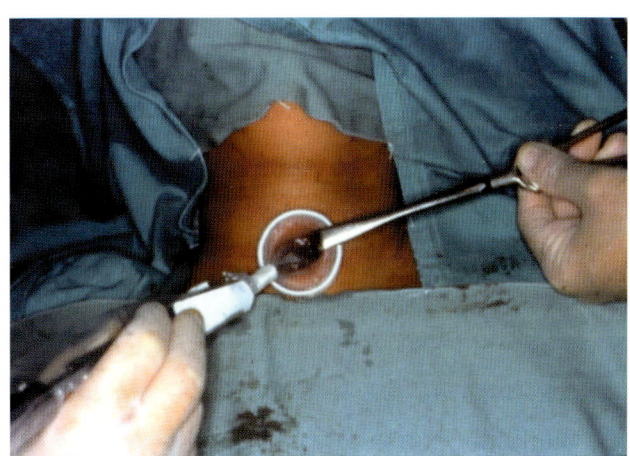

図58　副甲状腺摘出術
γプローベを用いて低侵襲性手術（minimal invasive radioguided parathyroidectomy）を施行．創をサウンドプロテクターで保護している．

コ ツ

1. この手術をいかに低侵襲性に行うかということである．皮膚切開後，通常の手術のような皮弁は作製しない．操作腔は甲状腺外側と頸動脈鞘の間である．
2. 大きい甲状腺腫を小さい皮膚切開創より取り出すには，ベリー靱帯周囲の気管と癒着している甲状腺組織を支点に，甲状腺組織を周囲からフリーにし，脱転することである．
3. 上副甲状腺腫は甲状腺被膜を切離することで突出してくることが多い．

8 術中偶発症：予防と対策

　内視鏡下手術では皮下気腫の発生が考えられるが，送気圧は4mmHgであるため皮下気腫の発生はほとんど起きない．もし，発生しても軽度なもので術後1日目には消失する．

9 術後合併症：予防と対策

（1）嗄　　声
　一側の反回神経麻痺で起こる．誤って切離した時にはプロリン糸で縫合する．嗄声とともに誤嚥しやすい．術後約3カ月で軽度改善する．神経を牽引したり，HSで軽いやけどを起こした時にも嗄声は生じる．ビタミンB12剤を長期間投与する．

（2）低カルシウム血症
　甲状腺手術では亜全摘以上の時，および甲状腺葉切除で両側の気管周囲リンパ節を郭清した時に起こることがある．副甲状腺手術では1腺摘出でもPTHの正常化とともに骨にカルシウムが取り込まれ低カルシウム血症になりやすい．乳酸カルシウム2～6gと活性型ビタミンD31～3μgを投与する．

文　献

1) Gagner M, Inabnet WBⅢ : Endoscopic thyroidectomy for solitary thyroid nodules. Thyroid 11 :161-163, 2001
2) Ikeda Y, Takami H, Sasaki,Y, et al : Endoscopic neck surgery by the axillary approach. J Am Coll Surg 191: 336-340, 2000
3) Ikeda Y, Takami H : Endoscopic parathyroidectomy. Biomed. Pharmacother 54 : 52-56, 2000
4) Miccoli P, Berti P, Bendinelli C, et al : Minimally invasive video-assisted surgery of the thyroid : a preliminary report. Langenbeck's Arch Surg 385 : 261-264, 2000
5) Gauger PG, Reeve TS, Delbridge LW : Endoscopically assisted, minimally invasive parathyroidectomy. Br J Surg 86 : 1563-1566, 1999
6) Ferzli FS, Sayad P, Abdo Z, et al : Minimally invasive, nonendoscopic thyroid surgery. J Am Coll Surg 192 : 665-668, 2001
7) Lo Gerfo P : Locla/regional aneshtesia for thyroidectomy : evaluation as an out-patient procedure. Surgery 124 : 975-978, 1998
8) Ng JW : Minithyroidectomy : a critical appraisal. J Am Coll Surg 194 : 99-100, 2002
9) Huscher CSG, Chiodini S, Napolitano C, et al : Endoscopic right thyroid lobectomy. Surg Endosc 11 : 877, 1997
10) Inabnet WBⅢ, Gagner M : Endoscopic thyroidectomy. J Otolaryngol 30 : 41-42, 2001
11) Ohgami M, Ishii S, Arisawa Y, et al : Scarless endoscopic thyroidectomy : breast approach for better cosmetics. Surg Laparosc Endosc Percutan Tech 10 : 1-4, 2000
12) Takami H, Ikeda Y : Endoscopic thyroidectomy via an axillary or anterior chest approach. In : Minimally Invasive End　ocrine Surgery (Gagner M & Inabnet WBⅢ, eds), 1st ed, Philadelphia, Lippincott Williams & Wilkins, 2002
13) Ikeda Y, Takami H, Sasaki Y, et al : Endoscopic resectioin of thyroid tumors by the axillary approach J Cardiovasc Surg 41 :1-4, 2000

［高見　　博／池田　佳史］

II. 肺

1 はじめに

1) 現在の鏡視下手術の位置づけ

現在の鏡視下手術は内視鏡と小型のビデオカメラ，および周辺機器の発達により成立した新しい低侵襲手術であり，1980年代以前に行われていた従来の胸腔鏡や腹腔鏡とは異質のものである．

鏡視下手術は手術に伴う副損傷が小さく，術後の疼痛も小さいため術後のQOLも良好で社会復帰も速やかである．また術創が小さいため美容にも優れている．これらは低侵襲手術の大きなメリットであり，鏡視下手術が社会から広く受け入れられてきた理由である．

一方，術者側からみればいまだ発展途上の手術であり，さまざまな短所も指摘される．鏡視下手術の長所と欠点を，外科医の「目」と「手」で表すと以下のようになる．

「目」についていえば，スコープと小型カメラによって得られるモニター上の画像は明るく明瞭で，拡大に適してるため詳細な画像が得られるなどの長所の反面，平面の画像であるため操作上の制約がある，切り取られた画面であるため全体のなかでの位置が分かりにくい，スコープの尖端が曇りや血液などの汚染に弱い，などの欠点もある．

「手」についていえば，器械の開発によりさまざまな操作が可能になってきているものの，行える操作の複雑さには限界があり，また術中の触覚が乏しいことが操作上の制約になる．他に胸腔内に手を原則として入れないことから，咄嗟時の対応に問題がある(図1)．

鏡視下手術は低侵襲であり，このことがさまざまな困難を越えて発展してきた原動力であることは疑いなく，その適応は次第に拡大されている．

現在の鏡視下手術は，特に触覚と空間知覚の点でなお従来の手術には及ばないが，今後のテクノロジー，特にデジタル技術やロボット技術などの発達によりこれらが解決されれば，この流れはさらに加速され，将来は外科手術の中心に位置するものと期待される(図2)．

> **ピットフォール**
>
> **鏡視下手術と直視下手術**
>
> 胸腔鏡手術とは本来胸腔鏡により視野を得る手術のことだが，胸腔内の操作，特に肺動脈などの操作をより安全に行うため，創を多少開大して操作を行うことがある．この場合胸腔鏡を用いなくても創から術野が観察できるため，直視下手術となることが多い．このような手術が胸腔鏡手術であるか否か問題にする向きもある．手術で最も重要なことが安全であり，その上で低侵襲を目指すのが真の低侵襲手術であることを考えれば，安全のためにより習熟した方法を取ることは当然のことである．しかし習熟すると，鏡視下手術でも意外に多くの操作が行えるものである．

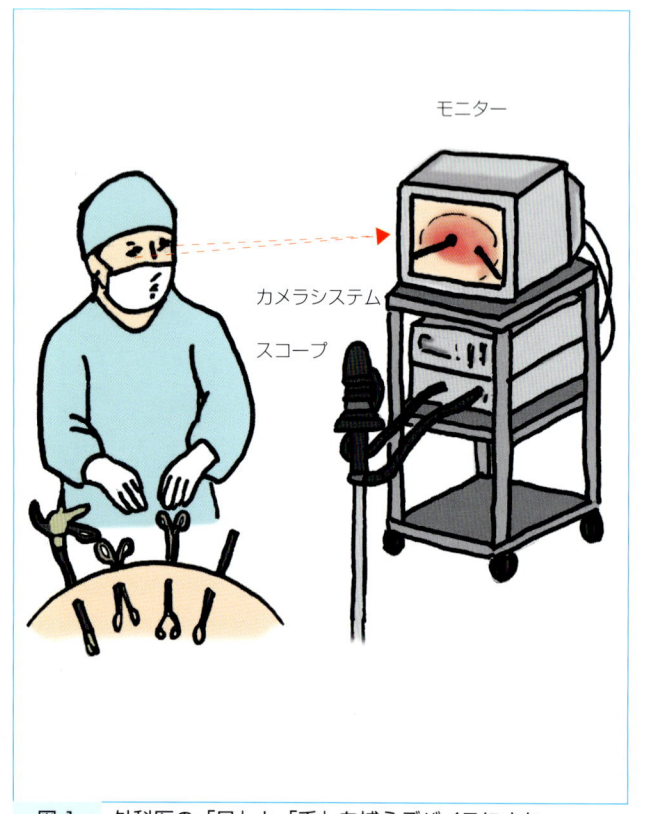

図1　外科医の「目」と「手」を補うデバイスにより鏡視下手術は成り立っている．

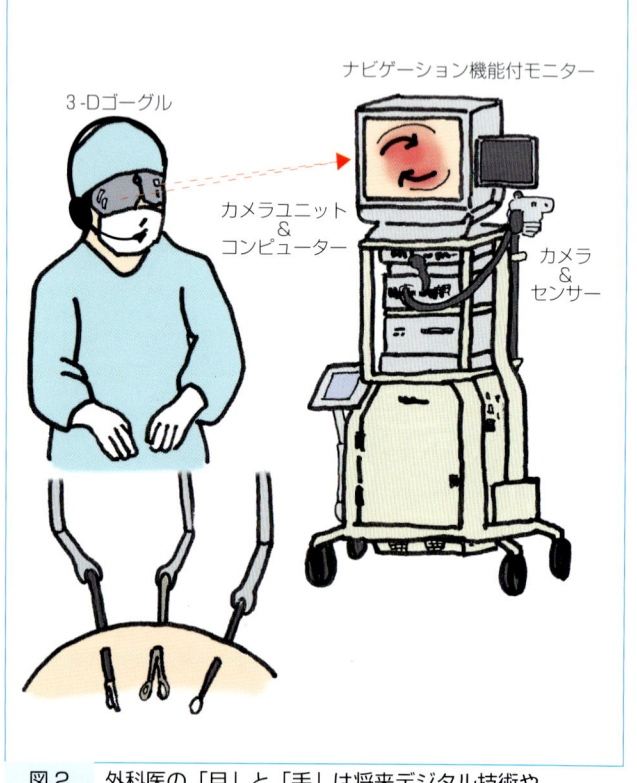

図2　外科医の「目」と「手」は将来デジタル技術やロボット技術の発達によりさらに発展するだろう．

2) 呼吸器外科領域における鏡視下手術の位置づけ

　胸腔は肋骨で囲まれた腔であり，胸腔内の手術操作のためには胸壁を一部破壊する必要がある．従来の開胸手術では，術者の手を胸腔に入れるために大きな胸壁の破壊と術中の開胸器による肋間の無理な開大が必要で，このことが術後長期にわたる相当な疼痛の原因であった．しかし，胸腔鏡手術では胸壁の破壊が著しく少なく開胸器も原則的に不要なことから，術後の疼痛などの不快な症状を最小限に留めることができる．これらのため胸腔鏡手術では術後の苦痛も少なく早期の社会復帰が可能である．また，従来は手術侵襲や術後のQOL低下のために手術を躊躇していたリスクの高い患者に対しても安全な手術が可能になるなど，手術の適応も拡大されてきている．

　胸腔は肋骨などの胸郭のため，腹腔のように中から空気圧で支えたり吊り上げて腔を保つ必要がなく，手術に際してただ肺を虚脱させるだけで術野を得ることができる．また，胸腔を密閉しておく必要もないことから，腹腔鏡手術で問題になる術野の吸引もまったく問題がない．さらに小さな術創で開胸器を使用せずに済むことは，単に美容上の長所に留まらず疼痛の減少にも有用である．

　胸腔はまさに鏡視下手術に最も適した部位といえよう（図3）．

　胸腔鏡手術は過去10年間のうちに目覚しい発達を遂げた．はじめは自然気胸のような比較的単純な手術に限られていたが，現在では適応は大幅に拡大しており，呼吸器外科になくてはならない手術手技になっている（図4）．

　一方，胸腔には大血管をはじめとして万一の損傷の際には生命に危険をもたらしうる臓器が多く存在する．その危険性を最小にする目的から，あるいは操作性の不良を補う目的から，あえて小切開による鏡視下の手術ではなく片手が入る位の小切開をおき手術を行う施設も多い．この術式では術創からの直視が可能であり，胸腔鏡は補助的にのみ用いられることから，胸腔鏡補助下手術，あるいは小開胸手術などと呼ばれる．翻って今回提示する鏡視下に手術操作を行う手術を，完全鏡視下胸腔鏡手術などと呼ぶこともあるが，胸腔鏡下に行う手術という意味で本稿では単に胸腔鏡手術と称する．

> **コ　ツ**
>
> **鏡視下手術のコツ**
>
> 　手術操作に当たって手術器械を固定することは重要である．胸腔鏡手術では長い器械を使用することが多いので，操作の安定のためには固定が特に重要となる．最も容易なのは胸壁を支点に使い，器械を押し付けて固定することである．術創が小さいと支点がぶれ難く，器械の固定には有利である．

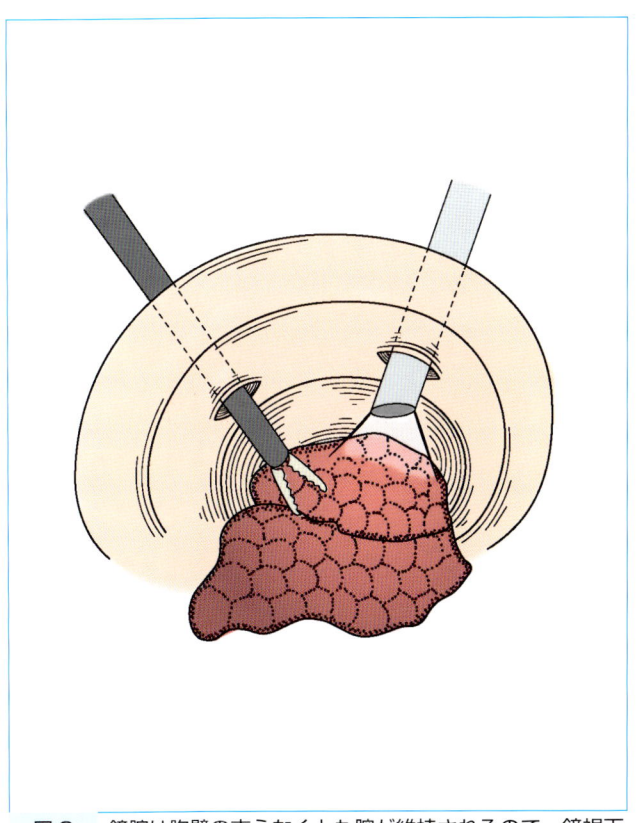

図3　胸腔は胸壁の支えなくとも腔が維持されるので，鏡視下手術には適している．さらに開胸器も原則的に不用なため，疼痛を避けることができる．

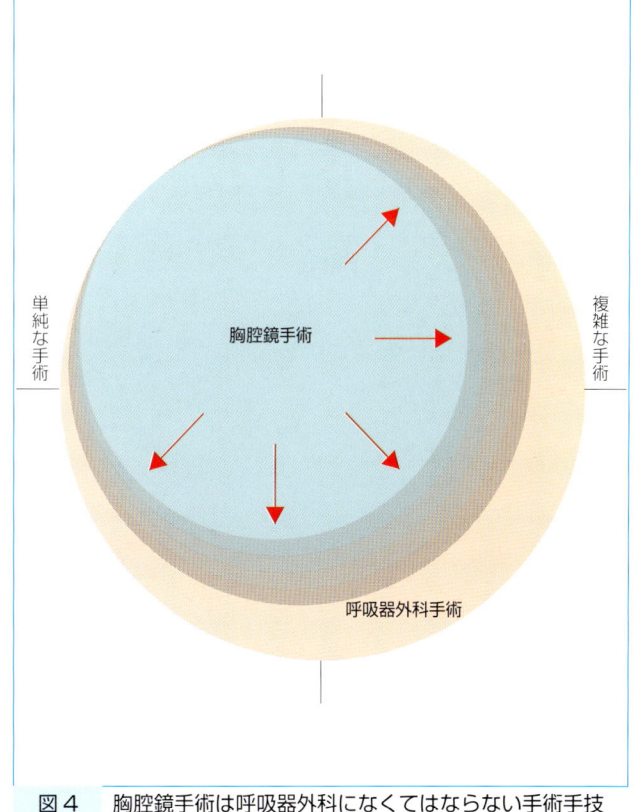

図4　胸腔鏡手術は呼吸器外科になくてはならない手術手技になっている．

2 局所解剖

胸腔の解剖

胸腔鏡手術は通常側臥位で行われるため，通常の開胸手術と同じ視野下の手術であり，基本的には通常の解剖を理解しておけば手術に支障はない．

しかし前述のように胸腔鏡の画像にはいくつかの特徴がある．一つはカメラで切り取った画像であるため，細部の詳細な観察が容易である一方，視野が限られているため広く全体を見渡すことは困難である．またスコープの画像はもともと周辺ではひずみが生じやすく，斜視鏡ではさらに独特のゆがみがある．

また胸腔鏡の画像は通常平面画像であり，深さの感覚のない画像で手術操作を行わなければならない．そのうえ胸腔鏡では通常の胸腔を外から覗き込む視野とは異なり，胸腔内部からの視野となる．

このように，胸腔鏡手術では開胸手術とは画像が相当に異なるため，いきなり鏡視下の画像を見ると違和感を感じることが多く，操作に際してdisorientationに陥ることも多い．そのため，鏡視下手術に際しては胸腔内の解剖を十分に理解するとともに，鏡視下の画像に十分習熟しておく必要がある．幸い鏡視下手術ではモニターで術野を見ることができるため術野を多人数で共有できるし，記録性に優れているので録画を繰り返して観て勉強することも可能である．習熟するまでは複数の医師で所見を確認することや，小切開創をとおした直視の併用も有用である．

胸腔内の解剖で特に重要なのは肺門で，肺門を周囲から観察すると共に葉間の血管，特に肺動脈の解剖には十分注意を払う必要がある．ほかに縦隔の血管系の解剖についても十分理解しておく必要がある(図5)．

> **ピットフォール**
>
> **鏡視下手術と胸腔の解剖**
>
> 開胸手術（直視下手術）と鏡視下手術では解剖がかなり異なって見える．至近距離では直視と変わらないが，距離が離れると急に小さく見える．これは胸腔鏡が相当広角のレンズを使用しているためである．鏡視下手術に習熟するには広角の胸腔鏡下の解剖に慣れる必要があるので，可能な限り鏡視下の視野で胸腔を観察することは重要である．

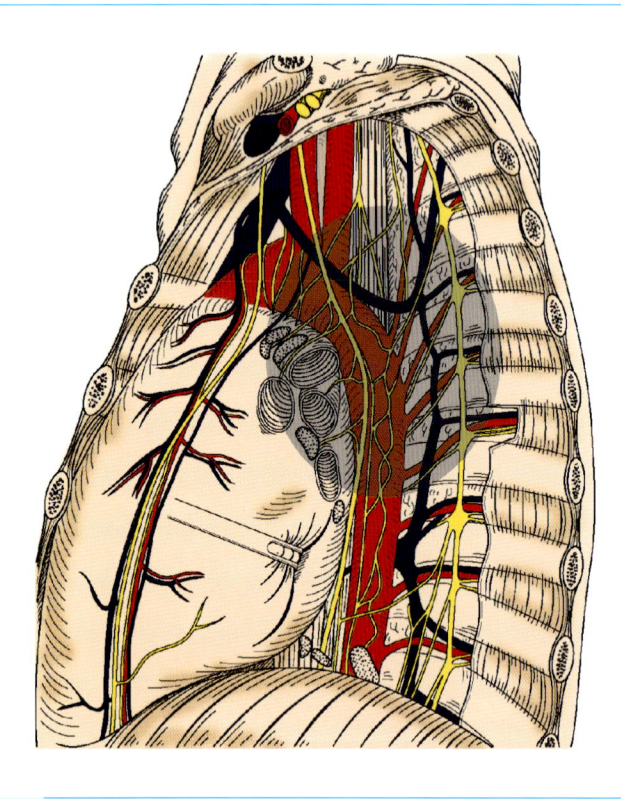

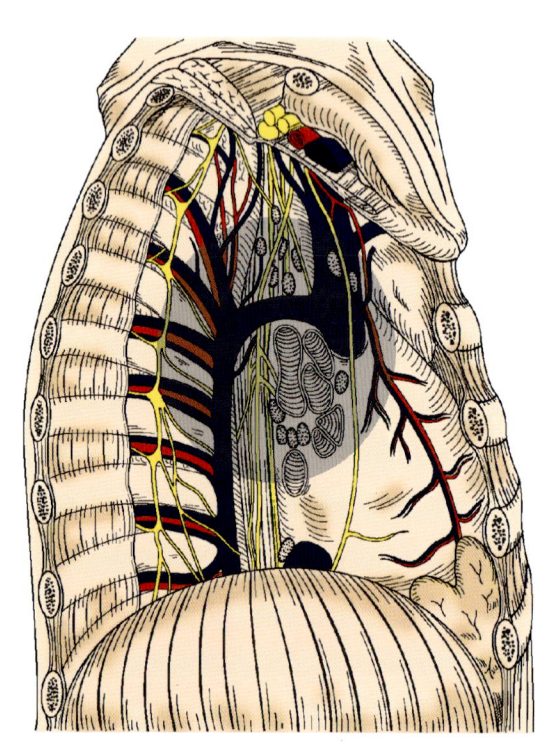

図5　右の胸腔の解剖図
　胸腔鏡では画像が通常の開胸手術と相当異なる他，通常シャドーの領域しか観察できないので，全体の解剖を十分把握しておく必要がある．

3 適応

呼吸器外科における胸腔鏡手術の適応は施設により必ずしも一致しているわけではないが，年々拡大している．ここには現時点で筆者の施設で胸腔鏡手術の適応と考えられる疾患を述べる(表1)．

表1　胸腔鏡手術の適応と不適応

腹腔鏡手術が最も良い適応である疾患，手術
- 若年者の自然気胸
- 手掌多汗症などに対する交感神経切除・焼灼術
- び漫性肺疾患に対する肺生検*
- 未確診肺病変に対する楔状切除
- 良性縦隔・胸壁腫瘍で心・大血管と関係がないもの
- 肺癌に対する縮小手術
- 診査開胸，試験開胸

腹腔鏡手術の適応である疾患，手術
- 高齢者の自然気胸
- 気腫性肺病変（巨大肺嚢胞，肺気腫に対する容量減少手術）
- 比較的早期の肺癌に対する根治手術
- 転移性肺腫瘍に対する切除
- 肺と胸壁の間の軽度～中等度の炎症性癒着症例

場合により腹腔鏡手術の適応がある疾患，手術
- 比較的進行している肺癌の根治手術
- 肺と胸壁の間の高度の炎症性癒着症例

原則として胸腔鏡手術の適応がない（胸腔鏡手術が危険な）疾患，手術
- 病巣が心大血管に浸潤～高度癒着している症例の手術
- 胸腔内で手術操作を行えないほどの巨大な病巣の手術
- 肺動脈周囲の癒着

その他
- 癒着：肺と胸壁の間の炎症性癒着については，原則的にすべて胸腔鏡手術の適応がある．ただし，高度な癒着で手術時間が延長する場合は，開胸下に癒着剥離を行ったほうが良い．肺門，特に肺動脈周囲の癒着では胸腔鏡下の癒着剥離はしばしば血管損傷をきたして危険なので，開胸下に慎重に剥離を行うべきである．
- 心・大血管への浸潤や高度な癒着がある場合は，万一の損傷時の対応がきわめて困難なことから鏡視下手術は禁忌である．
- 低肺機能：低肺機能症例は片肺換気が可能な限り胸腔鏡手術の適応がある．片肺換気が行えないほどの低肺機能の場合，術側肺で一部換気を行うか人工心肺などの補助手段により胸腔鏡手術が可能となることがある．

*：健康保険では未認可である

4 術前検査と術前管理

胸腔鏡手術であっても術前検査においては通常の開胸手術と大きな相違はない．胸腔鏡手術の特徴として術側肺の虚脱が必須であるので，分離換気が行える必要がある（上記）．胸腔鏡手術では一般に開胸手術に比べて，よりリスクの高い症例が対象となりうるので，そのような場合，合併疾患などについて十分な検査が必要である．肺内の病巣については術中の触診が不十分になりやすいので，病巣のlocationについてより正確な術前診断が必要である．病巣の位置の確定のためにCTガイド下のマーキングが必要なこともある．

以下にわれわれが行っている術前検査を記す(表2)．

表2　術前検査

血液検査	一般血液検査，血液型，血液凝固系検査など
血清検査	感染症検査，肝機能検査，腎機能検査など
呼吸機能検査	スパイロメトリー，フローボリューム検査，動脈血液ガス，換気血流シンチグラムなど
心機能検査	血圧，脈拍，心電図，心エコーなど
その他	血糖・耐糖能検査，内服薬とその血中濃度など，気道のMRSA検査など

ピットフォール

胸腔鏡手術の適応

胸腔鏡手術は低侵襲であるので，従来よりリスクの高い症例にも手術が行える．しかしどこまでのリスクが適応になるのかを明らかにした報告は少ない．胸腔鏡手術とはいえ，胸腔内で行うことは開胸手術と同様であるので，結果的にリスクを増やす手術なのか，少なくする手術なのかでも適応は異なってくる．

片肺換気は胸腔鏡手術に必須で，片肺にできないほどの低肺機能症例では胸腔鏡手術の適応とはならない．ただし，自然気胸の手術など，術後の状態の改善が見込まれる症例では，人工心肺を併用しての胸腔鏡手術も可能なことがある．

5 必要な機器と器具

　鏡視下手術のために多くの器械が開発されており，さまざまな機器が使用される．また胸腔鏡手術にはいくつもの流儀があり，術者によって用いる機器も異なる．ここでは，筆者が使用している胸腔鏡手術のための機器を中心に紹介する．

1）患者の体位と固定

　胸腔鏡手術は通常側臥位で行われる．おもに腋窩から側胸部が術野となるため，上肢は直角に外転して固定する．体の固定に際しては通常の固定具でも良いが，手術時間が延長しがちなためより体への圧迫の少ないマジックギプス（BODY KEEPER，Nikko Fine Industries）による固定は操作も容易で合併症も少ない（図6）．

2）胸腔鏡とカメラ

　胸腔鏡にはさまざまな種類があるが，斜視（30度）の硬性鏡にカメラヘッドを取り付けて使用されることが多い．肺門を周囲から観察するためには直視型より斜視型のほうが使いやすく，硬性鏡のほうがオリエンテーションをつけやすい．術者と助手が胸郭を挟んで向かい合うことから硬性鏡は邪魔にならないよう，ショート型が使いやすい．胸腔は狭く，胸壁から肺門までの距離が短いため，広い範囲を観察するためにはスコープおよびカメラはできる限り広角で，周辺まで歪みの少ない機種を選択するほうが良い．カメラは助手に把持させるより専用のホルダーを使用したほうが手術の操作性が良い（図7）．

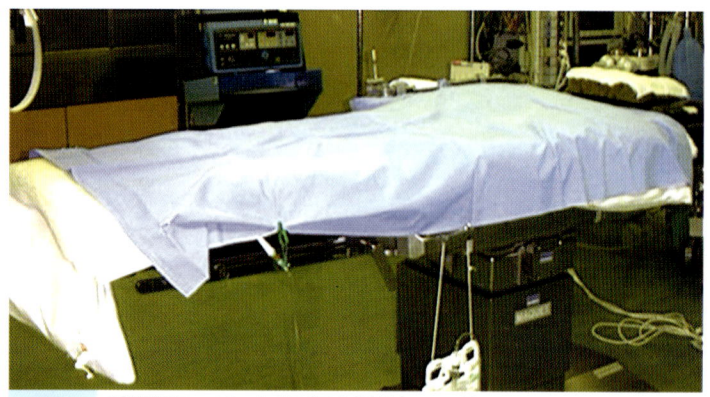

図6　手術台にマジックギプスを装着している．

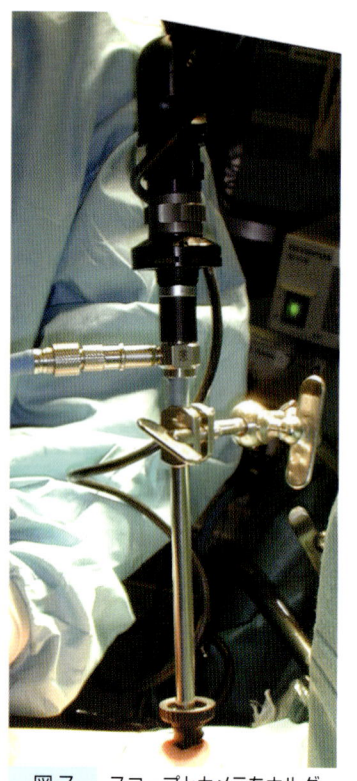

図7　スコープとカメラをホルダーに固定して使用する．

3) 手術器具

手術器具にはさまざまな種類があるのでこれらを使用目的に分けて述べる．

手術器械に必要なことは，

1）安全性
2）使いやすさ
3）故障の少なさ
4）納得できる価格

などである．胸腔鏡手術は腹腔鏡手術に比較して製品の種類や数が少ないため選択の余地が少ない．

(1)鉗子類

胸腔鏡手術では肺などの脆弱な組織を扱うことから，鉗子としては把持が確実である以外に，特に組織に愛護的である必要がある．これまでに胸腔鏡手術専用に開発された製品，腹腔鏡手術用など他の体腔鏡手術用器械の流用，および開胸手術用鉗子の流用などが使われてきた．腹腔鏡手術では器械をポートを介して使用するようにできており，長いものが多い．しかし胸腔鏡手術ではポートを必要としないことから形状に制約が少ないので，開胸手術用の器械も多く使用可能である．われわれの開発した胸腔鏡用鉗子のForest River Series（高砂医科工業）(図8-1)は，開胸手術用の器械を改良し，尖端のヤンカーの曲がりとバヨネットの形状で，狭い術野での操作性に考慮されている．なかでも尖端にリング状の溝をつけたリングス鉗子（図8-2）は臓器に愛護的で確実な把持が可能である．

これらはいずれも筒状のポートを通しては使用できず，ラッププロテクター（図16，後出）を用いるか，胸壁から直接挿入して使用される．

内視鏡手術用にさまざまな剝離鉗子が入手できるが，なかでも尖端にＤｅＢａｋｅｙのジョーを有する鉗子（Ｔ1253　オリンパス光学）等は確実な把持と通電が可能なうえ軽量であり，また尖端が鈍であるため万一の落下に際しても臓器損傷の危険が少ない（図9）．

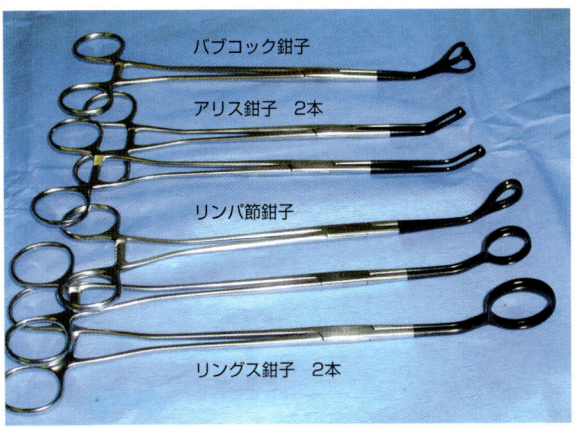

図8-1　Forest River Series
（上からバブコック鉗子，アリス鉗子-2本，リンパ節鉗子，リングス鉗子-2本）

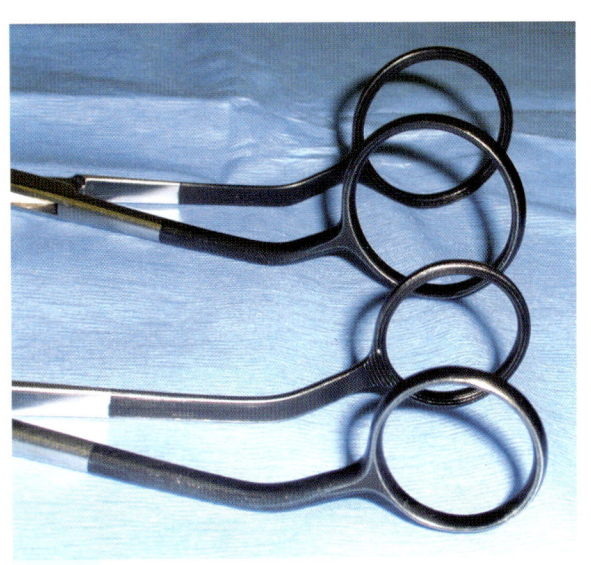

図8-2　リングス鉗子のジョー
同心円に溝が切られている．

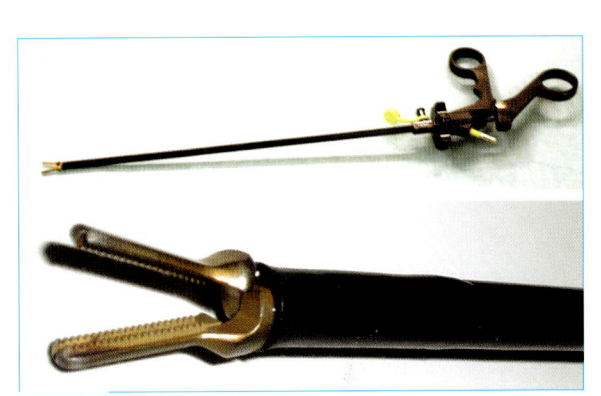

図9　DeBakey鉗子とその尖端

(2) 剥 離 子

内視鏡手術専用には棒の先端に綿球をつけた「チェリーダイセクター」や，シリコンゴムで尖端を形成した「こだま」などがある．われわれはArgyle社製の吸引嘴管を剥離子としてもっぱら使用しているが，この無色透明の塩化ビニル製の嘴管は柔らかく組織の愛護性に富み，尖端のヤンカーのカーブや電気的絶縁性などのため安全で使いやすい．ほかに開胸手術で用いられる「ツッペル鉗子」も頻用される(図10)．

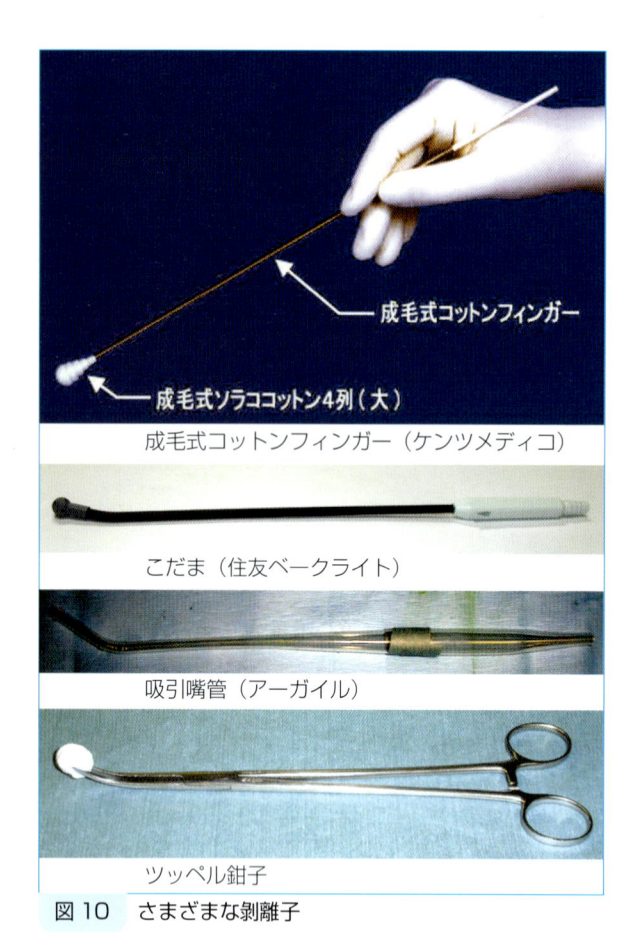

図10 さまざまな剥離子

(3) 凝固切開機器

凝固・切開のための代表的な器械は電気メスである．最近の電気メスは凝固能が良好で性能が高く，特にスプレーモードでは止血力が強い．超音波凝固切開装置(Laparosonic Coagulating Shears®LCSなど)は超音波の振動で凝固と切開が得られる．作用温度が比較的低く，煙の発生も少ない(図11)．

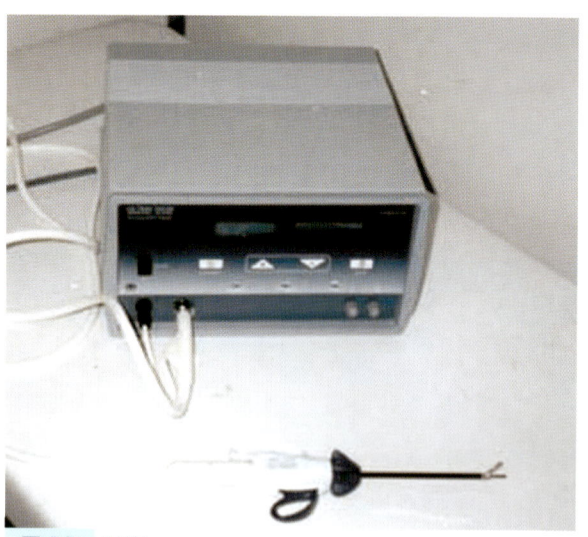

図11 LSC

(4) Endo Stapler

胸腔鏡の狭い術野で縫合と切開を同時に行う精密器械である．これは6列または4列のstaple lineを掛け，その真中をナイフで切断するもので，ワンアクションで正確な臓器の切離・縫合を行うことができる．現在2社によりさまざまな機種が供給されており，互いに競いつつ使いやすく信頼性の高い製品が得られるようになった．通常の針糸による縫合閉鎖に比べてコストはかかるものの，操作が単純で時間の短縮と安全性や確実性の向上に果たす役割は大きい．おもな用途は肺実質の他，気管支や肺動静脈の切離である(図12)．

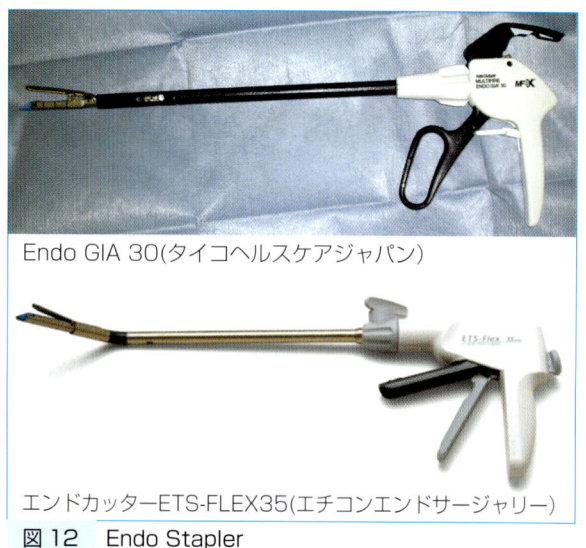

図12 Endo Stapler

6 セッティング，体位

手術のセッティングは施設による相違が大きいが，手術の安全性と，操作の容易さを中心に考えておく必要がある．

患者の固定

患者は側臥位に固定する．このとき体の特定の部分に圧迫がかからないようにする．また術側の上肢は直角に外転させて緩く固定する．肩関節の過伸展や強い牽引は避ける(図13)．

肋間は前方が広いこと，胸壁は前方のほうが筋層が薄いこと，重要な肺動静脈が肺門前方にあることなどのため，手術操作は患者の前方肋間から行ったほうが操作しやすい．

この場合，スコープは患者の背側肋間から使用することになる．術者と助手は患者を間に向かい合って立つため，これに対応して術者と助手のモニターの画像の片方を反転させるとどちらも視野どおりの手術操作が行える．胸腔鏡の保持は助手によらず，保持器を使用したほうが便利である(図14)．

使用する手術器械はできるだけ少種類に留めたほうが習熟しやすい．

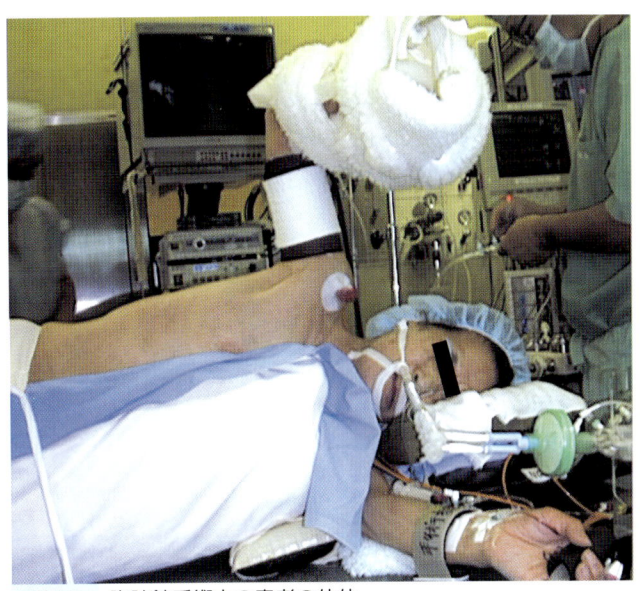

図13 胸腔鏡手術中の患者の体位
側臥位で術側上肢を外転させ，アーチに緩く固定している．躯幹の固定はマギックギプスを使用し，下側の腋窩には枕をあてて，下側上肢の圧迫を防止している．

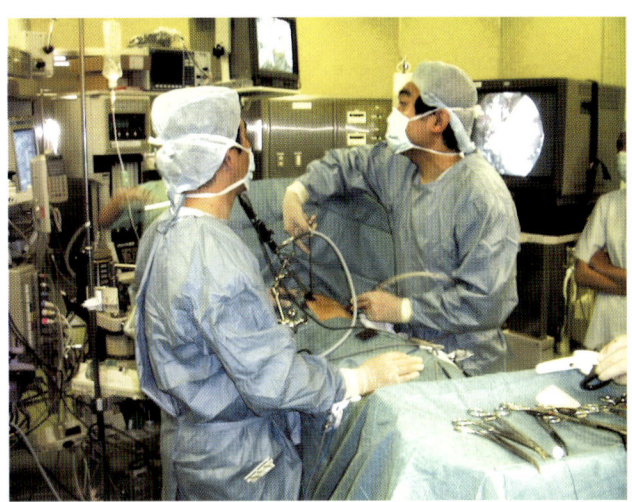

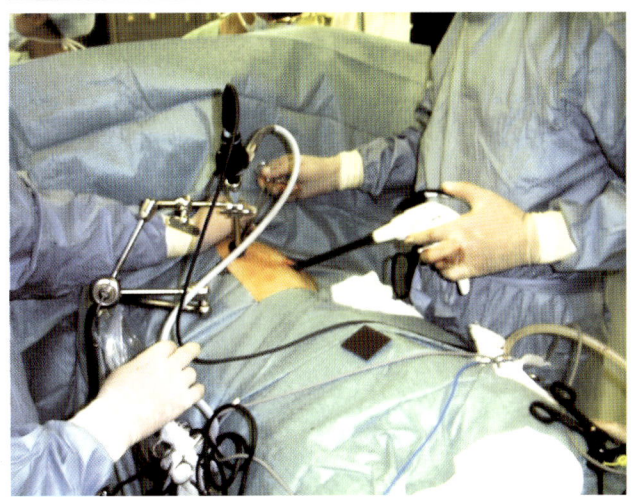

図14 術中風景
術者は患者の前方に立ち，モニターを観察しながら手術操作を行う．助手は対面のモニターを観察する．片方の画像は逆転させてある．

7 基本操作

1) 手術操作の注意点

手術において最も重要なことは安全性である．鏡視下手術では直接手を胸腔に入れ難く，咄嗟の対応が困難である一方，視野が良好でしかも全員で観察できるなどの理由から，慎重に操作する限り手術の安全性は高い．

2) ポートの位置

胸腔鏡手術の手術操作を安全・容易にするためアプローチは重要である．さまざまな考えがあるが，以下にわれわれの方法を示す(図15)．

1● 操作用の創は原則的に前方肋間に置く．
2● 胸腔鏡用の創は原則的に背側肋間に置く．
3● 穿刺する部位は隣り合った肋間をできるだけ避け，1肋間以上間を開ける．
4● 解剖学的な肺切除では，切除する肺葉によらず第4肋間前腋窩線，第4肋間後腋窩線，第6肋間前腋窩線，第6肋間後腋窩線の4ヵ所を基本とする．
5● 肺尖部の病巣に対しては第4肋間前腋窩線，第4肋間後腋窩線，第3肋間前腋窩線の3ヵ所を基本とする．
6● 肺底部，横隔膜の病巣に対しては第6肋間前腋窩線，第6肋間後腋窩線，第8肋間後腋窩線の3ヵ所を基本とする．
7● それぞれの症例に応じて適宜最適な部位に変更する．
8● 胸腔鏡のポートの被覆にはトロカーを用いるが，操作用のポートには何も用いないか，プラスティック製のラッププロテクター™などによる愛護的な被覆を行う．開胸器や開創器は原則として使用していない(図16)．
9● 鏡視下の操作が困難な時はためらわず小切開または開胸操作に移行する．

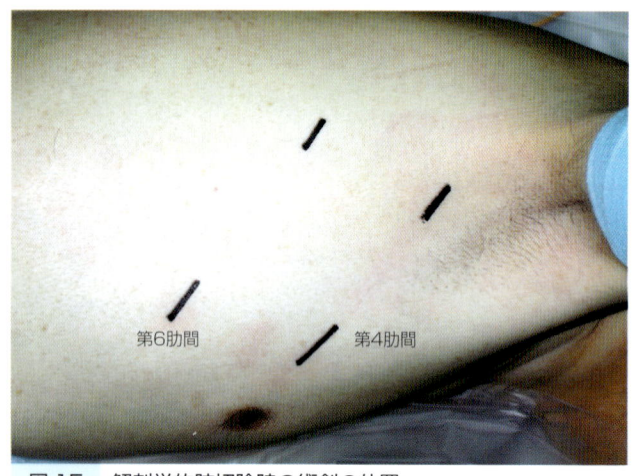

図15 解剖学的肺切除時の術創の位置
切除肺葉によらず，第4肋間と第6肋間の前・後腋窩線に小切開を設ける．第4肋間前腋窩線の創はいわゆるaccess thoracotomyである．

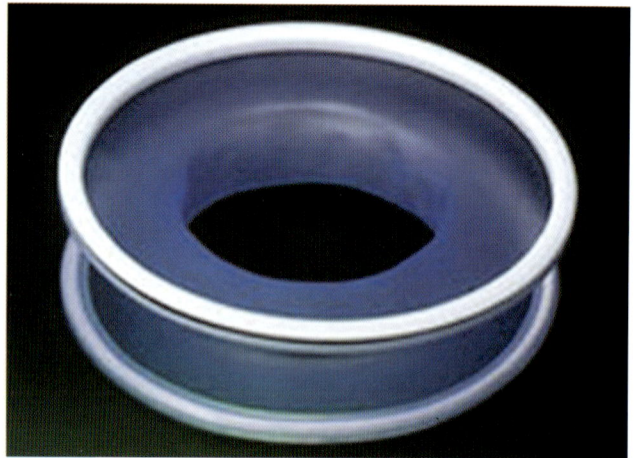

図16 開胸器は術後創痛の原因となるため使用しない．
必要なときはラッププロテクター(八光商事)を用いる．

3）視野の展開方法

視野の展開は肺や組織の牽引によって行う．牽引のための具体的な方法としては，肺門にツッペル鉗子を引っ掛けて挙上するか，リングス鉗子などの把持鉗子で肺や組織を把持，挙上する．迷走神経などの索状物はアリス鉗子で挙上する．また適宜絹糸や血管用のテープを使用する(図17)．

4）剥離・授動の方法

組織の剥離は手術の最も基本的な操作である．通常の開胸手術では鋏と鑷子，ツッペルと鑷子などの慣れた組み合わせを持ち手術を進めるが，鏡視下手術においてもこのような組み合わせが用いられる．内視鏡手術用の鉗子と，吸引嘴管のような剥離子の組み合わせが多く使用される(図18)．

内視鏡手術用の鉗子で把持しつつ，吸引器を兼ねた剥離子で剥離を行う．鉗子は通電が可能なので適宜焼灼し切開を進める．

5）切除などの総論

臓器の切離も最も基本的な手術手技の一つである．胸腔鏡手術では操作性が不良であるとともに万一の損傷に際して咄嗟のカバーが困難であるので，安全を重視して常に安全なサイドで手術操作を行うことが特に重要である．

切離のためによく用いられるのは，鋏，電気メス，超音波手術器(Laparosonic Coagulating Shears, LCSなど)である．鋏は鏡視下手術専用の物のほか，長めのメッチェンバウムやメーヨも有用である(図19)．電気メスは先の専用鉗子を介して使用するほか，癒着剥離にはヘラ鉗子(spatula)も使用できる．LCSは低温で焼灼切離できるため，煙の排出が少ないほか周辺の組織の障害も少ない．以前は尖端のハンドピースが胸腔には使用しにくかったが，最近は長さや形状が改良された．これらの器具の他，胸腔鏡手術で利用価値の大きい切離機器にendo staplerがある．endo staplerは特に葉間形成，肺血管処理，気管支処理にはきわめて有用な器械である．重要な場面で使用されることが多い．時に使用中のトラブルが報告され注意を喚起されるが，最近の製品は著しく改善されており，正しく使用する限り重大なトラブルはきわめて少なくなっている．手術の安全と術者のストレスを考慮すれば使用価値のきわめて高いデバイスといえる．しかし最大の欠点はなんといってもコストである．医療費節減が叫ばれ内視鏡外科手術の費用が包括医療費となっている現在，endo staplerにかかる費用は無視できない．

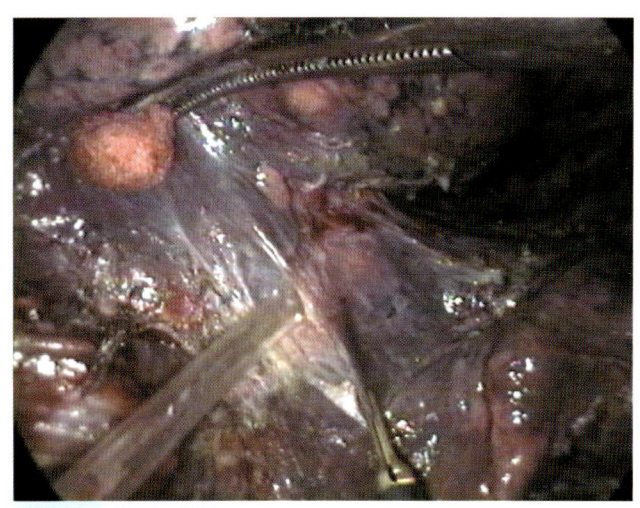

図17　術野の展開

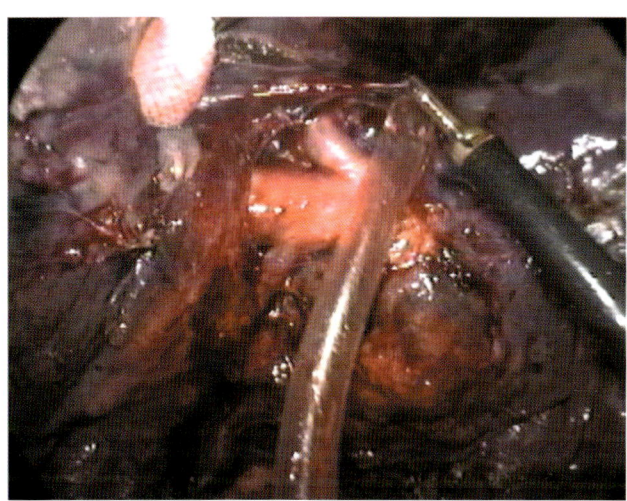

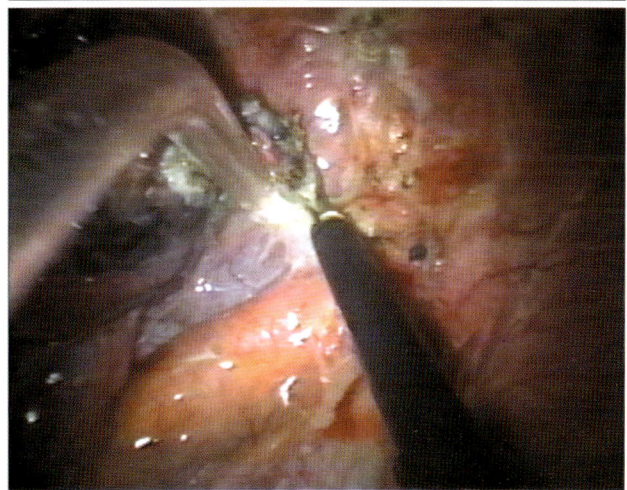

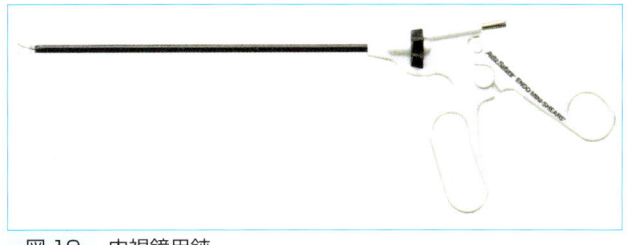

図18　剥離・授動

図19　内視鏡用鋏

8 手術手技

呼吸器外科領域の胸腔鏡手術には肺の部分切除術,区域切除,肺葉切除,肺摘除,縦隔・胸壁腫瘍切除,縦隔リンパ節郭清,心嚢切開,横隔膜切除などがある.

これらのうち,自然気胸に対する肺部分切除術と肺癌に対する根治手術(肺葉切除,および縦隔リンパ節郭清)を標準手術手順として取り上げる.

1)自然気胸に対する肺部分切除術

肺部分切除術は自然気胸の手術として必須であるほか,未確診肺結節の診断・治療などのために必須の術式である(びまん性肺疾患の診断のための胸腔鏡手術は健康保険で承認されていない).ここでは若年者の右自然気胸に対する胸腔鏡手術を取り上げる.

(1)体　　位

これまでに述べた体位と同じで,側臥位で術側上肢を直角に外転させて緩く固定する(肺尖部の手術では上肢の外転が重要である,図13).

(2)ス コ ー プ

斜視角30度,5mm径の硬性鏡(良性疾患の手術ではできる限り細径のスコープを使用する,図20).

(3)アプローチ

第4肋間前腋窩線と同後腋窩線,第3肋間前腋窩線*.
　＊：2穴法では省略される

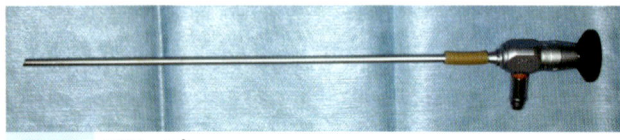

図20　スコープ
斜視角30度,5mm径の硬性鏡

(4)手術手順

1● 第4肋間前腋窩線に約2〜3cmの皮膚切開を置き開胸する.胸腔内を胸腔鏡で観察し,癒着の有無,肺尖部のブラの状況などを観察する.

2● 第3肋間前腋窩線に約2〜3cm小切開をおく.第4肋間後腋窩線に約1cmの小切開を追加し5mmのトロカーを設け胸腔鏡を挿入し固定する.前腋窩線の創から鉗子を挿入し,肺を動かして胸腔内を再度よく観察し,病巣を同定する.特に病巣の頭側,肺の縦隔面をよく観察する(図21).

3● Stapleの切離線を検討し,ブラの基部の肺上に決定する.肺尖部の病巣をリングス鉗子で把持する.この時,縦隔側と外側に等しく,またendo staplerの幅を考えて過剰な切除にならないよう鉗子を掛ける(図22).

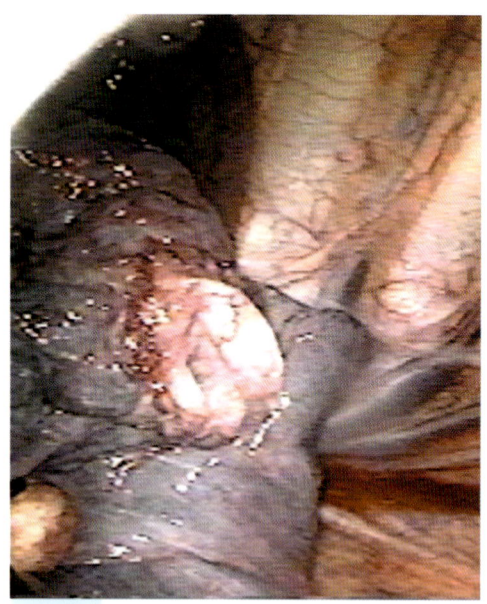

図21　肺を動かして胸腔内を再度よく観察し,病巣を同定する.

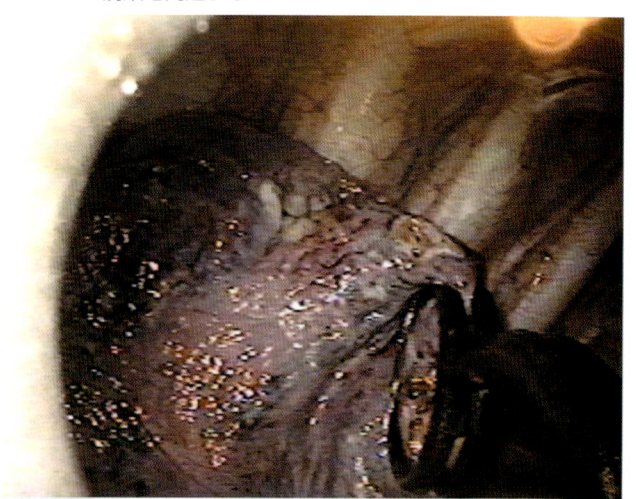

図22　切離線を検討し,ブラの基部の肺上に決定する.

4● endo stapler を肺の切離線に掛ける．ゆっくりファイアーする．通常数発必要であるが，使用個数を減らすため肺を圧縮してはならない(図23)．

5● 切除した肺を取り出した後肺を加圧し，気漏の有無を麻酔のバッグの戻りで確認する．再度肺を虚脱させてステープルラインに異常がないことを確認する(図24)．

6● 補強を行う．吸収性メッシュ(デキソンメッシュスタイル4など)を約5cm四方に切り出し，staple lineを中心に載せて覆う．吸収性メッシュの上からフィブリン糊(ベリプラストPなど)のB液を滴下し湿らせる．続いてA液を滴下し染み渡らせる．再度B液を滴下する．4〜5分待つ(図25)．

7● 胸腔チューブを入れて閉胸する．

(5)ポイント

再発を防止するために，切離線を正常肺上に設けることと，endo stapler を押し付けないでゆったり掛けることである．切除範囲が広い場合，周囲の肺血管や気管支の狭窄をきたさないよう切離線の設定に注意する．

コツ

自然気胸手術のコツ

若年者の自然気胸は，胸腔鏡手術で行われる頻度が最も高い疾患である．この手術のコツとしては，まずendo staplerを余裕を持って使うことである．すなわち肺をstaplerに押し込んで掛けないことと，切除範囲にブラを十分含め，周辺の肺でstaplerを掛けることである．

次に肺尖部の補強を行うことである．補強は吸収性メッシュを広く当てて行われる．フィブリン糊を併用すると固定が良好になる．肺尖部の補強の効果についてのデータはまだ多くないが，補強を行った後は再発が少ないと言う術者は多い．

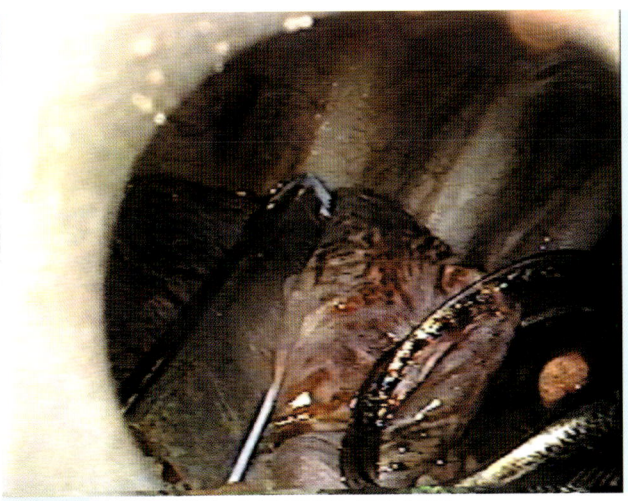

図23　Endo staplerを第4肋間の創から挿入

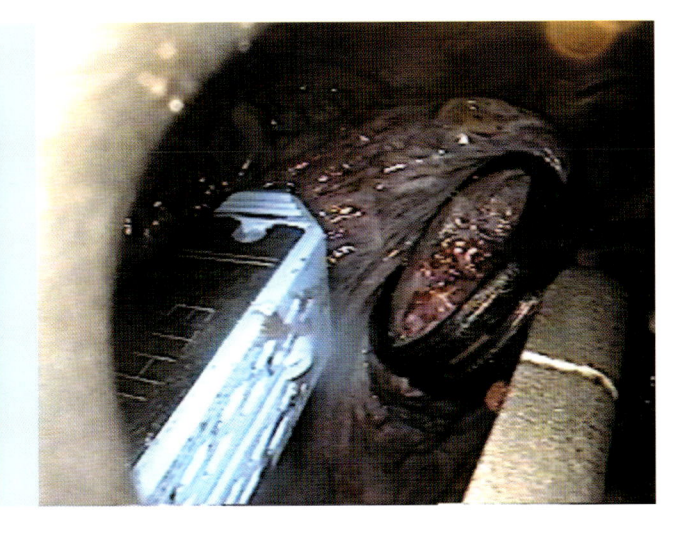

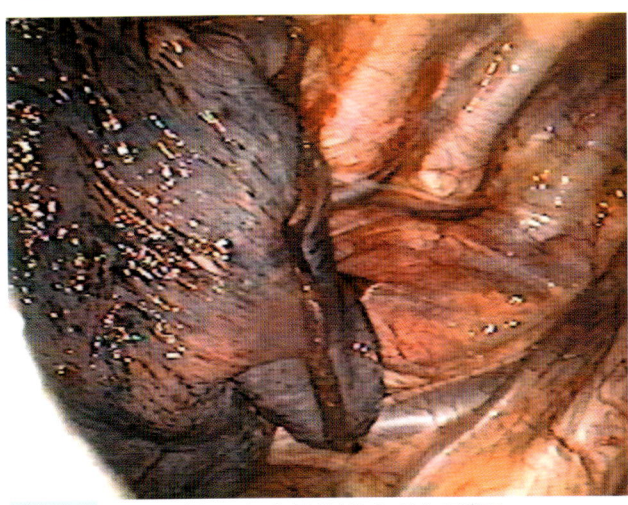

図24　ステープルラインに異常がないことを確認

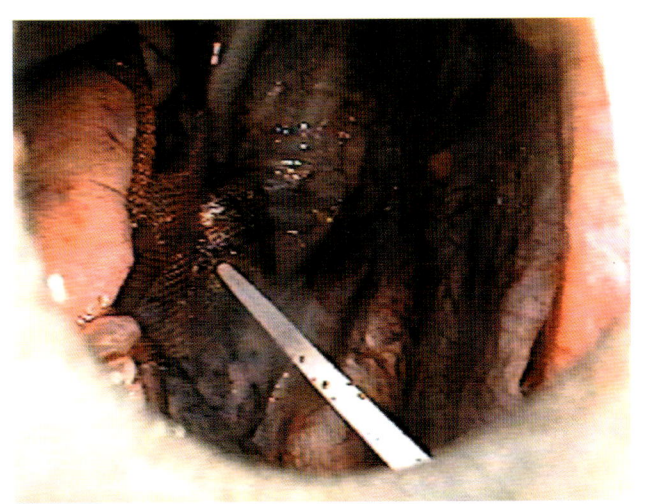

図25　吸収性メッシュの上からフィブリン糊を使用して肺尖部と縫合線を補強する．

2）肺癌の根治手術

肺葉切除：肺葉切除は肺癌に対する標準術式であるほか，病変の大きな良性肺疾患でもしばしば用いられる．肺葉切除は気管支，肺動静脈の処理が含まれる，いわゆる解剖学的切除であり，難易度も比較的高いことから，手技の習熟が重要である．ここでは右上葉切除とリンパ節郭清術を取り上げる．

（1）体　　位
側臥位で術側上肢を直角に外転させて緩く固定する．

（2）スコープ
斜視角30度，10mm径の硬性鏡（図26）

（3）アプローチ
第4肋間前腋窩線と同後腋窩線，第6肋間前腋窩線と同後腋窩線（図15）

（4）肺葉切除の手術手順

1● 第4肋間前腋窩線に約3〜4cmの皮膚切開を置き，開胸する．胸腔内を胸腔鏡で観察し，癒着の有無，分葉，病巣の状況などを観察する．

2● 第4肋間後腋窩線，第6肋間前腋窩線と同後腋窩線に約2〜3cm小切開をおく．第4肋間後腋窩線に10mmのトロカーを設け胸腔鏡を挿入し固定する．胸腔鏡の位置は必要に応じ随時変更する．

3● 肺を把持しつつ，病巣を触診して確認する（図27）．

4● 奇静脈弓を剝離し，前方を結紮して糸を残しておく（後の上縦隔郭清用）．奇静脈弓をendo staplerを用いて切離する（図28）．

5● 肺門・葉間胸膜を切開し，葉間の肺動脈と，前方からの肺静脈の枝を剝離する．不全分葉があればendo staplerなどで切離する（図29）．

6● 前方頭側の上幹肺動脈を剝離する．テーピングを行い十分剝離してendo staplerで切離する（図30）．

7● 上葉肺静脈を剝離し，テーピングを行い十分剝離してendo staplerで切離する（図31）．

8● 葉間から上行肺動脈（A2）を剝離する．テーピングを行い十分剝離してendo staplerで切離する（図32）．

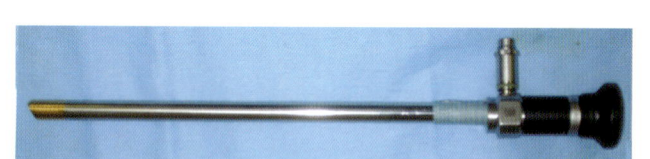

図26　スコープ
斜視角30度，10mm径の硬性鏡

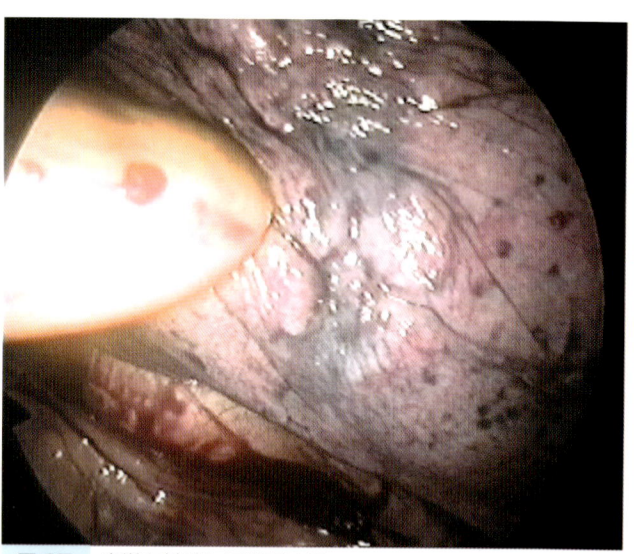

図27　病巣を触診して確認する．

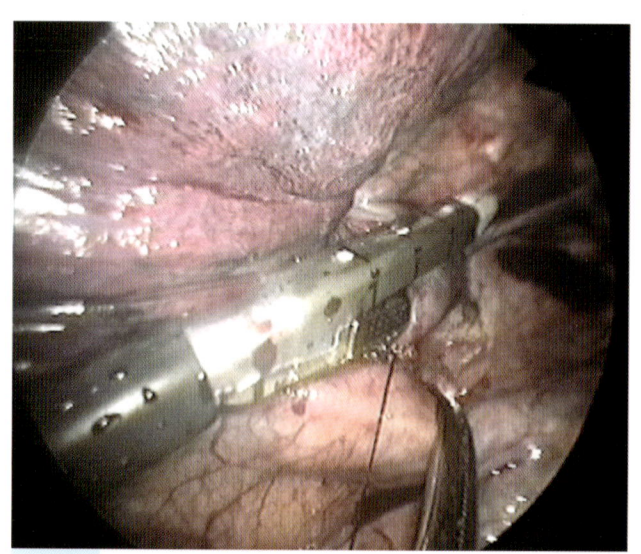

図28　奇静脈弓を剝離する．

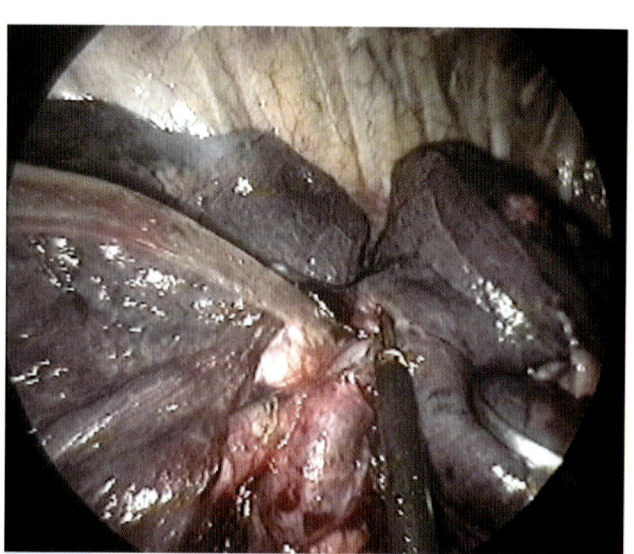

図29　葉間胸膜の切開

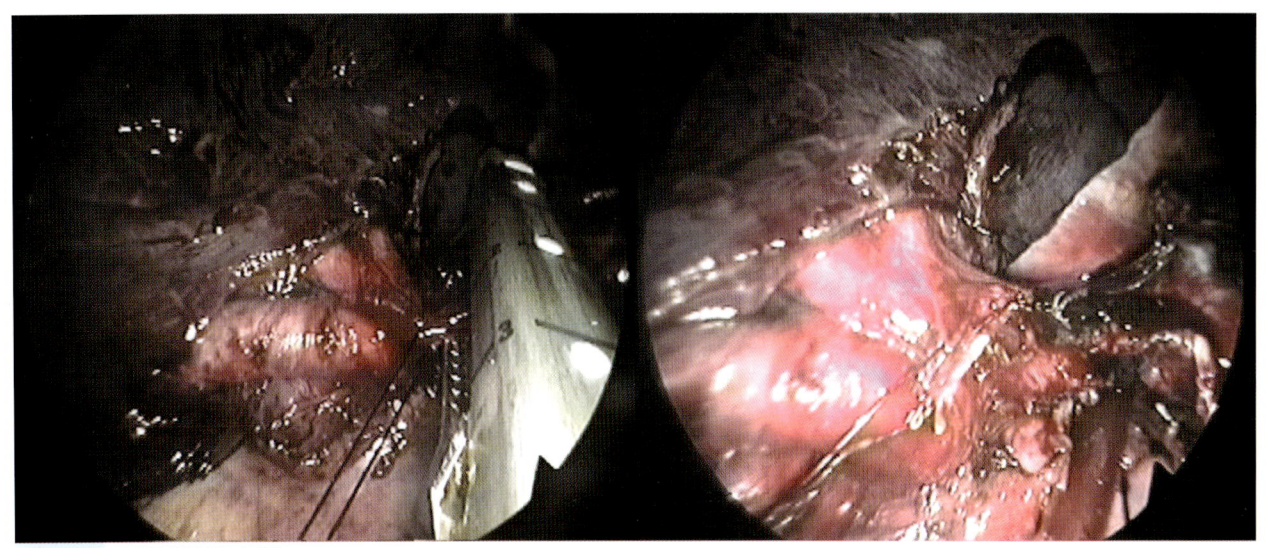

図 30　上幹肺動脈の切離

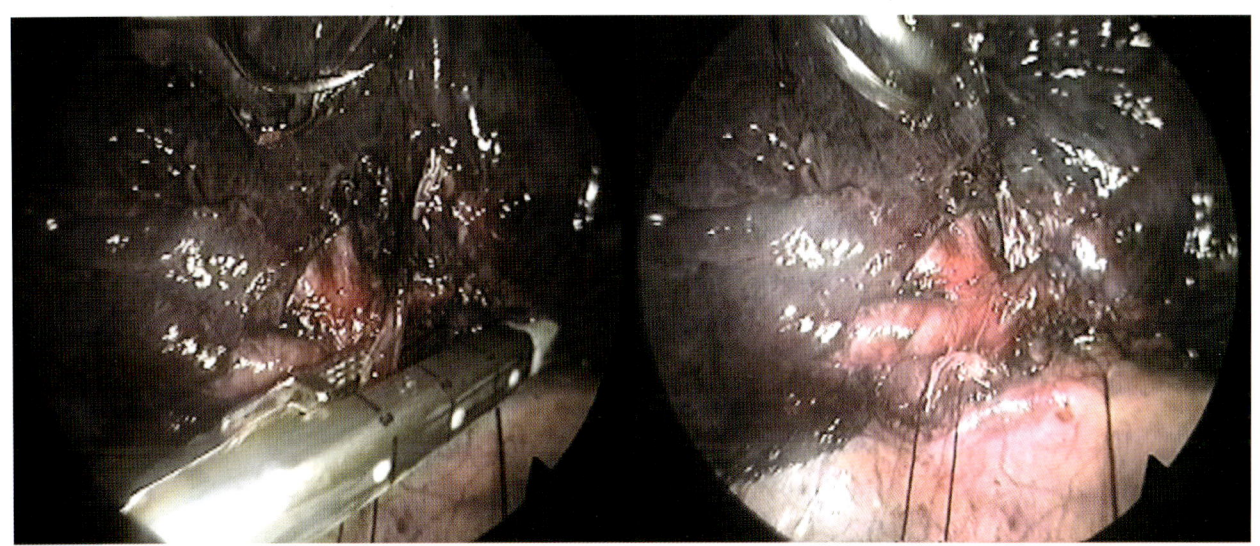

図 31　上葉肺静脈の切離

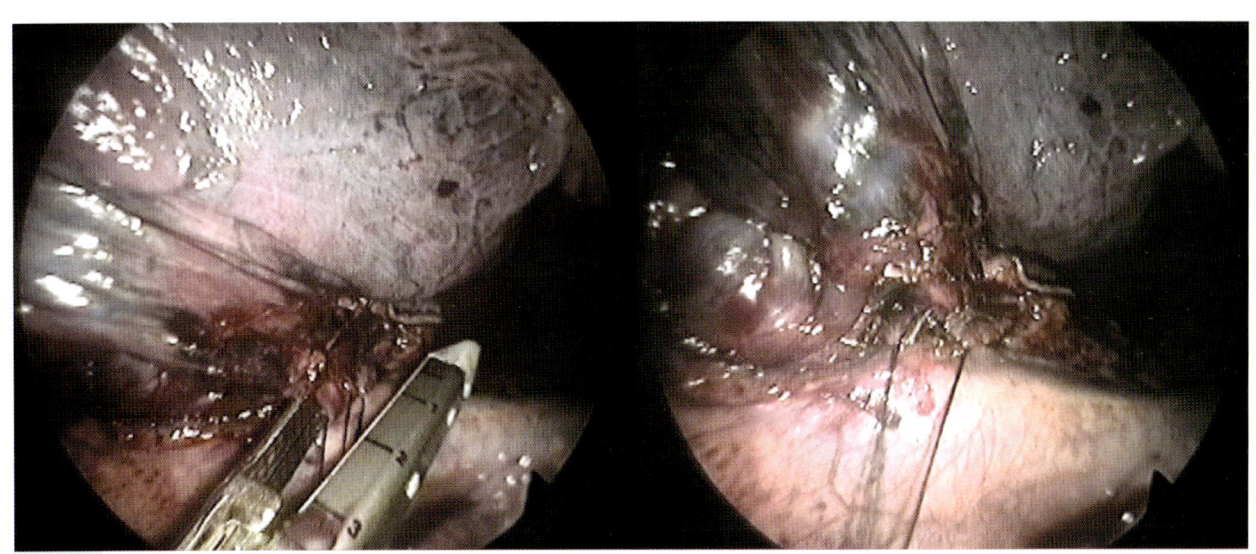

図 32　上行肺動脈の切離

II●肺　31

9● 上葉気管支周囲を剝離し,リンパ節を郭清する.上葉気管支をendo staplerで切離する(図33).肺は適切な容器(バッグ類)に入れて取り出す(図34).必要なら切開創を開大する.

10● 胸腔に生理食塩水を注入し洗浄する.同時に肺を加圧し気漏の有無を確認する.再度肺を虚脱させて以下の郭清を行う.

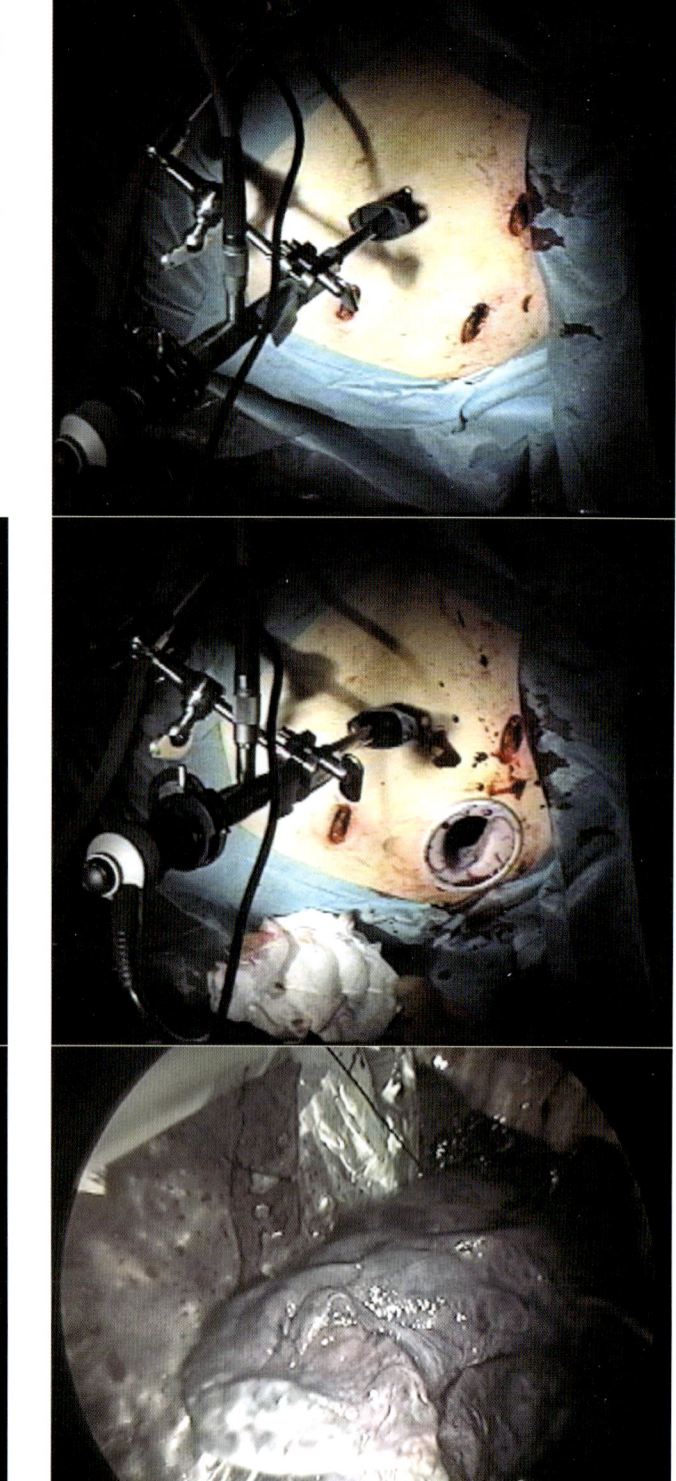

図33 上葉気管支の切離

図34 肺は適切な容器(バッグ類)に入れて取り出す.

(5) リンパ節郭清の手術手順

1● 切除した上葉気管支周囲のリンパ節(#10, 11)を切除郭清する.

2● 右主気管支の縦隔側を剥離し，気管支の内側にツッペル鉗子を掛けて挙上する.

3● 主気管支の内側を気管分岐部に向かって剥離し，リンパ節を周囲の脂肪と共に郭清する．郭清は分岐部を越えて左主気管支まで行う(#7)(図35).

4● 奇静脈弓の前方に結紮した糸を体外から前方に牽引し，上大静脈を前方に展開し上縦隔を露出する.

5● 上縦隔のリンパ節を順に頭側に向かって郭清する(#4, 3, 2, 1)(図36).

6● 必要に応じ，郭清部や切除断端を吸収性メッシュとフィブリン糊を用いて補強する(図37).

7● 胸腔チューブを入れて閉胸する.

(6) ポイント

モニター下の胸腔鏡手術は肺癌の根治手術でも3cm程度の小切開で行える(創は大きくないほうが操作性は良い)．慣れていない場合は切開を大きくしても良い．また，切除肺の取り出す時は必要なだけ創を開大する．手技上は肺動脈の安全な処理が最も重要で慎重さを要する．もし炎症性の変化がみられる時は鏡視下手術は危険である．不全分葉や肺と胸壁の癒着などがあれば手術は煩雑になる．これらの時は適宜開胸に移行すると良い．

> **ピットフォール**
>
> **肺癌手術の適応**
>
> 胸腔鏡による肺癌の根治手術は手技的には開胸手術以上に難度が高いため，適応に当たっては慎重に考える必要がある．癒着がなく分葉が良好なstage I がもっとも基本的な適応である．習熟するにつれて適応を拡大する施設が多く，適応はさまざまである．胸腔鏡手術が困難な症例としては，進行病期を別にすれば，炎症性疾患の既往がある．特に肺動脈周囲の炎症性癒着は最も困難なものの一つで，肺動脈損傷の危険性が高いので，早めに開胸に移行したほうが良い．

> **コツ**
>
> **肺癌手術のコツ**
>
> 肺癌根治手術のような大きな切除では，広い視野が重要である．視野が狭いとオリエンテーションを失ったり，視野外の出血や結紮糸の脱落が見逃されがちだからである．そのために広角のカメラを使用し，スコープの尖端をできるだけ胸壁近くで使用する．カメラワークも重要で，手術操作部位を正確に観察する必要がある．

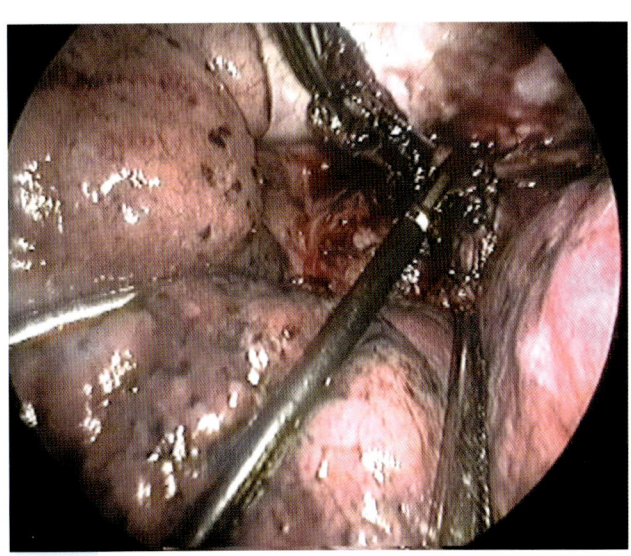

図35 気管分岐部郭清

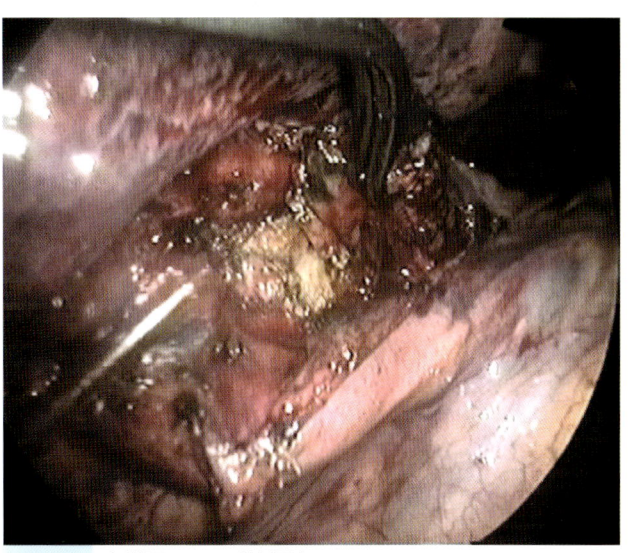

図36 上縦隔のリンパ節郭清

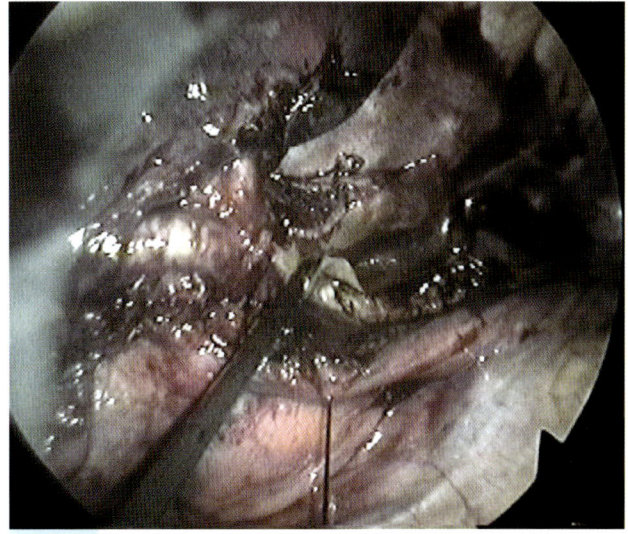

図37 郭清部や切除断端を吸収性メッシュとフィブリン糊を用いて補強

9 術中偶発症：予防と対策

　術中偶発症について最も重要なことはその予防である．予防のためには解剖の熟知，術野の十分な確認，慎重な操作，器械の安全な操作などが必要である．

1）肺血管からの出血

　胸腔鏡手術に際して最も可能性が高く，かつ対処に難渋するのが血管損傷である．特に肺動脈は壁が脆いこともあり，いったん損傷すると修復も困難で，大きな肺動脈では重大な結果を招くおそれがある．肺静脈は壁が薄い割に丈夫で比較安全性は高いが，首が短く結紮糸が脱落しやすい．これらは通常の開胸手術においても操作が難しい．開胸手術では通常攝子と鋏で血管の被膜を切除～剝離し，血管を露出する．この操作を胸腔鏡で行うことはストレスが大きい．肺動脈は炎症性に癒着していることがあり，このような場合は鏡視下の遠隔操作では損傷しやすく，損傷した場合の対応が困難であるので，開胸下での操作が勧められる．肺血管の処理は通常の結紮による場合と，endo staplerによる場合がある．通常の結紮は，開胸手術により慣れた方法であることと，コストが安いなどの長所があるが，操作が難しく術中脱落の可能性がある．一方endo staplerによる方法は，操作が比較的容易で短時間に行え，処置後の脱落の心配がないなどの長所があり安心感は高いが，Endo staplerのコストが高く，また万一の器械の不具合があり得る．

　万一の血管損傷に際しては，まず出血部位を軽く押さえて出血をコントロールし，対応を決定する．小さな損傷なら押さえただけで止血する．大きな損傷であれば直ちに皮膚切開を広げ，開胸に移行する．

　図はendo staplerによる肺動脈の損傷である．損傷部位が切除部分に含まれていたため，圧迫止血しつつ新しくendo staplerを掛けて止血すると共に切離した（図38）．

2）肺実質損傷

　肺は脆弱な組織であり，術中操作特に癒着剝離や葉間形成において肺実質の損傷をきたしやすい．肺実質の損傷は術後の気漏の原因となり，ドレナージの長期化やさまざまな合併症の原因ともなるため最大限の予防と対応が必要になる．予防のためには肺の胸膜損傷を避ける慎重な操作が必要である．図は巨大ブラの肺切除に際し，厚さに差のある肺を一度にendo staplerを掛けたため，尖端にstapleが掛からず，開放となった．断端を鉗子で把持して新しくendo staplerを掛けて切離した（図39）．

　胸腔鏡手術は安全な手術であるため，通常の操作に基づく損傷は少なく，血管処理やstaplerの使用に関わる損傷が相対的に多いようである．

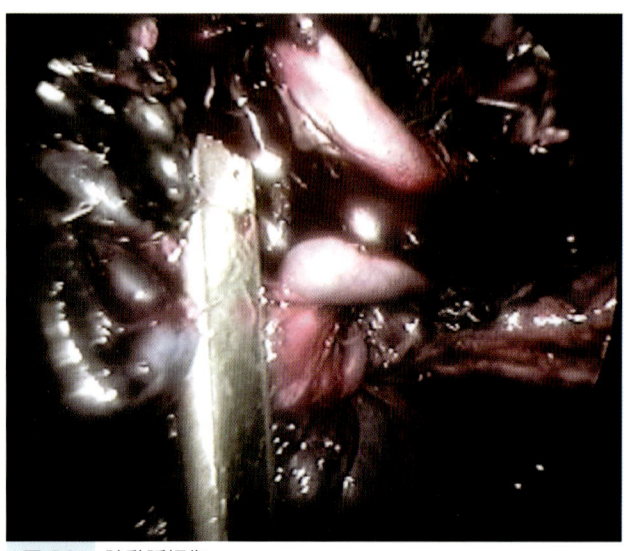

図38　肺動脈損傷

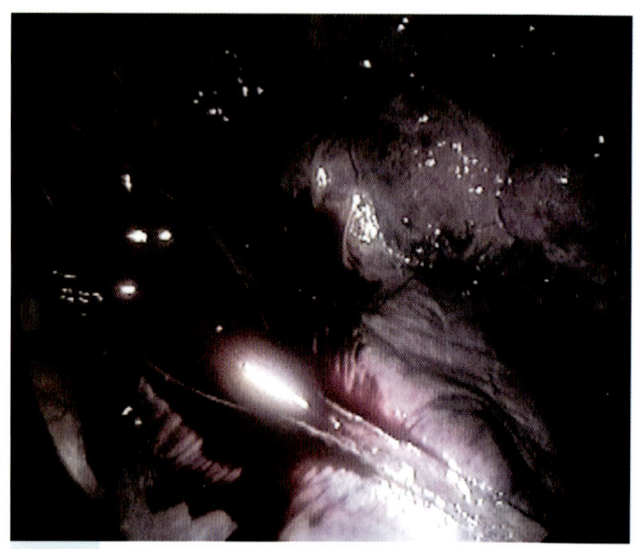

図39　肺実質損傷

10 術後合併症：予防と対策

　胸腔鏡手術は低侵襲であり，一般に術後合併症の少ない手術である．

　呼吸器外科手術の合併症は，出血，呼吸不全，気漏，感染症がおもなものである．胸腔鏡手術においても胸腔内の操作は開胸手術と同様であるため，同様の合併症の危険が存在する．さらに胸腔鏡手術ではその低侵襲性により，低肺機能症例などよりリスクの高い症例に手術適応が拡がってきたことから，潜在的には合併症の危険性は低くない．

　胸腔鏡手術における術後管理のポイントは開胸手術と大きく変わるところはない．すなわち，

　1）必要十分な酸素の投与
　2）十分な除痛
　3）胸腔チューブの管理
　4）可能な限りdry sideで管理すること
　5）早期の離床

である．一方胸腔鏡手術では胸腔鏡の観察により出血部位の確認が容易であり，術中出血が少ないことも相俟って術後出血が問題になることは少ない．また，胸腔鏡手術では開胸手術に比較して胸壁の機能が保たれることと，術後の疼痛が軽度であることなどから良好な術後の自発呼吸が期待できるので，術前の予測に反して長期の呼吸管理が必要となることは，呼吸器感染症を合併するような場合を除けば少ない．気漏は肺の切除断端からのものと気管支断端瘻があるが，肺瘻は肺断端をstapleで閉鎖したり，吸収性メッシュで被覆するなどの対策により減少している．気管支断端瘻も気管支断端のstapleでの閉鎖や，術後の良好な全身状態を反映してか少ない．

これらはいったん発生すればドレナージを行う必要があるが，気漏が大量であったり遷延する場合は閉鎖手術を行うべきである．閉鎖手術の多くは胸腔鏡下に可能であるので，時期を逸しないように速やかに行うのが良い．感染症としては，肺炎などの気道感染，胸腔への吸い込みなどによる胸腔内感染がおもなものである．気道感染は術後の咳反射や排痰が容易であることから開胸手術より少ない．胸腔鏡手術では術後の呼吸状態が良好であることから，特有の合併症として皮下気腫がしばしばみられる．また胸腔チューブからの逆行性胸腔内感染がまれに見られる．対策は十分なドレーン管理と，可能な限りの早期の抜管である．胸腔鏡手術では手術を類型化しやすく，術後経過も良好であるのでクリティカルパスになじみやすい（表3）．

表3　胸腔鏡手術の術後管理

術後注意を要する合併症

1 ● 出血
2 ● 呼吸不全
3 ● 気漏
4 ● 感染症

術後管理のポイント

1 ● 必要十分な酸素を投与
2 ● 除痛を十分に行う
3 ● 胸腔チューブの管理
4 ● 可能な限りdry sideで管理する
5 ● 翌日から起座，歩行を勧める

［森川　利昭］

Ⅲ. 食 道

1 ● 胸腔鏡下食道切除・リンパ節郭清術

1 はじめに

　従来，食道癌に対する外科治療は，開胸開腹による食道切除リンパ節郭清術が標準術式とされてきた．しかし，この方法は，頸部・縦隔・腹部の3領域にわたって郭清を行うことによる大きな手術侵襲，手術創による術後の疼痛や肺機能の低下などが問題点であった．鏡視下手術の導入によって，これらの問題が改善されることが期待された．

　当教室では，1995年から胸腔鏡下食道切除術を導入し，2001年までに72例に本術式を施行するとともに，関連施設への普及に努めてきた．腹部操作は，開腹して行っていたが，超音波凝固切開装置などの手術器械の進歩により，安全かつ比較的容易に鏡視下で施行することが可能となった．現在では，鏡視下食道切除・再建術が当教室における食道癌の標準術式となっている．

　一般に，鏡視下手術の利点として体壁の損傷が少ないことによる低侵襲化があげられる．食道切除術についても，開胸開腹を行わないことによる疼痛の軽減や術後の肺活量低下の改善がみられる．しかし，食道癌手術の侵襲においては縦隔リンパ節郭清の影響が大きく，この点では鏡視下であっても開胸であっても，同等の侵襲と考えざるを得ない．

　鏡視下手術の第2の利点として拡大視効果がある．縦隔郭清の操作でその寄与は大きく，左右の反回神経の食道枝を1本1本見極めて切離していく際や，左気管支動脈を同定して，その食道枝を切離する際などには，開胸手術に比べてはるかによい視野が得られる．

　また，手術に携わるスタッフが完全に同じ視野を共有できることも，鏡視下手術の利点としてあげられよう．鏡視下手術は術者，助手，カメラ手の協調なくしては成り立たない．手術手技の向上や食道外科医の教育という観点からも大きな利点といえる．

　一方，ポートによる操作の制限，鉗子類・カメラの出し入れによる操作の中断，狭い視野によって全体像の把握が困難であること，それらに伴う術者のストレスなどが欠点としてあげられるが慣れの問題もあろう．

　鏡視下における縦隔郭清の質を問題にすると，郭清リンパ節の個数は開胸手術と同程度であり，予後の面からは当科で施行した72例の3年生存率は70.7％，5年生存率は67.5％であることから，開胸手術と比べて遜色ないといえる．したがって，コストの点を除けば，鏡視下で食道切除・リンパ節郭清術を行わない理由はない．

2 局所解剖

鏡視下手術では，開胸手術の俯瞰的な視野に比べ局所の近接した視野が得られる．とくに，気管左側や左肺門部など縦隔左側の深い場所では，カメラが操作点に接近することによって，開胸手術とは異なる視野が得られる．食道を中心とした縦隔解剖の概観を解剖体の写真で示す（図1～3）．一般的な縦隔解剖は成書に譲り，ここでは，左右の迷走神経および反回神経，左気管支動脈の拡大視下の解剖について述べておく．

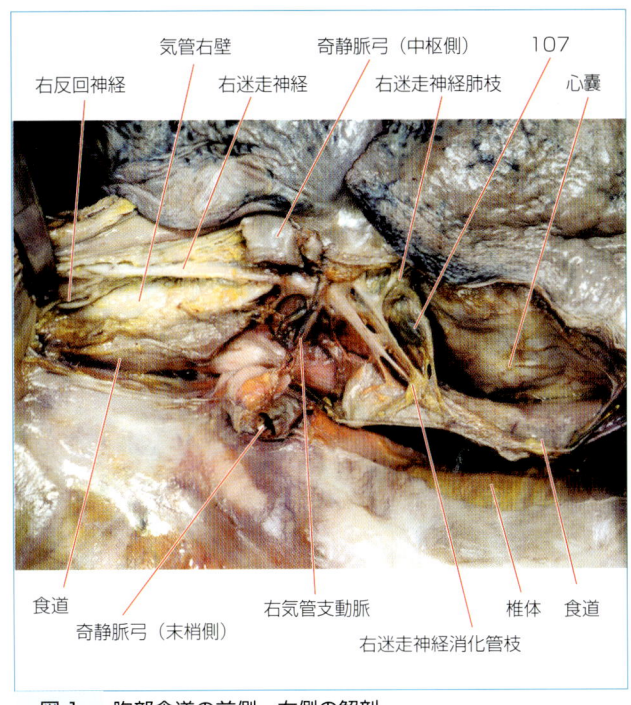

図1　胸部食道の前側，右側の解剖
　　奇静脈弓は切離されている．右反回神経の食道枝を切離し，105，106recRを摘出した状態である．

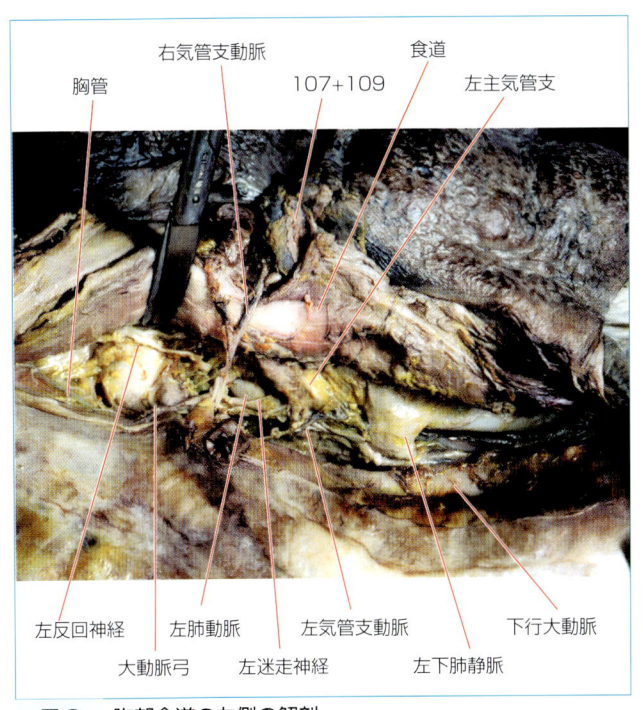

図2　胸部食道の左側の解剖
　　食道を前側に圧排している．固有食道動脈，左迷走神経の消化管枝を切離してある．106recL，106tbLを摘出し，107，109は食道壁についたかたちで遊離してある．

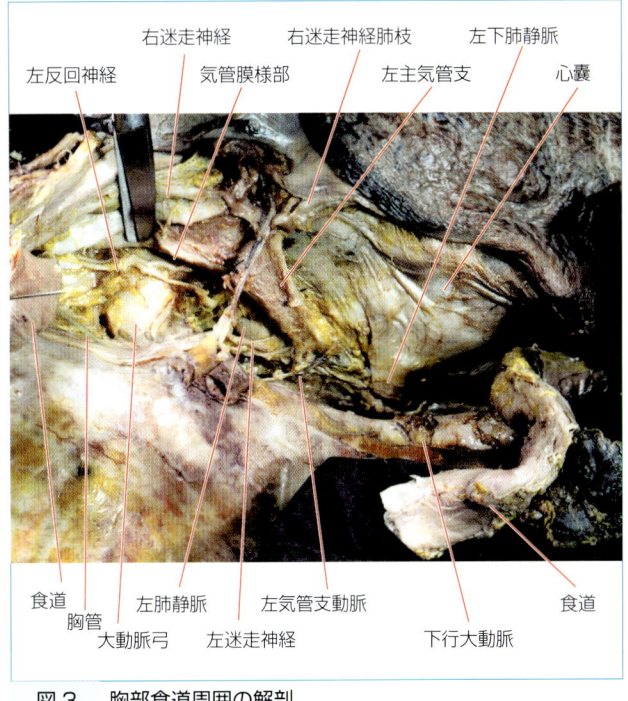

図3　胸部食道周囲の解剖
　　食道を切離して飜転してある．胸部操作終了時の状態である．

1）右迷走神経

　右迷走神経は気管と併走する部位で食道枝を放っており，これらは105を郭清する際に切離される（図4）．気管分岐部付近で数本の太い消化管枝と肺枝に分岐している（図5）．肺枝は，右気管支動脈の末梢側とともに109Rの手前側（背側）を走行しているので，これらを温存するように努める．

2）右反回神経

　右迷走神経を頭側に追っていくと，右鎖骨下動脈と交差する．まず右鎖骨下動脈の前面を出すと右迷走神経が少し太くなっているところがあり，ここが右反回神経の起始部である．右迷走神経，右反回神経は数本の食道枝を放っているのが確認できる（図6）．右反回神経や右迷走神経の食道枝の中には，ときとして右反回神経と併走して上行する比較的太い枝がみられる．右鎖骨下動脈を

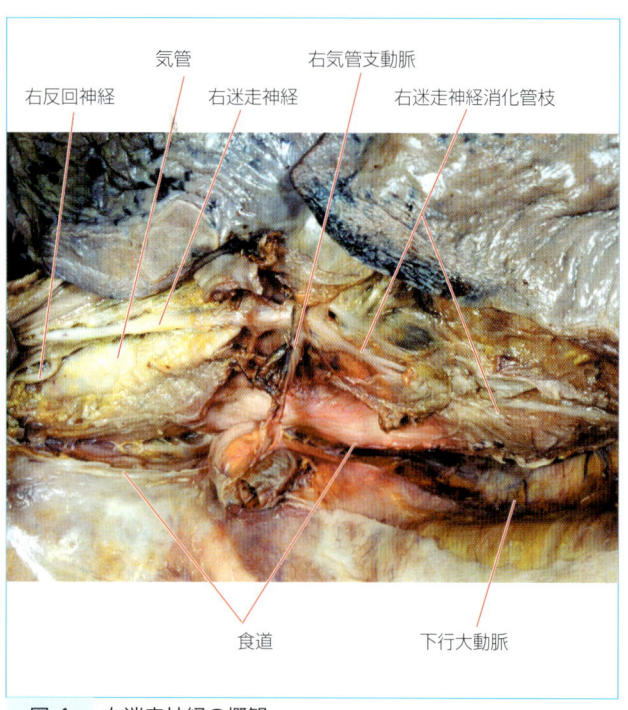

図4　右迷走神経の概観
気管に併走する部位の食道枝は切離されている．

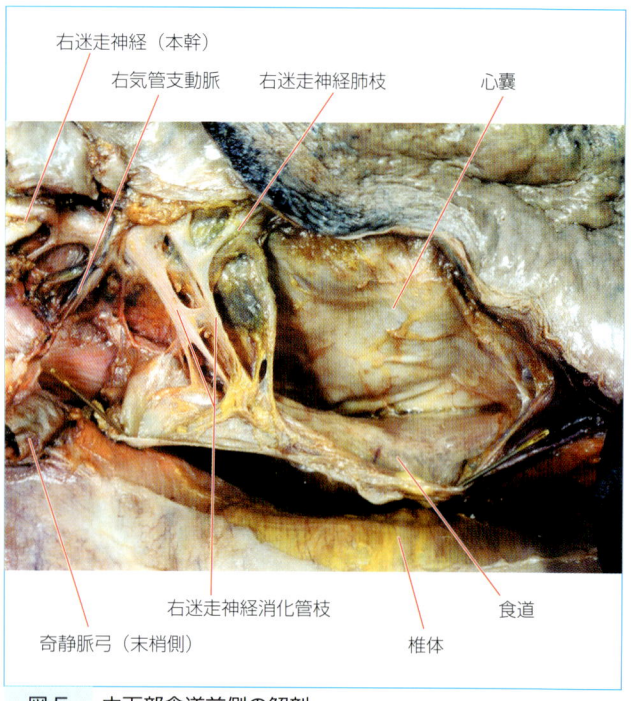

図5　中下部食道前側の解剖
縦隔胸膜を前側で切開して背側に翻転してある．右気管支静脈が奇静脈弓に流入しており，切離してある．

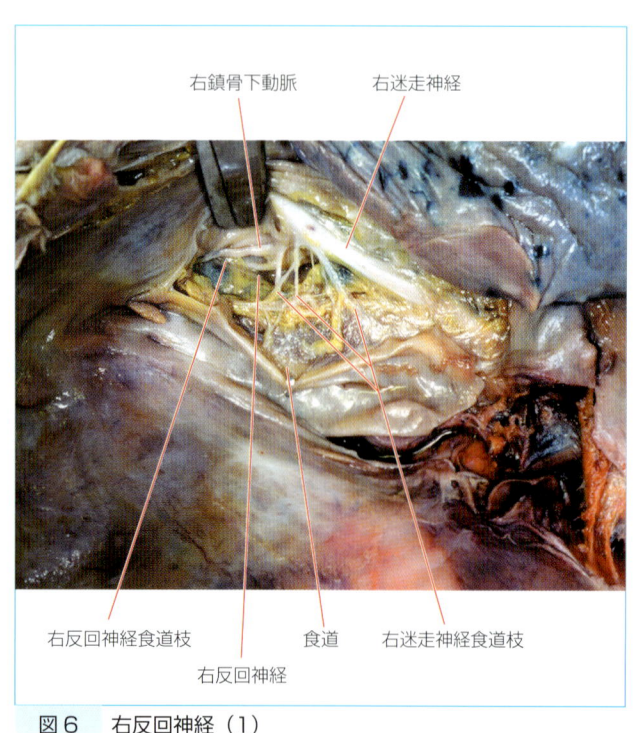

図6　右反回神経（1）
右反回神経起始部付近では，右迷走神経の食道枝が密である．

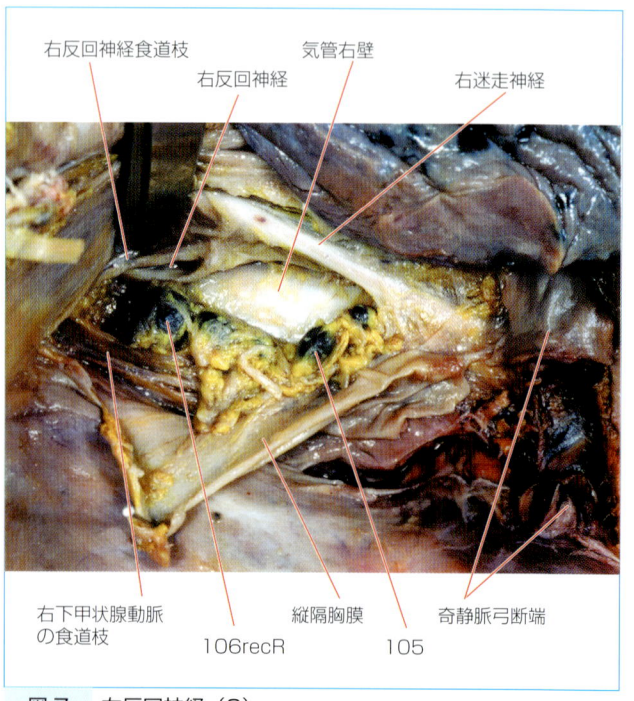

図7　右反回神経（2）
縦隔胸膜を背側に翻転してある．右鎖骨下動脈を頭側に圧排することにより，右反回神経の上行部までみえる．食道右壁に沿って下行してくる右下甲状腺動脈の食道枝が確認できる．

頭側に圧排すると同時に，カメラが同動脈の裏側を覗きこむように接近すると，右反回神経上行部までの視野が得られる(図7)．

3) 左反回神経

　食道と気管の間を分けていくと，気管左縁と食道左側の間に疎性結合織の膜様物に出会う．この膜を切開すると左反回神経が確認できる．あるいは，左反回神経は，周囲に数珠状に連なるリンパ節によって膨らんだ索状物として認識できる．左反回神経は気管と食道へ枝を出しており，リンパ節郭清の際には食道枝を切離する．左反回神経は，ときとして2本ないし3本あるように見えることがある(図8)．実際に左反回神経が2本に分かれていることもあるし，気管や食道への太い枝や交感神経の心臓枝であることも考えられる．実際は，左反回神経と交感神経枝は互いに成分を交換していわば相乗り状態になっており，郭清操作の際には，左反回神経が1本とは限らないことを念頭におくべきである．

4) 左気管支動脈・左迷走神経

　左主気管支，左肺門付近は，右胸腔からのアプローチで最も深い場所になる．食道と気管，左主気管支との間を分けてカメラがそれらの間に入ると，気管－左気管気管支角の左側の視野が得られ，大動脈弓下から頭尾方向に走行する左迷走神経およびこれの食道枝・肺枝，左迷走神経と交差する左気管支動脈が同定できる(図9)．左気管支動脈は，大動脈弓遠位ないし下行大動脈の移行部付近から起始し食道枝を放ったのち，左気管支頭側を末梢に向かう(図10)．

図8　左反回神経
　　　左反回神経が2本あるようにみえる．これらを尾側に追跡すると，背側(食道側)の線維は大動脈弓から反回しており，前側(気管側)の線維は心臓に向かっていた．

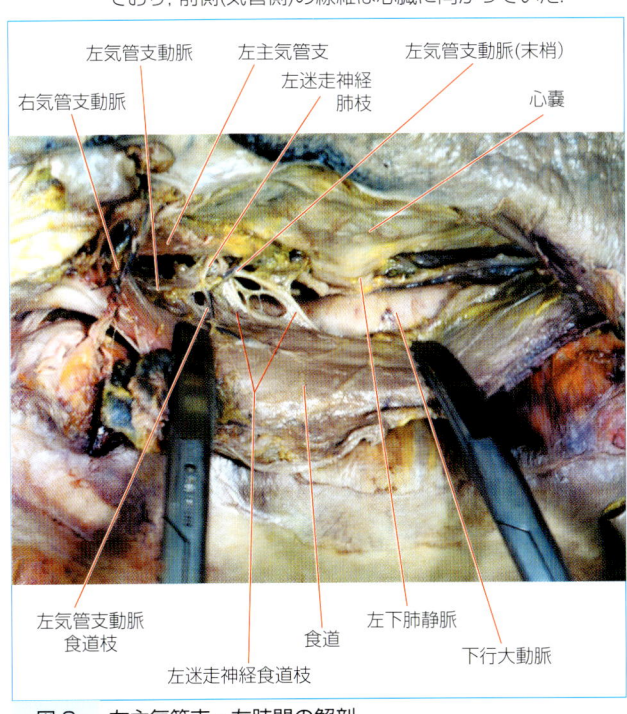

図9　左主気管支・左肺門の解剖
　　　食道を背側に圧排して左主気管支・左肺門を展開している．

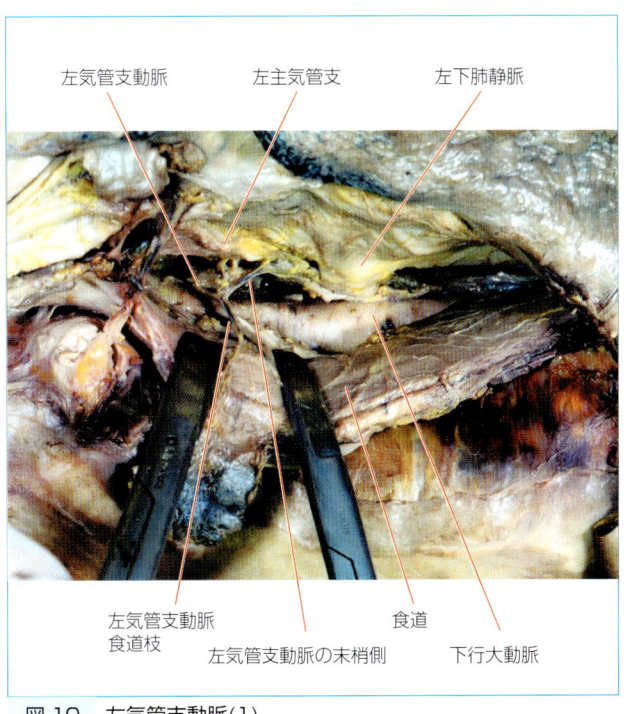

図10　左気管支動脈(1)
　　　同動脈とその食道枝が確認できる．

III.1　胸腔鏡下食道切除・リンパ節郭清術　41

食道を前側に圧排して食道背側から左主気管支と大動脈弓遠位部を覗き込むと，左迷走神経およびこれの食道枝，肺枝と，左気管支動脈，および同動脈の食道枝が見える（図11）．この部位では，食道の前側と背側の両側からの観察が重要である．また，下行大動脈から左主気管支の前側または背側を越えて気管分岐部から右気管支に分布する右気管支動脈（の下枝）が存在することがあり，多くは認識せずに107の郭清の際に切離している（図12）．ときに気管分岐部付近からの動脈性出血が見られることがあるのが，これにあたる．

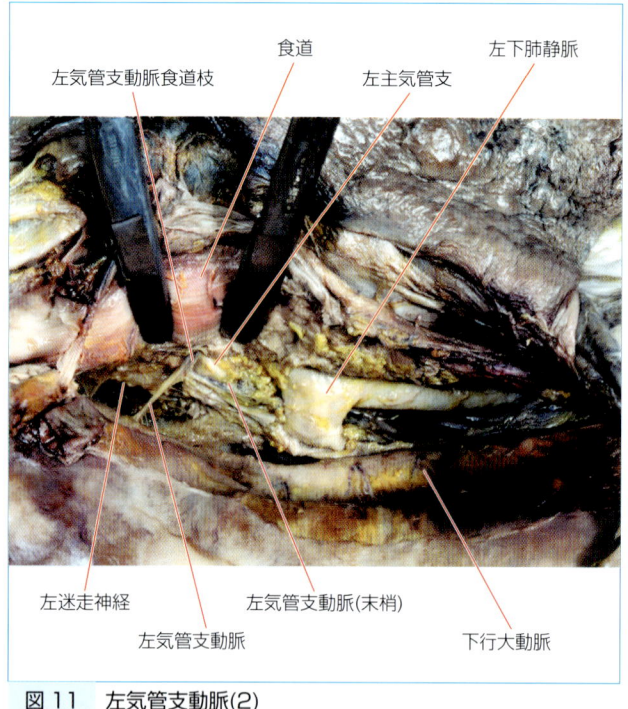

図11 左気管支動脈(2)
食道を前側に圧排している．左迷走神経の食道枝は切離してある．

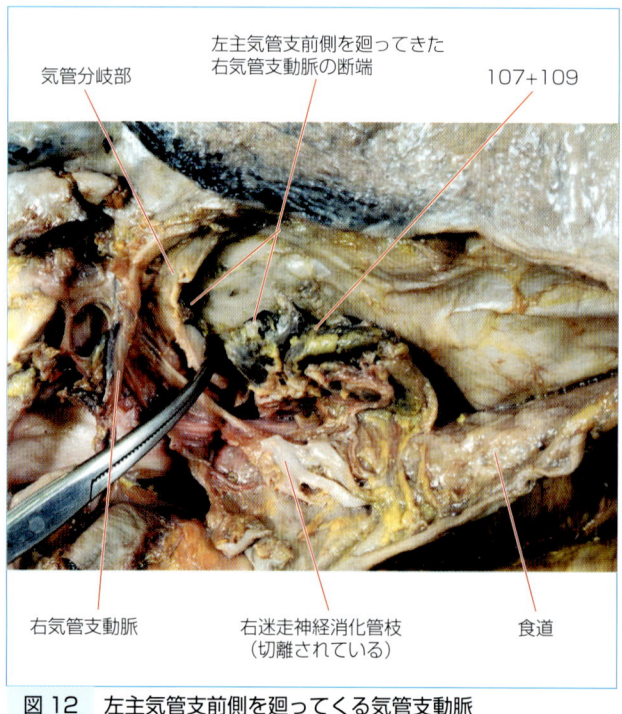

図12 左主気管支前側を廻ってくる気管支動脈
107の郭清の際に切離されている．

3 適 応

胸腔鏡下食道切除術の適応は従来の開胸手術とほぼ同様である．すなわち，治癒切除可能と判断され重篤な心肺合併症がなく，術中の分離肺換気に耐えうる症例である．高度の胸膜癒着があっても鏡視下で剥離可能であれば適応外とはならない．また，癌腫の周囲組織への浸潤も，鏡視下で合併切除や剥離が可能であれば適応外とはならない．実際に，癌腫の奇静脈や肺への直接浸潤例や，放射線治療後に気管周囲に高度癒着がみられた症例，胸膜全面癒着があった症例なども，鏡視下で手術することが可能であった．

4 術前検査と術前管理

鏡視下手術に特有の検査はない．通常の血液生化学検査に加え，ICG-R，OGTT，24hr Ccrを行う．肺機能検査，負荷心電図，心臓超音波検査で心肺機能を評価する．上部消化管の透視および内視鏡検査を行う．深達度診断に加え，ルゴール染色による原発巣の拡がりの評価は，口側食道切離線を決めるうえで重要である．頸部から上腹部までのCT検査で，原発巣の周囲組織浸潤とリンパ節および遠隔転移の状況を把握する．縦隔は5mmスライスとしている．気管T4が疑われれば気管支鏡検査を行う．頸部リンパ節転移の有無は超音波で評価する．

手術前開始1時間前にメチルプレドニゾロン250mgを点滴静注する．炎症性サイトカインの産生を押さえることにより，術後の循環動態の安定が得られ，利尿期が早まる．

5 必要な機器と器具

　胸部操作ではモニターを2台必要とする．カメラは斜視の硬性鏡を用いている(図13)．鏡視下で使用する手術器械としては，5mmおよび10mmのメッツエンバウム型剪刀，超音波凝固切開装置(ハーモニックスカルペル，以下LCS)，曲がりの把持鉗子(クライル鉗子)，ヘラ，エンドクリップ，鏡視下用自動切開縫合器(血管用，腸管用)，エンドスティッチ．(以上，主として術者，(図14)，子宮洗浄用吸引管，チェリーダイセクタ，エンドリトラクト・マキシ(以上，主として助手，(図15)がある．

　子宮洗浄用吸引管は，尖端近くで軽い彎曲があり尖端が丸くなっているもので，われわれはこれに4つの側孔をあけて使用している．圧排や鈍的剥離が，吸引と同時に行えるので非常に有用である．

　ハーモニックスカルペルは把持部分が彎曲しているものが使い勝手がよい．

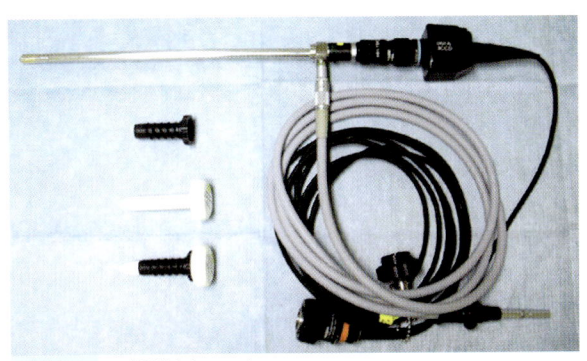

図13　硬性鏡とトロッカー

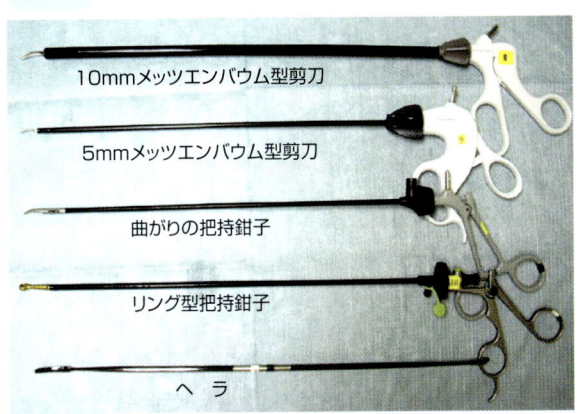

図14　手術器械（おもに術者用）
- 10mmメッツエンバウム型剪刀
- 5mmメッツエンバウム型剪刀
- 曲がりの把持鉗子
- リング型把持鉗子
- ヘラ

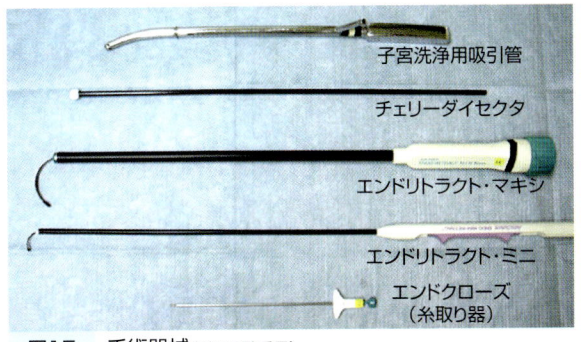

図15　手術器械（おもに助手用）
- 子宮洗浄用吸引管
- チェリーダイセクタ
- エンドリトラクト・マキシ
- エンドリトラクト・ミニ
- エンドクローズ（糸取り器）

6 セッティング，体位，麻酔

　患者を左側臥位とし，術者が患者背側，助手およびカメラ手は腹側に立つ(図16,17)．肋間を開くように左側腋窩に枕を入れる．患者右腕は可能な範囲で頭側，低位で固定する．これは，助手右手の鉗子操作の障害となるためである．モニターは患者腹側，背側に2台設置し，術者用のモニターを倒立像とする(図16,17)．椎体をモニター上で水平に保つと，術者，助手・カメラ手がそれぞれの方向から縦隔を観察する視野が得られる．

　分離肺換気なしでは本術式は成立しない．麻酔導入後に体位を左側臥位に変換した後や，気管・気管支に圧排操作などを加えた後には，左主気管支のカフがずれることがあるので修正する．

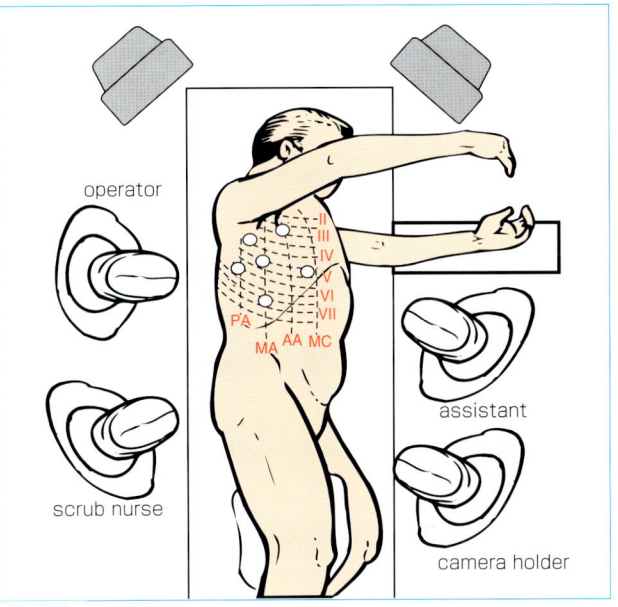

図16　手術室でのモニター，術者・助手・カメラ手の配置

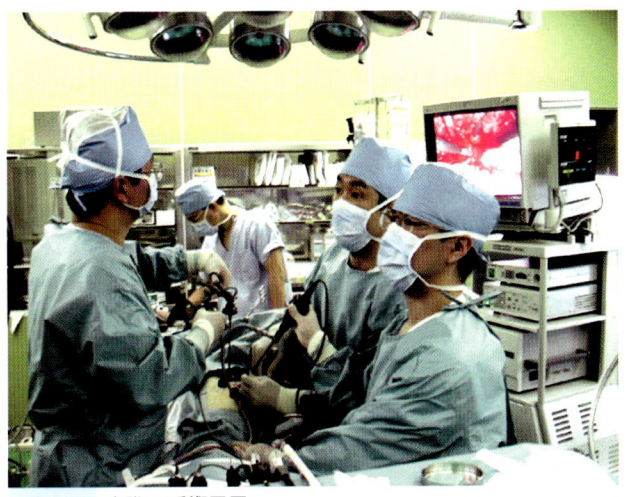

図17　実際の手術風景
　術者と助手・カメラ手は，それぞれ互いの背後にあるモニターを見て操作を行う．

III.1 ● 胸腔鏡下食道切除・リンパ節郭清術

7 基本操作

1) ポートの配置

11.5mmのトロッカーを6個，原則として前腋窩線第2，4肋間（2AA，4AA），中腋窩線第4，6肋間（4MA，6MA），後腋窩線第3，5肋間（3PA，5PA）に挿入する（図18）．4MAのポートを中心としてほぼ同心円状になるように配置する．後腋窩線のポートは，CT画像上で，椎体前面と食道背側の接線を想定し，これを延長して右胸壁と交わる点より前側に置くようにする．これより後方にポートを配置すると，椎体が障害となって食道背側の操作が困難になるためである．

最初に直視下に6MAのトロッカーを挿入し，残りのトロッカーは鏡視下に挿入する．カメラ手は4MAのポートから胸腔鏡を操作し，術者は上縦隔操作の際には3PAと5PA，中下縦隔の操作には5PAと6MAの各ポートを使用する．助手は2AA，4AAポートを使用する（図19）．このポート配置では，術者の鉗子は，胸壁側面の中線よりやや腹側から背側に向かって挿入される形になるので，体位を若干仰臥位寄りにする．

2) カメラ操作

カメラは縦隔胸膜の平面に対して前側から挿入されるので，斜視鏡のライトガイドを背側に廻すことで縦隔胸膜に対して直角に近い角度になる．常に椎体をモニター画面上で水平に保つことで，狭い範囲を拡大視した場合でもオリエンテーションを失わないようにすることができる．

左反回神経周囲や，食道と左主気管支の間などの深い場所を拡大視して操作する場合には，術者および助手の鉗子とカメラが狭い範囲に集中するため，カメラが鉗子と干渉して操作の妨げになることがある．この場合，カメラのライトガイドを左右どちらかに振って干渉を避ける．ライトガイドを振ると，視野は反対方向にずれるので，カメラの先端をライトガイドを動かした方向にすこし修正する．また，術者の剪刀が視野の接線方向になったときなども，同様にカメラの覗く方向を変えることにより操作点が見えるようになる．

3) 肺の圧排

トロッカー挿入後，肺を圧排して縦隔を展開するために，横隔膜腱性部と縦隔胸膜に順にエンドスティッチをかけ，その都度糸取り器（エンドクローズ）で糸をとって前胸壁体外に牽引する（thoraco-web法，図20）．この

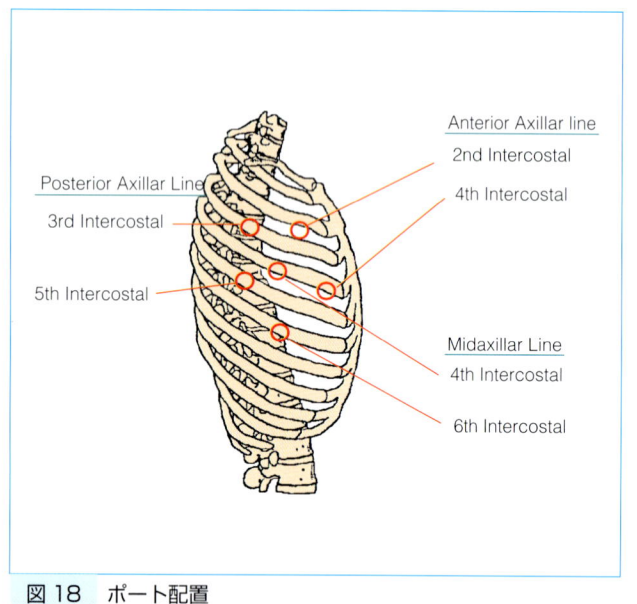

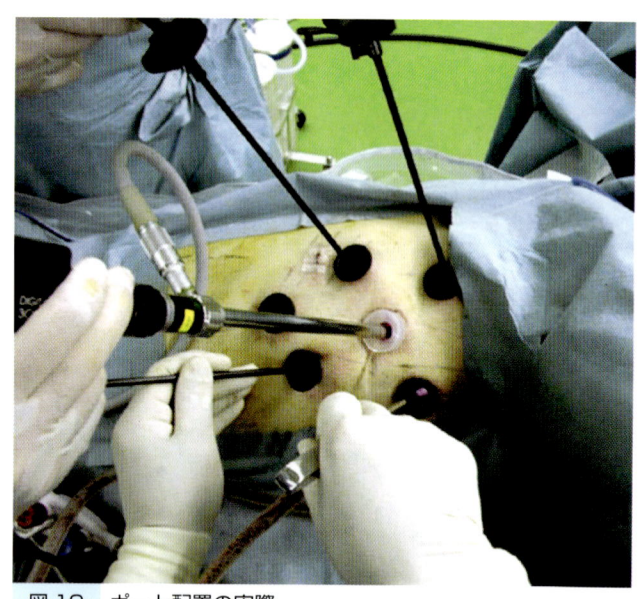

図18 ポート配置

図19 ポート配置の実際
右側が患者頭側である．第4肋間のポートからカメラが挿入されている．

図20 Thoraco-web法

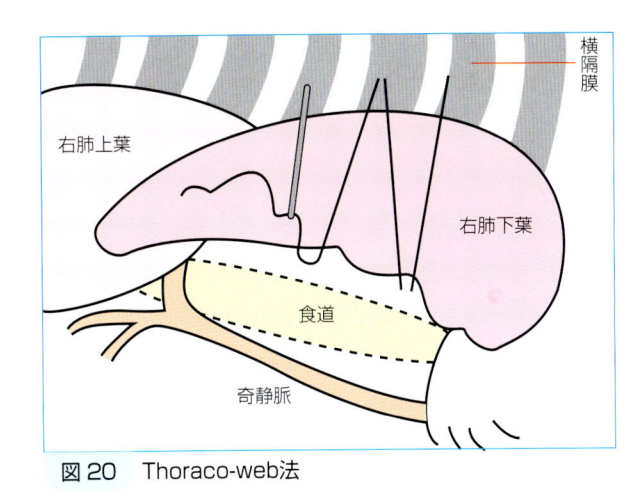

操作で，肺は縦隔と前胸壁にジグザクに張られた糸の網によって圧排される．しかし，thoraco-web法の操作自体に時間がかかり，縦隔の剥離が進むと糸と糸の間から肺が脱出して有効でなくなることなどから，最近では，thoraco-web法を行わないことが多い．むしろ，分離肺換気がきちんと行われていることが重要で，これがうまくいっていれば最初に肺をチェリーダイセクタなどで圧迫することにより，十分に肺の虚脱が得られ，助手の鉗子類で圧排するのみで縦隔操作が可能である．もっとも，横隔膜側では肺下葉の容量が大きいため，肺が術野に脱出して操作の妨げになることはある．肺の圧排方法についてはまだ改善の余地があると考えている．

4）術野の展開

原則として，胸部食道が全長にわたって遊離されるまで食道は切離しない．食道が胸郭入口部と食道裂孔の2点で支持されていたほうが，食道とその周囲組織に適度な緊張がかかり，周囲組織を食道につけるように剥離をするうえで都合がよい．

食道の背側にアプローチするときは，助手が吸引管とチェリーダイセクタで食道を腹側に牽引する．中下縦隔では，術者は左手の鉗子で軽く大動脈を圧排する．これにより，食道と下行大動脈の間の疎性結合織が剥離・展開され，食道固有動脈の処理が容易になる．

中下縦隔で食道の腹側からアプローチする際には，助手が吸引管とチェリーダイセクタで心嚢や気管・右気管支を，右肺とともに腹側に圧排する．術者が左手の曲がり鉗子で食道を引っかけて背側に圧排する．食道の筋層は脆弱なので，鉗子では食道を直接把持しない．中下縦隔の剥離が進んで食道の左側が交通すれば，エンドリトラクト・マキシをかけて，食道を挙上する．

上縦隔右側では，肺上葉が脱出してくることはまずないため，助手の展開操作はあまり重要ではないが，右鎖骨下動脈を頭側に圧排することにより，右反回神経の上行部の操作を助ける．

上縦隔左側，すなわち気管左側を展開する際には，助手左手が気管気管支角に，先端を1cmほど出したエンドリトラクト・マキシをかけ，気管を腹側に圧排する．術者は左手の曲がり鉗子で食道を引っかけるか，つっかえ棒のようにして食道を背側に圧排する．術者左手が操作点を把持する必要がある場合は，助手右手の吸引管をつっかえ棒のようにして食道を背側に圧排する．

5）鉗子操作

開胸手術との最大の違いは，ポートにより鉗子の挿入方向が決定されるため操作の自由度が少ない点である．彎曲をもつ剪刀や鉗子の操作角度は，先端を回転させることによって若干は変えられる．上縦隔の操作では，ポートが肋間に固定されて鉗子が胸郭最上部に届かないことがある．この場合はポートを抜いて鉗子だけにすると自由が得られる．また，先に述べたように鉗子類とカメラが狭い範囲にほとんど平行に挿入されるため，互いに干渉することがある．これらの理由により，鏡視下では，開胸よりもはるかによく見える変わりに，操作に不自由を感じるということになる．慣れの問題も大きい．

8 手術手技

1) 奇静脈弓の切離

縦隔胸膜を奇静脈弓の頭側，尾側縁で切開する（図21，22；以下，術野の写真はすべて術者側からみたモニター画面で，左側が頭側，右側が尾側）．縦隔胸膜の切開を，椎体側で頭側，尾側に延長する．このとき，助手の吸引管を縦隔胸膜下に差し入れて，胸膜に緊張をかけると，術者の操作が容易になる．

奇静脈弓の裏側をヘラで剝離する（図23）．頭側，尾側から斜視鏡で覗き込むと，奇静脈弓の裏側が観察できる．奇静脈弓に流入する食道静脈または気管支静脈があれば，LCSで切離する（図24）．助手は吸引管とチェリーダイセクタで奇静脈弓に適度な緊張をかけ，吸引管で奇静脈弓の裏側の剝離も行う．角度が調節できる血管用の自動切開縫合器で，奇静脈弓を椎体側で切離する（図25）．奇静脈弓を椎体側で切離するのは，椎体側断端が飛び出すと右気管支動脈や大動脈弓周辺の操作をする際に邪魔になるためである．場合によっては奇静脈弓を切除したほうが視野がよい．奇静脈弓が癌腫に巻き込まれている場合は，肋間動静脈のレベルでこれを処理し，合併切除する．

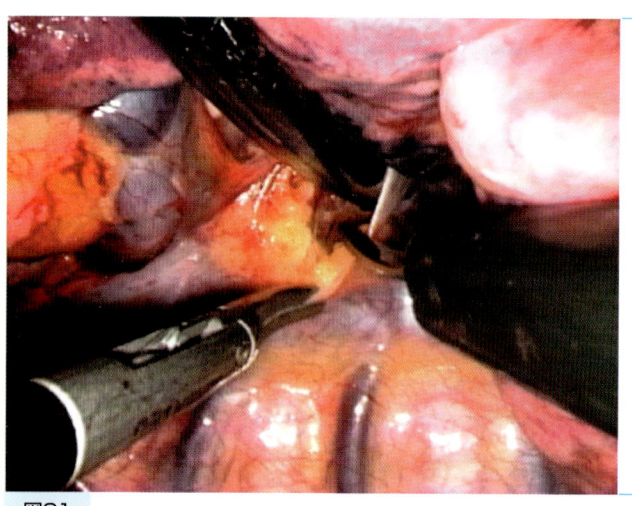

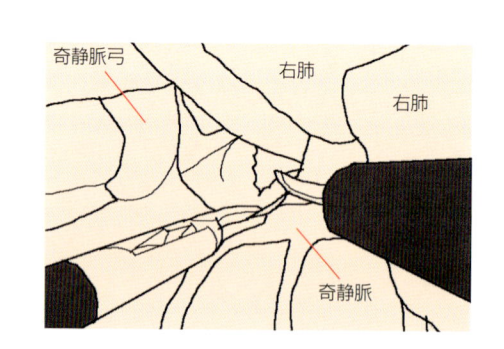

図21

奇静脈弓尾側の縦隔胸膜を切開する．

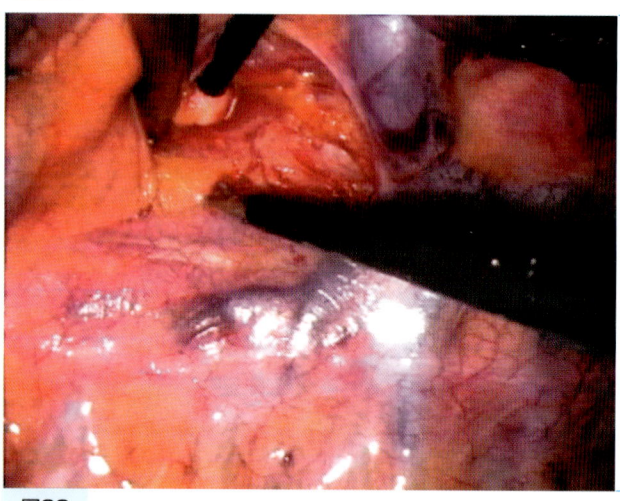

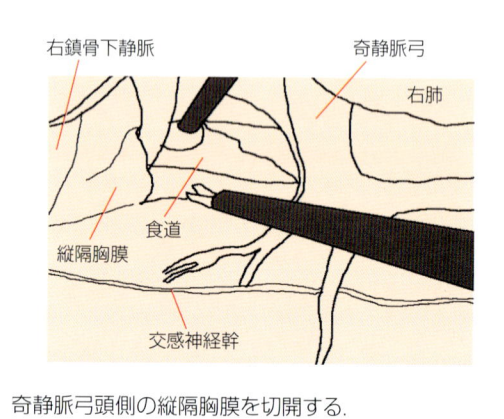

図22

奇静脈弓頭側の縦隔胸膜を切開する．

図23

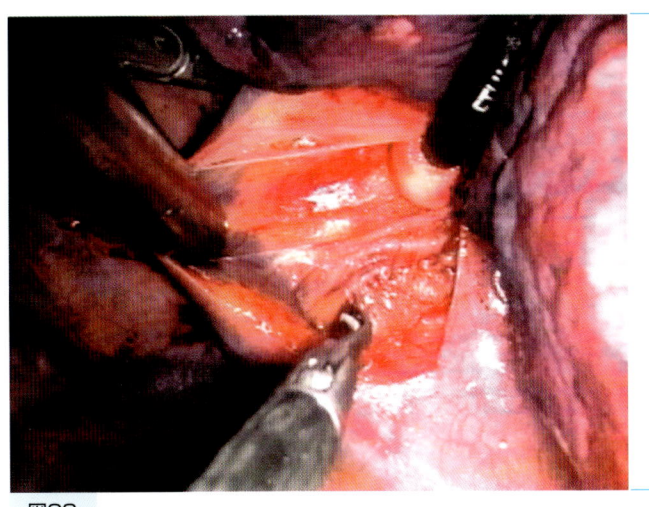

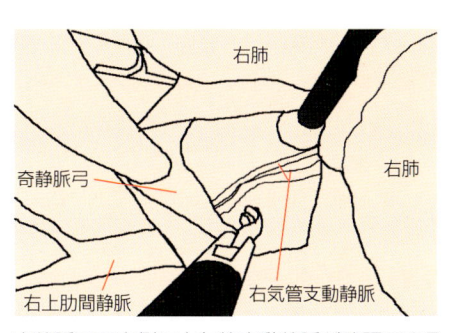

奇静脈弓の裏側に右気管支動静脈が確認できる.
右気管支静脈は奇静脈弓の椎体側に流入しており,
これを切離した.

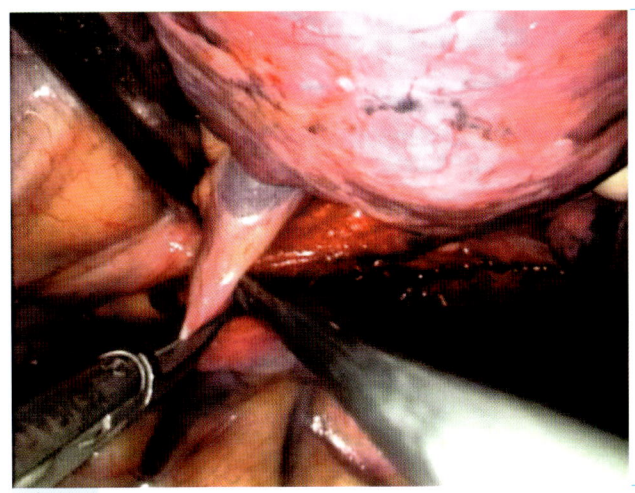

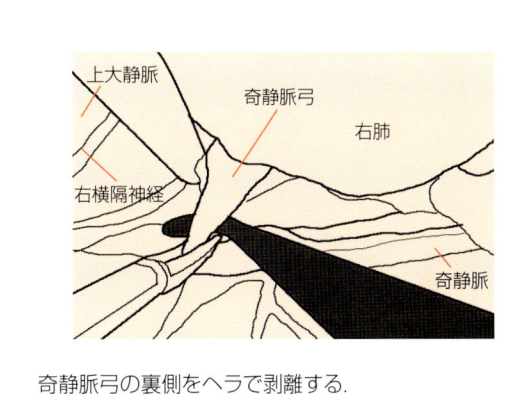

図24

奇静脈弓の裏側をヘラで剥離する.

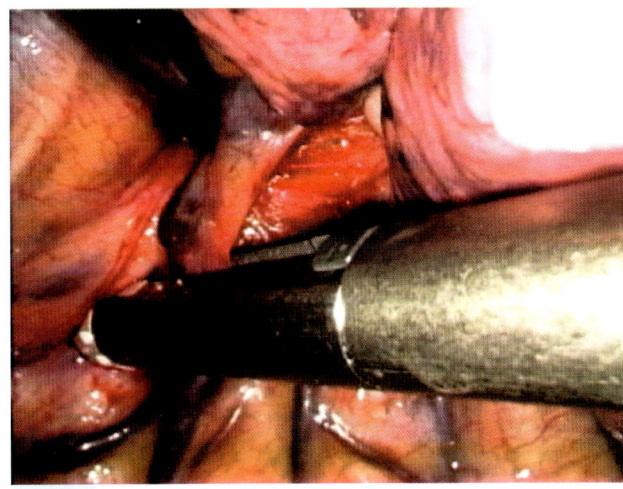

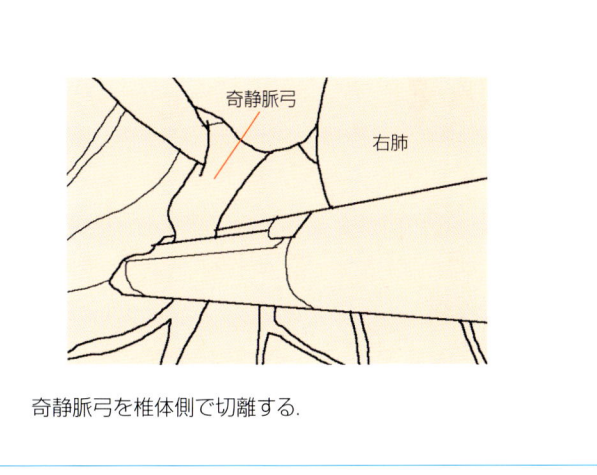

図25

奇静脈弓を椎体側で切離する.

III.1 ●胸腔鏡下食道切除・リンパ節郭清術　**47**

2)右反回神経周囲

　縦隔胸膜を右迷走神経に沿って右鎖骨下動脈尾側縁まで切開し，さらに同動脈に沿って切開を延長する．最初に右鎖骨下動脈の表面を出し，右迷走神経が同動脈と交差する部位で少し太くなっているところを目印に右反回神経の起始部を確認しておく(図26)．右迷走神経および右反回神経からの食道枝を切離しつつ，106recRを気管右壁から遊離する(図27)．この際，気管固有鞘を残すように注意する．右反回神経の近傍では，麻痺を避けるためにLCSは使用しない．右反回神経周囲の操作がある程度進んだら尾側に戻って，右迷走神経の食道枝を切離し，105を気管右壁から遊離する(図28)．

　術者は，左手の鉗子で縦隔胸膜の背側切開縁を把持するか，遊離されたリンパ節と気管の間に鉗子を入れて背側に牽引し術野を展開する．助手が吸引管で右鎖骨下動脈を頭側に圧排すると，同動脈の背側，右反回神経の上行部が展開される(図29)．右鎖骨下動脈の裏側で頭側に操作を進めると頸部の脂肪織に出会うので，胸腔側からの郭清の上限とする．

　奇静脈弓頭側の縦隔胸膜を椎体前で胸郭最上部まで切開し，上部食道の背側を胸郭最上部まで剥離する(図30)．

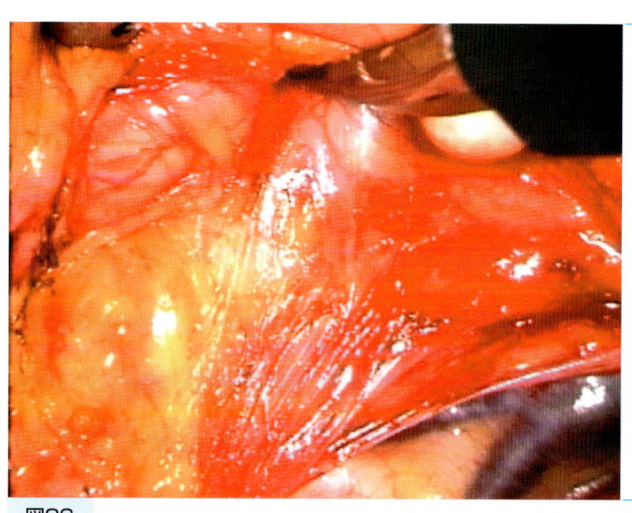

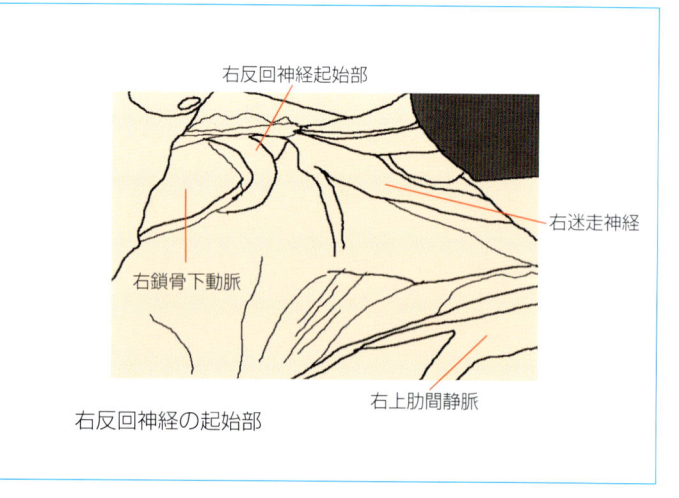

図26

右反回神経の起始部

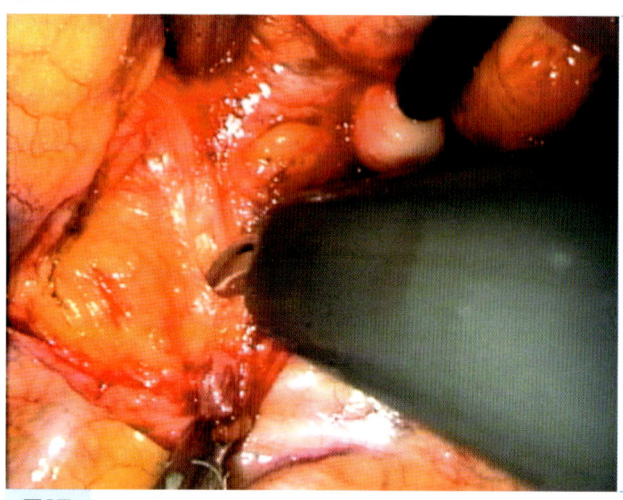

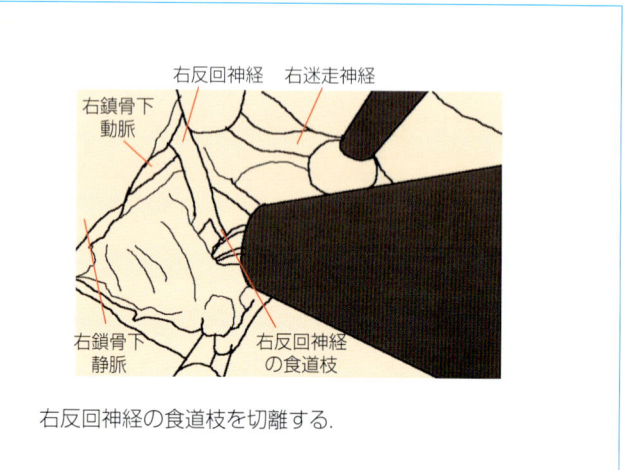

図27

右反回神経の食道枝を切離する．

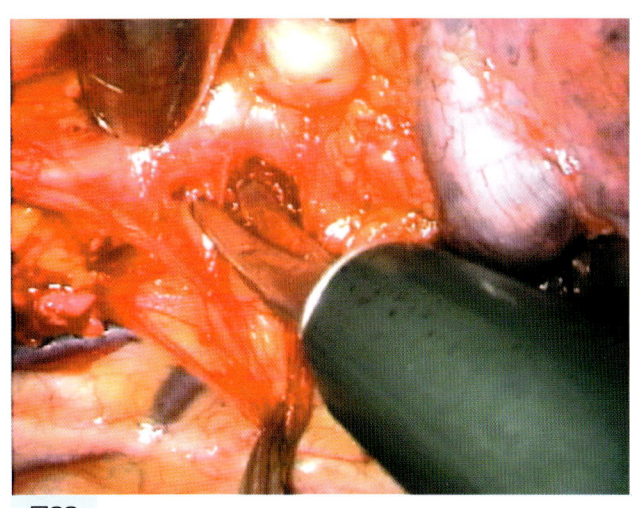

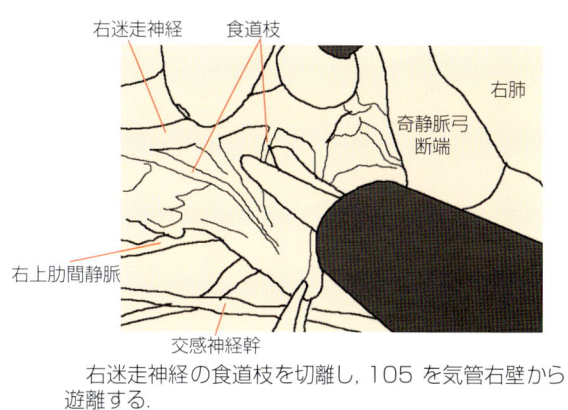

図28

右迷走神経の食道枝を切離し，105を気管右壁から遊離する．

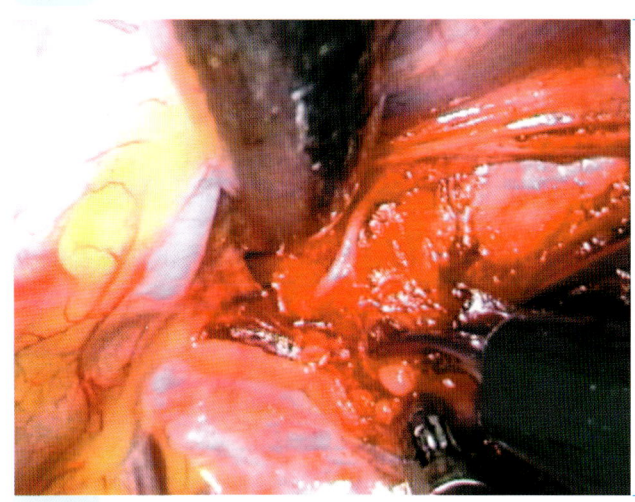

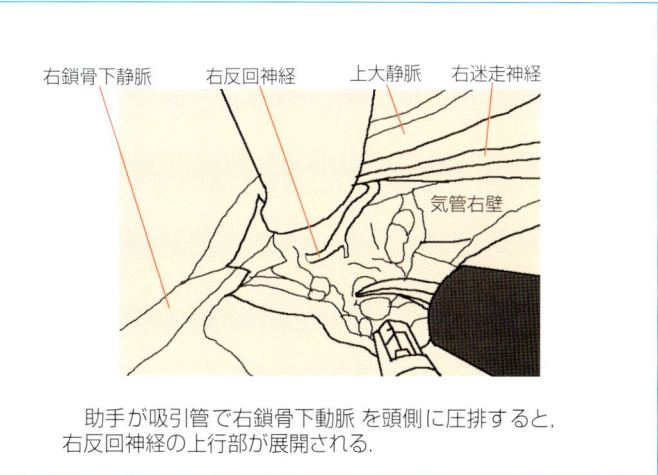

図29

助手が吸引管で右鎖骨下動脈を頭側に圧排すると，右反回神経の上行部が展開される．

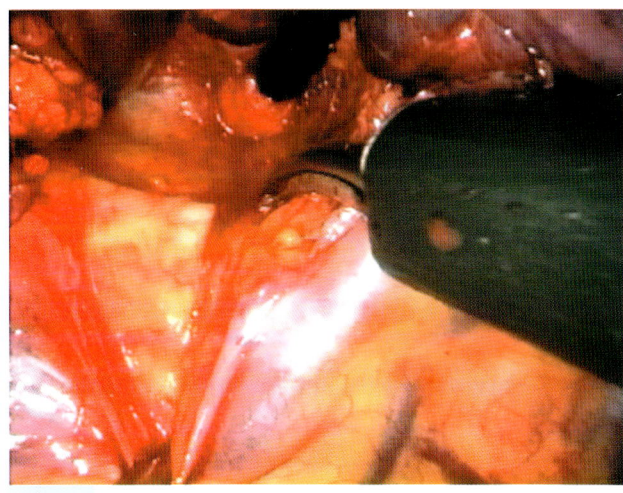

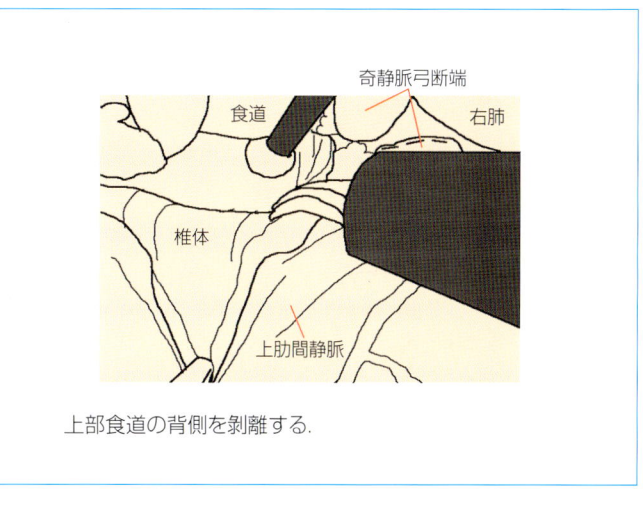

図30

上部食道の背側を剥離する．

III.1 ● 胸腔鏡下食道切除・リンパ節郭清術　49

上部食道の背側と椎体の間には，細い血管と交感神経の枝があるのみである．助手は吸引管とチェリーダイセクタを上部食道と椎体の間に差し入れて，食道を前側に圧排する．椎体側の縦隔胸膜の切開を胸郭最上部で前側の切開と連続させる(図31)．胸膜下の脂肪織を切離すれば，106recRが食道右壁についたかたちで遊離される．胸郭最上部の脂肪織内には，下甲状腺動脈の食道枝が入っている．クリップするか，LCSで切離する(図32)．以上の操作で105および106recRは食道右壁についた状態となる(図33)．食道壁からLCSで切離して摘出する．

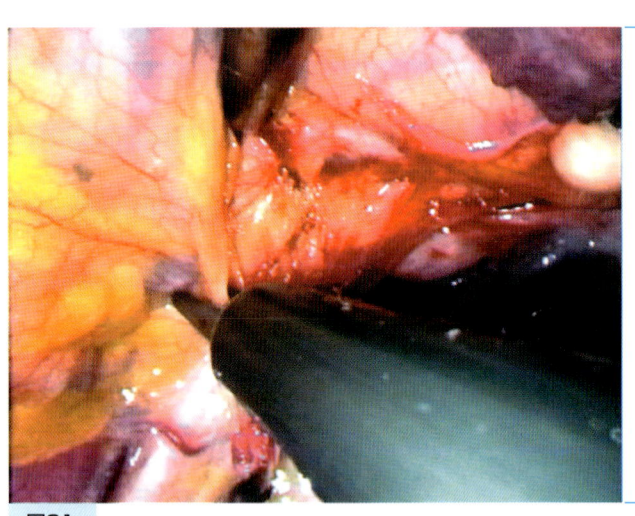

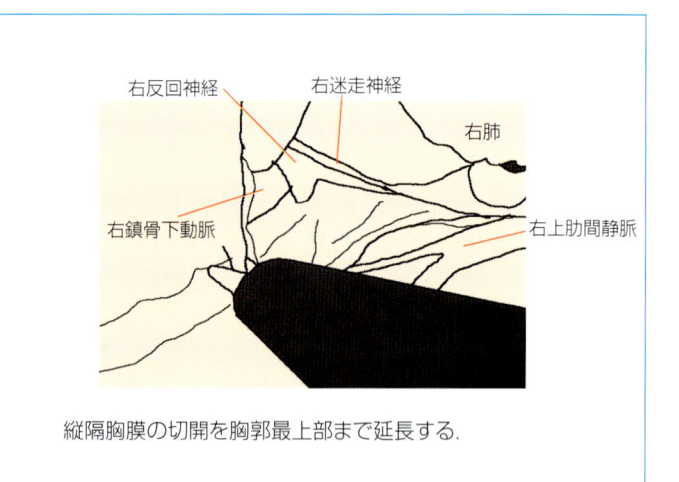

図31

縦隔胸膜の切開を胸郭最上部まで延長する．

図32

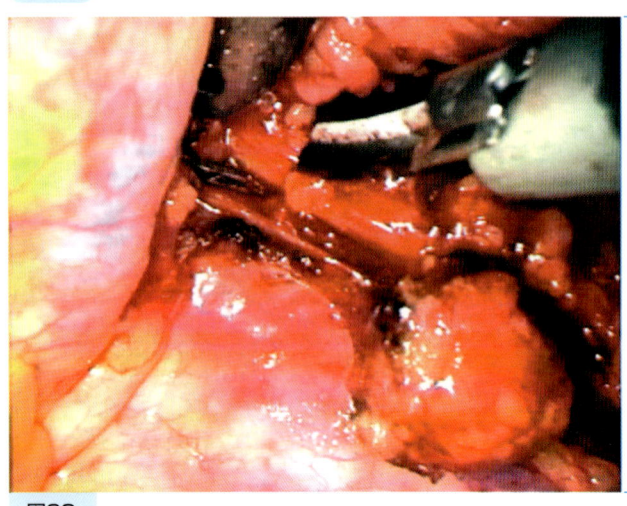

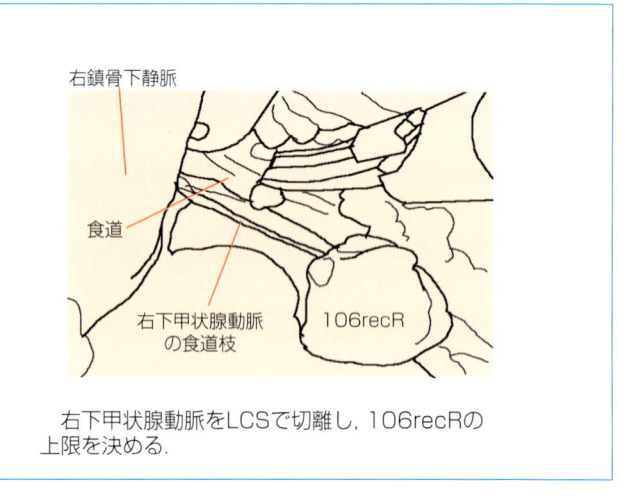

右下甲状腺動脈をLCSで切離し，106recRの上限を決める．

図33

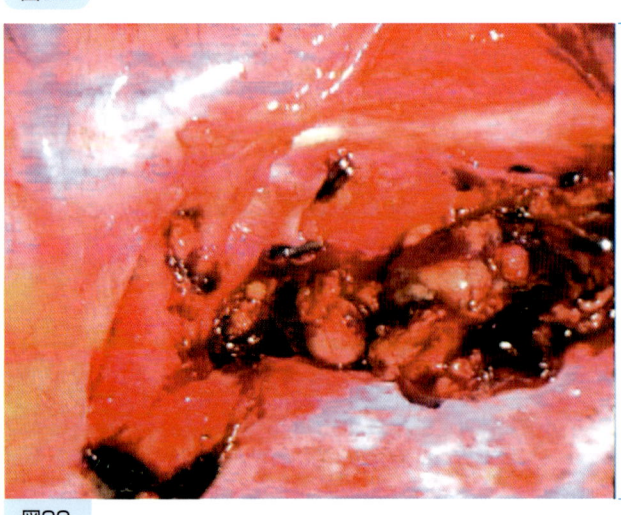

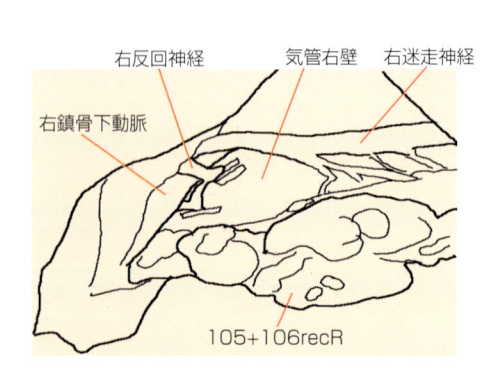

105および106recRが食道右壁についた状態

3)右気管支動脈周囲

　奇静脈弓の裏側には，右第4肋間動脈から分岐する右気管支動脈が走行している．通常は1本で，横走して気管へ向かう枝(上枝)と，右気管支に沿って下行する枝(下枝)に分岐していることが多いようである．右気管支動脈を切除したほうが食道の可動範囲が大きくなり，気管左側の展開が容易となる．その場合は左気管支動脈を温存するように努める．

　右気管支動脈を温存する場合は，同動脈を周囲組織から剝離し，周囲のリンパ節を摘出する(図34)．右気管支動脈の食道枝を切離して食道から完全に遊離しておく(図35)．

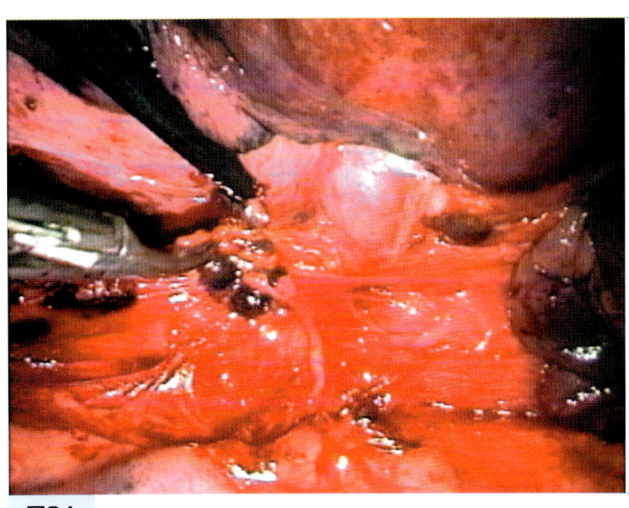

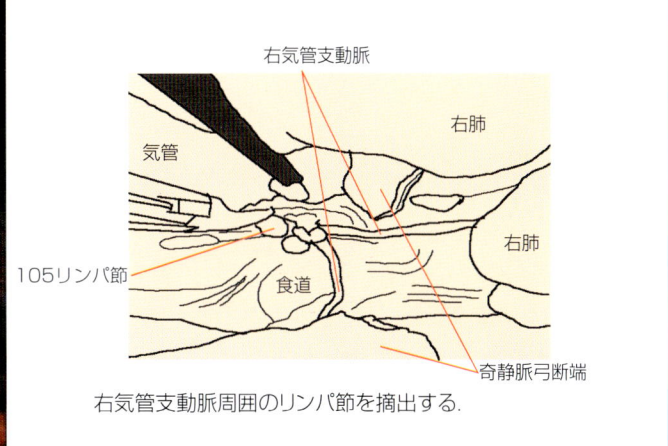

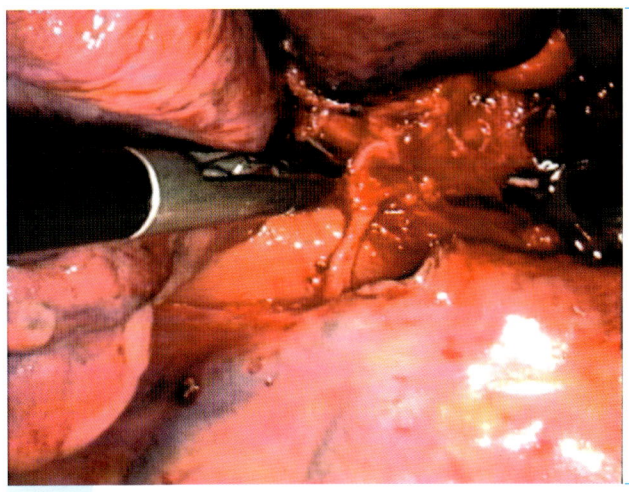

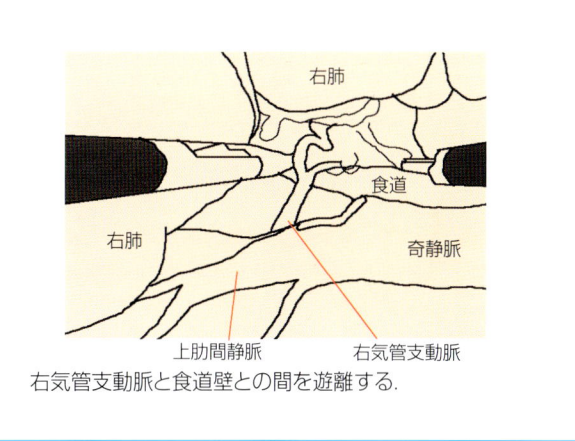

図34
右気管支動脈周囲のリンパ節を摘出する．

図35
右気管支動脈と食道壁との間を遊離する．

III.1 ●胸腔鏡下食道切除・リンパ節郭清術

4) 固有食道動脈の処理

椎体側の縦隔胸膜を奇静脈弓の尾側から食道裂孔まで切開する(図36). 助手の吸引管とチェリーダイセクタを下行大動脈と食道の間に入れて食道を腹側に牽引すると, 疎性結合織の中を走行する数本の食道固有動脈が確認できる(図37). 術者は左手の鉗子で大動脈を背側に軽く圧排する. 大動脈の右側には脂肪織に包まれた索状物として胸管が同定できる. 胸管が癌腫に巻き込まれている場合はこれを合併切除するが, 通常は温存している. 太い固有食道動脈はクリップして切離する. 細いものはLCSで切離する.

大動脈弓遠位から下行大動脈への移行部では左気管支動脈が起始しており, 食道に入らずに大動脈腹側の脂肪織に没入するように見える枝は, 左気管支動脈の可能性が高い. この時点では, 左気管支動脈の候補と思われる血管は, 残しておく.

対側胸膜を通して左肺が透見できる層で, 下行大動脈と食道の間の脂肪織を食道につけるように切離する(図38).

5) 心囊側の剥離

縦隔胸膜の腹側を, 奇静脈弓のレベルから右迷走神経の背側縁に沿って尾側に切開する. 右気管支より尾側では, 肺胸膜への折り返し付近で縦隔胸膜を切開し, 食道裂孔まで達する.

助手の吸引管とチェリーダイセクタを心囊背側と食道の間に入れ頭尾方向に押し開くと, 心囊面が容易に剥離される(図39). 奥では左下肺静脈が確認される. 剥離を尾側に進め, 心囊横隔膜面の脂肪織を食道側につけるように切離する(図40). 食道裂孔の右側で腹側, 背側の胸膜切開を連続させる. 左迷走神経の消化管枝が対側胸膜に癒着している場合が多いように思われる.

食道腹側からも対側胸膜の層で剥離を行い, 背側からの剥離と連続させる. 食道にエンドリトラクトをかけて挙上し, 食道裂孔左側の脂肪織を食道につけるように切離する. 横隔膜近傍では, 術野に肺が脱出してきやすいので, 助手がうまく肺を圧排する必要がある.

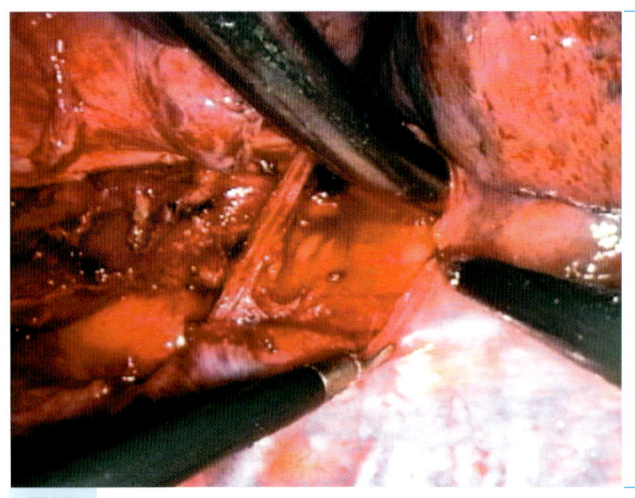

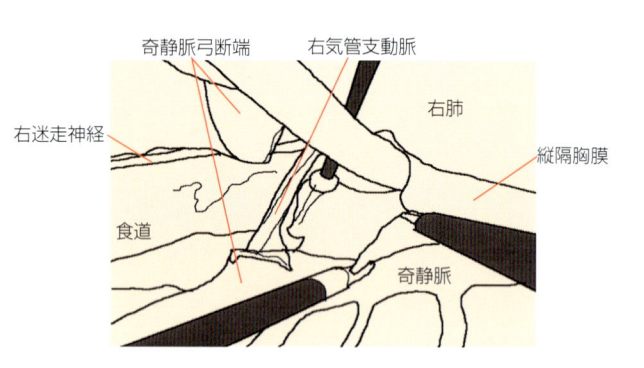

図36

中下部の縦隔胸膜を椎体前で食道裂孔まで切開する. 助手の吸引管を胸膜下に挿入してガイドとする.

図37

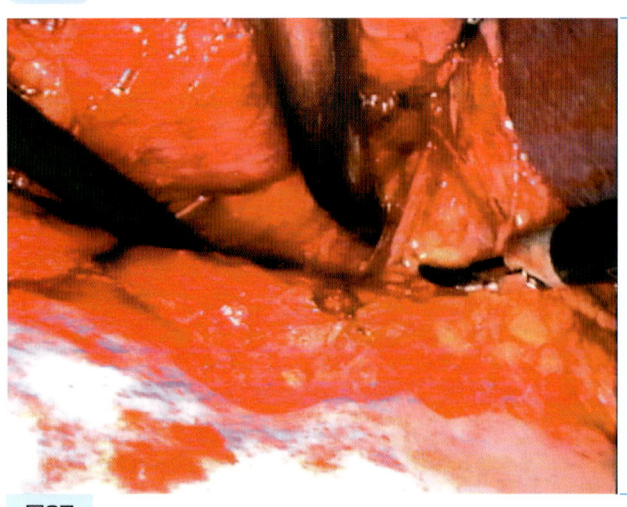

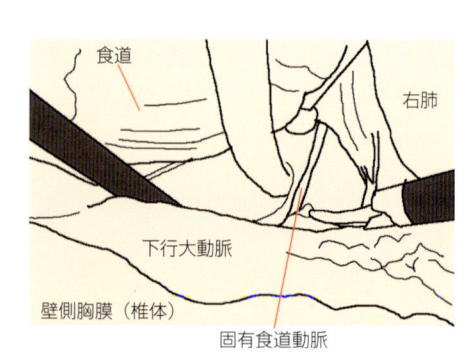

助手の吸引管とチェリーダイセクタで食道と大動脈の間を展開する. 固有食道動脈が確認できる.

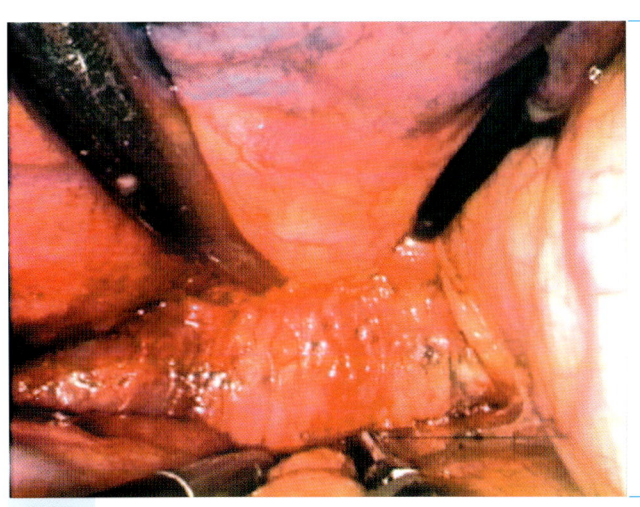

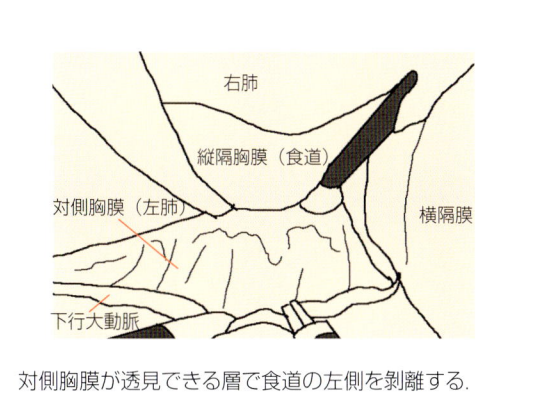

図38

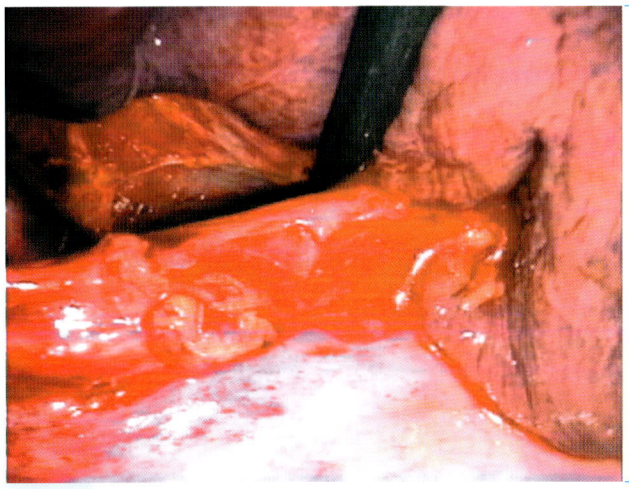

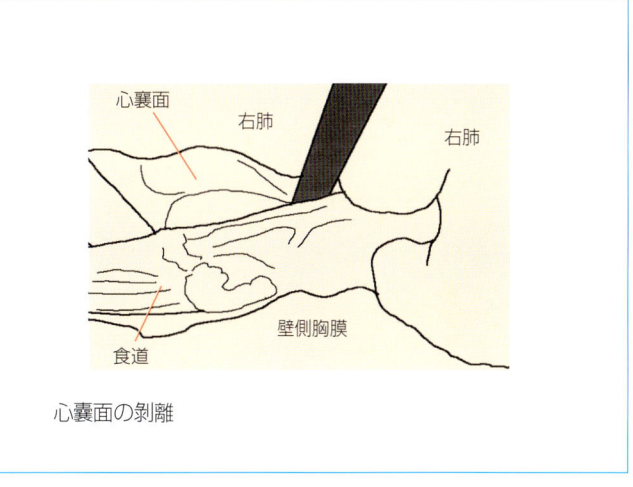

対側胸膜が透見できる層で食道の左側を剥離する.

図39

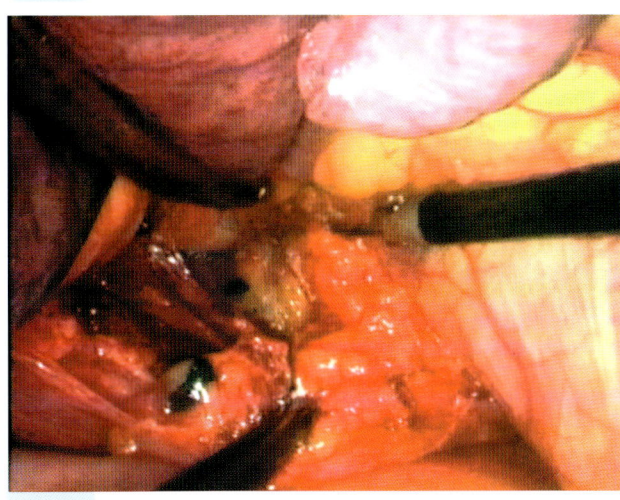

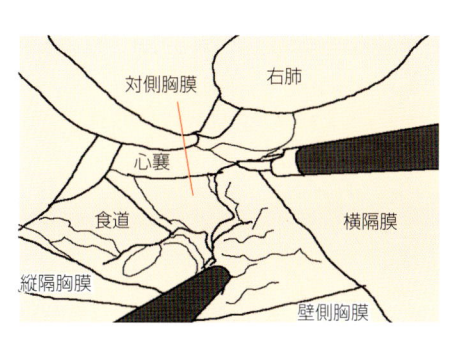

心嚢面の剥離

図40

心嚢横隔膜面の脂肪織を食道側につけるように切離する.

III.1 ●胸腔鏡下食道切除・リンパ節郭清術　53

6）気管分岐部周囲

　肺門および気管分岐部リンパ節の心嚢側（腹側）には，これらと強く結合している組織はないため，まず，これらのリンパ節の心嚢側を剥離する（図41）．右肺門リンパ節背側には右迷走神経肺枝，右気管支動脈の末梢側が走行している．右迷走神経の本幹を頭側から尾側にたどり，肺枝を同定して消化管枝を切離する（図42）．気管分岐部の頭側で，食道と気管の間を剥離しておくと，食道と気管分岐部の間が展開されやすくなる（図43）．

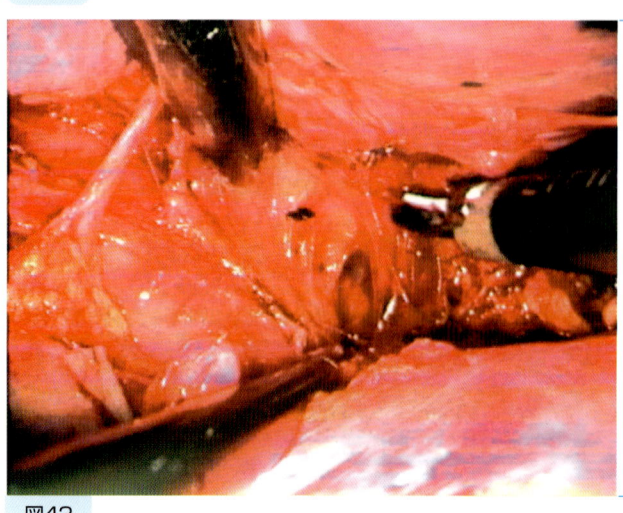

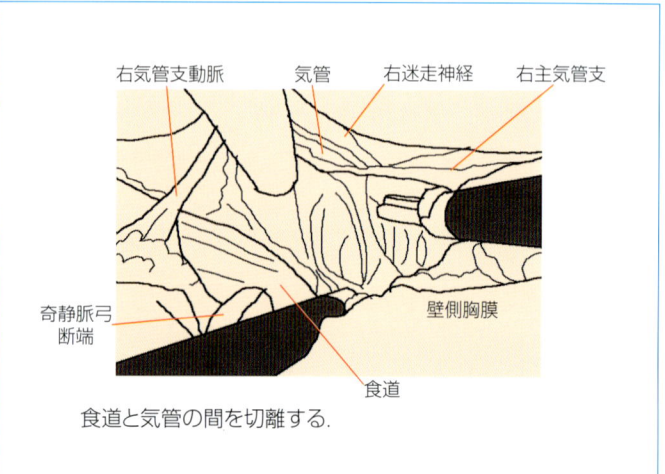

　右肺門リンパ節と右気管支の間をLCSで切離する．右迷走神経肺枝，右気管支動脈の末梢側を温存するためには，右肺門リンパ節をこれらから剥離する必要がある．

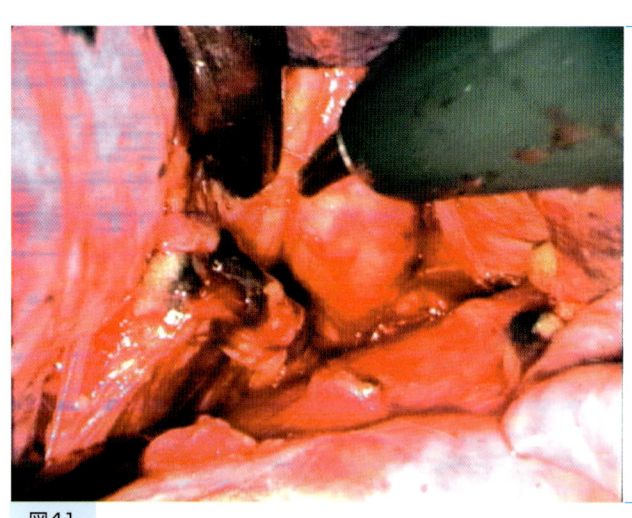

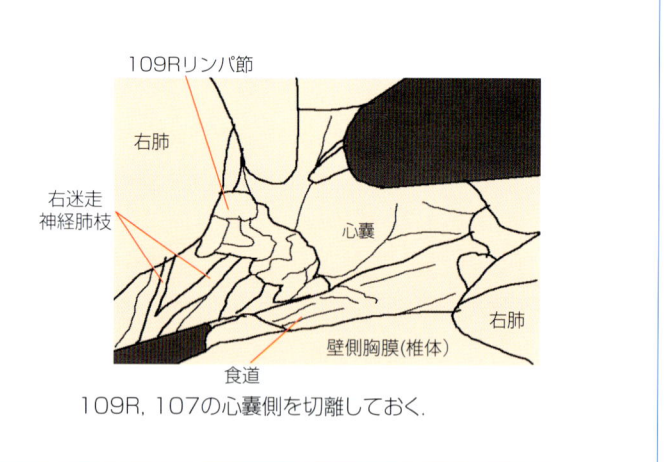

図41
109R，107の心嚢側を切離しておく．

図42
右迷走神経の肺枝を温存し，消化管枝を切離する．

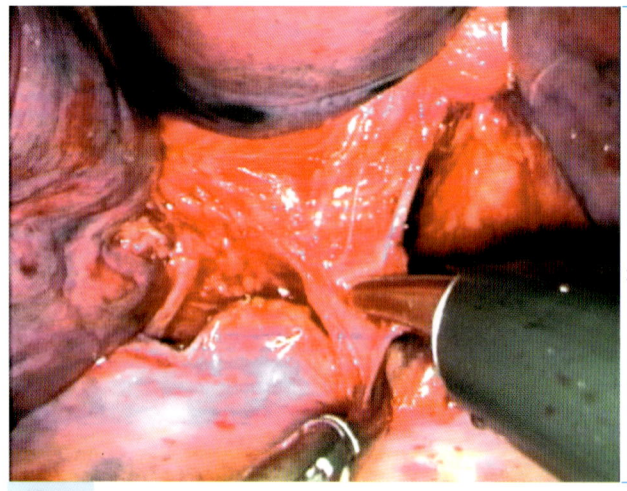

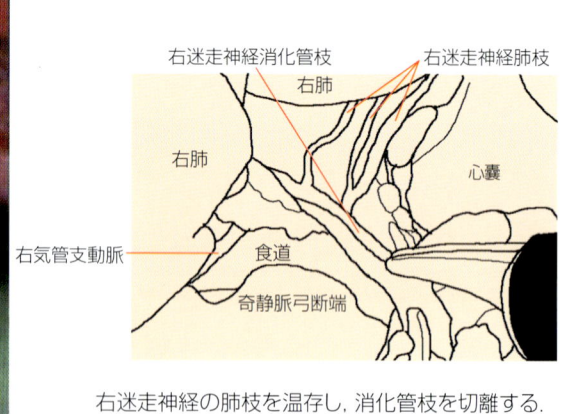

図43
食道と気管の間を切離する．

術者はリンパ節を直接把持せず，左手の鉗子で食道を背側に圧排するか，右迷走神経の切除される側を把持して，術野の展開を行う．助手は右気管支を腹側に圧排する．気管分岐部とリンパ節の間，ついで左主気管支の尾側と左肺門リンパ節の間を切離すると，両側肺門，気管分岐部リンパ節が食道側についた形で遊離される（図44〜46）．

　LCSで切離するのは，気管支動脈の枝から出血があるためである．LCSの刃が右気管支と平行であれば問題はないが，先端が分岐部や気管支壁に触れないように注意する．

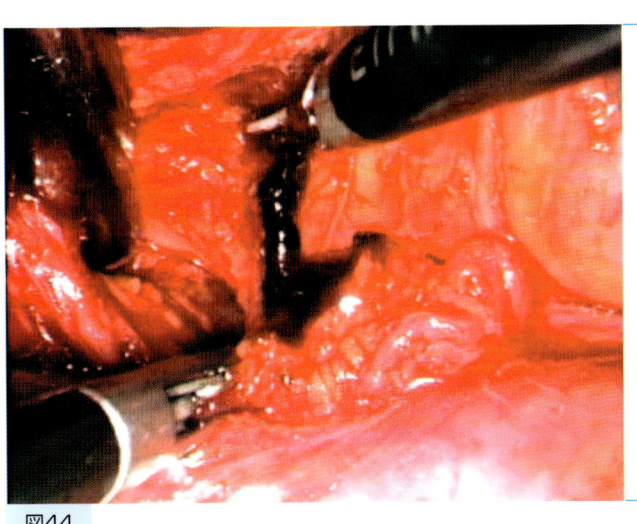

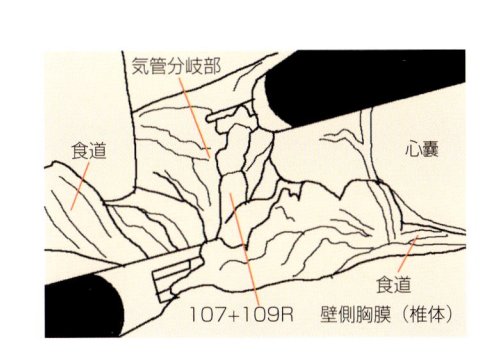

図44

107リンパ節と気管分岐部の間をLCSで切離する．

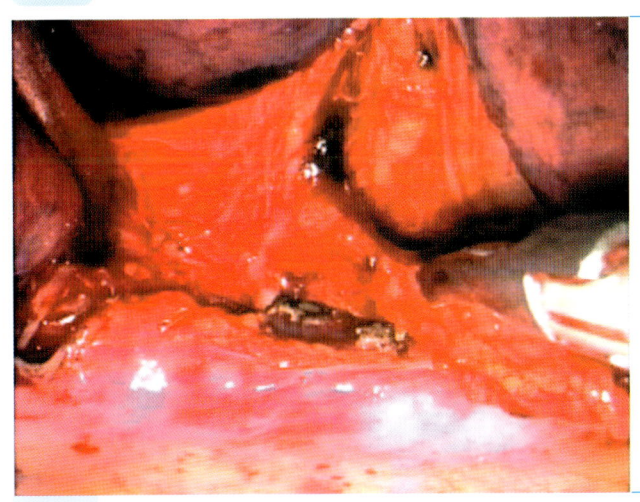

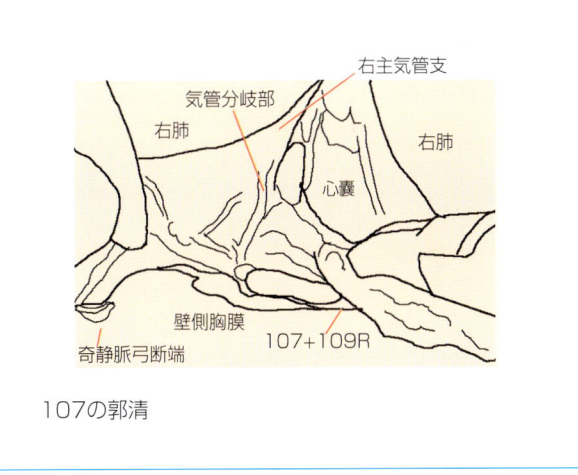

図45

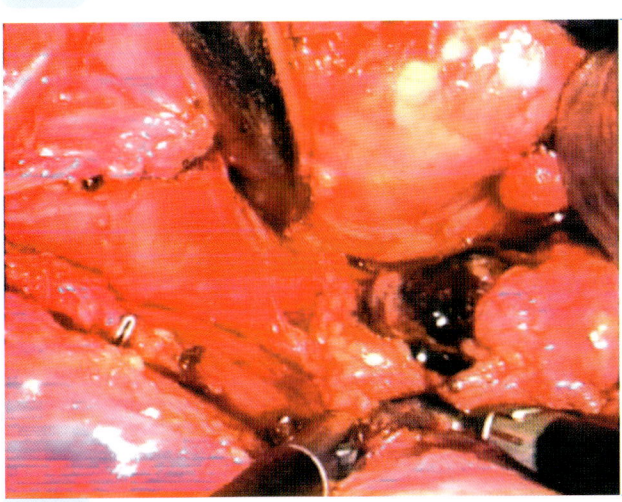

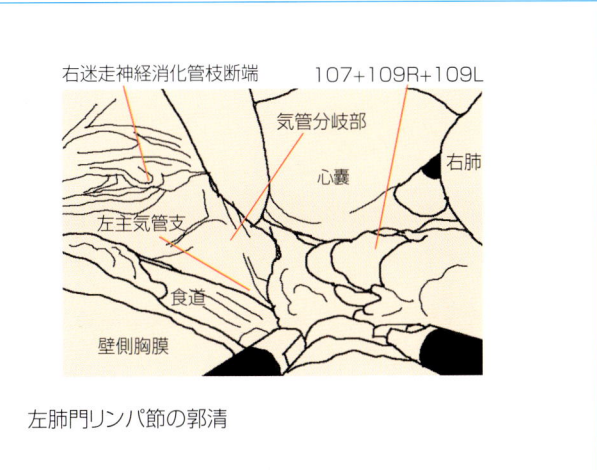

107の郭清

図46

左肺門リンパ節の郭清

III.1 ● 胸腔鏡下食道切除・リンパ節郭清術　55

7）左気管支動脈の温存

　食道を術者鉗子で背側に圧排し，食道と左主気管支との疎性結合織を切離する．左主気管支は，分離肺換気のカフにより，膜様部が伸展して膨隆した状態にある．気管固有鞘を残し，左主気管支の膜様部が剥きだしにならないように注意する．剥離が進んだら，助手は気管分岐部を腹側に圧排して左気管気管支角の左側を展開する．カメラも食道と左主気管支の間に入っていくと，頭尾方向に走行する左迷走神経，これと交差する左気管支動脈が同定できる（図47）．

　ついで，食道を腹側に圧排し，大動脈弓遠位側と食道の間の剥離を行い，大動脈弓遠位側の右側面から下縁を出しつつ食道に直接入る血管を切離していく．左反回神経に留意して，この時点では大動脈弓の近位側への剥離

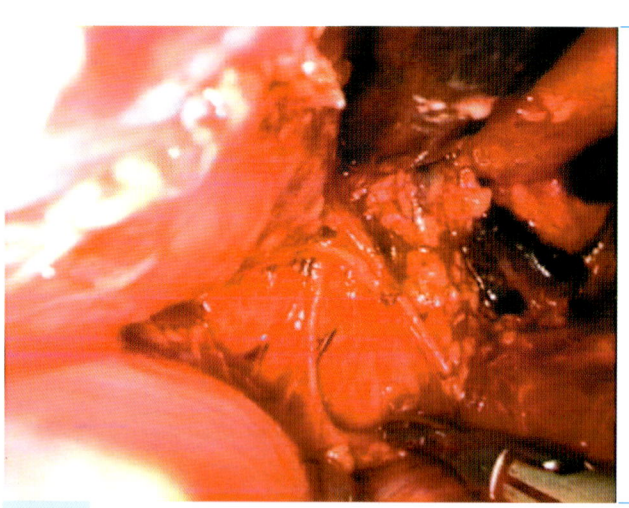

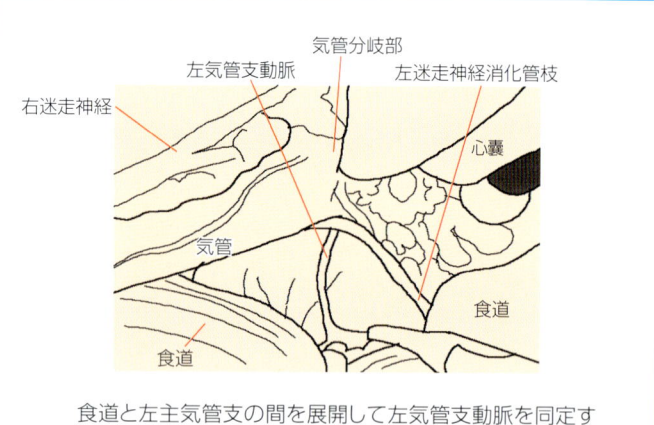

図47

食道と左主気管支の間を展開して左気管支動脈を同定する．食道枝はすでに切離された状態である．

図48

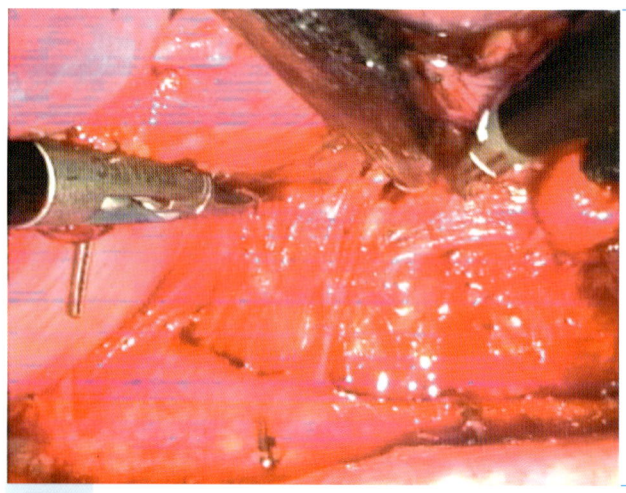

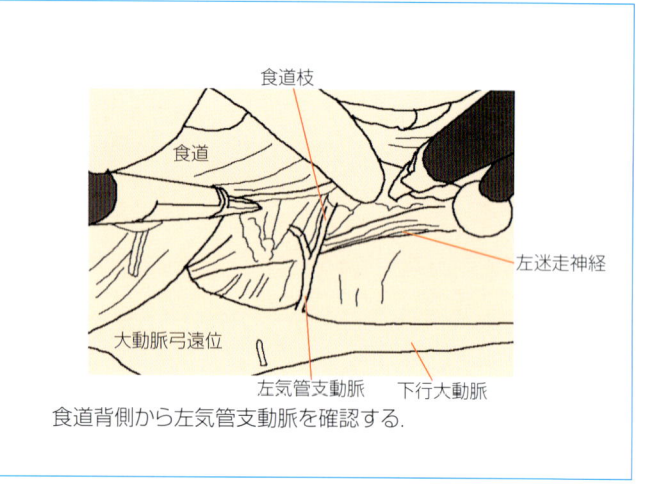

食道背側から左気管支動脈を確認する．

図49

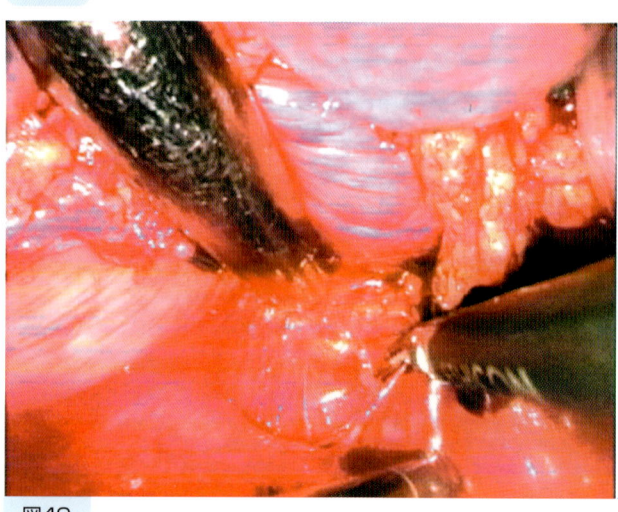

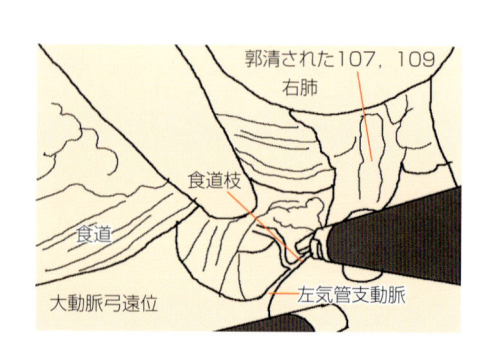

左気管支動脈の食道枝を切離する．

56　Ⅲ●食　道

は適度にしておく．大動脈弓下から尾側に向かう左迷走神経と，大動脈弓遠位ないし下行大動脈の移行部付近から起始する左気管支動脈が食道背側から確認できる(図48)．左気管支動脈の食道枝を同定して切離する(図49)．左迷走神経を辿り，大動脈弓に近い部位では食道枝を切離し，左主気管支の尾側では肺枝を温存して消化管枝を切離する(図50～53)．左肺門リンパ節が左迷走神経の裏側に残っていれば，これを摘出する．

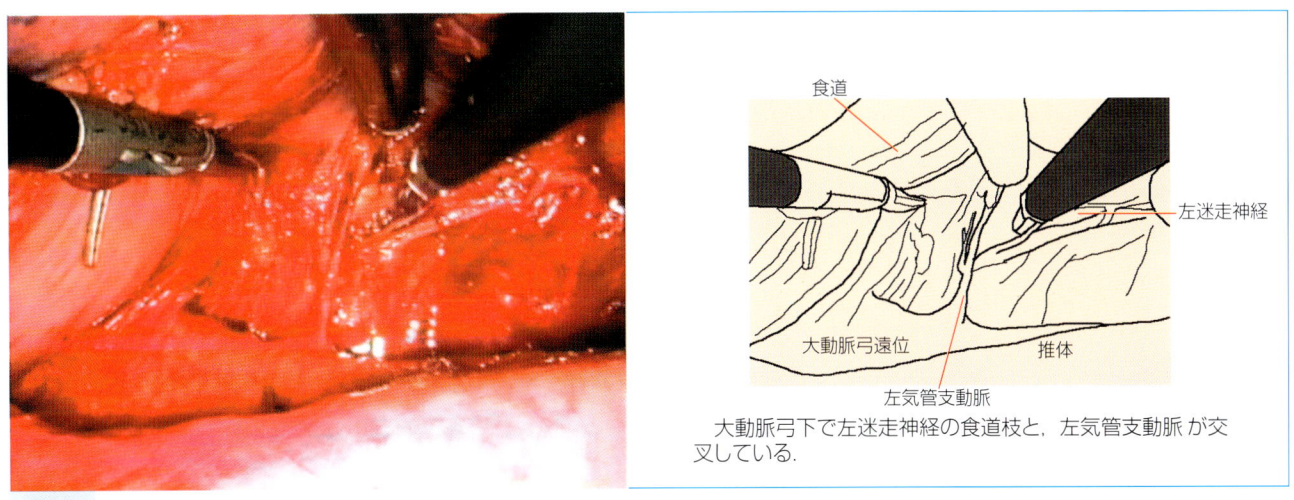

図50

大動脈弓下で左迷走神経の食道枝と，左気管支動脈が交叉している．

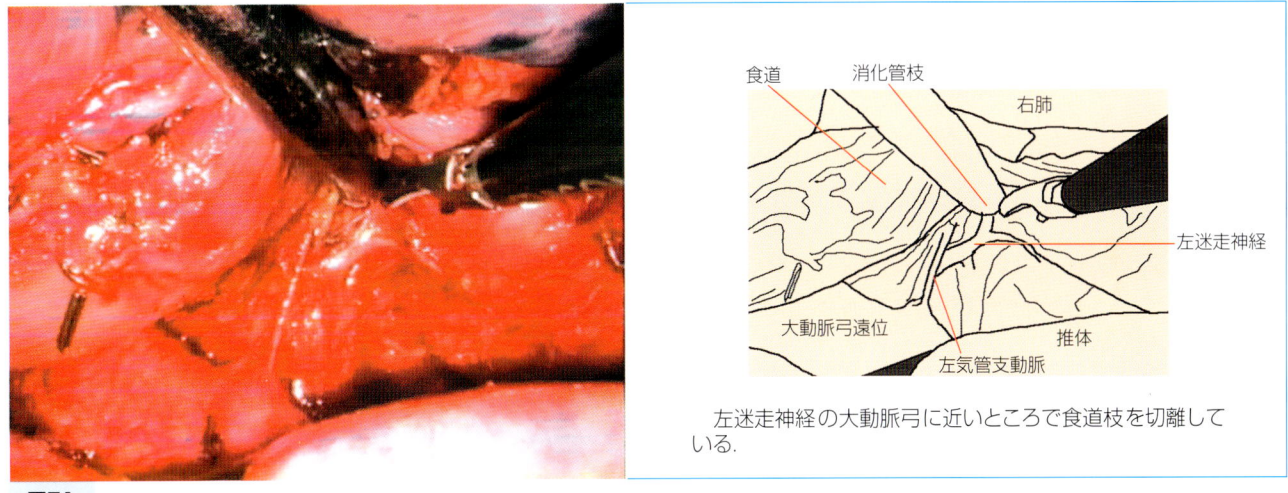

図51

左迷走神経の大動脈弓に近いところで食道枝を切離している．

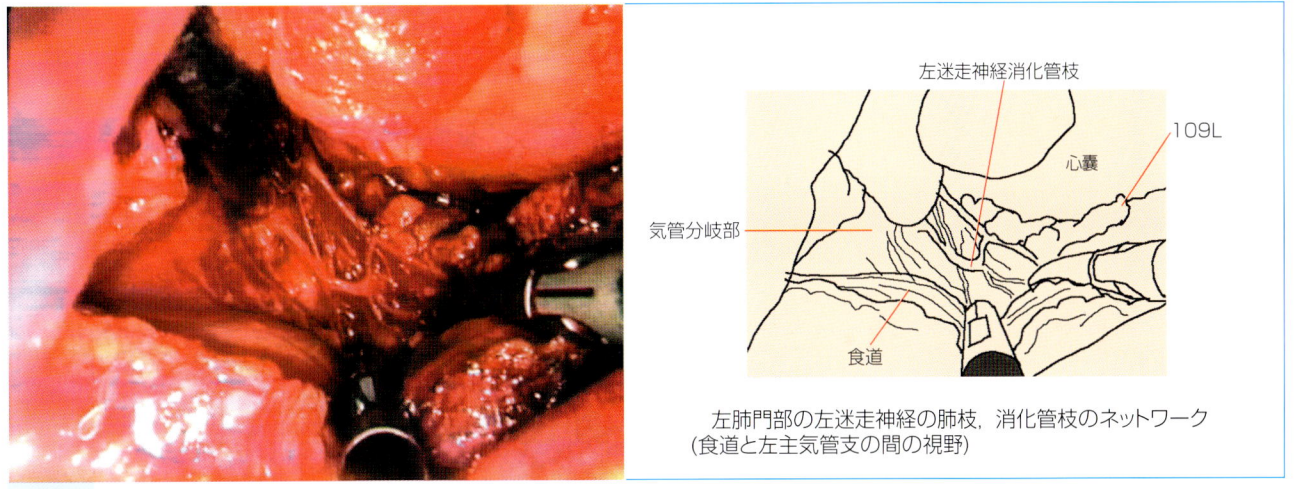

図52

左肺門部の左迷走神経の肺枝，消化管枝のネットワーク(食道と左主気管支の間の視野)

III.1 ● 胸腔鏡下食道切除・リンパ節郭清術　57

図53

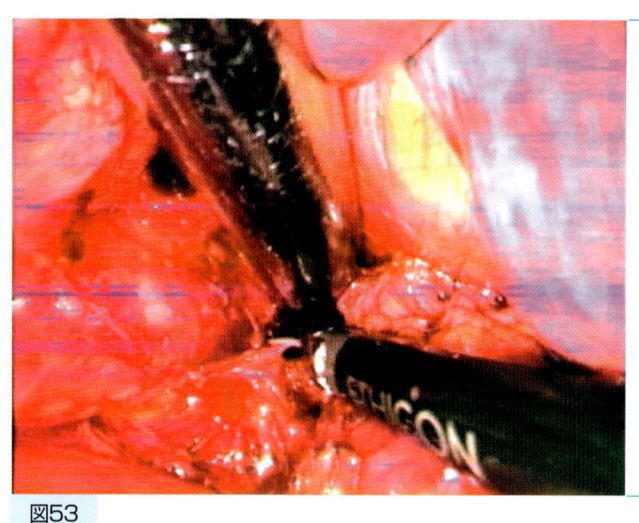

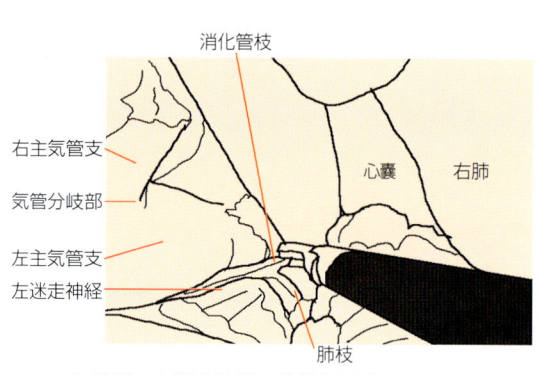

左肺門で左迷走神経の肺枝を温存し，消化管枝を切離する．

8）左反回神経周囲

　食道腹側と気管の間を切離し気管左縁まで達する．食道と気管の間を胸郭入口部まで切離する．助手は気管を腹側に，術者左手の鉗子は食道を背側に圧排する．

　気管左縁と食道の間に残る膜様組織を切開し剪刀で押し開くと，左反回神経が同定される（図54）．助手が，先端を1cmほど出したエンドリトラクト・マキシを気管左縁にかけ，右手の吸引管ともに気管を腹側に牽引する．術者は左手鉗子で食道を背側に圧排する．術者左手でリンパ節周囲を把持する場合は，助手右手の吸引管で食道を背側に圧排する．気管左縁の膜様組織を，胸郭入口部から左主気管支頭側縁まで切開すると，左反回神経腹側のリンパ節が，左反回神経とともに気管左縁から遊離される（図55）．ここには小血管と左反回神経の気管枝があるが，鋭的に切離する．胸郭入口部付近では左下甲状腺動脈の食道枝が流入していることがあり，クリップして切離する．

　左反回神経と周囲リンパ節を気管左縁から遊離する

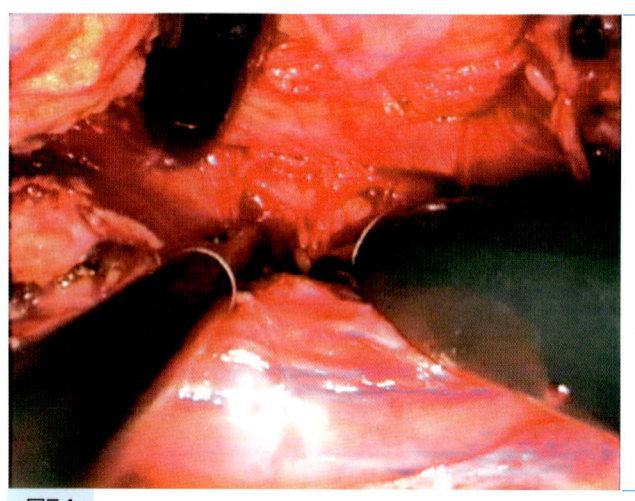

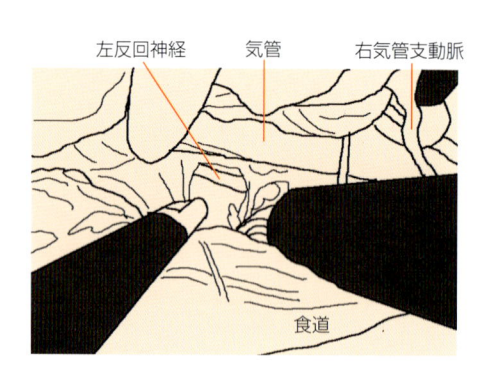

図54

気管左縁と食道の間を分け，左反回神経を同定する．

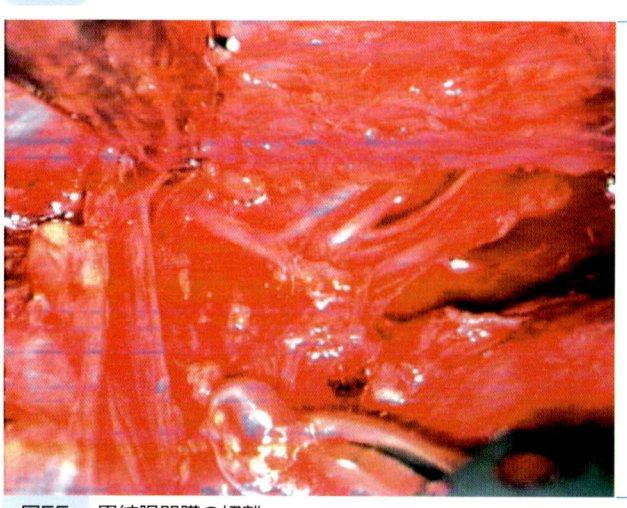

図55　胃結腸間膜の切離

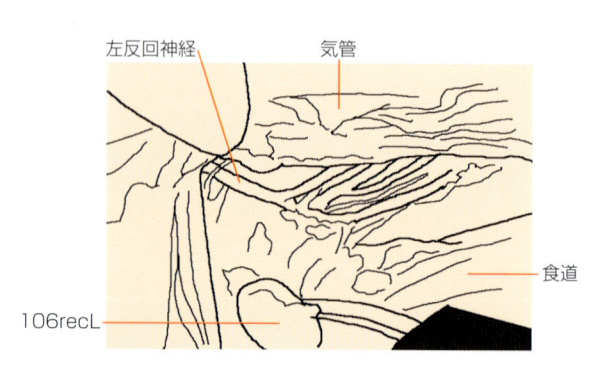

106recLの郭清．左反回神経が数本あるように見える．

と，これらは数本の左反回神経食道枝で食道に吊られた格好になる(図56)．左反回神経の食道枝を鋭的に切離して，リンパ節を左反回神経から切離すると，106recLが食道壁についたかたちで遊離される．最初に食道枝を切離してしまうと左反回神経が気管左側に落ち込んでしまい，神経の前側のリンパ節にアプローチしにくくなる．また，神経周囲をツルツルに剝くのではなく，神経周囲組織を少し残してリンパ節と食道枝を切離するようにす

る．左反回神経の食道枝を切って，気管左縁と食道の間に吊られた膜を切開すると，胸管が確認できる(図56)．106recLを食道壁から切離して摘出する．

左主気管支と大動脈弓の間のリンパ節(106tbL)は左迷走神経から剝離したのち，リンパ節把持鉗子で把持して切離，摘出する．リンパ節の裏側をチェリーダイセクタで鈍的に剝離すると，左肺動脈が見える(図57，58)．

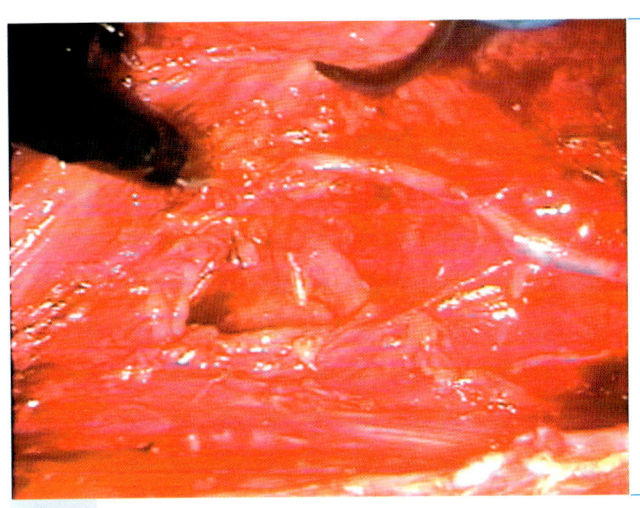

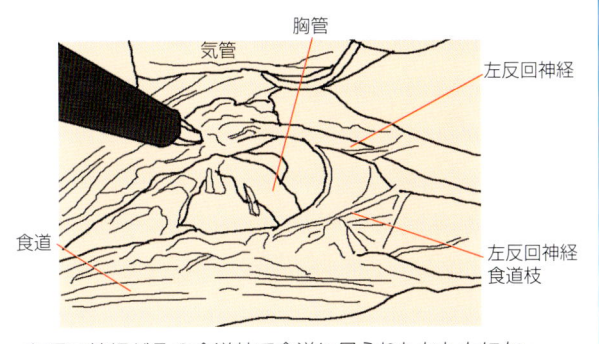

図56

左反回神経がその食道枝で食道に吊られたかたちになっている．食道枝を切離して左反回神経を落とすと，胸管が見える．

図57

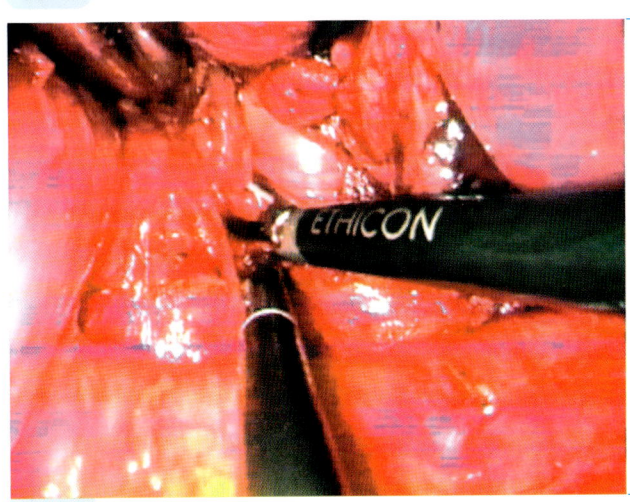

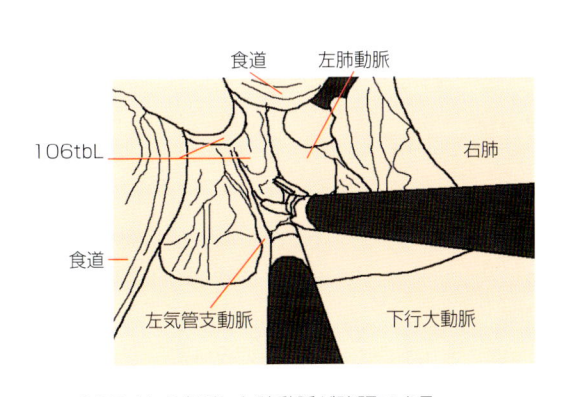

106tbLの郭清．左肺動脈が確認できる．

図58

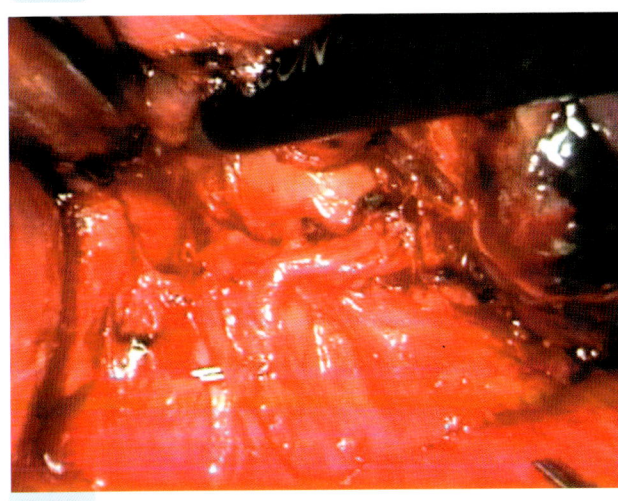

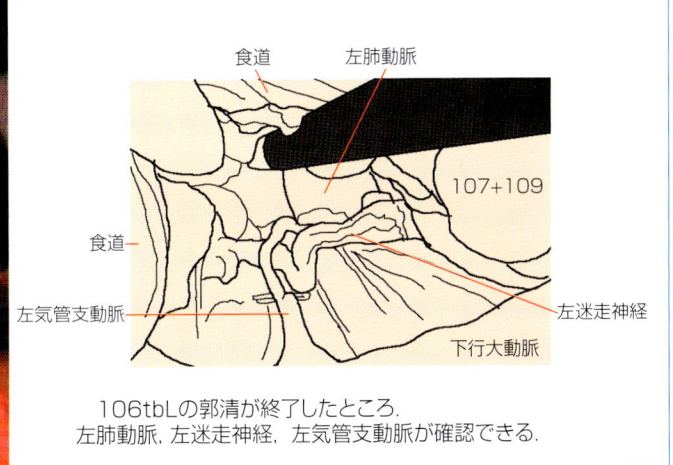

106tbLの郭清が終了したところ．
左肺動脈，左迷走神経，左気管支動脈が確認できる．

III.1 ●胸腔鏡下食道切除・リンパ節郭清術　　59

9）胸管の温存

胸管は大動脈弓遠位側と交差する部位で次第に左側に偏位し，食道左側を上行している．胸管と上部食道の間には結合織の膜があって隔てられているが，この膜が破れると胸管が剥き出しになって，牽引した食道と一緒に持ち上がってくる．食道の腹側，背側から，胸管と上部食道の間を剝離する（図59〜61）．食道から胸管への枝はクリップして切離する．上部食道を胸郭入口部まで遊離する（図62）．

10）食道の切離

エンドリトラクト・マキシをかけて食道を牽引し，胸部食道が全長にわたって遊離されていることを確認する．頸部で吻合を行う場合には，Mt以下の食道癌であれ

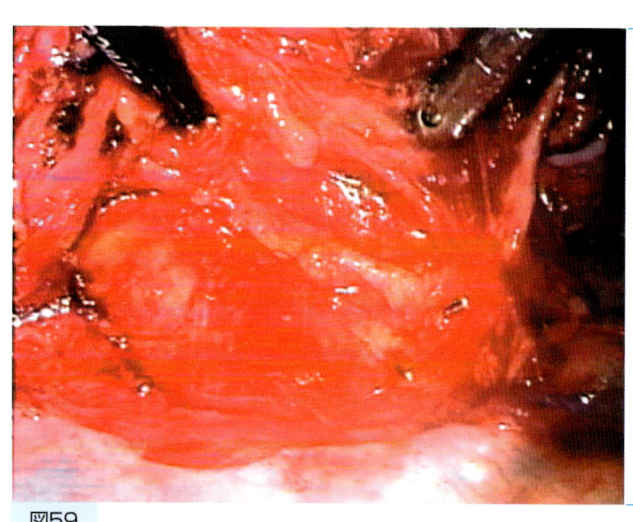

図59

上部食道を腹側に牽引したところ．胸管が一緒に持ち上がってくる．

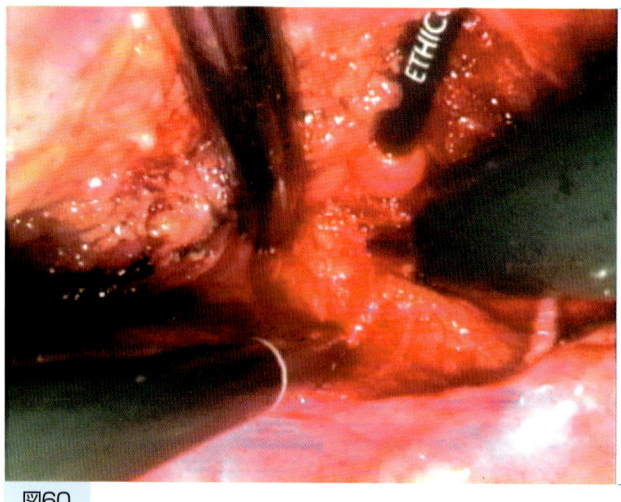

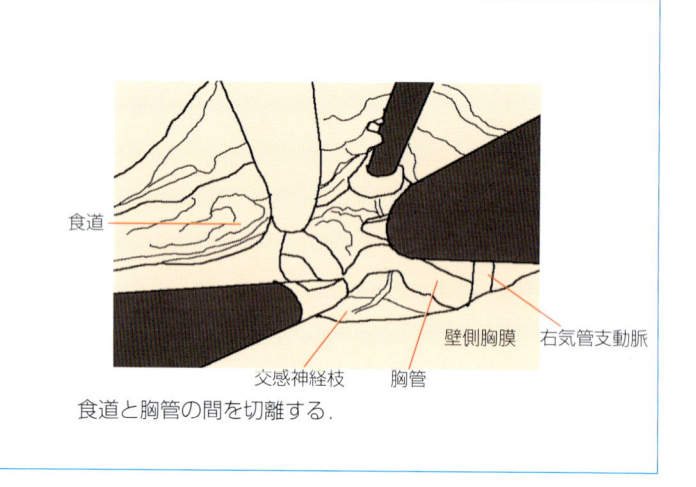

図60

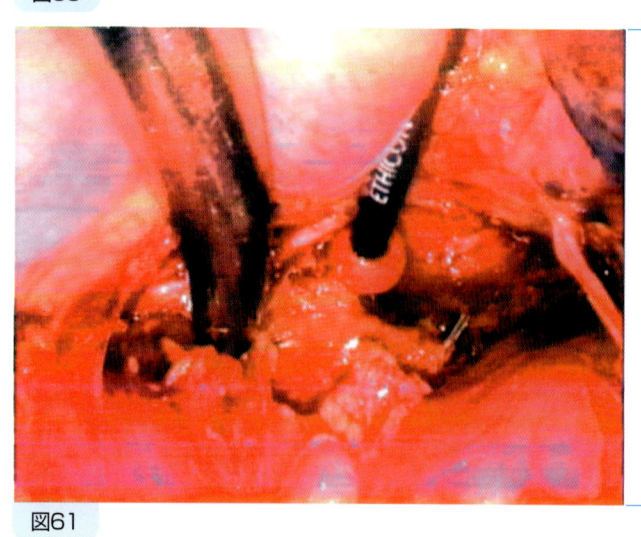

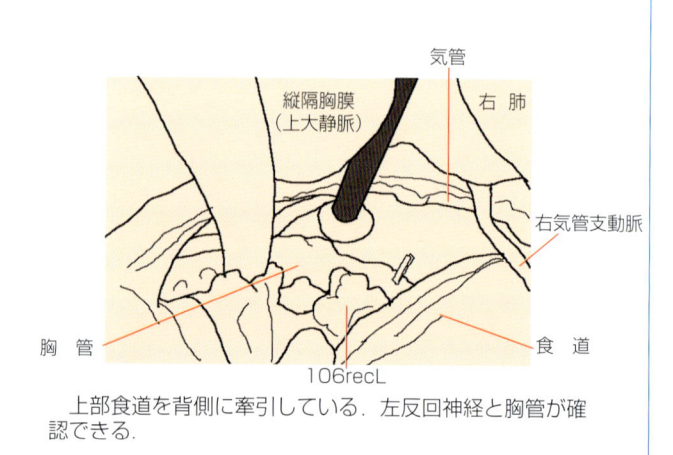

食道と胸管の間を切離する．

図61

上部食道を背側に牽引している．左反回神経と胸管が確認できる．

ば，奇静脈弓の3cm頭側で上部食道を切離する（図63）．癌腫がUtにあれば，中下部食道の適当なところで切離する．自動切開縫合器は，前腋窩線の助手のポートからを挿入する．後縦隔経路で胃管を挙上する場合は，エンドスティッチをかけて食道断端どうしを連結しておく．

11）閉　　創

胸腔内にネラトンチューブを挿入し，生食で洗浄する．28または32Frの胸腔ドレーンをポート孔を利用して挿入する．背側のドレーンは彎曲したものを用いている．ドレーンを挿入したポート孔は，術後に皮下気腫がおこるので，筋層を縫合する．皮膚を縫合して胸部操作を終了する．

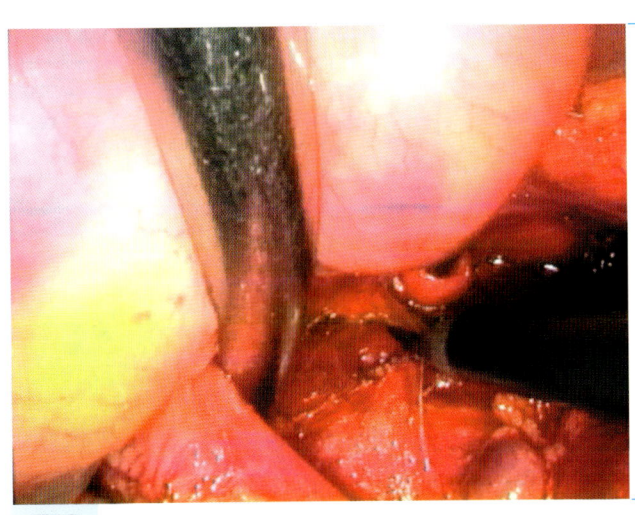

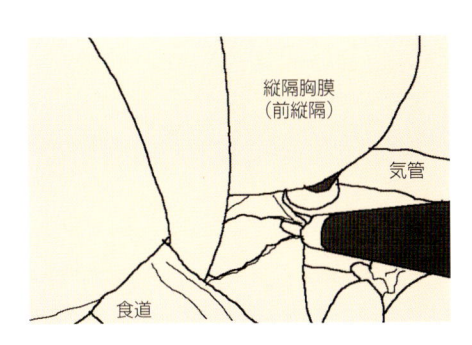

図62

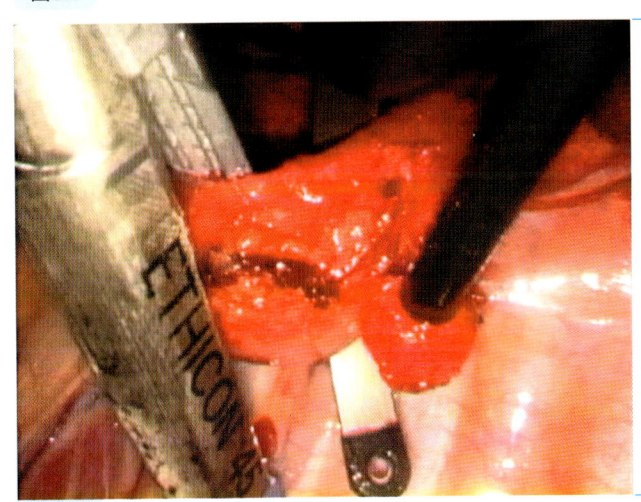

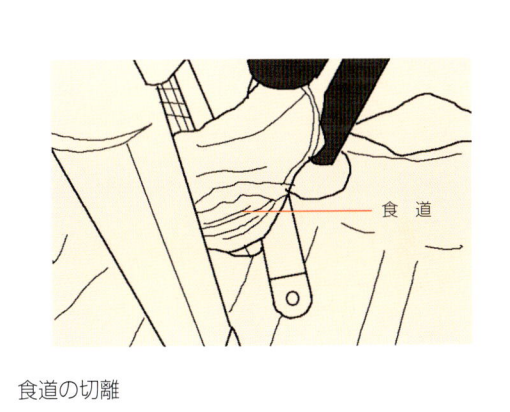

図63

胸郭入口部付近で上部食道と気管との間の膜様物を切離している．

食道の切離

III.1 ● 胸腔鏡下食道切除・リンパ節郭清術

9 術中偶発症：予防と対策

　胸膜癒着を剥離した場合や，鉗子の出し入れの際の右肺損傷がみられる．鉗子の出し入れは，カメラを引いて，挿入部から見えるようにして行うべきである．肺損傷が疑われる場合には，胸部操作終了時にリークテストを行い，損傷部にフィブリン糊を撒布するか，ネオベールシートを貼付する．

　対側胸膜の損傷による対側開胸があれば，胸部操作終了時に左胸腔ドレーンを挿入する方が無難である．腹部操作を気腹下に行う場合は左気胸となるので必ず左胸腔ドレーンを入れる．

　小血管からの出血は，チェリーダイセクタや，ガーゼによって押さえることによって沈静化することができる．しかるのち，出血点を鉗子で把持してクリップするか，電気凝固すればよい．奇静脈弓断端から出血することがあるが，クリップするか，自動切開縫合器で切り直せばよい．

　左反回神経は2～3本存在したり，太い食道枝，気管枝を放つことがある．神経を全長にわたって確認してから，食道枝を切離するようにしたい．

　大血管や，気管・気管支などの重要臓器の損傷時には，ためらわずに開胸する．気管・気管支損傷時には，広背筋弁や肋間筋弁の充填を考慮する．

10 術後合併症：予防と対策

　反回神経麻痺の頻度は鏡視下手術で高い．多くは一過性であるが，拡大視によって神経がよく見えるために，神経周囲組織をツルツルに剝いてしまうと起こりやすい．神経周囲組織をある程度残すようにしたほうがよい．また，牽引や圧排によって無理な外力を加えたり，神経の近傍でLCSを使用しないように注意する．気管内チューブ抜管時に気管支鏡によって反回神経麻痺の有無を判定する．両側麻痺があれば，気管切開を考慮する．

　気管内チューブは，通常第1病日に抜去して人工呼吸器から離脱させているが，鏡視下手術といえども上縦隔の郭清操作により，咳嗽反射は減弱した状態にある．喀痰が多く，排出が困難であれば，気管支鏡下に吸痰するか，トラヘルパーを挿入する．

　不整脈・循環不全，肺炎・ARDS，縫合不全などの合併症に対する処置は，開胸手術と変わるところはない．

　謝辞：札幌医科大学第2解剖学教室の村上　弦教授に深く感謝したい．局所解剖の章における解剖体の写真は，すべて村上教授の御協力による賜物である．

文献

1) Akaishi T, Kaneda I, Higuchi N, et al : Thoracoscopic en bloc total esophagectomy with radical mediastinal lymphadenectomy. The Journal of Thoracic and Cardiovascular Surgery 112 : 1533-1541, 1996
2) 赤石　隆，標葉隆三郎，小栗　裕ら：胸腔鏡下食道癌手術－胸腔鏡下食道切除術と開胸術式との比較－．JSES 内視鏡外科 1 : 378-383, 1996
3) 宮崎修吉，赤石　隆：食道癌に対する胸腔鏡下食道切除リンパ節郭清術．日本気管食道科学会会報 50 : 533-538, 1999

［市川　宏文／宮崎　修吉／里見　　進］

2 腹腔鏡下胃管作成術

1 はじめに

　食道癌根治術のうち，まず胸部操作が胸腔鏡下で行われたが，腹部操作が鏡視下で行われるようになったのは胸部操作に比べて少し遅れた．胃管を腹腔鏡下で作成することの難しさは，再建に用いる胃を愛護的に扱い，栄養血管となる右胃大網動静脈を安全確実に温存しなければならないことによる．右胃大網動脈の拍動を触れることはできないので，注意深く観察するしかない．胃結腸間膜が著しく厚い場合や，癒着でオリエンテーションがつきにくい場合など，触覚が安全性のうえで必要と考えるならば，HALSのほうがよいであろう．

　われわれは，胃小彎側の自動切開縫合器による断端は，漿膜筋層縫合によって補強されるべきだと考える．胃管小彎側断端の縫合不全を経験しているためである．漿膜筋層縫合を鏡視下で行うのは煩雑であるため，小彎側の切離は，遊離した胃を小切開創から体外に引き出して行っている．将来的に，より信頼性の高い器械が開発されれば，小彎側の切離も鏡視下で行うことになろう．その際には，距離感の乏しい鏡視下で，小彎側切離線のデザインをいかに行うかも問題となる．

2 局所解剖

　胃管の栄養血管となるのは，いうまでもなく，右胃大網動脈である．左右の胃大網動脈の吻合は欠損している場合もあるが，左胃大網動脈の第1枝から幽門側の胃大網血管弓は確実に温存しなければならない．胃結腸間膜は左側で結腸脾彎曲に近づくにつれて，生理的な癒着で折りたたまれていることがよくある．胃大網血管弓と結腸が思ったより近接している場合があり注意を要する．また，右側では胃結腸間膜は十二指腸結腸間膜に移行して次第に短縮し，十二指腸第2部と横行結腸が接している．右胃大網静脈根部は損傷を避けるため露出しない．すなわち，十二指腸結腸間膜は切離しない．左胃大網動静脈第1枝より噴門側，すなわち短胃動脈の支配領域では血管弓の連続性はないため，短胃動脈は胃壁に流入する部位で切離してよい．小彎側では右胃動脈の支配領域を残し，右胃動脈と左胃動脈の吻合部で血管弓を切離し，これより噴門側を胃弓隆部とHis角の間に向かって切除する．

3 適　　応

　腹腔鏡下胃管作成術は，現在のところ，画像診断で左胃動脈根部に明らかな転移があるもの，腹部食道から噴門部にかけて癌腫が著しく進展している症例を除外して行っている．鏡視下では腹腔動脈周囲の郭清や転移状況の判断が十分とはいえないと考えているためである．高度の肥満者では困難が予想されるが，肥満について明確な除外基準は設けていない．

4 術前検査と術前管理

　胸腔鏡下食道切除の項で述べたので割愛する．

5 必要な機器と器具

　カメラは硬性の斜視鏡を用いている．超音波凝固切開装置(以下，LCS)，メッツェンバウム型剪刀，曲がりの把持鉗子(クライル鉗子)，ヘラ，エンドクリップ(以上，おもに術者)，チェリーダイセクタ，スネークリトラクタ，ジェット型洗浄吸引器(以上，おもに助手)(図1)．LCSは，ブレードがすこし彎曲しているものが切る角度を調整できるので使いやすい．

6 セッティング，体位，麻酔

　患者を開脚位，頭高位とする．枕を入れて右半側臥位に近い体位とする．胃脾間膜にアプローチする場合に，これが伸展するように手術台を右に回転させて右半側臥位とし，それ以外では水平となるように手術台を左に回転させる．モニターを患者頭側に置く．術者は股下に立ち，助手・カメラ手はそれぞれ患者右側，左側に立つ．

7 基本操作

1)ポートの配置

　トロッカーは，臍上(12mm，カメラ)，左肋骨弓下外側(12mm，術者右手)，剣状突起下3cm(5mm，術者左手)，右肋骨弓下(5mm，助手)の4本で，場合により左鎖骨中線で臍の高さ付近に1本追加する(図2)．気腹圧は10mmHgに設定する．

2)術野の展開

　噴門部から食道裂孔部を前側から操作する際には，スネークリトラクタを肝外側区域背面に入れて外側区域を挙上する．胃脾間膜の操作の際には助手が胃噴門部を右側に圧排する．胃結腸間膜を切離して網嚢が開放されれば，胃後壁にスネークリトラクタを挿入して胃を挙上する．または，助手の鉗子2本を胃膵ヒダの両側に差し入れて胃を挙上する．これにより左胃動脈根部から食道裂孔背側までの操作を行う．胃の損傷を避けるため，胃壁は直接把持しないようにしている．

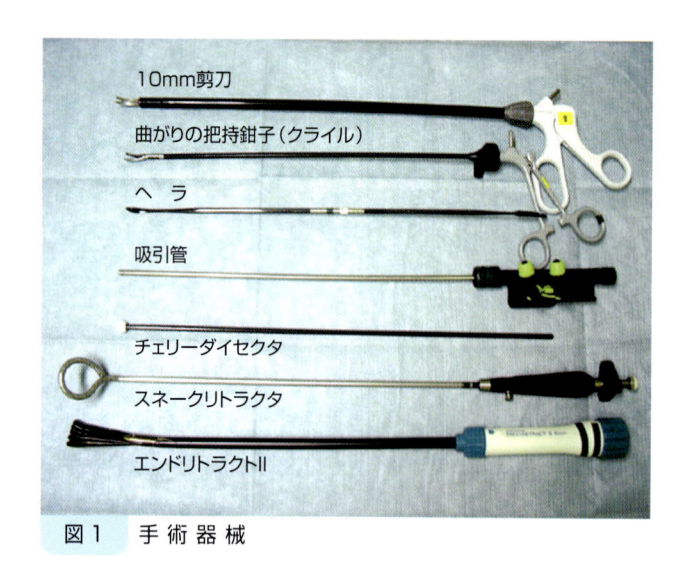

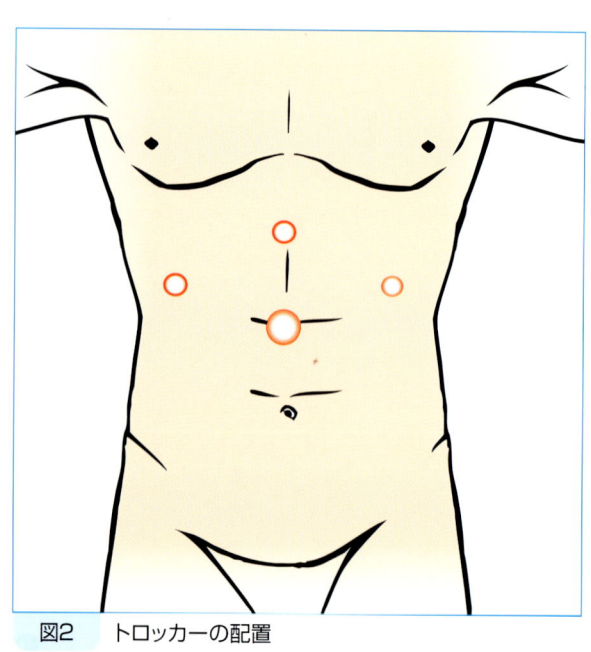

図1　手術器械

図2　トロッカーの配置

8 手術手技

1）小網の切離

　右肋骨弓下のポートから，肝外側区域背面にスネークリトラクタを入れ，外側区域を挙上する．小網を肝付着部近くで噴門に向けて切開する（図3）．しっかりした左副肝動脈があればクリップして切離するが，太いものは温存を考慮する．噴門右に到達したら食道裂孔右脚を出しておく（図4）．

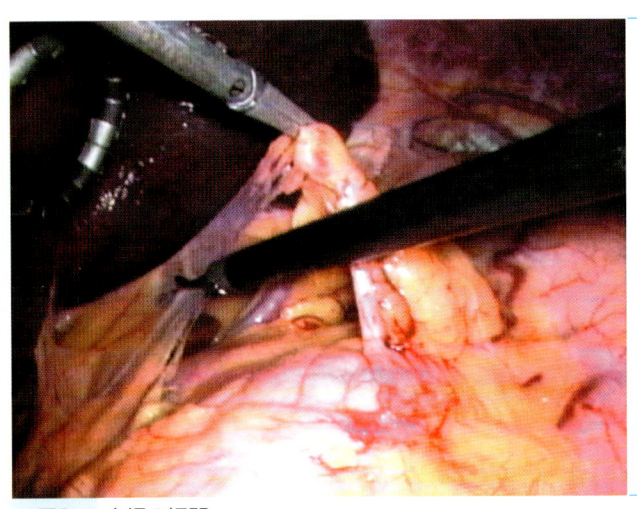

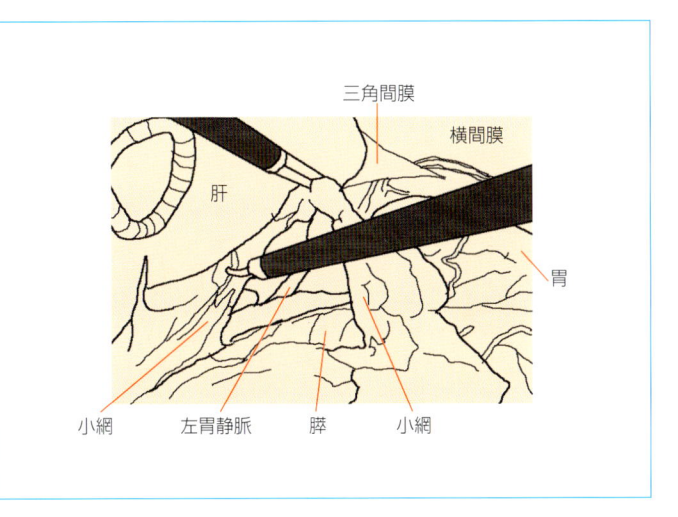

図3　小網の切開

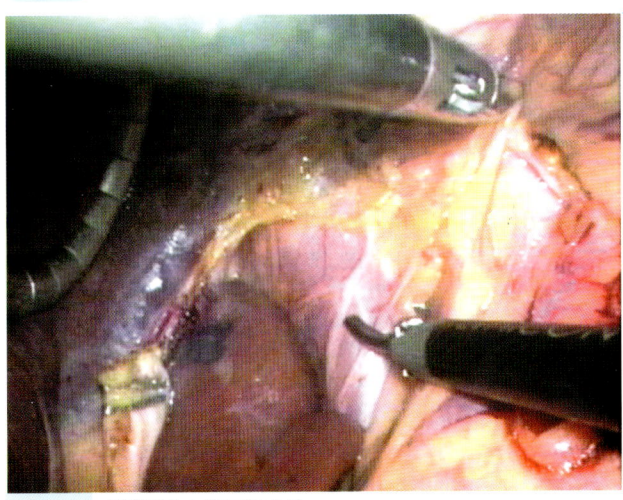

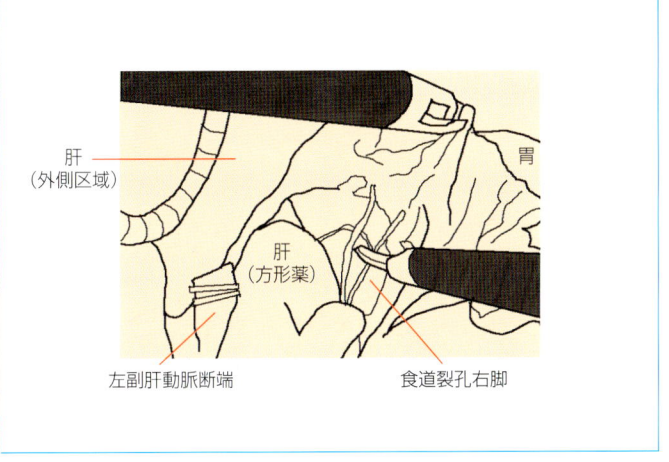

図4　食道裂孔右脚に達する．

III.2 ● 腹腔鏡下胃管作成術

2）左胃大網動静脈の切離

　胃大彎側，横行結腸，胃結腸間膜を観察し，脂肪の膨らんだ索状物として認識できる胃大網血管弓の走行，左胃大網動脈と短胃動脈の分布領域の境などに見当をつけておく．左側で胃大網血管の大網枝をLCSで切離し，網嚢を開放する（図5）．助手は右肋骨弓下のポートからチェリーダイセクタまたはスネークリトラクタで胃大彎側近位側を軽く右側に圧排する．網嚢腔が大きく開放されてきたら，スネークリトラクタを胃後壁側にもかけるようにすると展開がよくなる（図6）．胃結腸間膜を噴門側に切離していくが，左胃大網動脈本幹に近づいたらいったん止め，胃脾間膜の操作を少し行う．脾前面を覆う胃結腸間膜の腹壁への癒着や，脾下極付近の胃結腸間膜との癒着があれば切離する．

　短胃動脈の分布域から噴門側には血管弓の連続性はない．短胃動脈が胃壁に流入する部位で尾側から2〜3本切

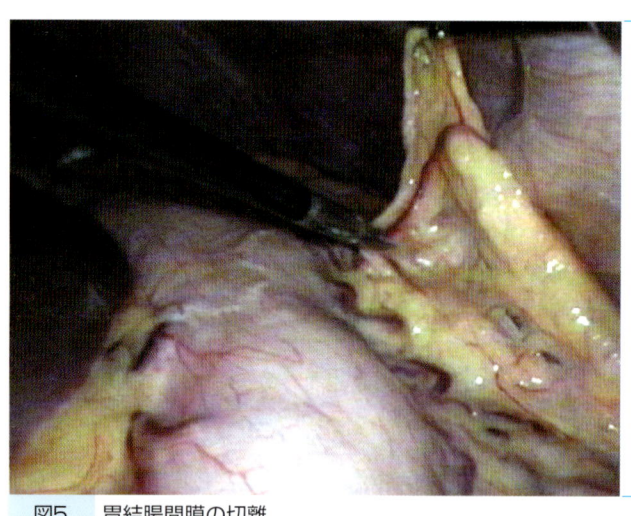

図5　胃結腸間膜の切離

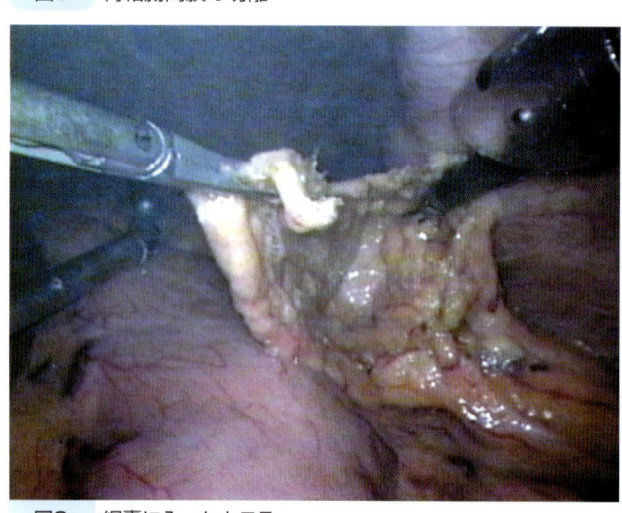

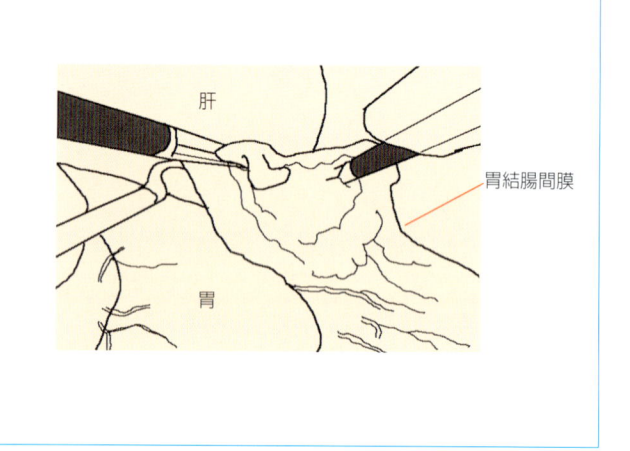

図6　網嚢に入ったところ

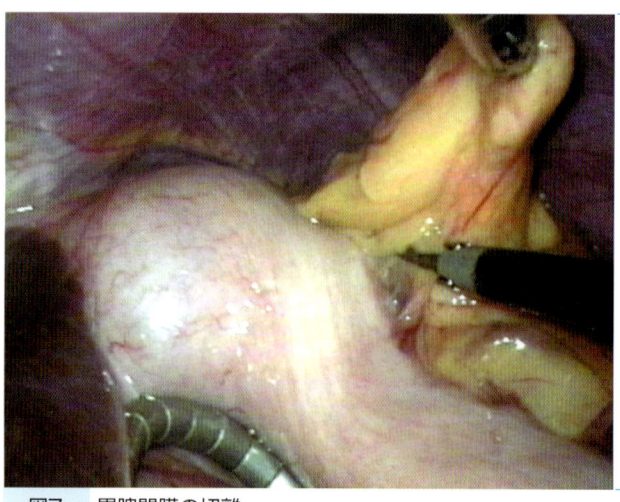

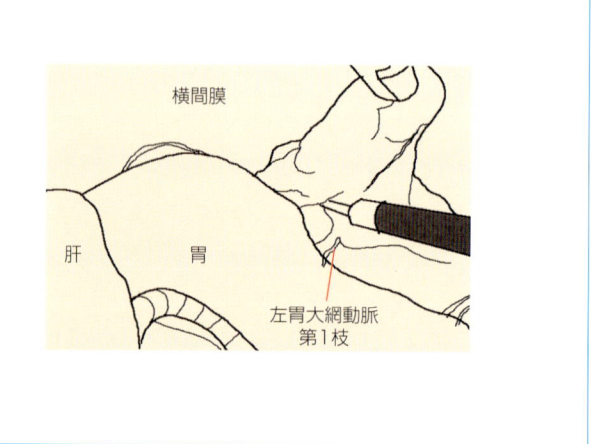

図7　胃脾間膜の切離

離する(図7).術者左手の鉗子で胃脾間膜を展開するようにように把持すると,右手のLCSと交差するかたちになるが,操作に問題はない.ここまでの操作により,左胃大網動静脈本幹の上下の間膜が切開され,同動静脈は胃結腸間膜の脂肪織の「橋」の中に存在するかたちになる.ふたたび胃結腸間膜の切開部に戻り,網嚢腔を見ながら胃結腸間膜の前葉と後葉を別々に切開していくと,左胃大網動静脈本幹が同定されるので,クリップして切離する(図8).

胃後壁にリトラクタを入れて胃脾間膜に適度な緊張をかけ,噴門側に向かってLCSで短胃動静脈を切離していく(図9).胃脾間膜のやや背側からの視野となる.食道裂孔左脚に到達したら,あまり剥離せずにいったん止める(図10).食道裂孔部の剥離が胸部操作の剥離と連続してしまうと,腹腔内のガスが胸腔内に逃げて気腹が維持しにくくなるため,食道裂孔部の操作は最後に行う.

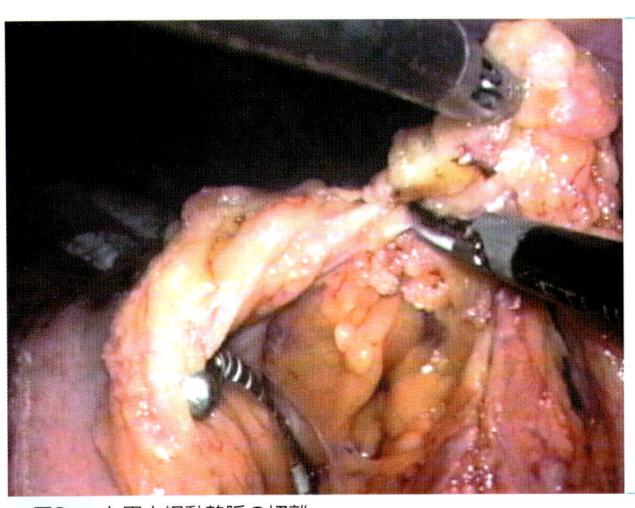

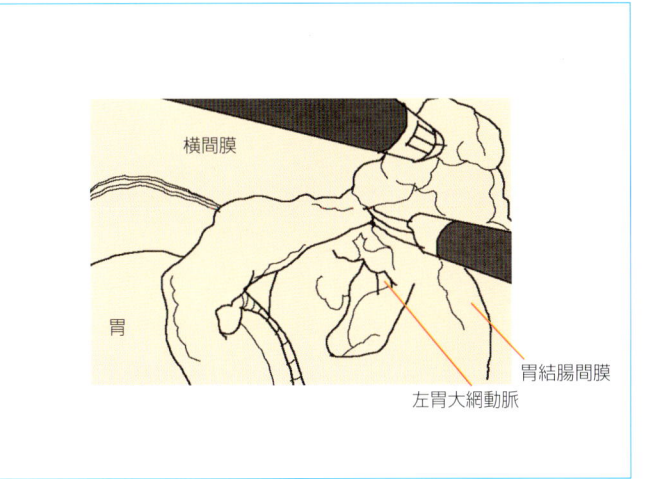

図8　左胃大網動静脈の切離

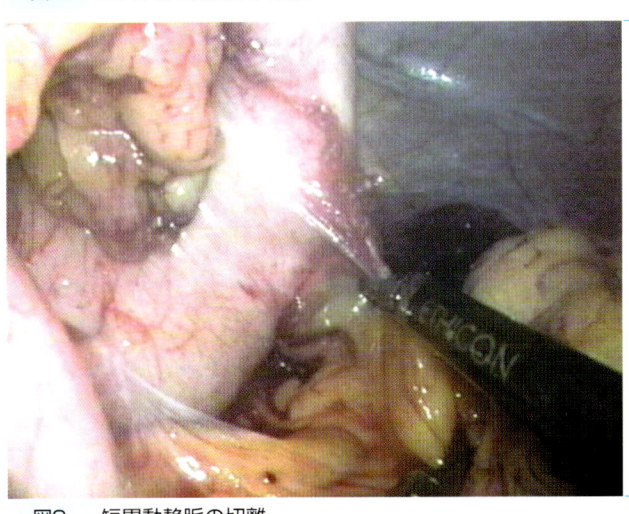

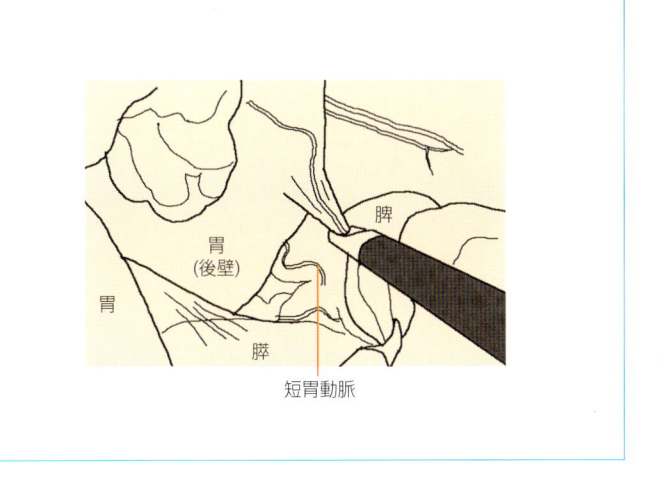

図9　短胃動静脈の切離

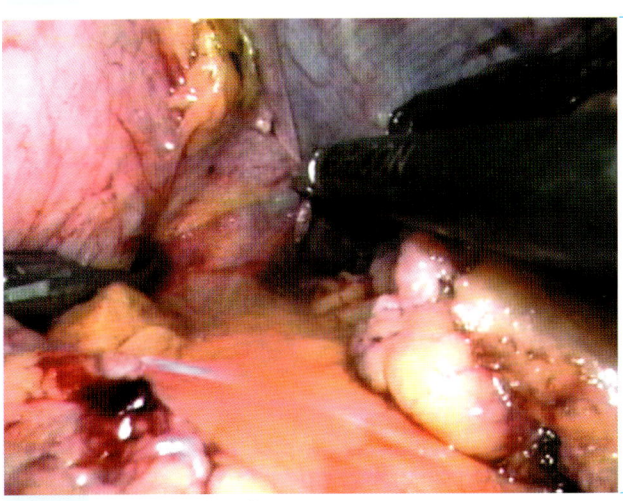

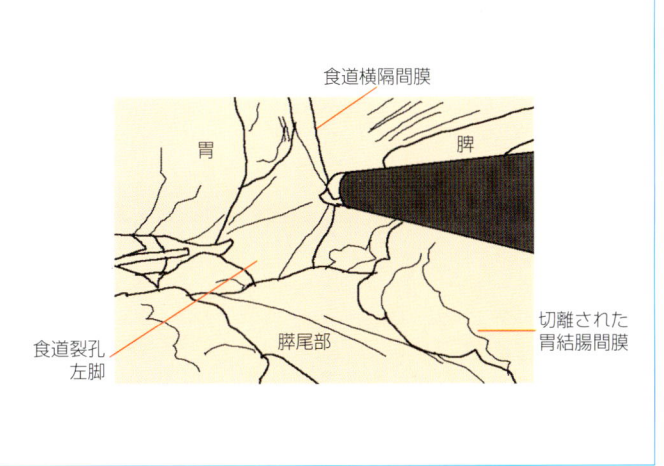

図10　食道裂孔左脚に達する.

3）左胃動静脈の切離

　網嚢内に戻り，胃後壁と膵前面にある癒着を切離する（図11）．胃大網血管の大網枝をLCSで切離し，胃結腸間膜の切開を右側に延長する（図12）．

　胃体下部後壁にスネークリトラクタをかけて挙上する．助手用に2本のポートがあれば，2本の鉗子またはチェリーダイセクタで胃膵ヒダの両側から胃を挙上する（図13）．胃膵ヒダを鋭的に切開し，膵上縁から立ち上がってくる左胃静脈の両側の組織を切離してからヘラを通す（図14）．左胃静脈をクリップして切離する（図15）．左胃静脈が膵上縁（総肝動脈尾側）から立ち上がっていれば，左胃動脈は静脈の頭側やや左にある．左胃動脈根部周囲の神経組織を分けて切離し，動脈壁を出してから，クリップして切離する（図16〜18）．

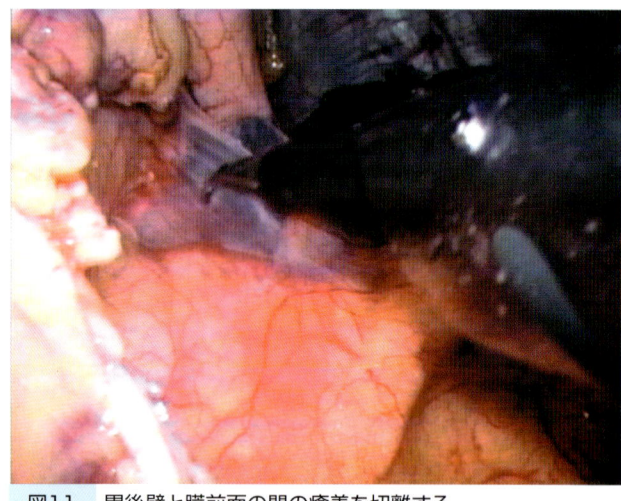

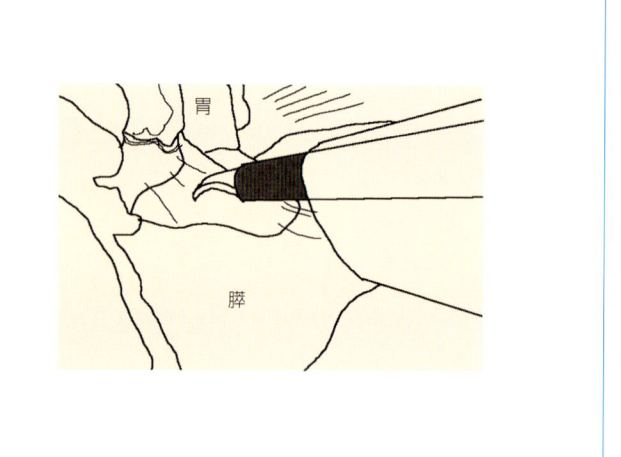

図11　胃後壁と膵前面の間の癒着を切離する．

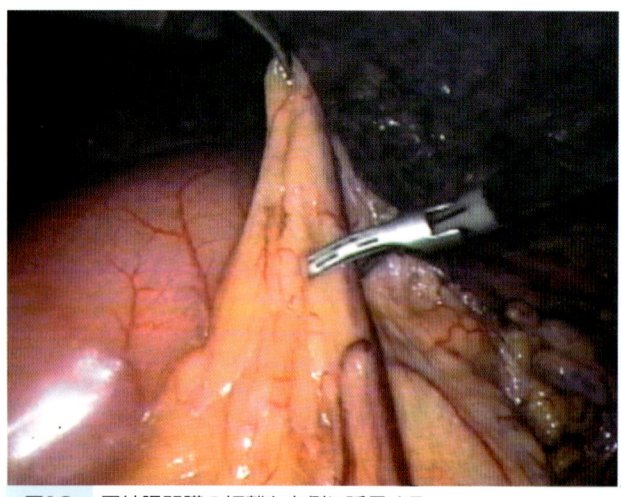

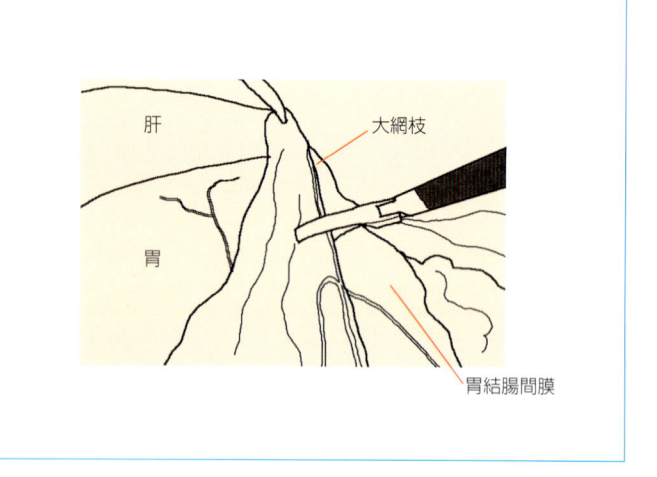

図12　胃結腸間膜の切離を右側に延長する．

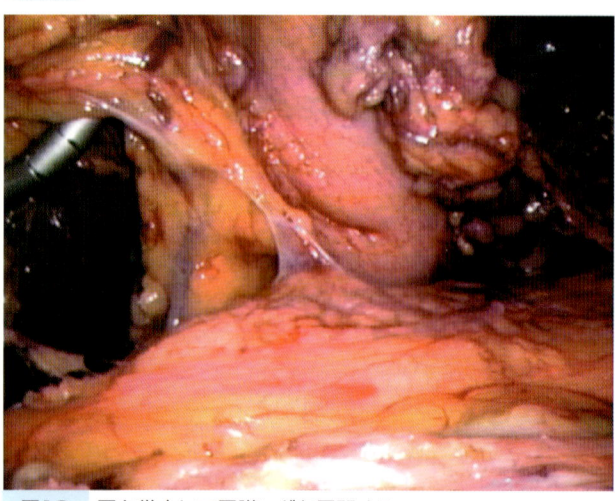

図13　胃を挙上して胃膵ヒダを展開する．

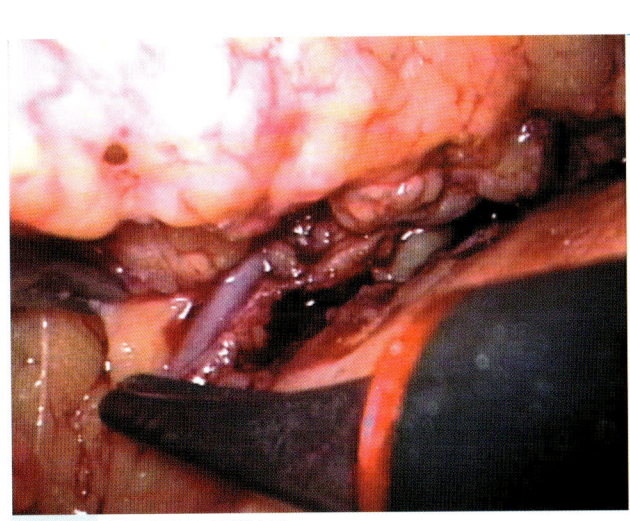

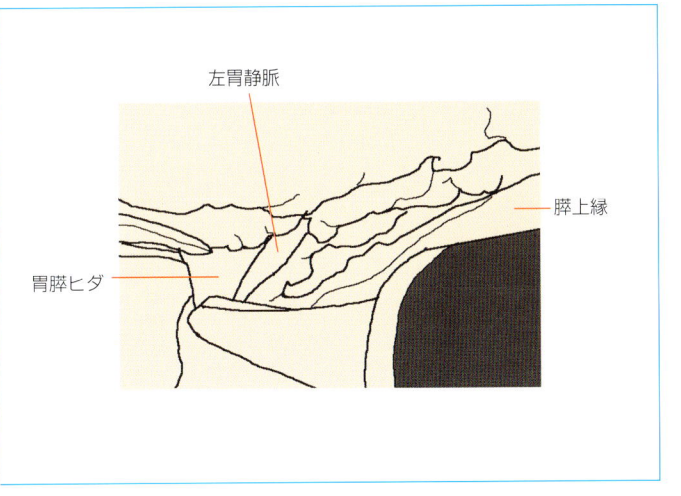

図14　左胃静脈の切離（1）

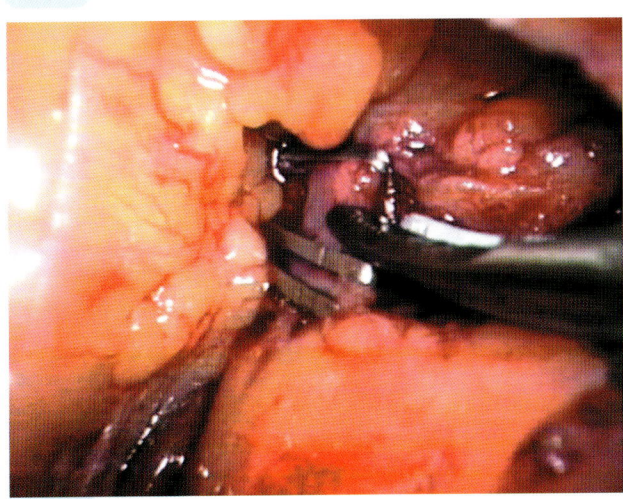

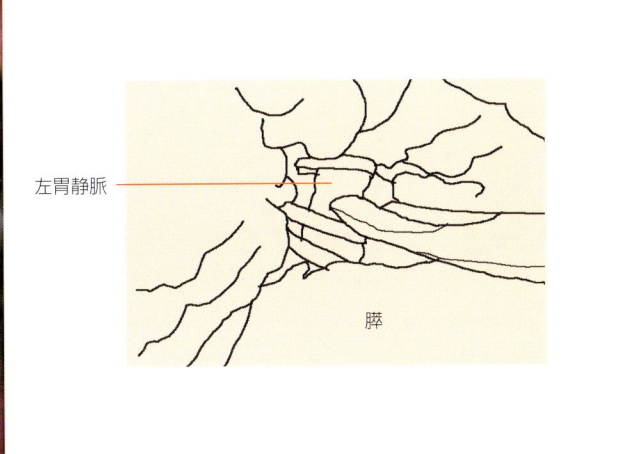

図15　左胃静脈の切離（2）

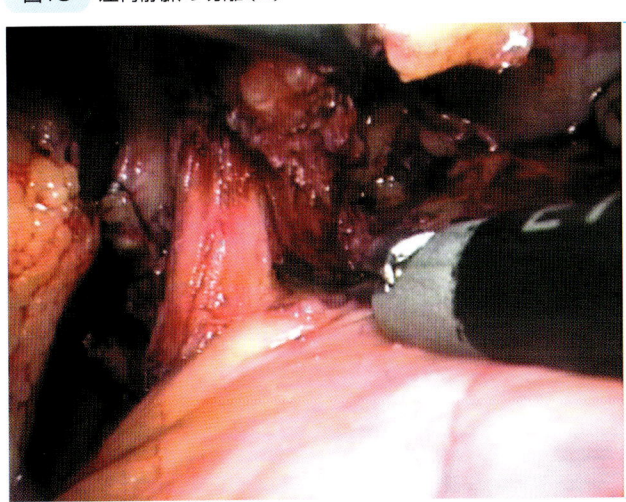

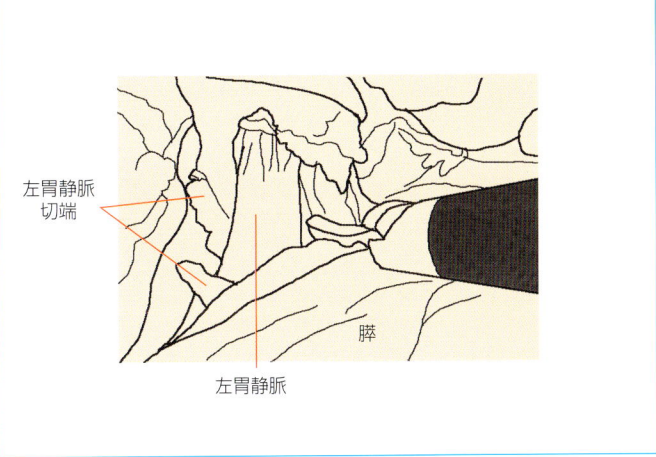

図16　左胃動脈の切離（1）

III.2 ● 腹腔鏡下胃管作成術　69

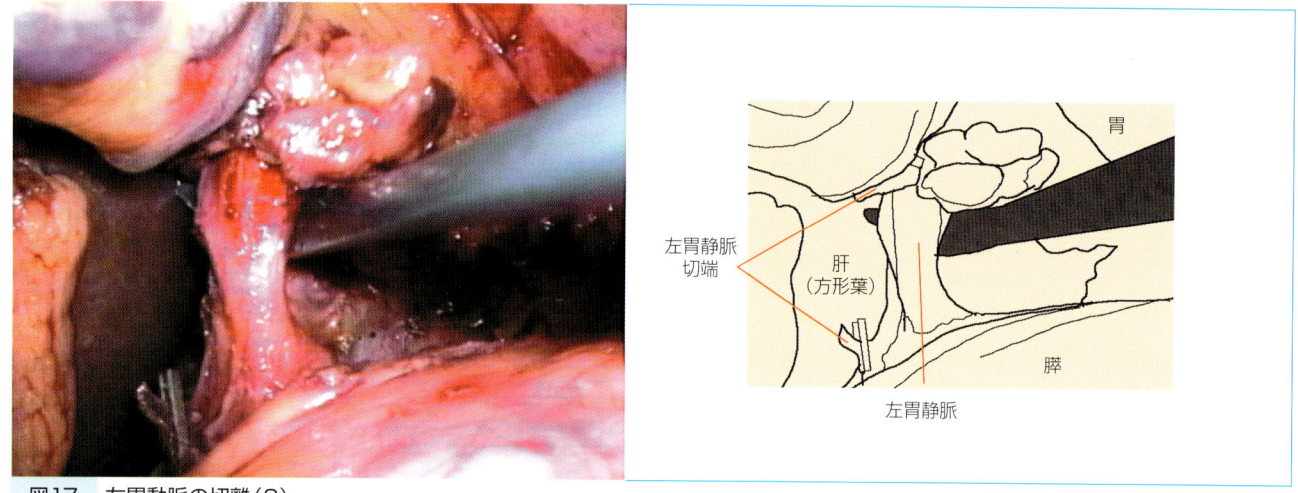

図17　左胃動脈の切離（2）

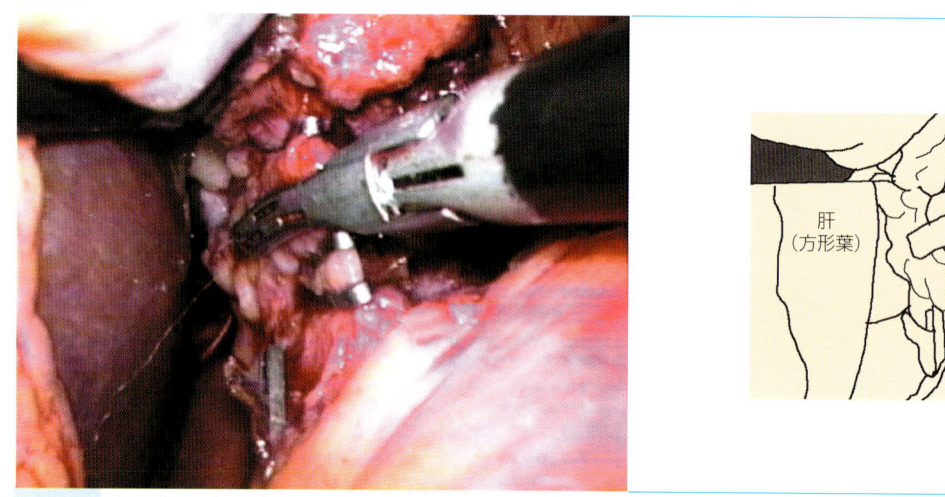

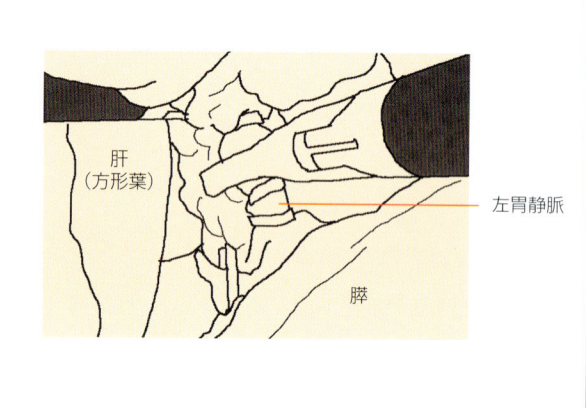

図18　左胃動脈の切離（3）

4）後腹膜の切離

　胃を挙上したまま，左胃動脈根部頭側および膵上縁左側の後腹膜組織を噴門に向けてLCSで切離する（図19）．後胃動脈は脂肪織が厚ければそれと認識せずに切離することもある．腹部食道背側を術者左手の鉗子で前側に圧排し，食道裂孔の右脚から左脚の背側を切離する（図20）．裂孔の後ろ1/2周が剥離される．

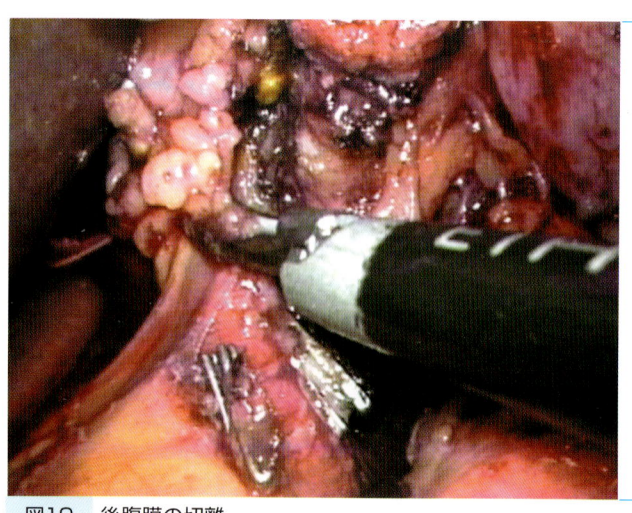

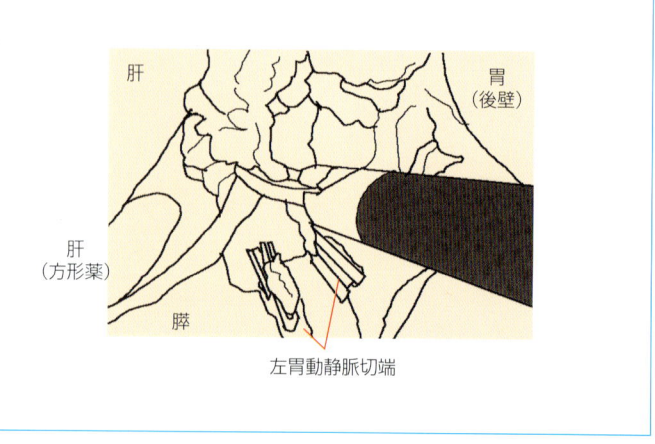

図19　後腹膜の切離

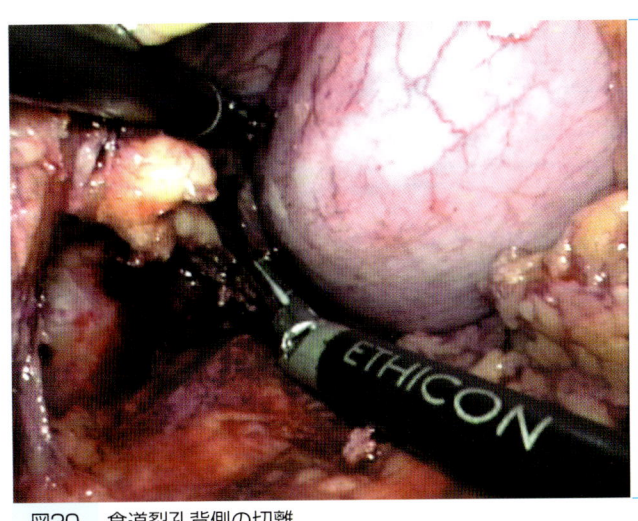

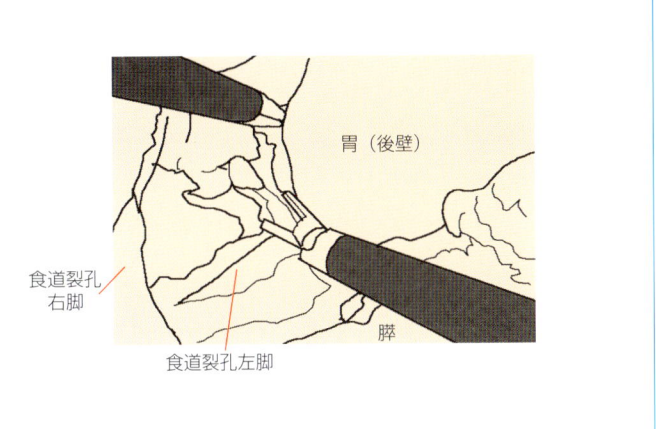

図20 食道裂孔背側の切離

5）胃結腸間膜の切離

　胃にスネークリトラクタをかけて挙上したまま，胃後壁と膵体前面の癒着を幽門背側まで切離し（図21），同時に胃結腸間膜の切開を右側に延長する（図22）．胃大網血管弓から尾側に出る大網枝を切離する．右側に行くにつれ，胃結腸間膜は短縮して胃幽門部と横行結腸が近接してくる．右胃大網静脈根部の損傷を避けるため，これより左側で胃結腸間膜の切離を止める．

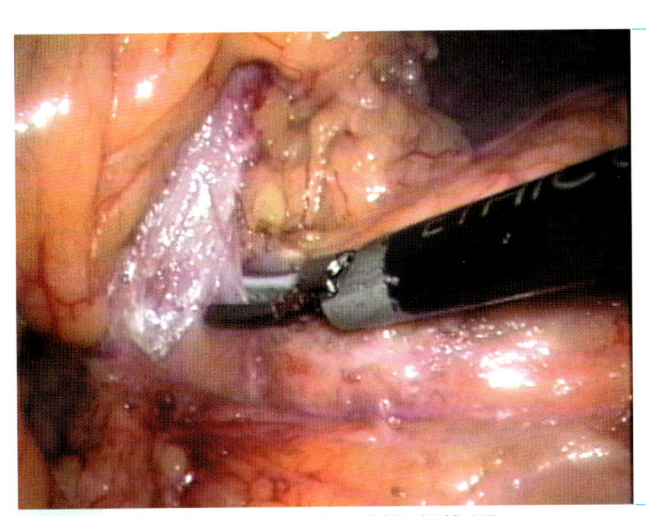

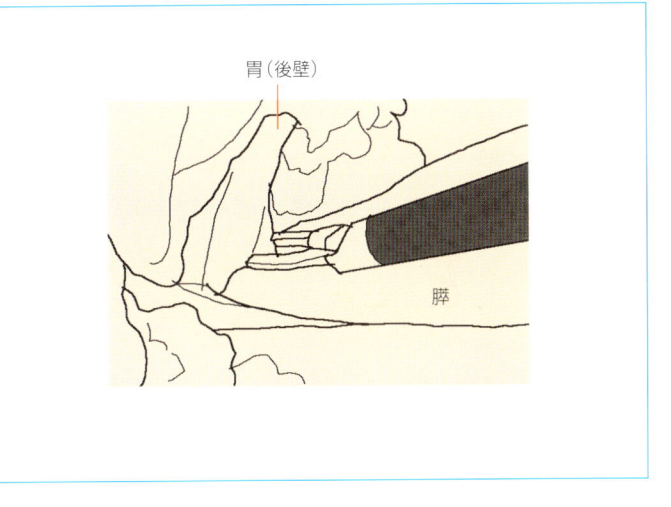

図21 幽門部背側で胃と膵の間の癒着を切離する．

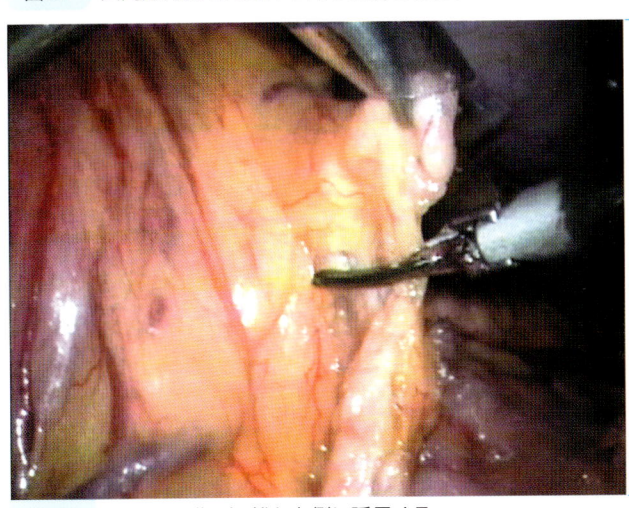

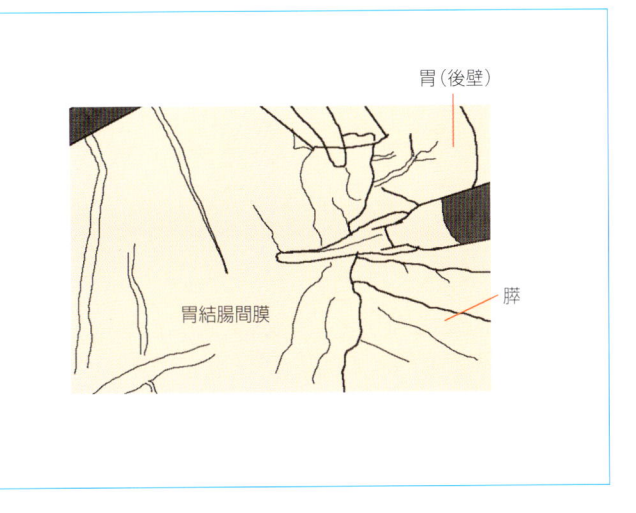

図22 胃結腸間膜の切離を右側に延長する．

III.2 ● 腹腔鏡下胃管作成術

6）食道裂孔周囲

ふたたび肝外側区域をスネークリトラクタで挙上し，食道横隔間膜の前側を切開する（図23）．左右の食道裂孔縁を切離する（図24, 25）．左側では左下横隔膜動脈の食道噴門枝をLCSで切離する．後縦隔経路で再建する場合は食道裂孔の前縁（左下横隔膜静脈が近い場合は左右どちらかの縁）をLCSで切開し，これを開大する（図26）．

心嚢横隔膜面の脂肪織およびリンパ節が胸腔内から十分剥離されていなければ心嚢面を出して，脂肪織およびリンパ節を食道につけるように切離する．

腹部食道を把持して，切離してある胸部食道を腹腔内に引き出す（図27）．胸骨後経路で再建する場合は，エンドスティッチで左右の脚を縫合し，裂孔を閉鎖する（体外結紮）．

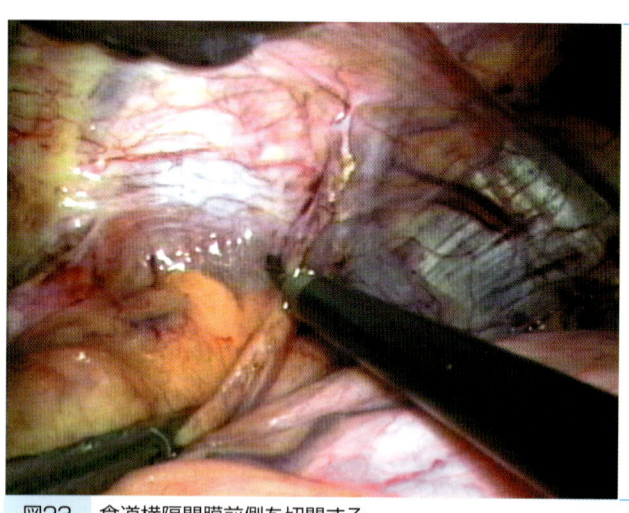

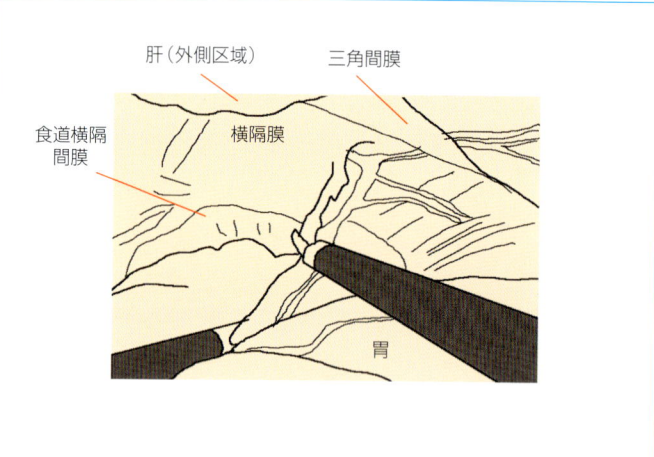

図23 食道横隔間膜前側を切開する．

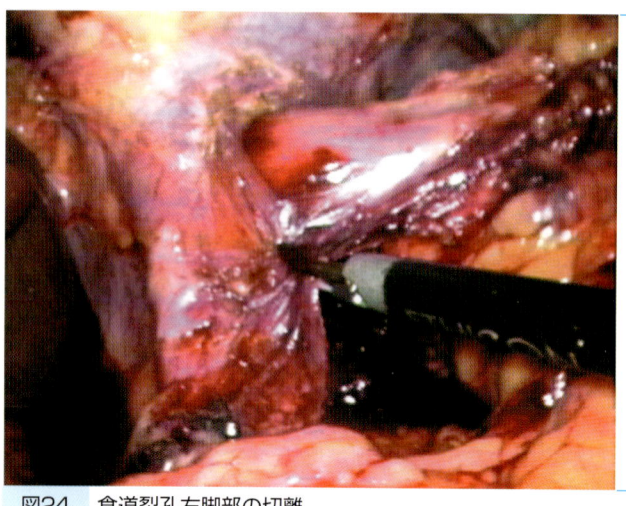

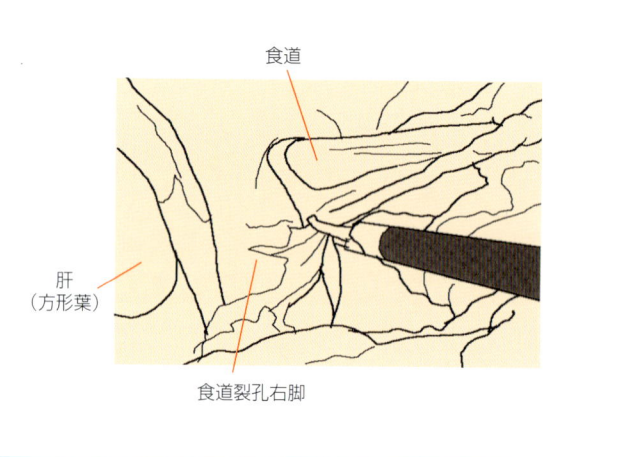

図24 食道裂孔右脚部の切離

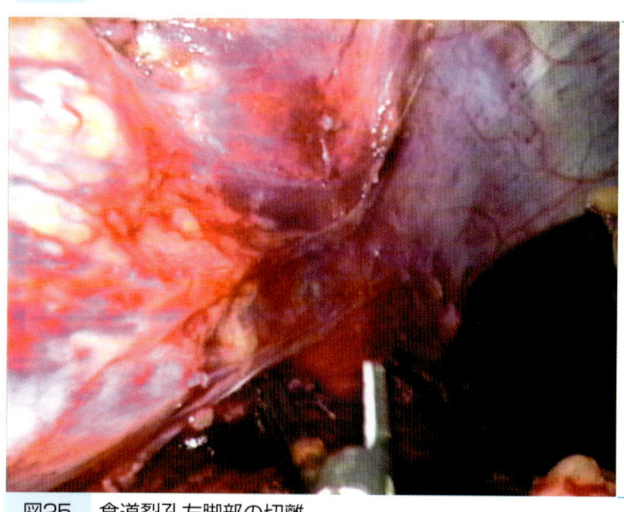

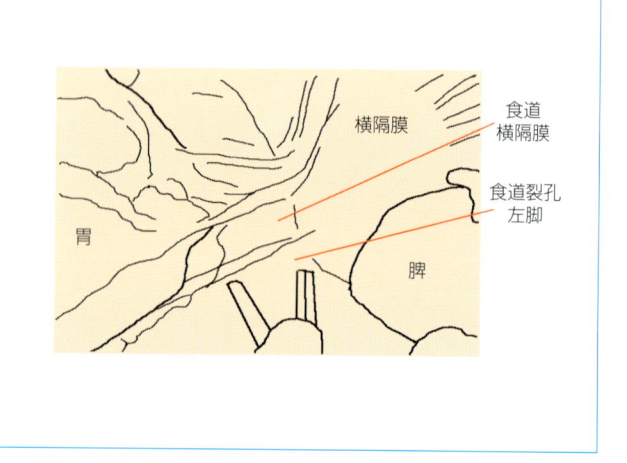

図25 食道裂孔左脚部の切離

なお，開腹，腹腔鏡下を問わず，全幹迷切になるので胆嚢は摘出している．食道裂孔を開放すると気腹が維持しにくくなるので，その前のいずれかの段階で胆嚢摘出を行う．

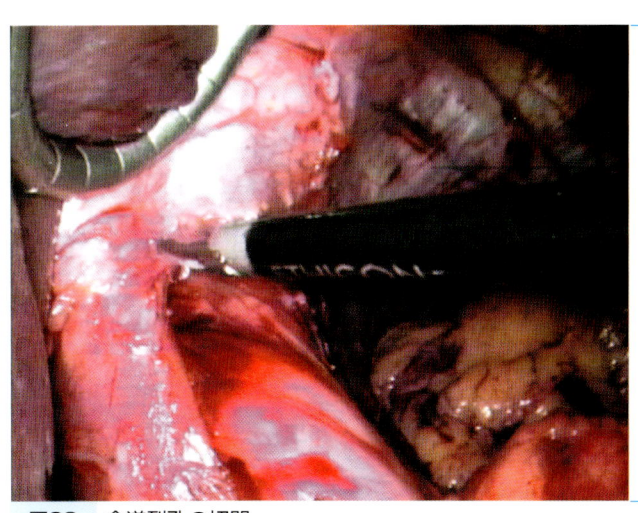

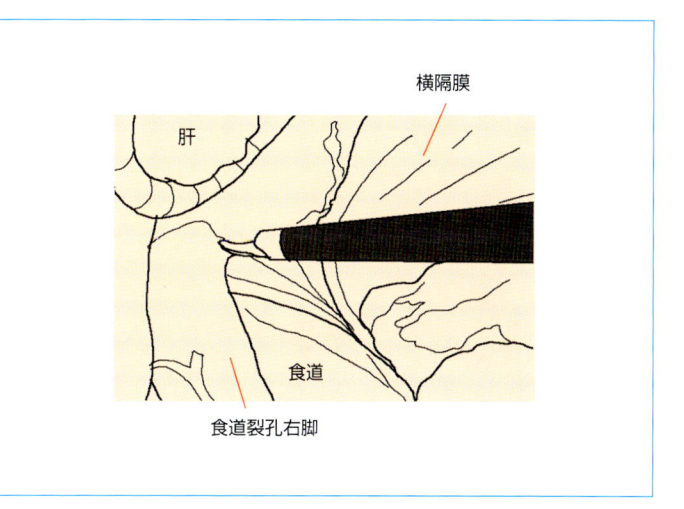

図26 食道裂孔の切開

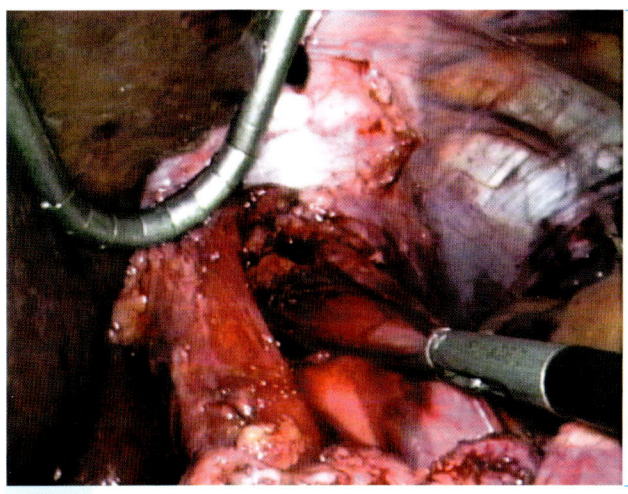

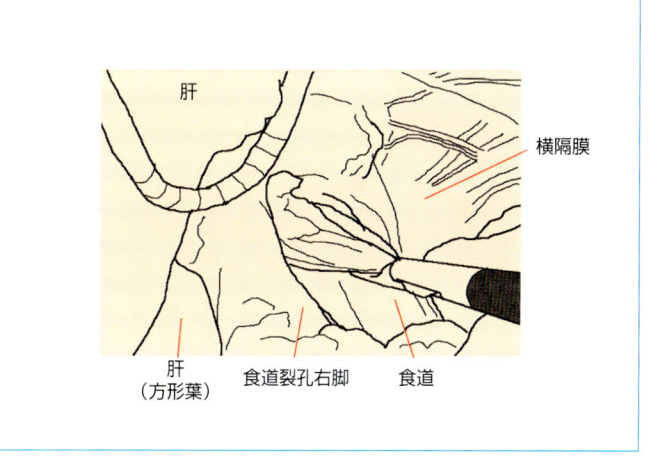

図27 食道肛門側断端を引き出す．

7）小彎側の切離

　剣状突起下のポート孔を4cmの縦切開に延長し，胸部食道および遊離した胃を引き出す．後縦隔経路の再建であれば，胸部食道の断端どうしを連結した糸を保持する．右胃動脈と左胃動脈の吻合部で血管弓を切離し，55mmの自動切開縫合器を3発ほどかけて細めの胃管を作成する．断端を漿膜筋層縫合で補強する．口側の数本の糸は切らずに残しておき，あとで頸部側の糸と連結する．4cmの創から腹腔内に手を入れ，幽門輪を母指と示指で挟み，幽門筋前側を圧挫して切る．細長いビニール袋を胃管に被せ，捻れないように幽門側から腹腔内に戻す．挙上の際には，用手的に胃管を裂孔内に押し込むことはできない．頸部側の糸を牽引し，胃管が口側から順に捻れずに挙上されることを確認する(図28)．

8）再　　建

　胸骨後経路で再建する場合は，剣状突起下の小開腹創から麦粒鉗子などを用いて挙上経路を作成する．頸部郭清および吻合操作は開胸開腹の場合と変わるところはない．後縦隔経路または胸骨後経路で胃管を頸部に挙上し，頸部で食道と吻合する．4-0 PDS IIを用い，胃管の大彎側後壁にGambee縫合で端側吻合している．経鼻胃管を胃管内横隔膜上に留置し，4cmの創から胃管がたるまないように引き下ろす．後縦隔経路の場合は4cmの創から直視下に，胃管と横隔膜脚を2～3針縫合固定する．

9　術中偶発症：予防と対応

　脾被膜損傷は，脾下極部と胃結腸間膜の癒着があって，これが牽引された場合に起こりやすい．胃結腸間膜左側および胃脾間膜の操作を始める前に，この癒着を切離しておいたほうがよい．脾被膜損傷が起こった場合はサージセルやアビテンシートなどの止血シートを置いてガーゼで圧迫しておく．

10　術後合併症：予防と対策

　胸腔鏡下食道切除の項で述べたので割愛する．

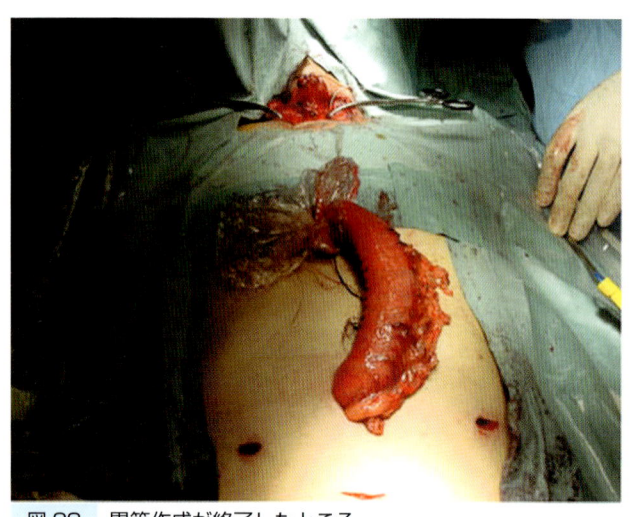

図28　胃管作成が終了したところ

［市川　宏文／宮崎　修吉／里見　　進］

Ⅳ. 胃
腹腔鏡下胃手術

1 はじめに

腹腔鏡下胃手術の現在の位置づけ

　粘膜下腫瘍に対する腹腔鏡下胃切除術はすでに標準術式となっている．一方，胃癌に対する腹腔鏡（補助）下胃切除術は，胃癌学会の胃癌治療ガイドラインでは，研究的治療と位置づけられており，Stage IBまでを対象にそのfeasibilityが検討されている．また，平成14年からはリンパ節郭清を伴う腹腔鏡補助下手術が保険収載され，施行症例数は急増している．この手術は癌に対する手術であるので，リンパ節郭清が不十分とならないように施設ごとに適応を慎重に決定していくことが必要である．

2 局所解剖

　手術の際に胃の局所解剖が重要なことは，開腹手術であっても腹腔鏡下手術であっても変わらない．腹腔鏡下手術では触覚に頼ることができないため，胃とその周辺臓器の位置関係，膜の構造，動静脈走行やその分枝の変異，リンパ系の流れ，支配神経とその分枝についての一層確実な解剖学的知識と，開腹手術の経験が必要となる．

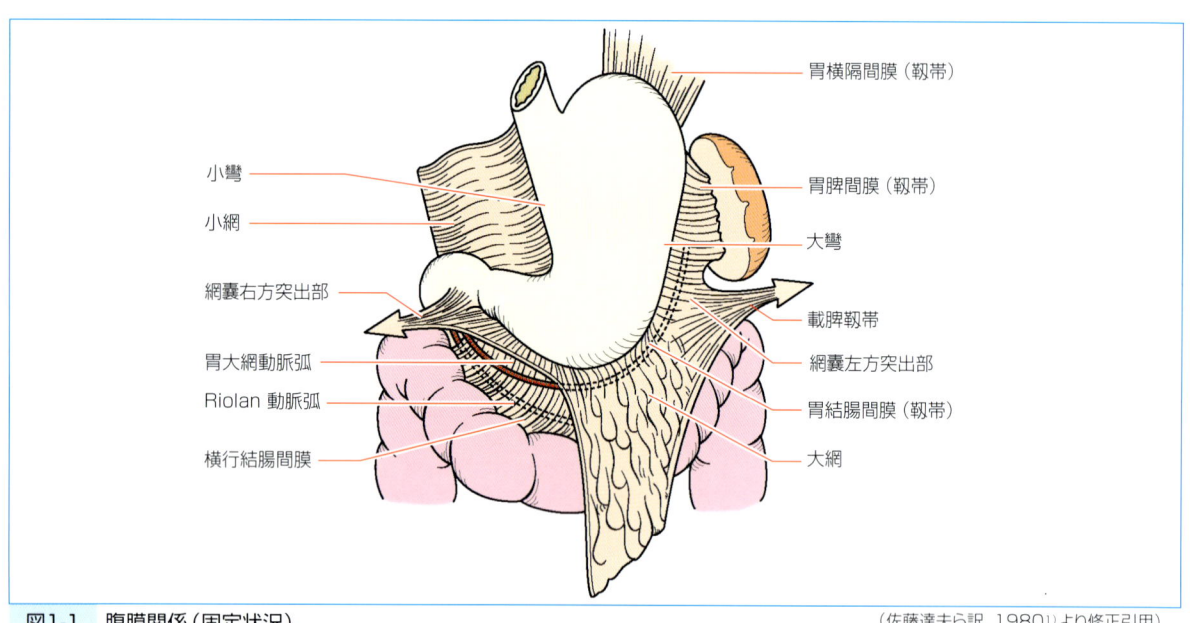

図1-1 腹膜関係（固定状況）　　　　　　　　　　　　　　　　　　　　　　　　　　　　　　　　（佐藤達夫ら訳，1980[1]）より修正引用）

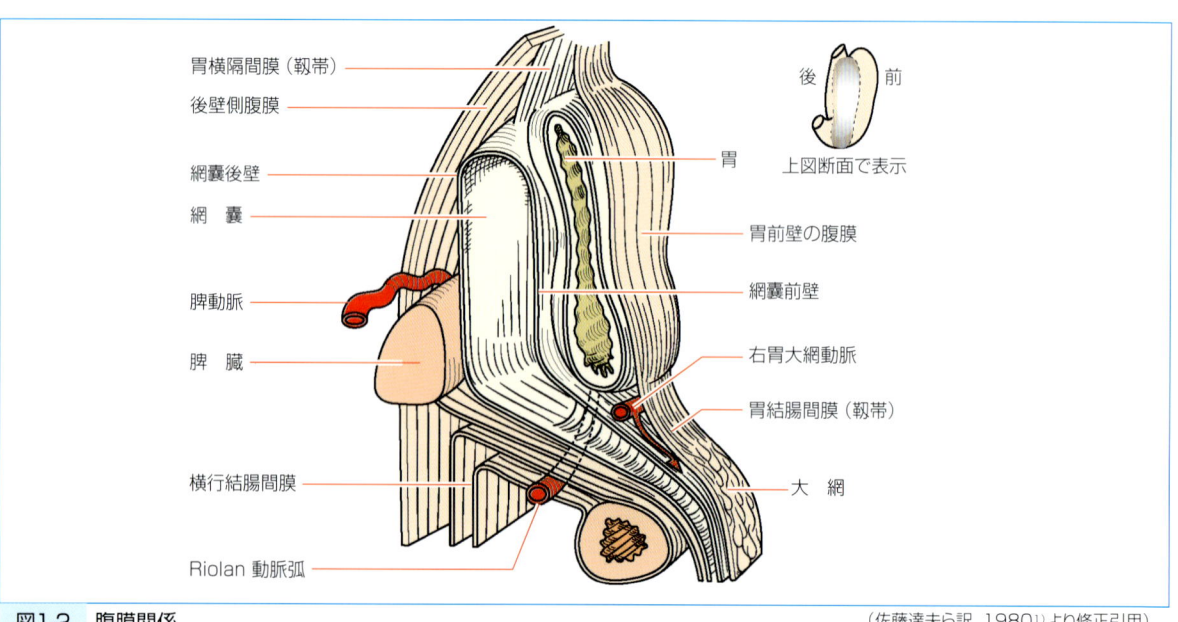

図1-2 腹膜関係　　　　　　　　　　　　　　　　　　　　　　　　　　　　　　　　　　　　　（佐藤達夫ら訳，1980[1]）より修正引用）

1）胃の周辺臓器と隣接関係

（1）腹膜関係（図1-1, 1-2）

胃は臓側腹膜によってひとまとめに包まれているといってさしつかえない．

小彎側で，臓側腹膜の2葉が小網を形成し，小網が胃を肝門と静脈幹索裂（Arantius溝）に結びつけている．

大彎側では前後の2葉はそれぞれ胃脾間膜（靱帯），胃結腸間膜（靱帯）を形成する．胃底部（胃弓隆部）は横隔膜と胃横隔間膜（靱帯）よって結びついている．

胃横隔間膜は網嚢の天蓋の一部を形成している．

（2）器官との隣接関係（図1-3, 1-4）

前壁は，(1)胸郭部と(2)腹部に分けられる．

1● 胃の胸郭部（胸郭に覆われた部分）は胃の垂直部上方2/3の部分で深部から表層に向かって肝臓左葉，横隔膜，胸郭内器官，胸壁に隣接する．

2● 胃の腹部は肝臓左葉，腹壁に隣接する．

後壁は，(1)胃底部（胃弓隆部），(2)胃底部より下方で横行結腸間膜より上の部分，(3)横行結腸間膜より下方の部分の3つの部分に分けられる．

1) 胃底部は横隔膜に隣接する．
2) 胃底部より下方で横行結腸間膜より上方の部分は固有網嚢の前方境界となり，この網嚢を隔てて，膵臓，左副腎，脾臓内縁と隣接する．
3) 横行結腸間膜より下方の部分は横行結腸間膜と対面している．

大　　彎

大彎は上方から下方に向かって胃横隔間膜（靱帯）垂直部，胃脾間膜，胃結腸間膜（靱帯）が付着する．

小　　彎

小彎は大彎より深部にあり，小網によって肝臓と結びついている．小網は網嚢前庭部の前面を形成する．

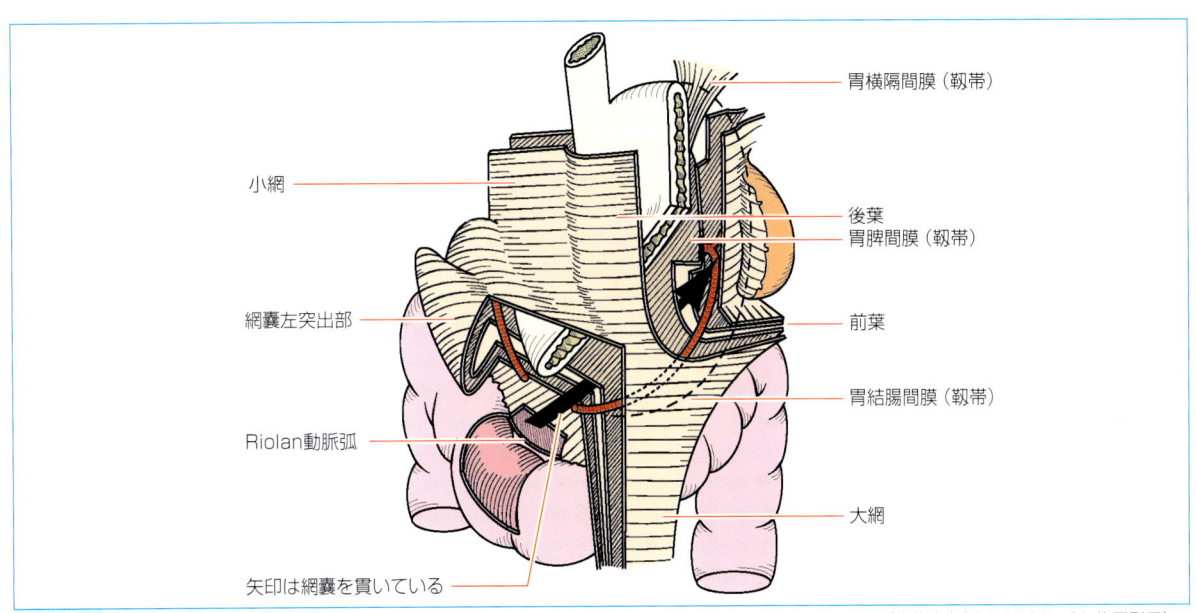

図1-3 胃大彎における隣接関係

（佐藤達夫ら訳，1980[1]）より修正引用）

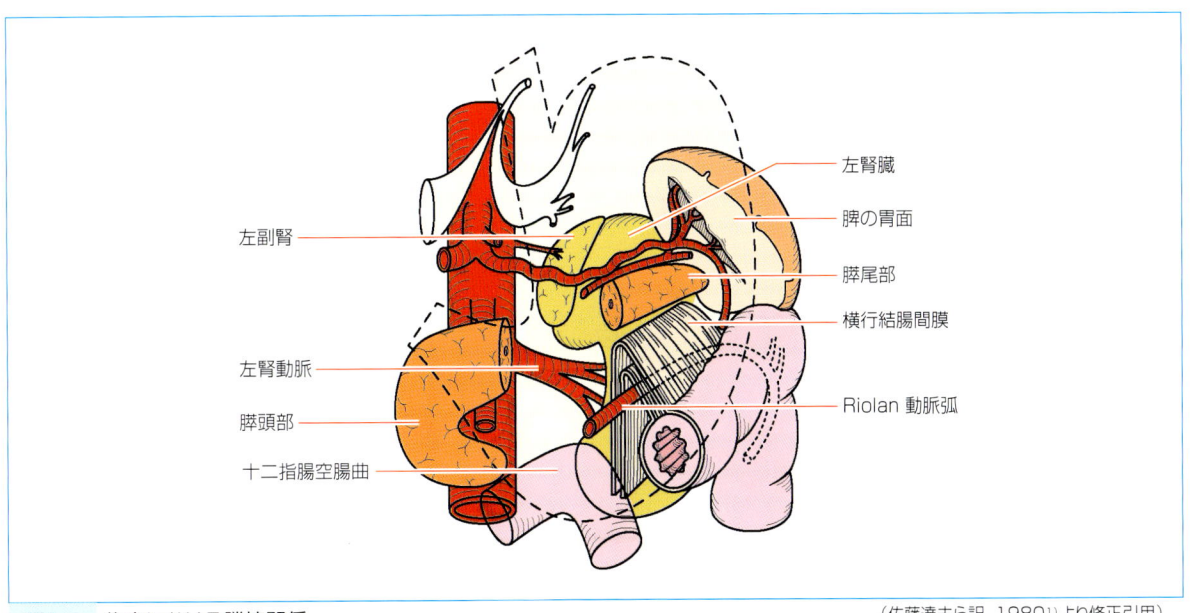

図1-4 後方における隣接関係

（佐藤達夫ら訳，1980[1]）より修正引用）

IV●胃 - 腹腔鏡下胃手術

2) 胃の固定(図1-1)

　口側で食道, 肛門側で十二指腸に固定され, さらに胃脾間膜, 胃結腸間膜, 胃横隔膜間膜, 小網(肝胃間膜), 肝十二指腸間膜, 胃膵ヒダによっても周囲臓器に固定されている.

3) 胃の脈管(総論)
(1) 胃の動脈系

　胃はおもに腹腔動脈より分枝する4本の動脈によって血行が支配されている. この動脈の分岐を理解することは胃癌の手術において重要である. 腹腔動脈は総肝動脈, 脾動脈, 左胃動脈の3つの枝に分かれ, さらに分岐していく. 総肝動脈系には右胃動脈, 右胃大網動脈, 幽門下動脈, 脾動脈系には後胃動脈, 左胃大網動脈, 短胃動脈があり, 左胃動脈は独立して腹腔動脈から分枝している(図2-1). これらのうち, 左胃動脈と右胃動脈, 左胃大網動脈と右胃大網動脈との間にはそれぞれ吻合があり, 血管弓を形成している(図2-2). また, 左胃大網動脈と右胃大網動脈との間の吻合は約10%の率で欠損していることがある(佐藤達夫：消化器の局所解剖, 食道・胃, 金原出版, 1993).

　左胃大網動脈は脾動脈から脾枝への分岐部近傍で分枝する. 日本人は脾動脈が上脾枝と下脾枝に分枝した直後の下脾枝から起こることが多い(佐藤達夫：消化器の局所解剖, 食道・胃, 金原出版, 1993). 左胃大網動脈は膵尾部や脾下極に小枝を与えた後, 無血管領域を形成し4〜5本の枝が胃に流入する. 脾門部付近の解剖は腹腔鏡下に4sbリンパ節を郭清する際に重要である(図2-3).

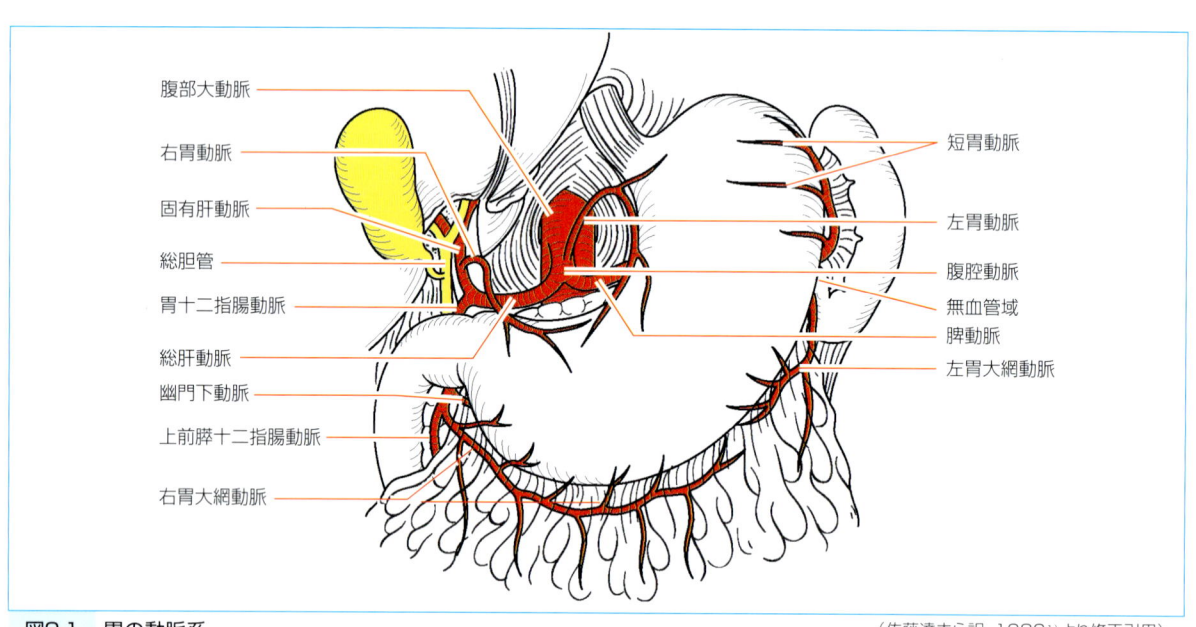

図2-1　胃の動脈系　　　　　　　　　　　　　　　　　　(佐藤達夫ら訳, 1980[1])より修正引用)

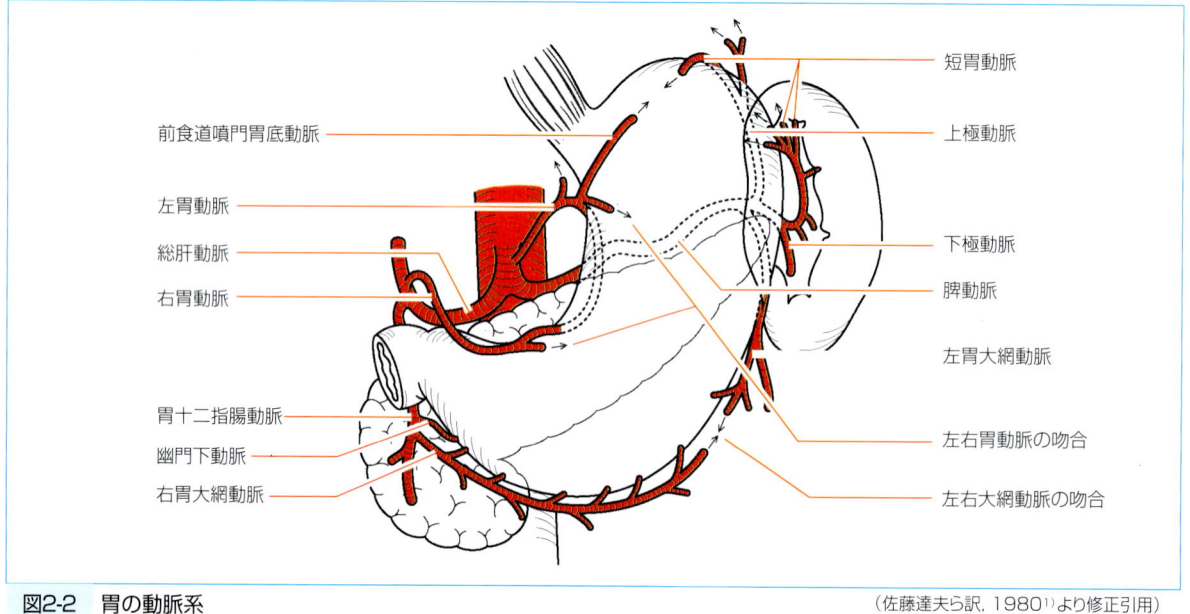

図2-2　胃の動脈系　　　　　　　　　　　　　　　　　　(佐藤達夫ら訳, 1980[1])より修正引用)

一般的に腹腔動脈，上腸間膜動脈の分枝には変異が多い(**図2-4**)．特に，左肝動脈が左胃動脈より分枝している場合は，腹腔鏡下手術においてもそれを温存する形で左胃動脈を処理しなければならないこともある．腹腔鏡下の操作では不用意な出血はその後の手術操作に多大な影響をきたすため，これらの変異のパターンについても熟知しておくことが望まれる．

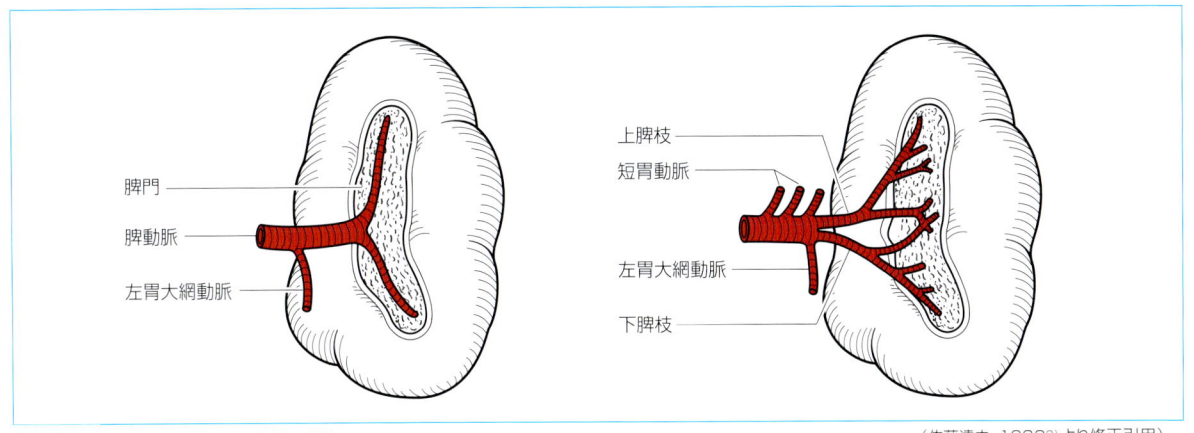

図2-3　左胃大網動脈の分岐形態
（佐藤達夫，1993[2]より修正引用）

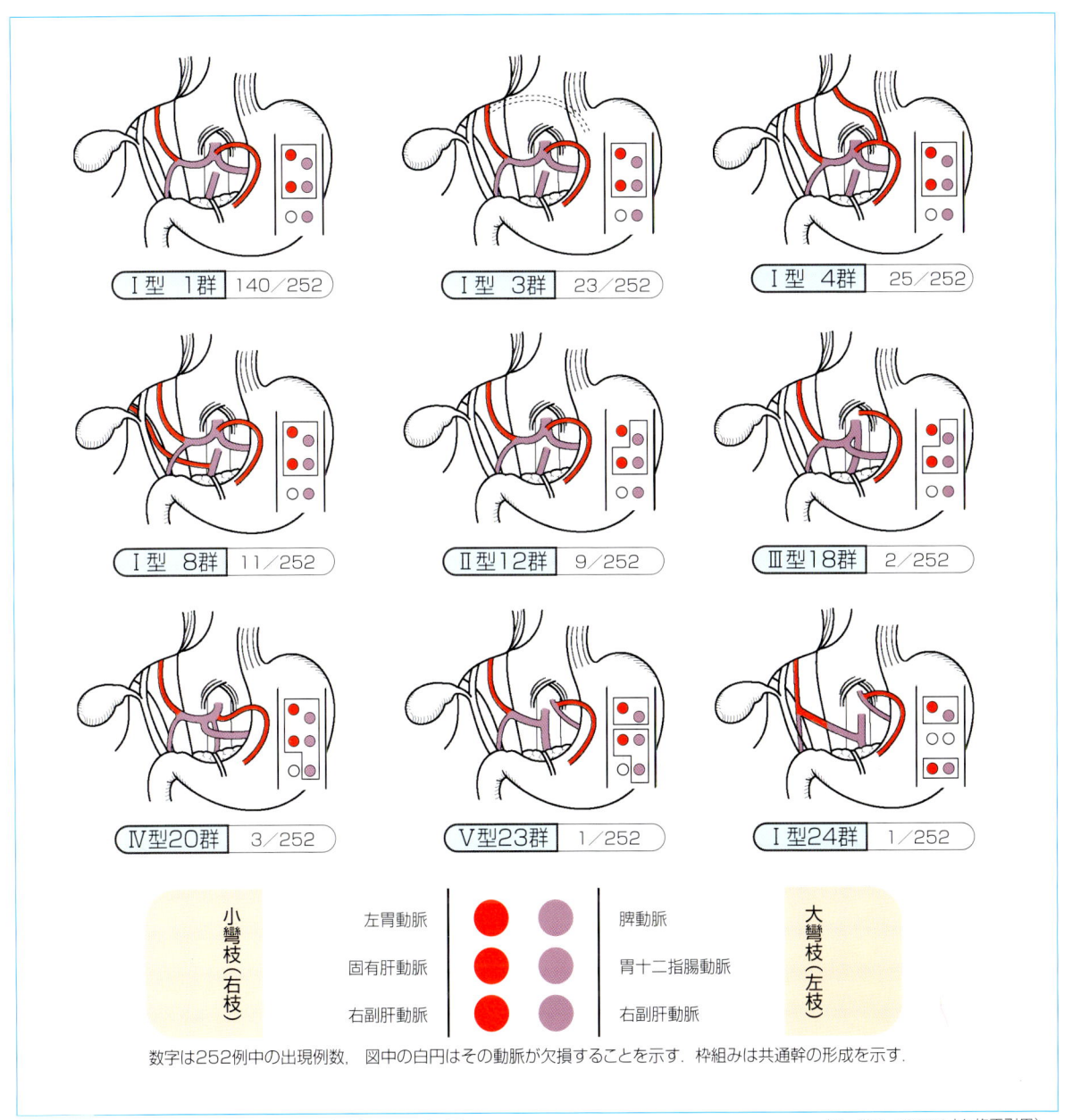

図2-4　腹腔動脈の分岐型（Adachi改変）とその解析
（西　満正，1986[3]より修正引用）

図3-1 胃の静脈系 （佐藤達夫ら訳，1980[1]）より修正引用）

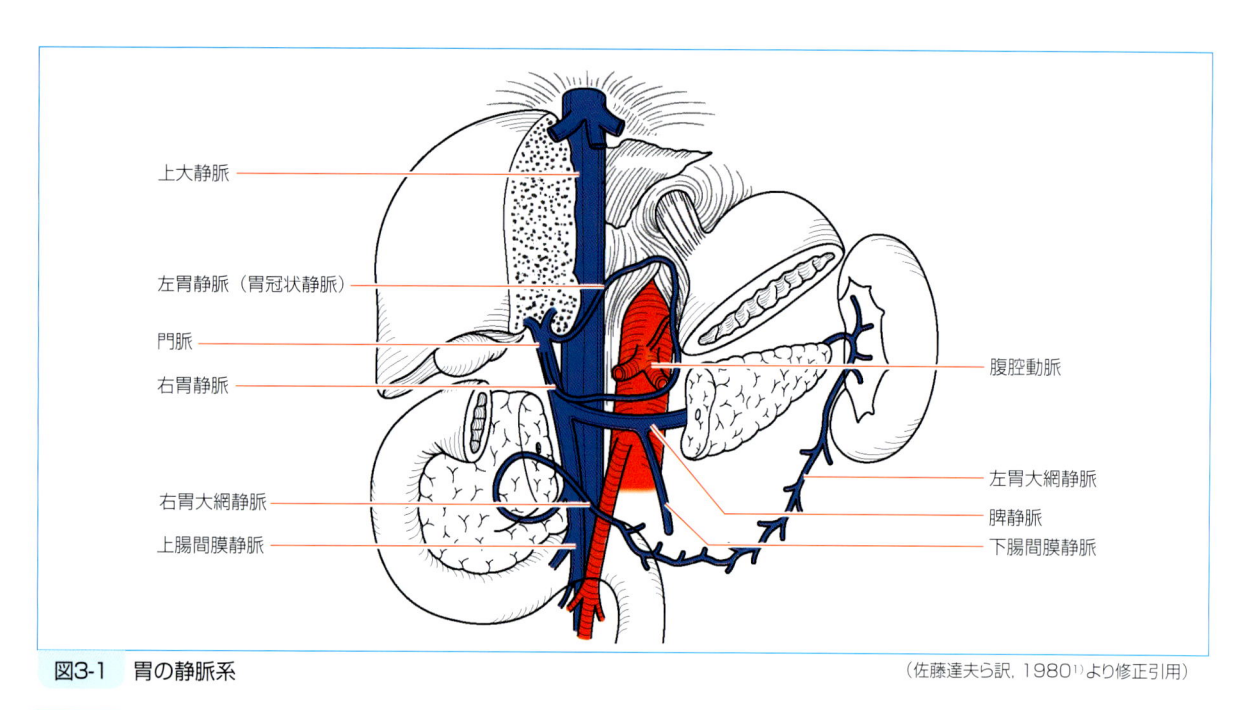

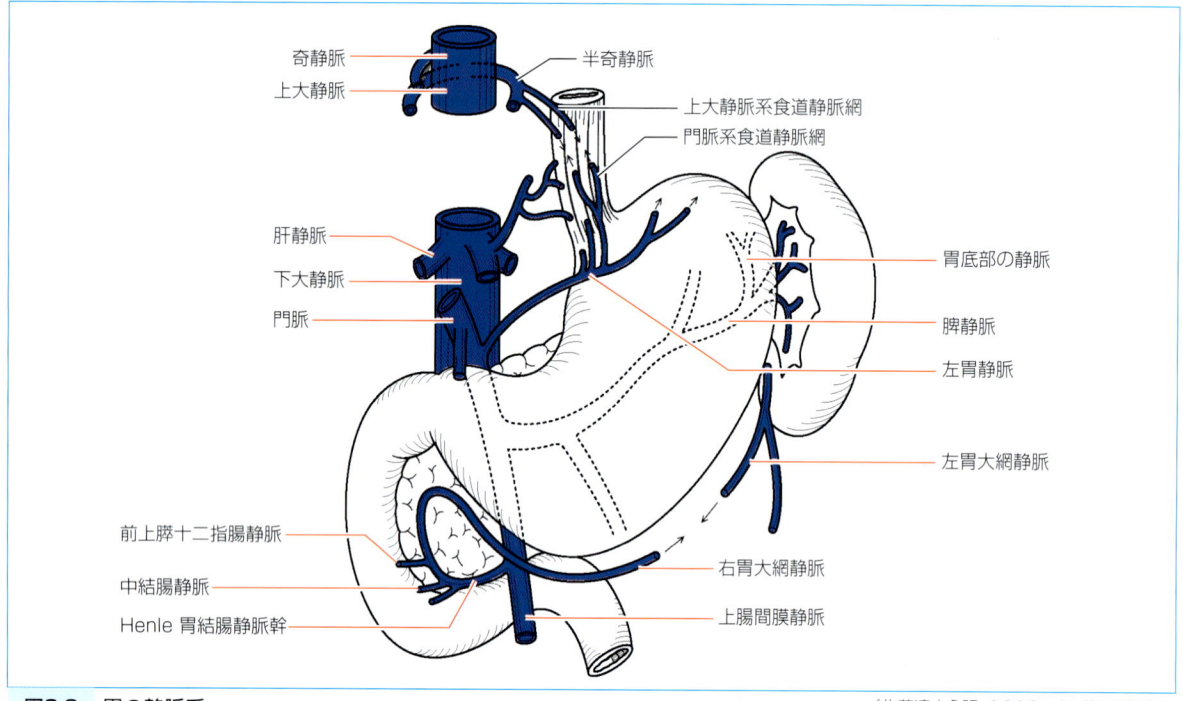

図3-2 胃の静脈系 （佐藤達夫ら訳，1980[1]）より修正引用）

(2) 胃の静脈系

胃の静脈系はほとんどが動脈と伴走するように存在している．また，図3-1のように直接もしくは上腸間膜静脈，脾静脈を介して門脈に流入している．左胃静脈（胃冠状静脈）は図3-1，3-2では門脈に直接流入しているが，総肝動脈と膵上縁の間から脾静脈に流入している場合も多く，膵上縁の操作時には注意を要する．左胃静脈の流入パターンを示す（図3-3）．また，前上膵十二指腸静脈，中結腸静脈，Henle胃結腸静脈幹，上腸間膜静脈，右胃大網静脈の解剖学的位置関係を熟知しておくことは視野の狭い腹腔鏡下手術で確実な6番リンパ節郭清を行うために重要である（図3-2）．

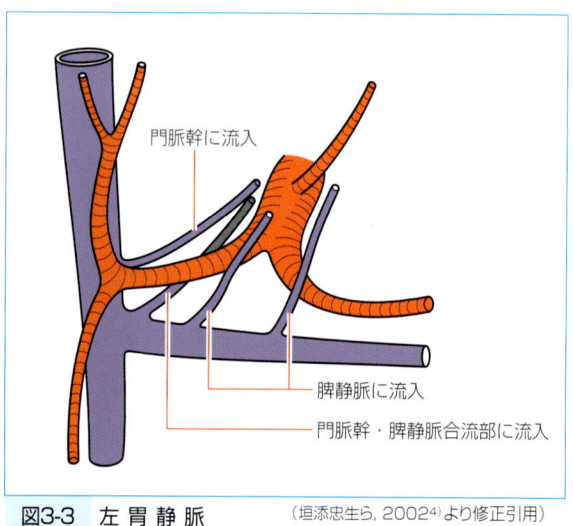

図3-3 左胃静脈 （垣添忠生ら，2002[4]）より修正引用）

IV ● 胃 - 腹腔鏡下胃手術

(3)胃のリンパ系

粘膜，粘膜下組織，腹膜のリンパ管網から発生したリンパ管は，次に述べる3つのリンパ管網を通って大動脈の前面と側面にある腹腔リンパ節群に達する．

1● 左胃動脈リンパ系(図4-1)

流域は胃垂直部の内側2/3とそれに隣接する水平部の領域である．また，3つの介在リンパ節(中継リンパ節)である．

1) 壁在リンパ節および噴門リンパ節
2) 小彎リンパ節
3) 左胃動脈幹リンパ節

がある．

2● 脾動脈リンパ系(図4-2)

流域は左胃動脈領域より外側の胃垂直部と大彎の中央部からのリンパが集まる領域である．

リンパ節は胃脾間膜(靱帯)内で左胃大網動脈に沿った部分，脾門内，膵脾間膜(靱帯)内と膵上縁で脾動脈に沿った部分，腹腔動脈の左方に存在し，脾動脈の起始部に1個の大きなリンパ節がある．

3● 肝動脈リンパ系(図4-3)

流域は左胃動脈および脾動脈流域よりも右側のリンパを集める領域である．また，2つの領域である，

1) 上域あるいは幽門域
2) 下域

に区別される．

上域あるいは幽門域は総肝動脈水平部上のリンパ節と上膵十二指腸後リンパ節に達する．

下域は右胃大網動脈に沿った幽門下リンパ節，胃十二指腸動脈に沿った幽門後リンパ節に流入する．

最終リンパ節は肝動脈基部にある1個の大きなリンパ節である．また，胃のリンパ管は広く相互に連絡しており，上腸間膜リンパ節，小網リンパ管，膵前面のリンパ管，さらには食道のリンパ管網を介して胸郭内リンパ管とも連なっている(図4-4)．

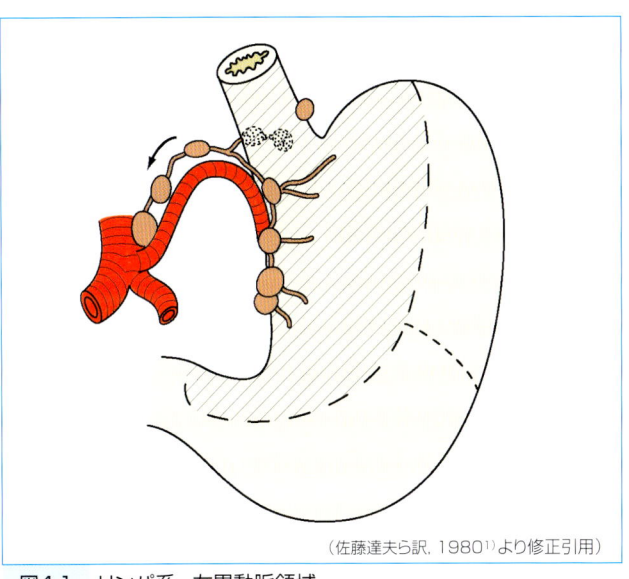

図4-1　リンパ系－左胃動脈領域

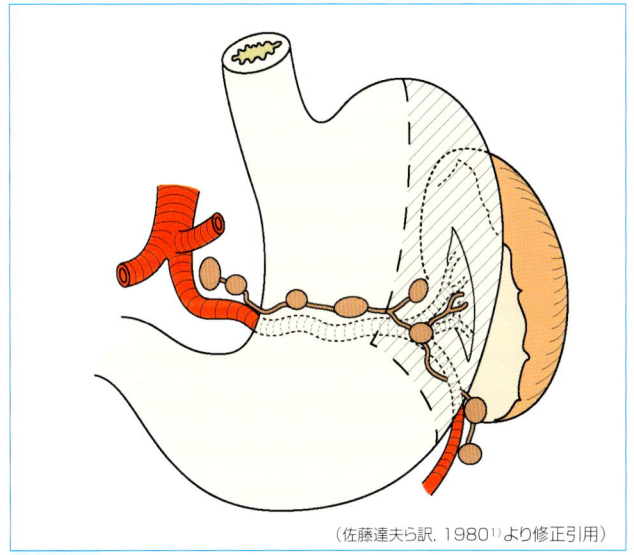

図4-2　リンパ系－脾動脈領域

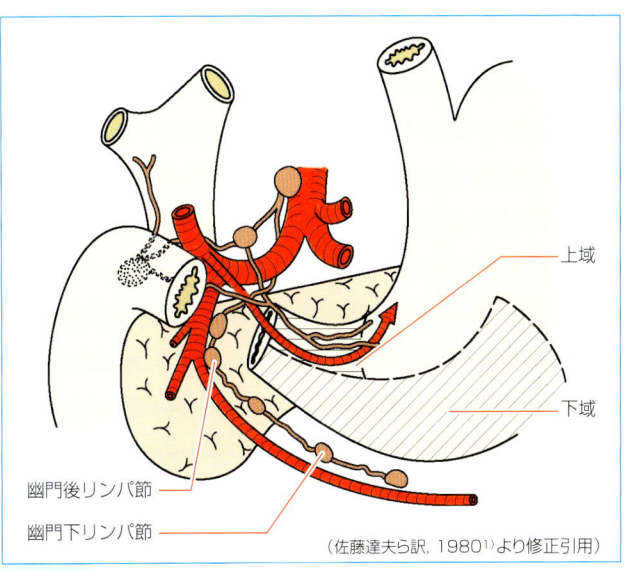

図4-3　リンパ系－肝動脈領域

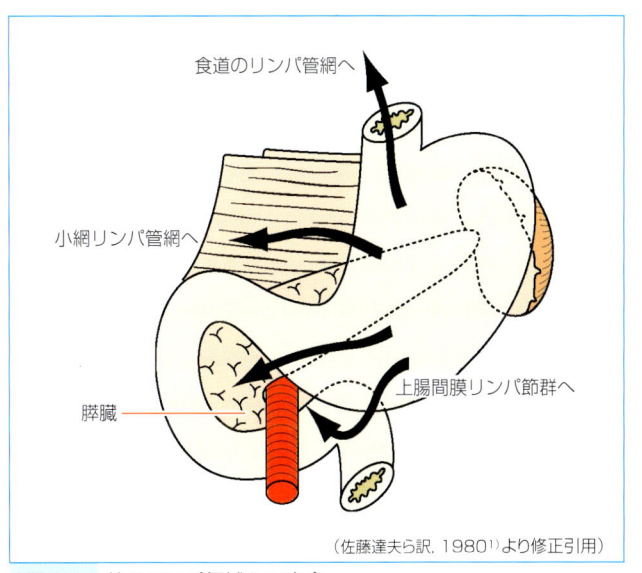

図4-4　他のリンパ領域との吻合

4) 胃の脈管（各論）

（1）腹腔鏡下手術における各動静脈の見え方

開腹手術では腹腔内を患者の腹側から見るイメージであるのに対し，腹腔鏡下手術ではあたかも患者の腹腔内に自分が存在し，尾側から頭側へ観察するイメージとなり，開腹手術とは違う独特な視野が得られる．ここでは，腹腔鏡下の視野での各動静脈の見え方を示す．

1● 左胃大網動静脈

脾動脈またはその終枝の1つから分枝し胃脾間膜，胃結腸間膜内に存在する（図5-1）．静脈もこれに伴走している．

2● 右胃大網静脈

十二指腸下縁で同名動脈から離れ，前上膵十二指腸静脈，中結腸静脈と合流しHenle胃結腸静脈幹を形成する（図5-2）．

図5-1　左胃大網動静脈

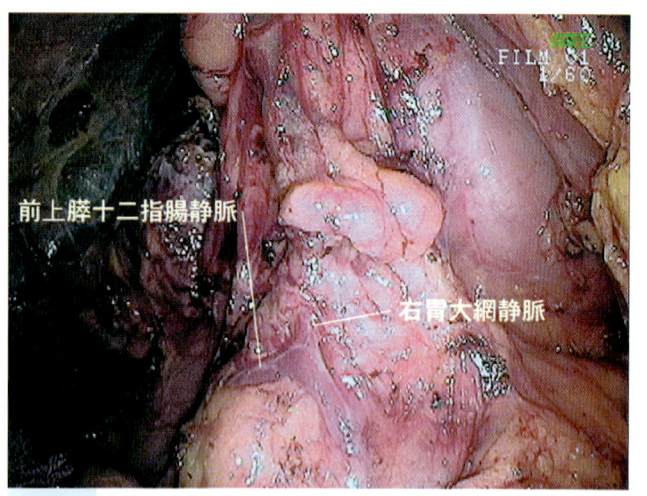

図5-2　右胃大網静脈

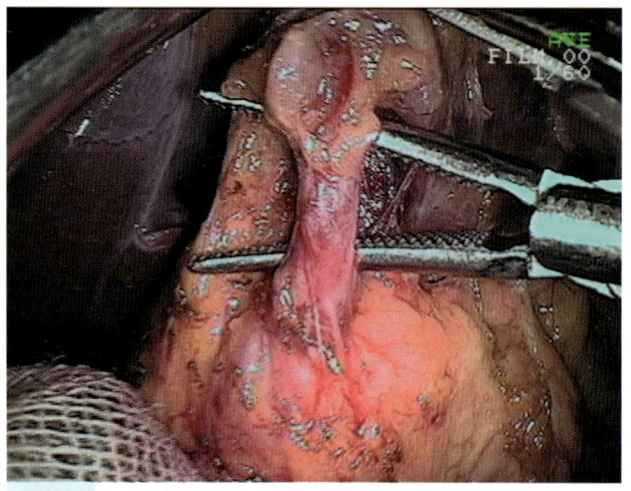

図5-3　右胃大網動脈

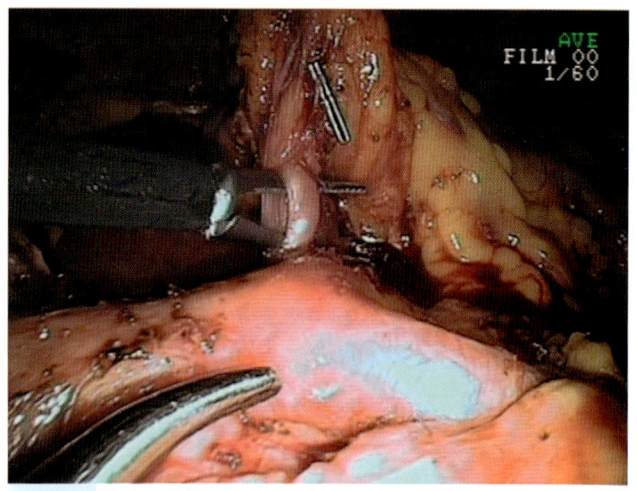

図5-4　左胃動脈

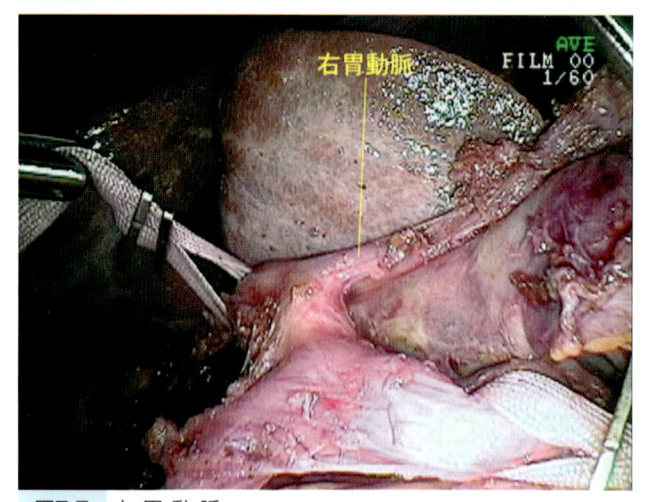

図5-5　右胃動脈

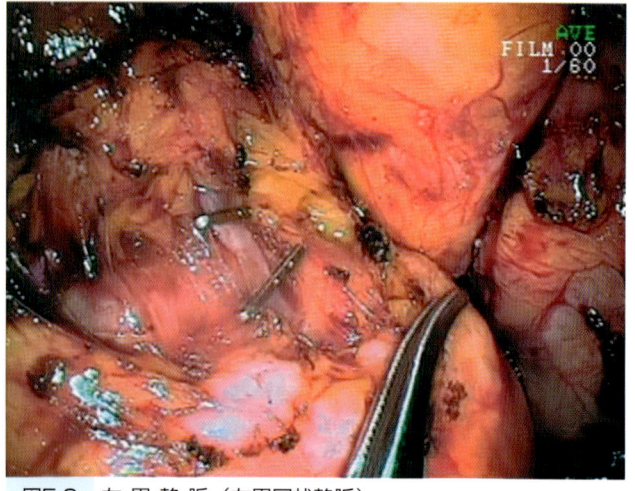

図5-6　左胃静脈（左胃冠状静脈）

3● 右胃大網動脈

胃十二指腸動脈から分枝し，前上膵十二指腸動脈とともに胃十二指腸動脈の終枝である．この血管，もしくはこの血管の分岐部近傍の胃十二指腸動脈から幽門下動脈が分岐する(図5-3)．

4● 左胃動脈

腹腔動脈から分枝する側枝であるが，直接大動脈から分岐することもある．胃の小彎上1/3と下2/3の境界付近で後壁よりに到達する(図5-4)．

5● 右胃動脈

通常は固有肝動脈から分岐するが変異は頻発する．小網の自由縁内を走行し，幽門輪付近の胃の小彎に到達する(図5-5)．

6● 左胃静脈(左胃冠状静脈)

動脈と離れて走行することが多く，手術操作上，非常に重要な静脈である．左胃動脈付近から総肝動脈の頭側

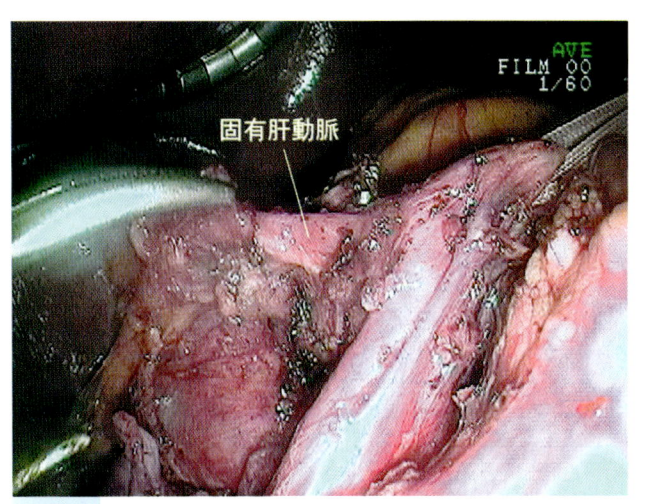

図5-7 総肝動脈

図5-8 固有肝動脈

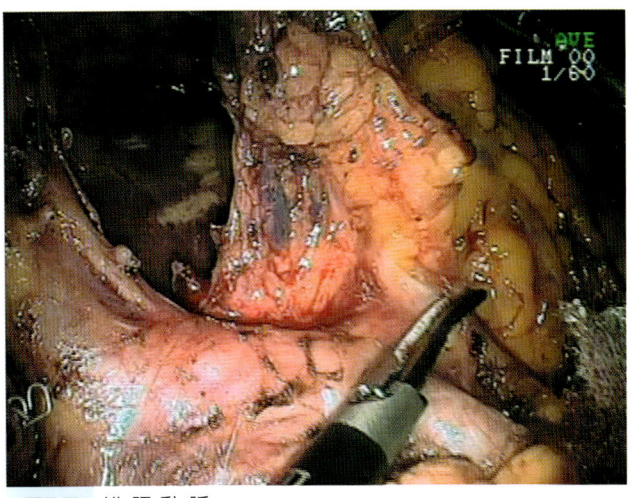

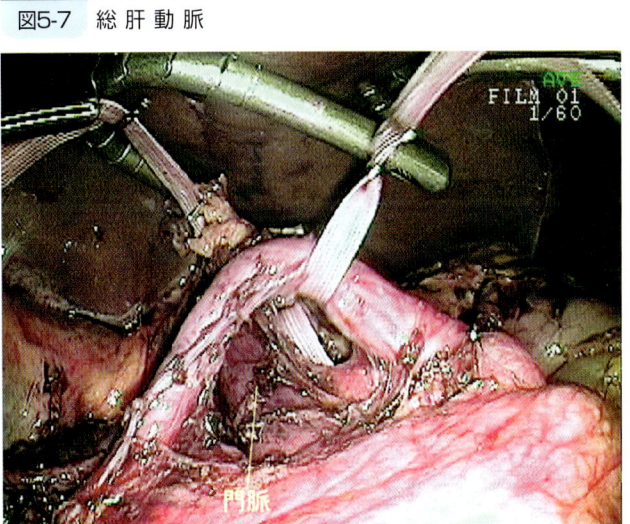

図5-9a 門脈(1)

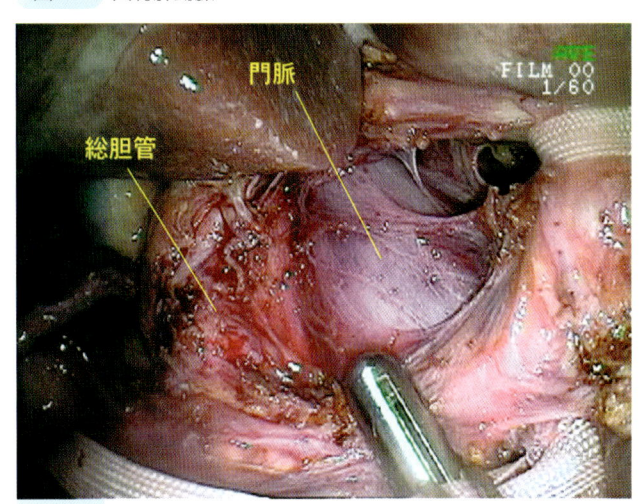

図5-9b 門脈(2)

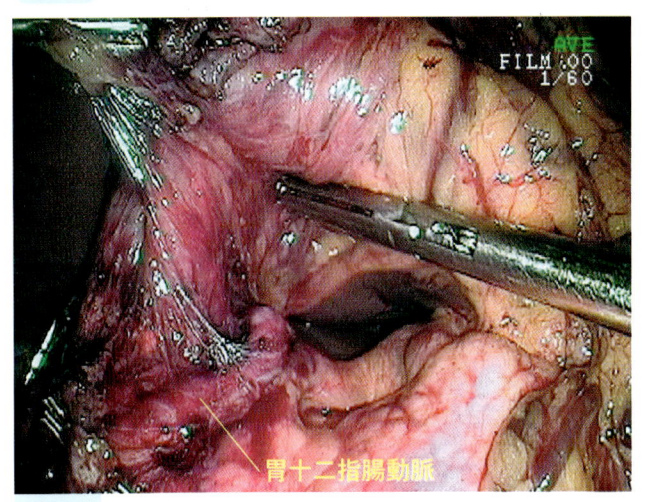

図5-10 胃十二指腸動脈

を右尾側方向に斜めに走行し，門脈本幹あるいは門脈・脾静脈合流部付近に流入する場合が多い．ときには，総肝動脈の前面を走行し，脾動脈に流入する．また，総肝動脈・脾動脈分岐部，あるいはその脾臓よりで，これらの動脈の前面を越えて脾静脈に流入する場合もある(図5-6)．他に，総肝動脈，固有肝動脈，門脈，胃十二指腸動脈を(図5-7〜10)に示す．

5) 胃の神経

副交感神経である左右の迷走神経は食道に沿って下行し，食道裂孔付近で左迷走神経は前幹に，右迷走神経は後幹となる．多くの症例では前幹，後幹各1本であるが，裂孔のレベルでおのおのがすでに2〜3本に分枝していることもあり，注意を要する．自律神経温存手術では，数本に分かれている場合は可能な限りすべてを温存する．典型的な分枝形態を図6-1, 6-2に示す．後幹からの腹腔枝は交感神経の枝である大・小内臓神経などと腹

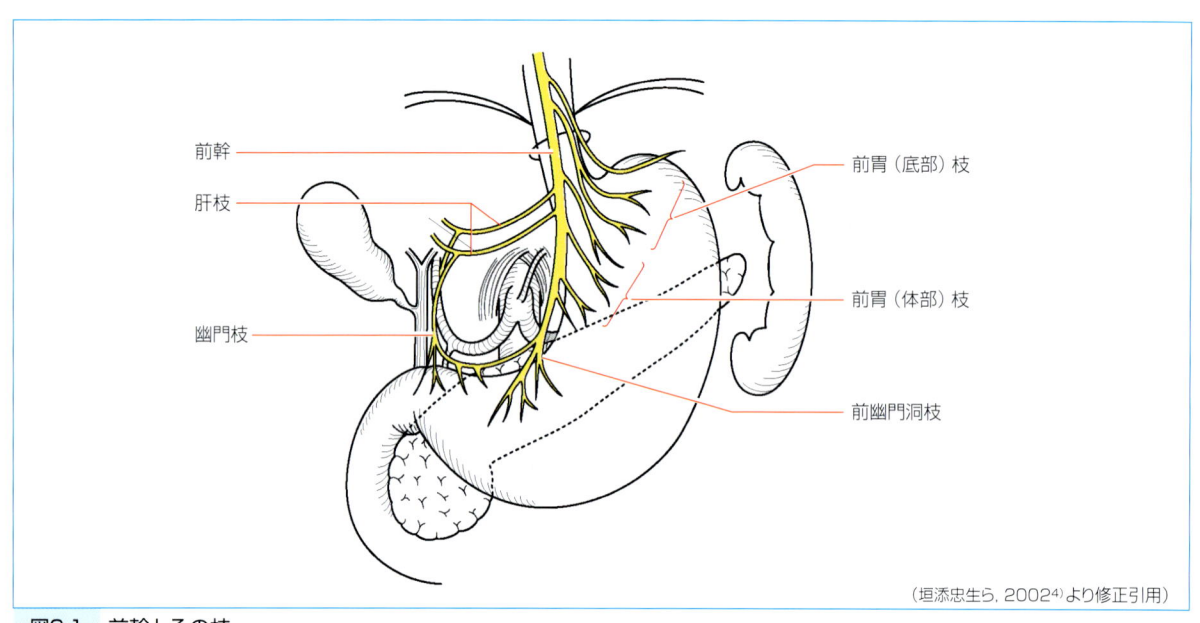

図6-1　前幹とその枝

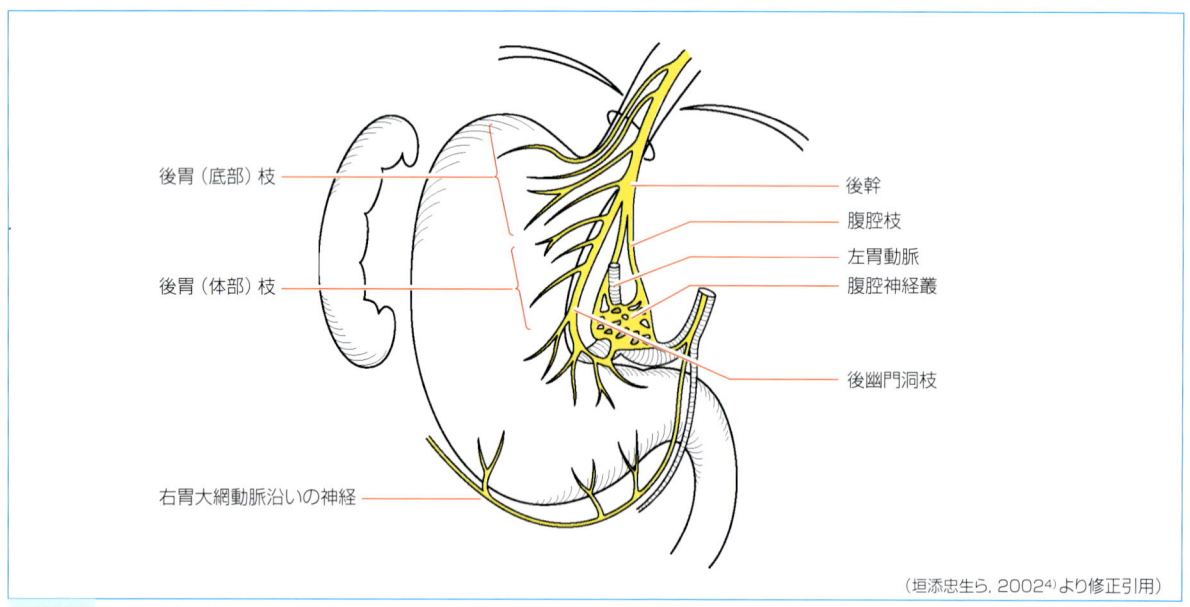

（垣添忠生ら，2002[4]）より修正引用）

図6-2　後幹とその枝

（垣添忠生ら，2002[4]）より修正引用）

腔神経節を形成し，上腸間膜神経節，大動脈・腎動脈神経節などとあわせて腹腔神経叢を形作る（図6-3,図6-4）．

前幹からの肝枝，後幹からの腹腔枝は早期胃癌に対する郭清などでは温存されることも多く，鏡視下手術でも例外ではない．胆石の発生予防や下痢の発生頻度を下げる効果も認識され始めている．

③ 適　　応

「8.手術手技」のそれぞれの頁参照．

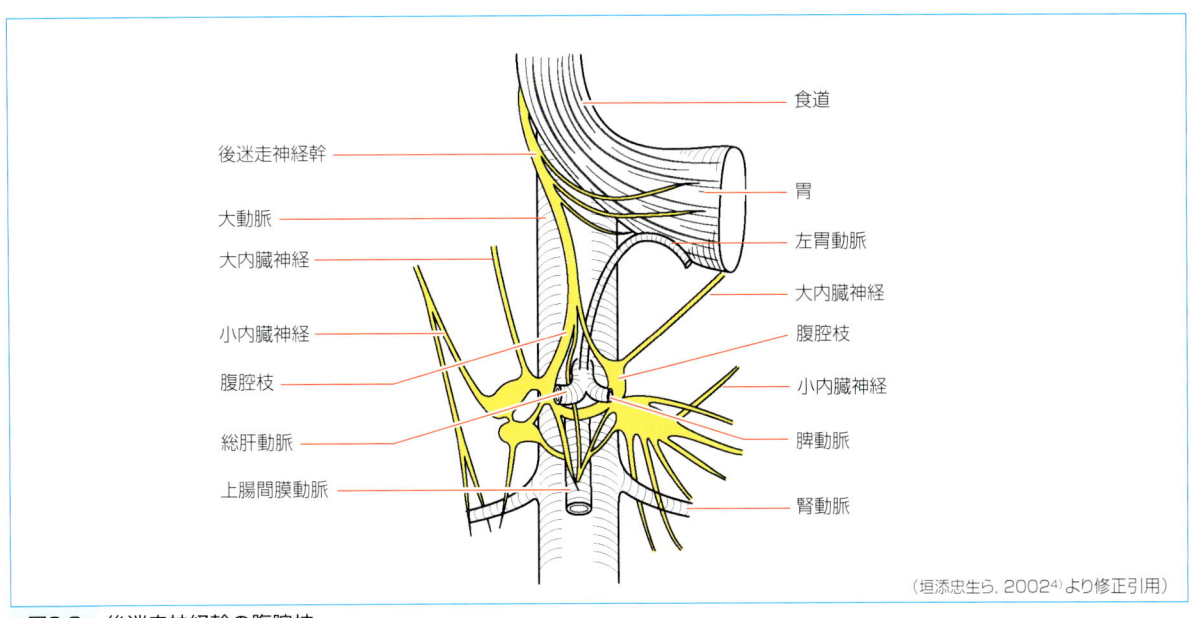

図6-3　後迷走神経幹の腹腔枝

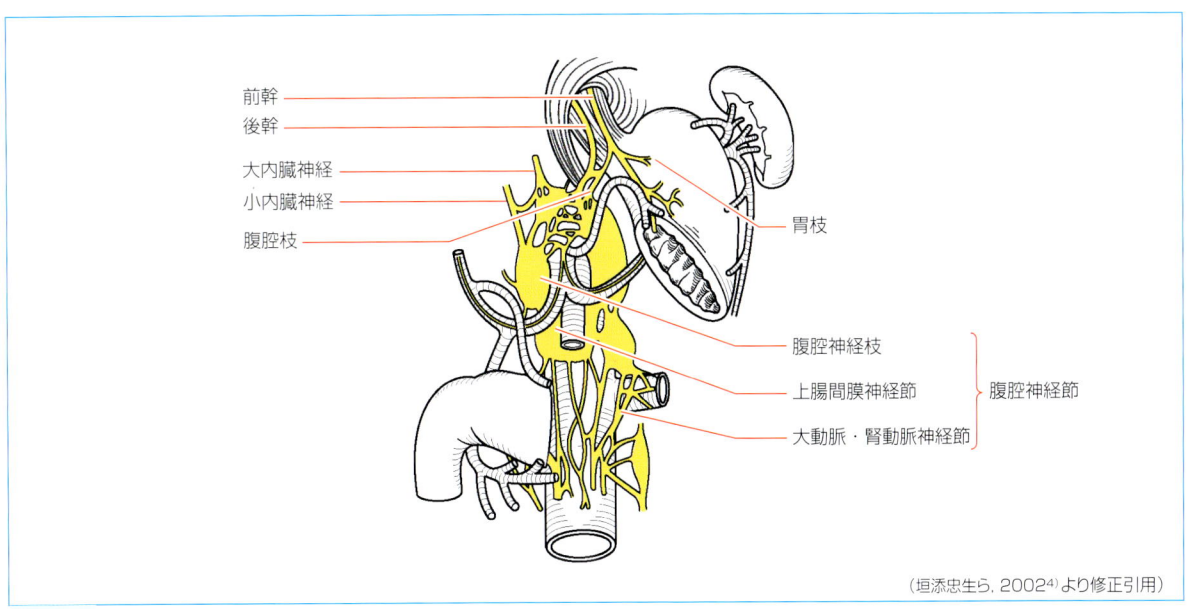

図6-4　胃の交感神経

4 術前検査と術前管理

1) 術前検査 (表1-1)

　胃癌と診断されたら，次に術式を決定する必要がある．術式を決定するおもな検査は胃X線検査と胃内視鏡検査である．これらの検査にて癌腫の大きさ，局在，深達度，周囲への浸潤の程度，病理組織型などの情報を得て術式を決定する．また肉眼的には正常であっても，癌腫が浸潤型で広範囲に癌細胞が浸潤している例もあり，術前診断には限界がある．そのため，術中迅速病理診断も積極的に取り入れるべきである．

　他臓器への浸潤・転移，リンパ節転移の有無も術前に把握する必要がある．そのため，腹部CT検査，腹部超音波断層検査は不可欠である．必要であれば超音波内視鏡検査も施行する．胃の大彎側に癌腫が浸潤している場合は横行結腸間膜および横行結腸への浸潤の有無を検索するため注腸検査を行い，腹膜播種の有無を調べるために直腸指診を行う．余裕があれば3D-CT angioや腹部血管造影検査により，術前に血管走行の異常等についての情報を得る．

　腫瘍マーカーは再燃・再発・寛解など術後経過や治療効果を見ていくうえで有用であるので術前に測定しておく．

　さらに手術適応，術後合併症の予防対策のため心・肺・腎・肝機能等の全身状態のチェックが必要である．

2) 術前管理 (表1-1)

(1) 手術前々日までの管理 (表1-2)

　経口摂取が十分でなく術前に脱水，低栄養状態を認める場合は輸液（必要であれば高カロリー輸液）を行う．また貧血を認める場合は輸血が必要となる．しかし，腹腔鏡下胃切除術では多くの場合は早期胃癌患者を適応としているため，術前の全身状態は良好なことが多く，高カロリー輸液や輸血は必要としないことが多い．

　また，喫煙者，呼吸器疾患合併患者等では呼吸機能訓練（肺理学療法），禁煙の指導を行う．当然のことながら併存疾患のコントロールも術中・術後合併症を回避するために重要である．

(2) 手術前日の管理 (表1-3)

　術後の創感染予防のために腹部の清拭・剃毛を行う．腹腔鏡下手術では必ずといってよいほど臍近傍にトロッカーが挿入されるので，特に臍周囲，臍の中の清拭は念入りに行う必要がある．

　胃内・腸管内の残渣は不要な術後合併症を招くことがあるので原則として昼食後からは絶食とし緩下剤を投与する．腹腔鏡下手術では小腸の拡張は手術操作に大きな障害をきたすため，クエン酸マグネシウム液も併用し，やや強めに腸管処置を行っている．午後9時以降は絶飲食とする．就寝前には患者の不安を軽減するため睡眠薬・精神安定剤などを内服させる．

(3) 術当日の管理 (表1-4)

　最終的な腸管内処置としてグリセリン浣腸を早朝に施行する．胃内容吸引のため経鼻胃管を挿入し，入室直前には麻酔前投与薬を注射する．

表1-1　術前に必要な検査

1. 上部消化管造影X線検査
2. 超音波断層検査
3. 上部内視鏡検査
4. 超音波内視鏡検査
5. 腹部CT検査
6. 注腸造影X線検査
7. 直腸内指診
8. 腹部血管造影検査
9. 決算・血液生化学的検査・腫瘍マーカー
10. 呼吸機能検査，動脈血液ガス分析
11. 糖負荷試験
12. 腎機能検査

表1-2　手術前々日までの管理

1. 脱水の補正→輸液
2. 貧血の補正→輸血など
3. 栄養状態の改善→中心静脈栄養など
4. 呼吸訓練（肺理学療法），禁煙
5. 併存疾患のコントロール

表1-3　手術前日の管理

1. 腹部の清拭・剃毛（特に臍の中と周囲）
2. 午後9時以降の絶飲食
3. 腸管処置の継続
4. 睡眠薬・精神安定剤の投与

表1-4　手術当日の管理

1. グリセリン浣腸
2. 経鼻胃管の挿入
3. 麻酔前投与

5 必要な機器と器具

- 腹腔鏡：軟性鏡，または前方30°斜視鏡
- 把持鉗子：開窓型でatraumaticなもの3本(図7, 8)
- 剥離鉗子：弱彎，直角
- 肝臓牽引用のsnake retractor
- 超音波凝固切開装置(図9)
- 電気メス
- 鋏
- クリップ・アプライヤー
- 内視鏡手術用リニア・ステイプラー
- カメラ用くもり止め
- (熱湯入りポット：カメラの洗浄とくもり止め)
- (ENDO CLOSEと1-0絹糸：肝円索挙上用)
- (アルゴンビーム・コアギュレイター：止血用)
- (持針器：腹腔内吻合，縫合用)
- (排煙装置)
- バイポーラー・シザーズ
- 創縁保護用プロテクター(図10)

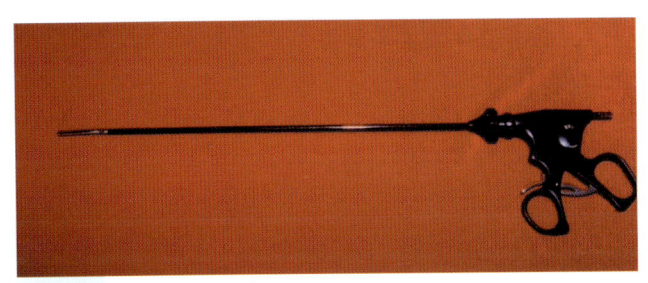

図7 把持鉗子(1)

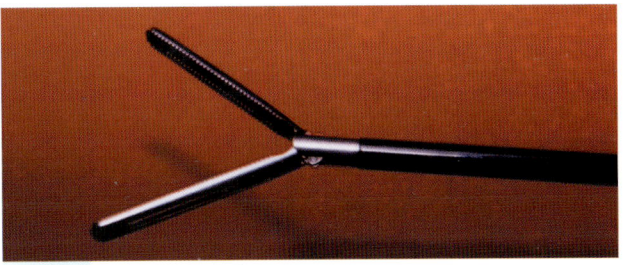

図8 把持鉗子(2)

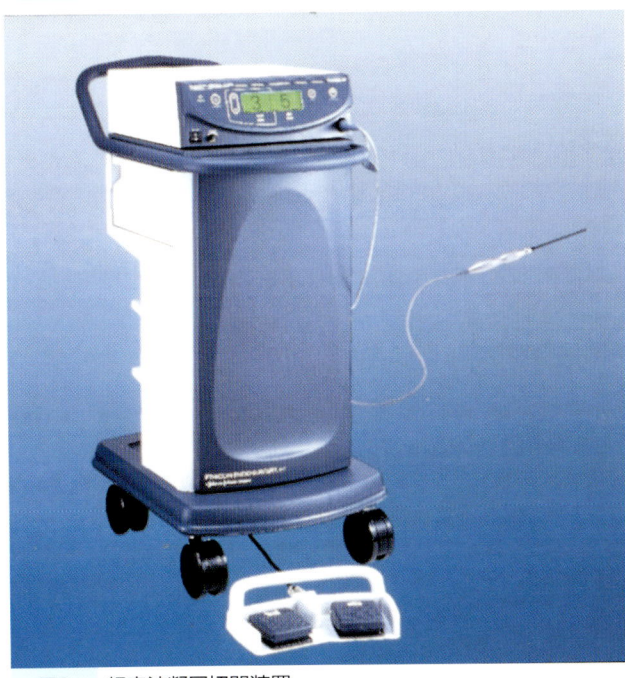

図9 超音波凝固切開装置

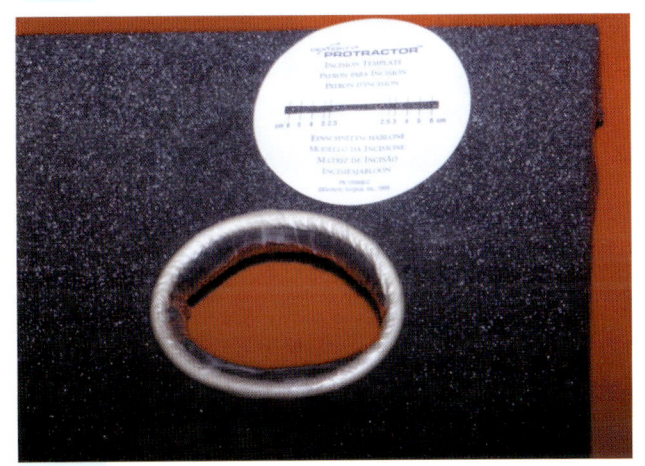

図10 創縁保護用プロテクター

6 セッティング，体位

体　　位：開脚仰臥位，頭高位
モニター：患者頭側に2台
術者位置：基本的に患者右側に位置（ただし6, 14vリンパ節郭清時には術者は左側からのほうが操作しやすい．
　また腹腔内吻合を行うときには患者の両脚の間に立つ（図11-1）．

ポート：
・カメラポート：臍直下に12mm（腹壁と密着・固定できるものを用いる）
・術者・助手用ポート：両側腹部に臍の高さで12mm，両肋骨弓下に5mm（図11-2）
気　腹　圧：10～12mmHg

排　　煙
　術中にミストや煙で視野が悪くならないように適宜ポートから脱気する．ポートに接続する排煙装置も市販されている．

7 基本操作

　助手の視野展開が重要となる．剥離は弱彎の剥離鉗子ないしはLCSで行い，切離はクリップ後ないしはそのまま超音波切開装置で切離する．超音波凝固切開装置（LCS）はティッシュ・パッドを下に押しつけると接触している臓器の損傷もなく早く切離できる．逆に挟んだ組織を持ち上げると切離に時間がかかり，組織がちぎれて余計な出血をきたすことがある．
　動脈は幅3mmまでがLCS単独で切離可能である．神経を温存した郭清ではLCSの熱による神経損傷が懸念されるため，鋏もしくはバイポーラ・シザーズを用いる．

吻　　合

・体外吻合では上腹部正中に4～5cmの縦切開で小開腹下に行う（図11-3）．
・腹腔内吻合では，
　1）12mmポート創よりENDO CATCH II（15mm）を挿入してバッグ内に標本を入れておき，
　2）吻合終了後にポート創を3cmに延長して標本を摘出する．

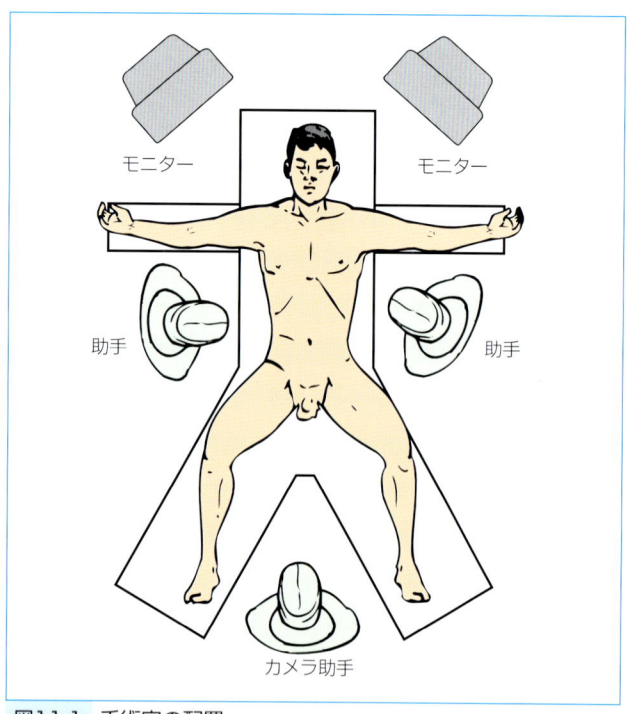

図11-1　手術室の配置
　術者は患者の原則として右側に立ち，カメラマンは両足の間に立つ．助手は患者の左側に立つ．モニターは左右の頭側に置く．

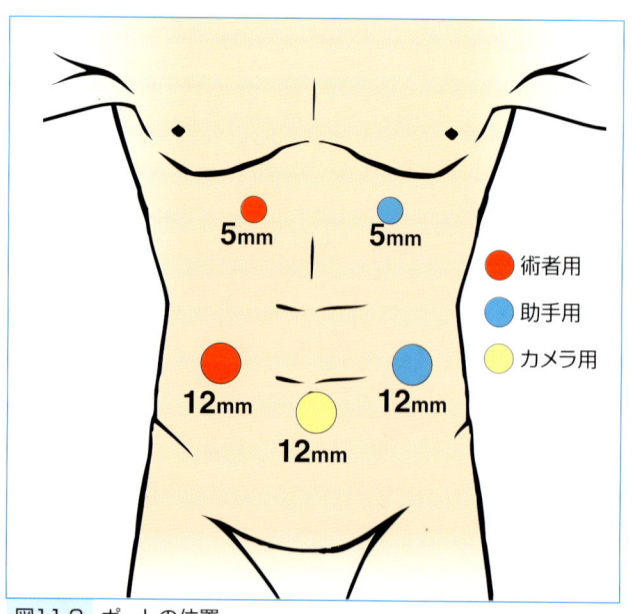

図11-2　ポートの位置

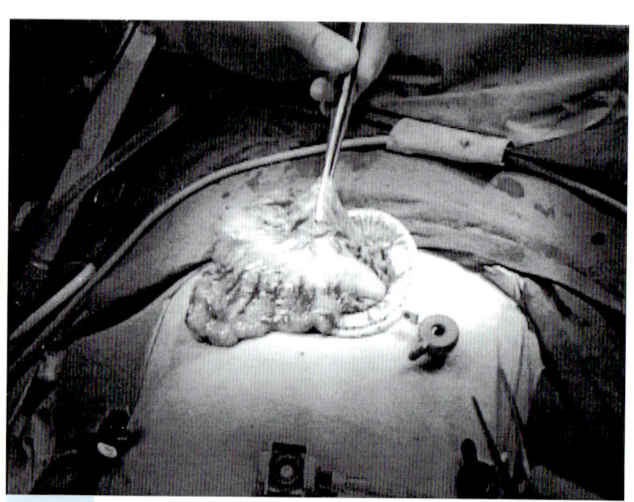

図11-3　吻　合

8 手術手技

1）腹腔鏡下胃局所切除術

早期胃癌に対する根治的局所切除の条件は，リンパ節転移がないこと，水平方向，垂直方向ともに十分なsurgical marginを確保した切除が行えること．さらにその切除標本が詳細な病理組織学的評価に耐えうることである．

われわれは過去の胃切除症例をもとに，リンパ節転移の危険性を解析し治療法の選択を厳密に行っており，**表2**に示す条件を満たすものに対してLesion lifting法による胃局所切除術を行っている．

なお，病変が噴門部，幽門部に近く，切離により狭窄をきたす恐れがあるものは除外する．

術前に病変の範囲を確実に診断したうえで，病変の辺縁近傍に4カ所マーキングクリップを置く（長軸方向と短軸方向）（**図12-1**）．

全身麻酔下開脚仰臥位とする．小開腹法により臍下に12mmトロッカーを挿入し，ここより腹腔鏡を挿入し10mmHgにて気腹を開始する．ついで右肋骨弓下に5mm，左右側腹部に12mmトロッカーを穿刺挿入する（**図12-2**）．

術中胃内視鏡により病変の確認を行う．

内視鏡挿入に伴う送気による腸管の拡張を防ぐため，十二指腸球部またはTreitz靱帯の部位で空腸を腸鉗子にて把持し閉鎖する．胃内視鏡にて病変を確認したのち，腹腔鏡観察下に病変の漿膜面に高周波メスでマーキングを行う．

病変が後壁に存在する場合は，あらかじめLaparoscopic coagulation shear（LCS）にて大網を切離し，後壁の観察が可能な状態としておく．

病変部分の胃壁を露出させる．

病変が前壁に位置する場合は容易であるが，切離線が大彎もしくは小彎にかかる場合はLCSにて血管処理を行う．また病変が後壁に存在する場合は胃を反転する必要があるため，鉗子にて病変の把持挙上が可能な状態まで，小彎および大彎の血管を切離する．クリップにより止血を行うと，自動縫合機による切離の際，クリップを噛みmisfireとなるため，切離予定部にはクリップを置かない．また，胃背側に癒着がある場合はこれを剥離する．病変部分の胃壁が露出できたところで再度術中胃内視鏡検査を行う．

表2

1. 術前深達　MもしくはSM1
2. 25mm以下の隆起性病変
3. 15mm以下の陥凹性病変
4. 内視鏡的粘膜切除術（EMR）が困難な症例
   ・潰瘍を伴うもの
   ・一括切除が困難な場合
5. 7cm以下の粘膜下腫瘍

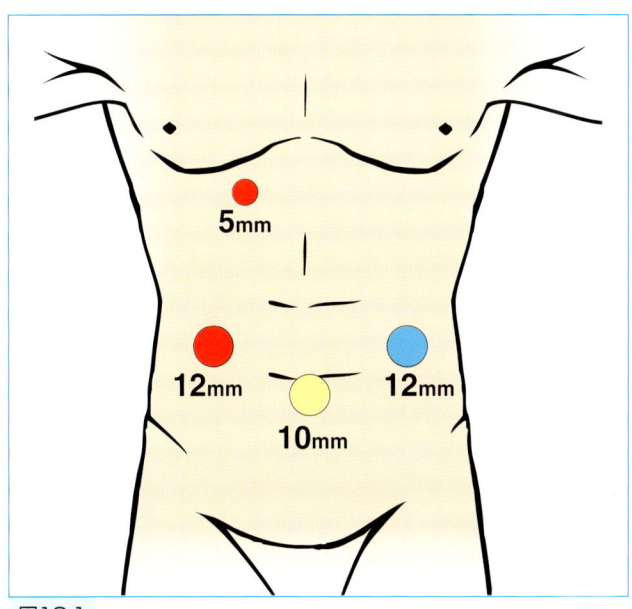

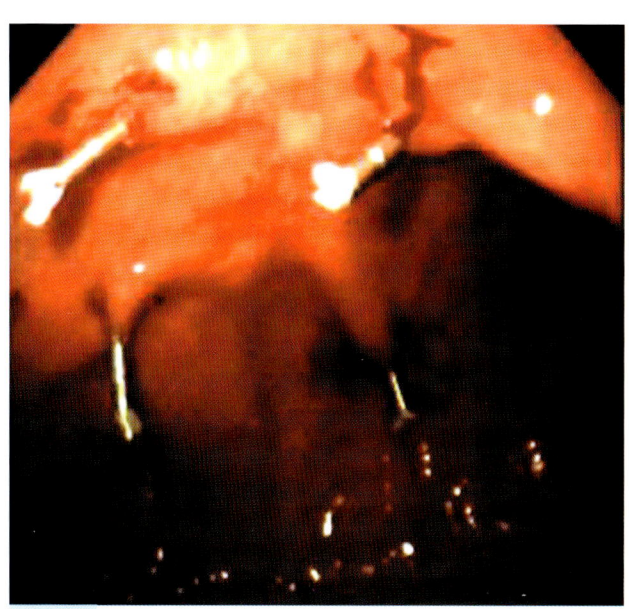

図12-1

図12-2

病変を視認しながら，病変を2本の把持鉗子で挟むようにして胃壁を腹側に向け挙上する．直上の腹壁よりカテラン針にて試験穿刺する．病変を避け，かつ病変の近傍に穿刺されるように，胃壁の穿刺部位を決定する．

腹壁より12Gエラスター針を穿刺し，胃壁穿刺部位を確認し，胃壁を貫通させる．内針を抜き，外套を胃内に固定したまま，外套内へワイヤー付きT-barを挿入し，これを胃内に送り込む(図12-3)．

ワイヤーを牽引し，T-barにより病変が確実に挙上されることを確認する．

病変が噴門部もしくは前庭部に存在する場合は，狭窄を防ぐため切離線を短軸方向にする必要があるので，T-barを回転させ方向を調節する(図12-4)．

病変が大きく，1本のT-barだけでは十分に挙上できない場合は，さらにもう1本T-barを胃内に挿入する．2本のT-bar間隔が広すぎると，切除範囲が大きくなり，変形・狭窄をきたす恐れがあるため，病変の存在部位，切離方向を十分考慮し穿刺部位を決定する．

左右いずれかのポートより腹腔鏡用自動切離装置(END-GIA)を挿入し，surgical marginを十分確保し切除する(図12-5)．

切離する前に，いったんEND-GIAで胃壁を挟み，内視鏡にて確認する．

胃壁が吊り上げられた状態であるため，切離方向が背側に向きすぎると狭窄をきたしたり，切離線が必要以上に長くなることで変形を生じる恐れがあるため，水平に切離するように心掛ける．

病変が噴門部，前庭部に存在する場合は，内視鏡を病変の肛門側まで挿入し，ステントとして狭窄を防止する．

大彎領域では胃大網動脈周囲のリンパ節も同時に切除可能であるが，小彎のリンパ節切除では迷走神経を切離するため，術後の胃排泄能の低下をきたす恐れがあるため注意が必要である．

切除された組織をEND-catch内に収納し臍下部創より腹腔外に取り出す．

摘出標本を直ちに切開し，病変が確実に切除されていることを確認する．

再度胃内視鏡を行い，変形，狭窄，切離部分からの出血がないことを確認する．必要に応じてドレーンを留置し，手術を終了する．

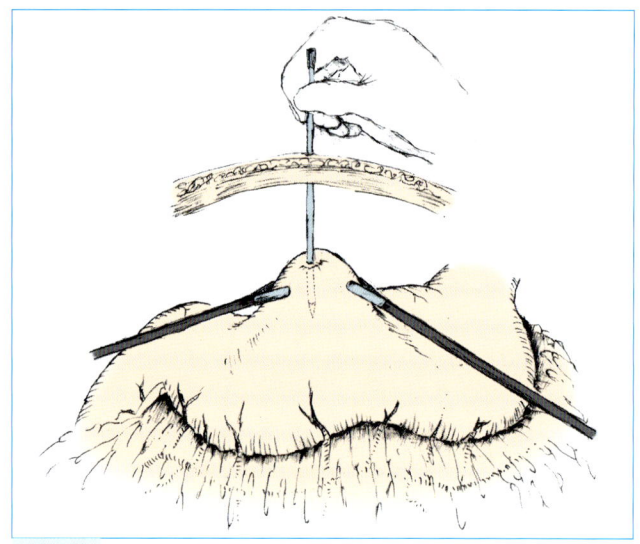

図12-3

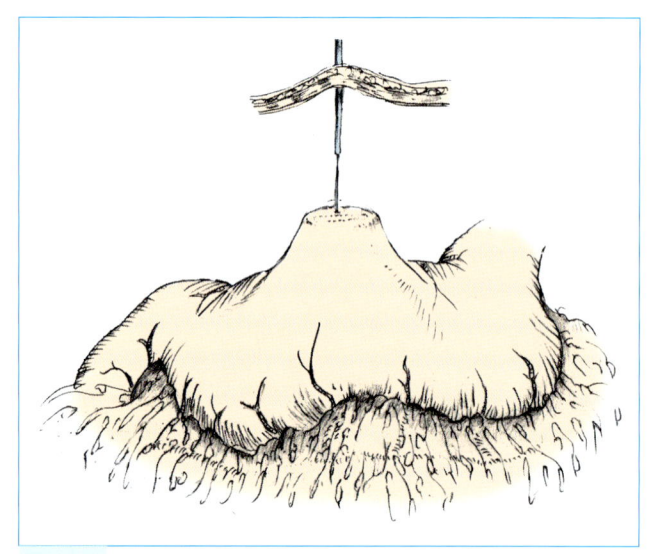

図12-4

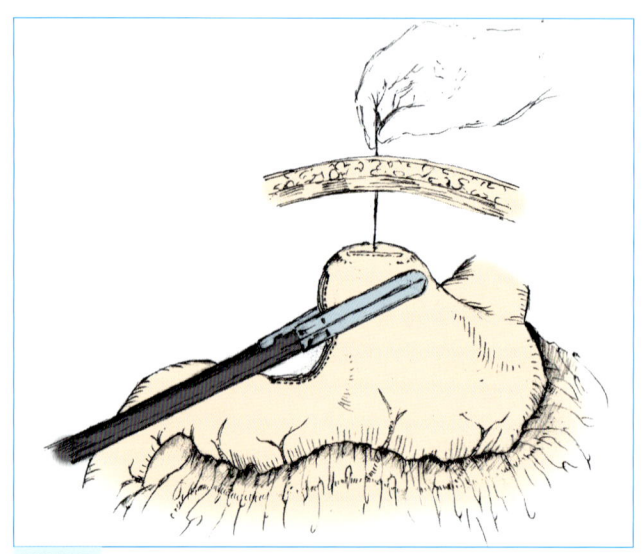

図12-5

2）腹腔鏡補助下噴門側胃切除術

（1）適　　応

　腹腔鏡下噴門側胃切除術の適応は確立していないが，われわれは，開腹手術にて噴門側胃切除術の適応のある，すべての良性疾患と胃上部の早期胃癌を適応としている．すなわち，良性腫瘍としては，大きさや部位の点で腹腔鏡下胃部分切除術（lesion lifting法）やEMRでの治療が不可能な粘膜下腫瘍や漿膜下腫瘍（広義のGIST），悪性腫瘍としては，開腹術で噴門側胃切除術の適応となる早期胃癌のなかで，術前画像診断にてリンパ節転移のないものである．当院では腹腔鏡下幽門側胃切除術はD2郭清が可能であるため，cT1cN0，cT1cN1，cT2cN0のcStage IBまでを根治術としてその適応としているが，腹腔鏡下噴門側胃切除術では，No.10，No.11dの郭清が困難であるため，現時点ではcT1N0，cStage IAまでに適応をとどめている．胃の切除範囲は噴門（C）領域であり，郭清範囲は左右噴門（No.1，2），小彎（No.3），大彎（No.4sa,No4sb），左胃動脈（No.7）である．術前，術中診断にてこれら以外のリンパ節に転移を認める症例はそもそも開腹術でさえ噴門側胃切除術の適応としてコンセンサスが得られていない[5]．われわれも，これら以外のリンパ節に転移が疑われる症例は，胃全摘術，（膵）脾合併切除の適応と考えており，現時点では腹腔鏡下には行っていない．

　施行する外科医は腹腔鏡下手技に長けていることが条件である．特に後述するような手技で腔内での器械吻合を行う場合には，腹腔鏡下幽門側胃切除術を十分に経験し，腹腔鏡下に持針器を使用できるようにトレーニングを積んでおく必要がある．

（2）ポート位置

　原則的には腹腔鏡下幽門側胃切除術と同様の5箇所の位置にポートを挿入する．頭側の2ポートは直径5mm，中腹部の3ポートは直径12mmのポートを用いる．ただし，操作のほとんどは左上腹部となるため，右下のポートはや や頭側，正中側におくことがコツである．そうでないと脾門部の血管処理の際，右下のポートから挿入する術者の鉗子が操作部に届かなくなってしまうことがある．肝円索は，剣上突起直下の皮膚を通したEndo-closeを用いて絹糸で必ず吊り上げておく．術者は患者の右側に立ち右側の2ポートを用いて全操作を行う．後述するように，切除胃を腹腔外に導出したり器械で食道胃吻合を行う際は，途中で左下のポートを直径33mmのポートに入れ換える．

（3）手 術 手 技

1● 大網の処理と大彎リンパ節の郭清

　まず，大網のほぼ正中部分にLCSで切開をおき，盲嚢を開放する層で左側に向かい大網の切開を進める．大網を切離するラインは左胃大網動脈（胃の辺縁動脈）から2cm程離れていれば十分である．左胃大網動静脈から分枝する大網枝はLCSにて十分に止血する．脾門部に近づいていくと大網が折れ返るように癒着しており，横行結腸がすぐ近くに存在することが少なくないので，絶えず横行結腸の走行に注意する．やがて膵尾部まで到達すると膵前面の被膜から連続している盲嚢左壁が同定できるので，この漿膜を切開する．脾静脈から腹側に立ち上がる左胃大網静脈の本幹を求め，これをクリッピングした後に切離する．静脈に伴走するように同動脈も確認される（腹腔鏡下には通常，静脈の頭側に動脈が確認されることが多い）のでこれも同様にクリッピング・切離して大彎リンパ節（No.4sb）を郭清する．リンパ節郭清の必要のない良性腫瘍では，これらの動静脈は周囲脂肪織とともにEndo-GIAを用いて一括に切離する．脾門部の短胃動脈はLCSにて凝固しつつ切離する．さらに脾門上極から左横隔膜脚に向かって漿膜を切開しつつ左噴門リンパ節（No.2）を郭清する．左下横隔動脈から分枝する噴門枝の領域はNo.2に含まれるため，可能な限りこの動脈を確認し根部で切離することが望ましいが，この噴門枝は視認不能の場合もある．

これらの操作中は助手が頭側のポートから挿入した腸把持鉗子で胃を腹側・尾側に牽引することにより術野を確保する(図13-1).

2 左胃動脈の切離

　助手が頭側のポートから挿入した腸把持鉗子やスネークリトラクターで胃を腹側に挙上して左胃動脈周囲の操作を行う．膵上縁に左胃動脈と迷走神経腹腔枝を含む漿膜(右側は小網膜である)に包まれた脂肪組織が容易に確認できる．この漿膜を切開し剝離鉗子を用いて厚い神経線維を縦に割るようにして直径2mmから3mmの左胃動脈のみを露出させる．これを二重にクリッピングして切離する．膵上縁に沿うように漿膜の切開を進め，途中，後胃動脈を切離しながら先に露出させた左横隔膜脚に連続させる(図13-2).

3 小彎の郭清と迷走神経の温存

　スコープは胃の前面から小彎を映し出すように視野をとる．小網を切開して腹部食道まで開いていく．通常，前迷走神経幹から分枝する肝枝は小網内では肝臓側を走行しておりこれを傷つけることはないが，腹部食道付近ではときに胃に近い部分から分枝することもあり，損傷しないように注意する(図13-3).

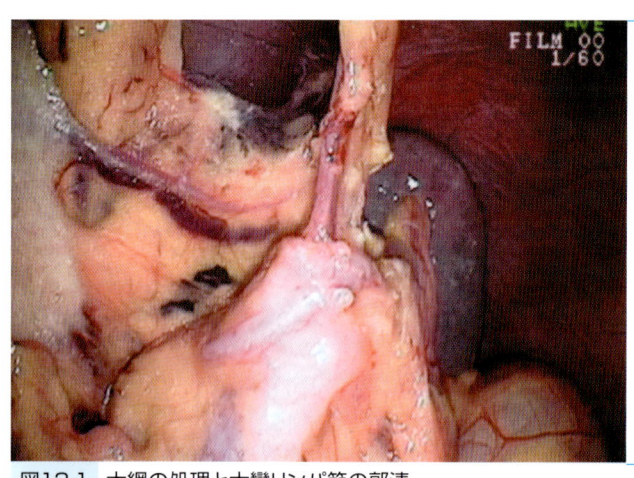

図13-1 大網の処理と大彎リンパ節の郭清

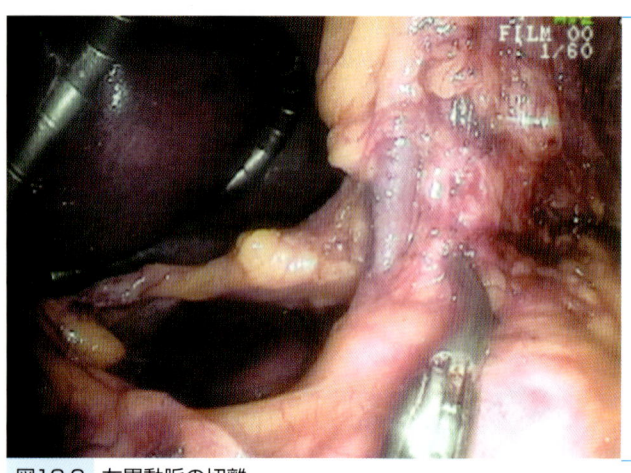

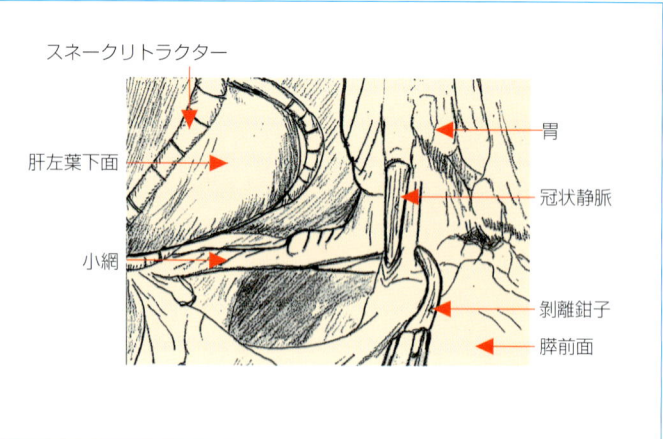

図13-2 左胃動脈の切離

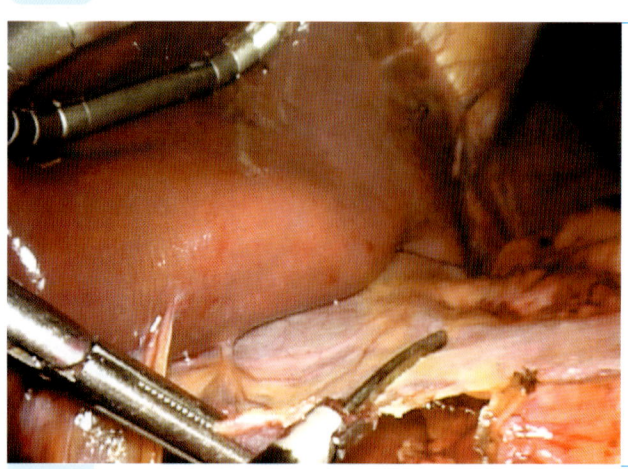

図13-3 小彎の郭清と迷走神経の温存

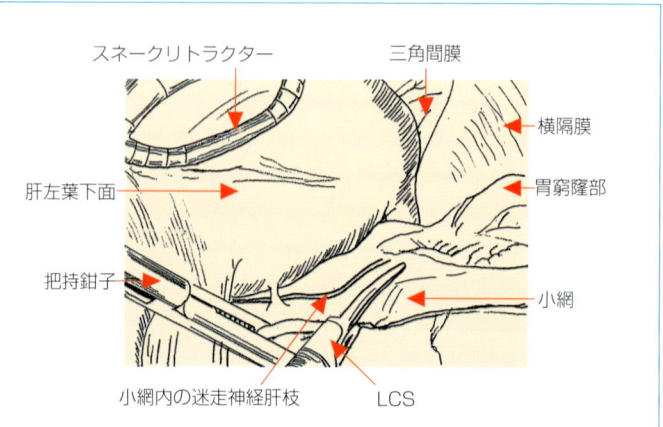

4● 腹部食道まで到達したら，食道前面をLCSにて剝離し，迷走神経前胃枝を切離する．右横隔膜脚筋膜を切開し，腹部食道後壁を露出すると，後迷走神経幹が腹部食道の後壁やや右側を走行しているのが同定できるのでこれを剝離鉗子ですくい上げ，テーピングする（図13-4）．

5● 後迷走神経幹は比較的頭側（食道側）で後胃枝を分枝することがあり，食道胃接合部付近では2, 3本並行に走行していることもあるが，この時点ではすべてまとめてテーピングしておき，後に後胃枝のみ切離したほうがよい（図13-5）．

6● テーピングした後迷走神経幹を牽引すると，先に温存した左胃動脈周囲の腹腔神経と連続していることが容易に確認されるので，後迷走神経/腹腔神経を温存するように後胃枝のみ切離して，小彎リンパ節（No.1, 3）を郭清する．左右の横隔膜脚が露出されれば，小彎リンパ節の郭清は完全である（図13-6）．

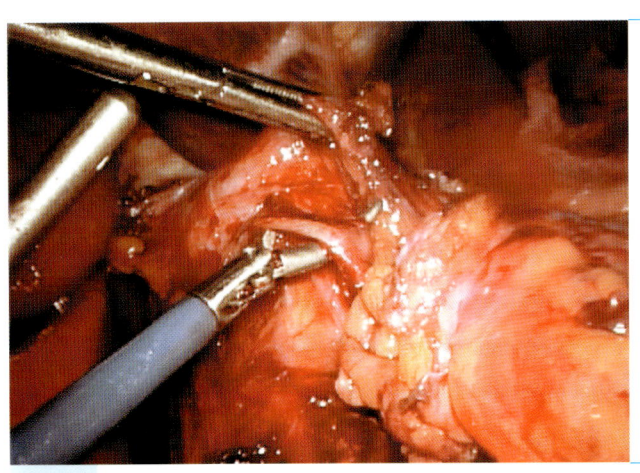

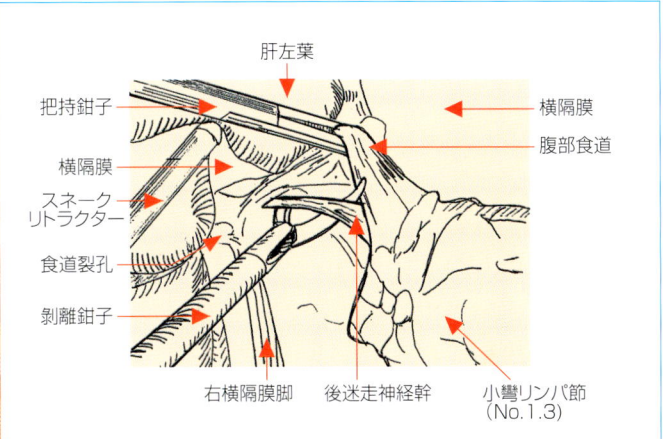

図13-4

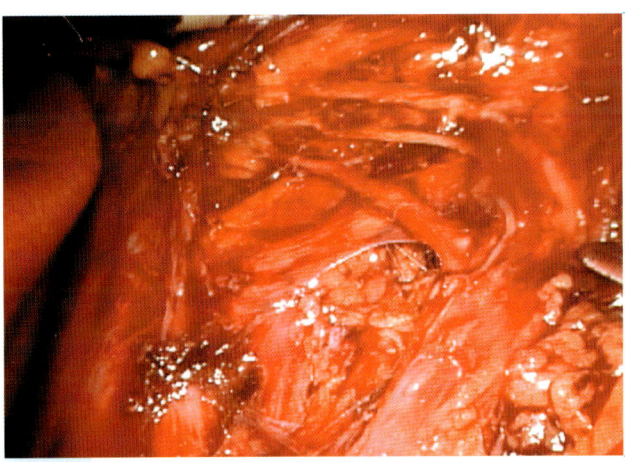

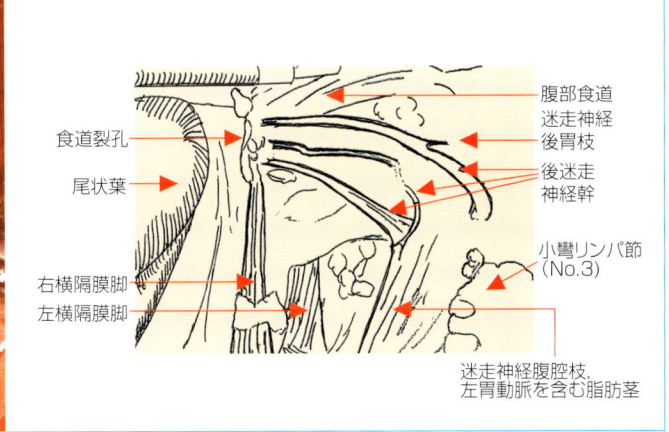

図13-5

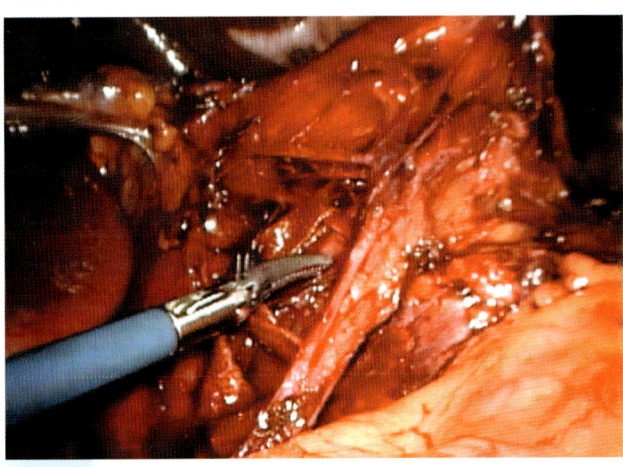

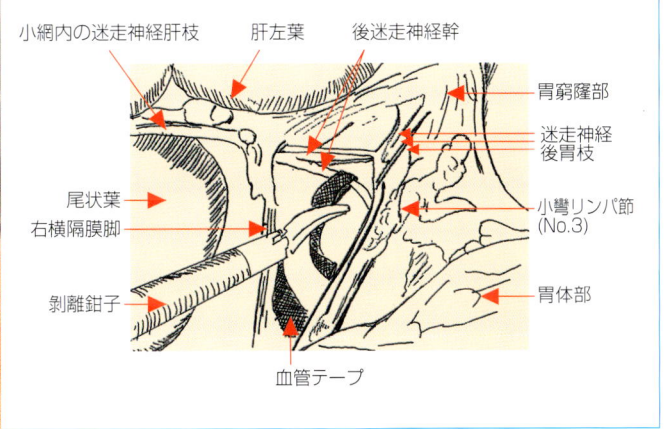

図13-6

7● 胃の切離

胃の切離線にあたる小彎の血管を約2cmにわたりLCSを用いて処理する．胃の切離は左下のポートから挿入したEndo-GIAを用いて行うが，長さ60mmのEndo-GIAを2回もしくは3回用いることが多い．この時点では，迷走神経肝枝，腹腔枝が温存された形で郭清が終了し，切除予定胃は腹部食道のみでつながっているはずである．もし，胃膵間膜が残存しているときは，LCSを用いて切離する(図13-7)．

8●
食道裂孔レベルで腹部食道を全周性に十分に剝離する(図13-8)．

9●
すでに胃は切離されているため，食道を腹側に挙上すると左右の横隔膜脚，腹部食道背側が露出され，横隔膜脚間に温存された，後迷走神経幹・腹腔枝が左胃動脈の腹腔神経節まで連続しているのを確認できる(図13-9)．

10●
十分に全周性に剝離した食道に食道胃接合部から離して留置クランプをかけた後，LCSを用いて纏い縫いができる距離をおいて食道を切離する．ここで左中腹部のポートを抜去して，直径15mmのEndo-Catch IIに入れ換える．Endo-Catch IIの袋内に切離された胃を収納して口を締めた糸を切り，腹腔内に置いておく．Endo

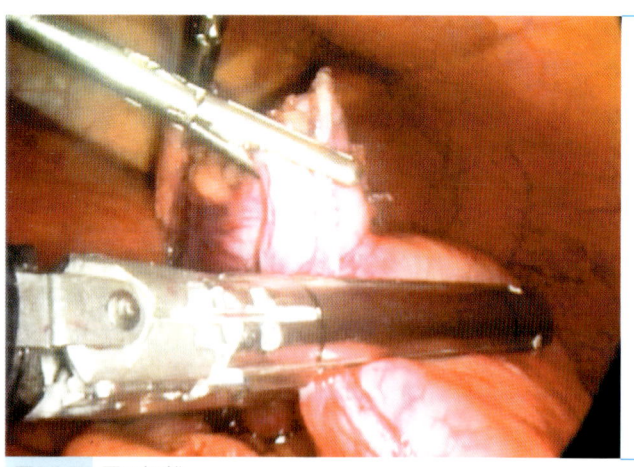

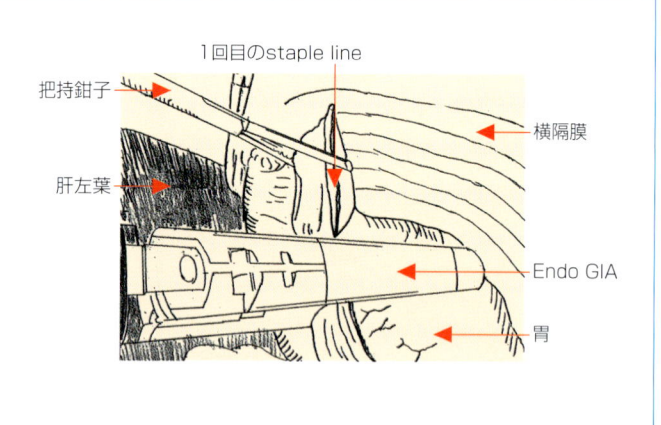

図13-7 胃の切離

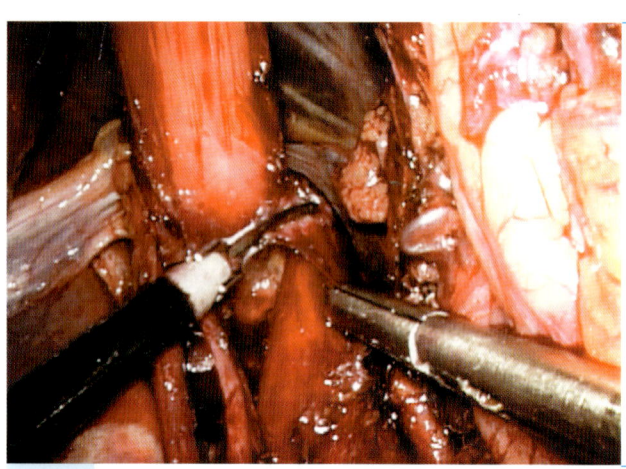

図13-8 腹部食道の剝離

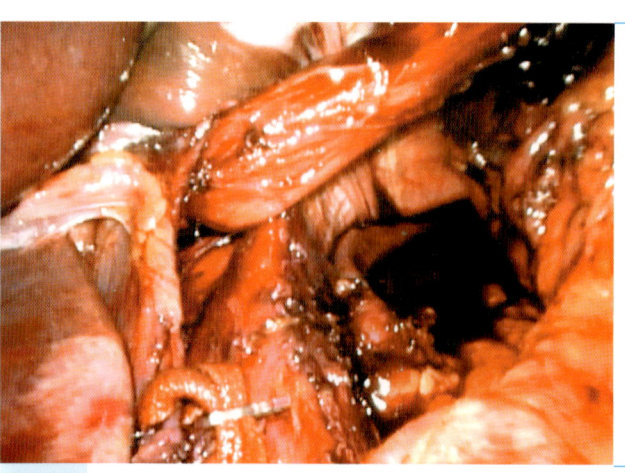

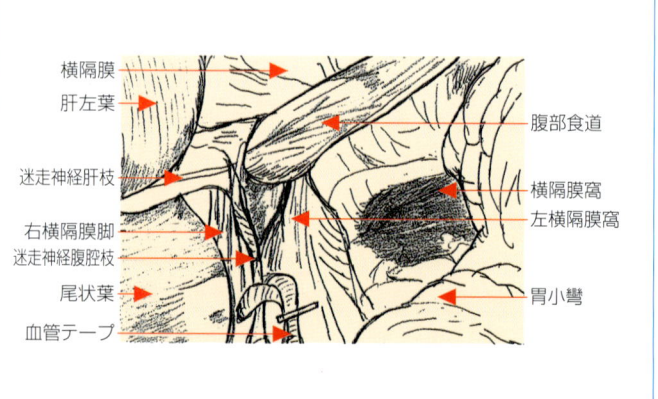

図13-9

Catch IIをさらに直径33mmのポートに入れ換えて，袋に収納した胃を腹腔外に導出する(図13-10)．

11● 次に食道断端にアンビルを装着するために全周を纏い縫いするが，2-0 Proleneなどのmonofilamentのnylon糸を用いたほうが滑りがよい．把持(あるいは剝離)鉗子と持針器を用いて，10針から15針で全周性に糸をかけるが，必ず全層にかかるように注意する．

35mmのポートからCDHのアンビルをいれて，食道に装着し，糸を締め上げ結紮する(図13-11)．

12● 残胃大彎前壁側にLCSにて約2cmの小孔を開け，CDH本体を挿入し，食道と胃を吻合する．残胃の前壁に食道が吻合されるのが理想的だが，実際には思い通りの部位に先端を刺すことが困難である．残胃の小孔は2本の支持糸をかけて吊り上げ，Endo GIAにて縫合閉鎖する．逆流防止措置については諸説あるが，当科では特に施行していない．ただし，技術的には，食道に胃をえりまき状に縫いつけたり，残胃を横隔膜に縫いつけて吊り上げることは可能である(図13-12)．

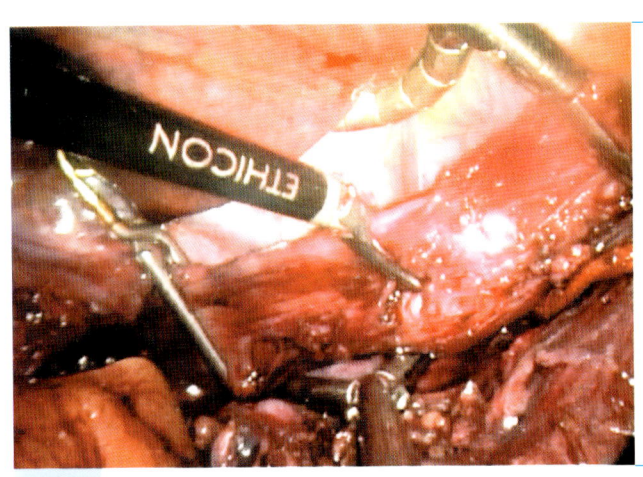

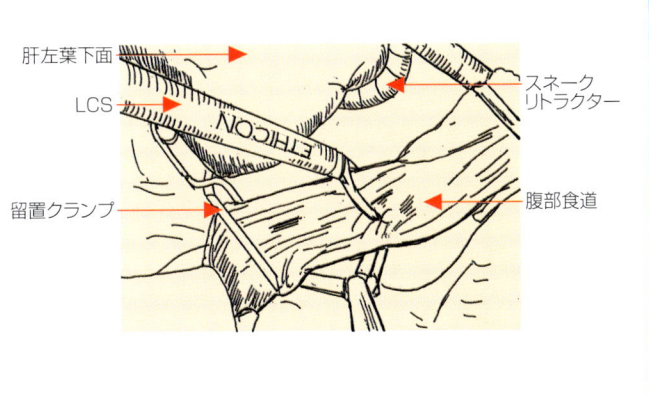

図13-10

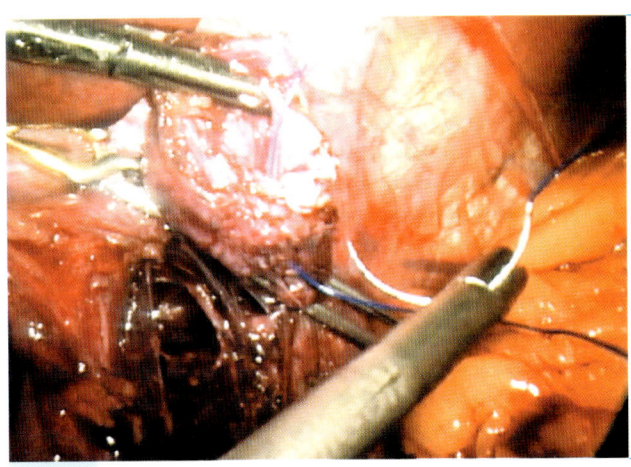

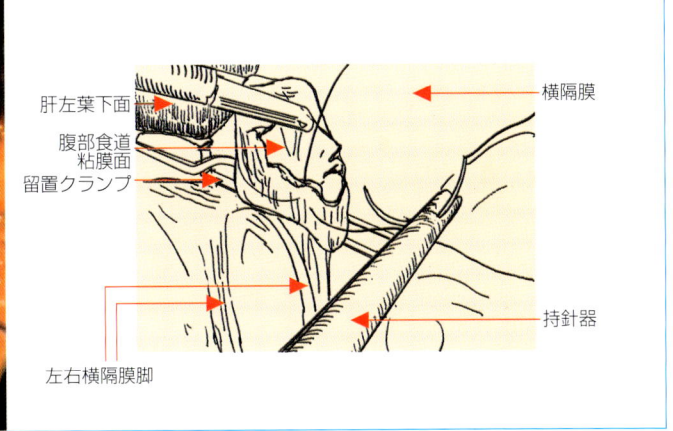

肝左葉下面／LCS／留置クランプ／スネークリトラクター／腹部食道

図13-11

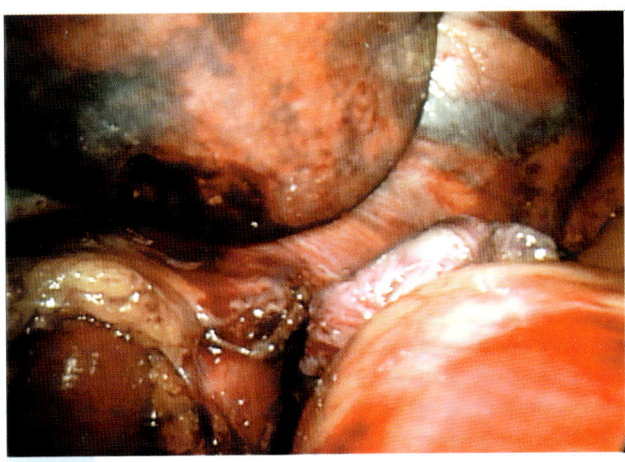

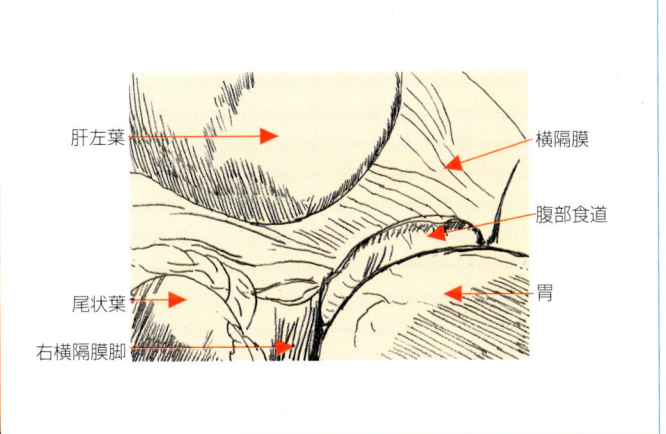

肝左葉下面／腹部食道粘膜面／留置クランプ／横隔膜／左右横隔膜脚／持針器

図13-12

肝左葉／尾状葉／右横隔膜脚／横隔膜／腹部食道／胃

IV● 胃 - 腹腔鏡下胃手術

3）腹腔鏡下幽門側胃切除術（D2）

（1）適　　応

われわれの腹腔鏡補助下幽門側胃切除術（D2）の適応は，進行胃癌のうちガイドラインに沿ったT2，N0の症例である．

（2）ポート位置（図14-1）

臍下部に小切開法で12mmポートを挿入後，左右の中腹部ほぼ臍の高さに径12mmのポートを挿入する．体格により，やや頭側におくこともある．左右季肋部に径5mmのポートを挿入したのち，心窩部からEndo-closeを挿入し，肝円索を絹糸で吊り上げる．これにより，肝が腹側に牽引され良好な術野を得られる．

（3）大彎側の郭清

・No.6

【アプローチポイント】中結腸静脈（右副結腸静脈，膵下縁）

【郭清確認因子】右胃大網静脈，前上膵十二指腸静脈，膵頭部前面：胃結腸間膜のほぼ中央部分から超音波凝固切開装置（LCS）にて胃結腸間膜の切開を開始し，胃大彎から4cmほど離して右方に切開を進める．中結腸静脈を同定し，その前膵下縁に向かって剝離する．胃結腸静脈幹から連続する右胃大網静脈を確認した後，そこから膵前面を右方に分枝する前上十二指腸静脈を温存する位置で右胃大網静脈を切離する（図14-2）．膵頭部前面に沿って郭清を進めると，幽門輪方向に立ち上がる右胃大網動脈を同定できるのでこれを切離する（図14-3）．

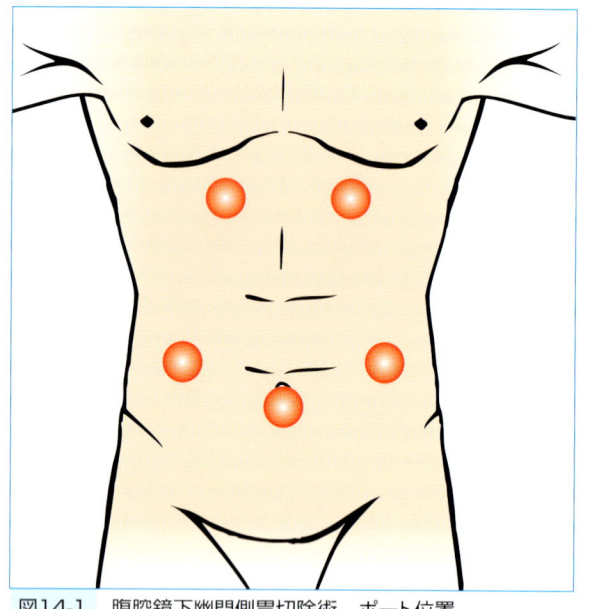

図14-1　腹腔鏡下幽門側胃切除術　ポート位置

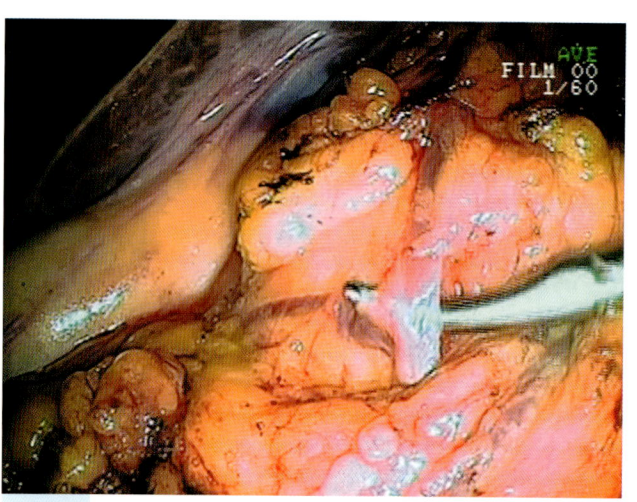

図14-2

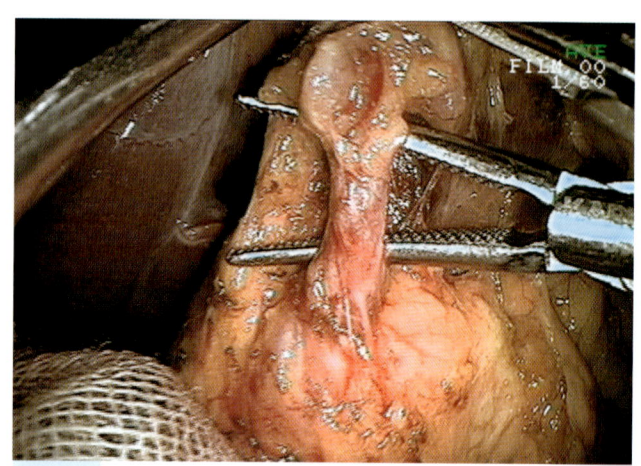

図14-3

・No.14v

【アプローチポイント】膵下縁

【郭清確認因子】胃結腸静脈幹，膵下縁，上腸間膜静脈左縁：L領域胃癌のD2郭清にはNo.14v郭清が必要である．これはNo.6の郭清に先行して行う．膵下縁で上腸間膜静脈の前面を露出し，ここから尾側に向かって脂肪織をLCSで摘除しつつ，No.6の郭清につなげる（図14-4）．

・No.4sb

【アプローチポイント】膵尾部

【郭清確認因子】左胃大網動脈：大網切開を左方に進めていくと，膵尾部から立ち上がる左胃大網静脈が，漿膜下に透見される（図14-5）．この際，胃を腹側に牽引しておくと分かりやすい．この部位は中腹部のポートから遠い位置なので助手が胃をやや尾側に牽引すると操作しやすくなる．左胃大網静脈を切離することにより，この頭側に伴走する動脈を切離する（図14-6）．この後，胃脾間膜と大網をLCSにて切離し，大彎壁の血管を処理する．

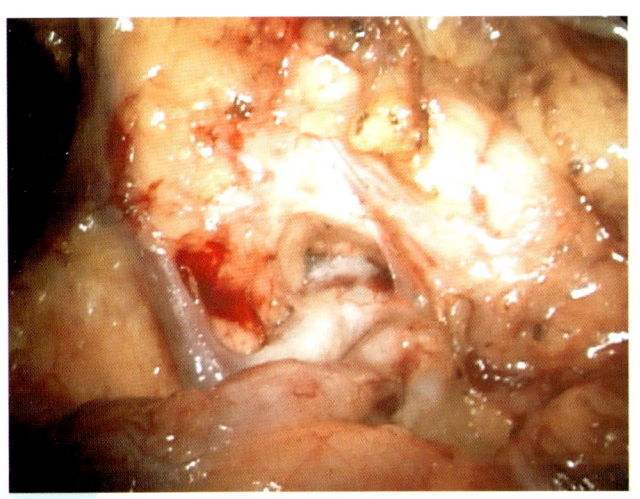

図14-4

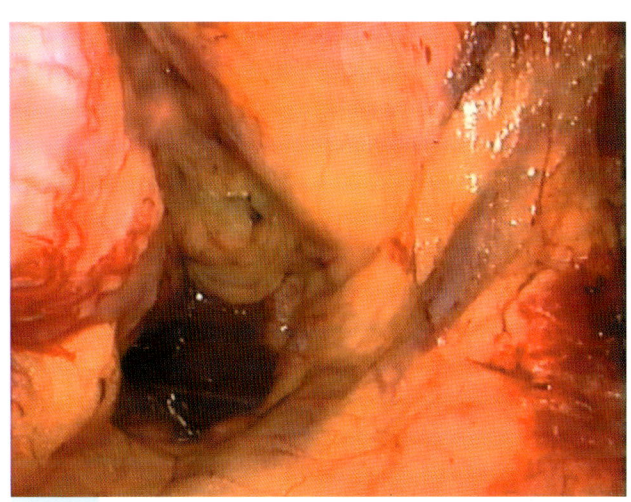

図14-5

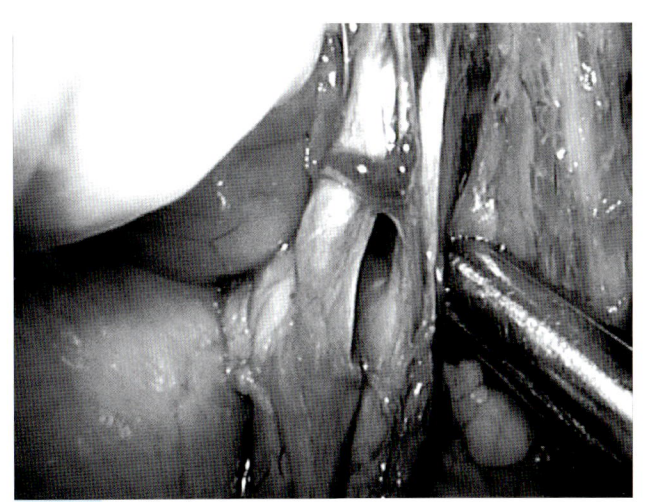

図14-6

Ⅳ 胃 - 腹腔鏡下胃手術

(4) 小彎側の郭清

・No.5

【アプローチポイント】固有肝動脈

【郭清確認因子】右胃動脈，固有肝動脈：幽門輪近傍の上十二指腸動脈をLCSにて1～2本処理し，小彎壁を露出した後(図14-7)，Endo-GIA Universal®を用いて十二指腸を幽門輪の肛側で切離する(図14-8)．胃を左側に牽引すると術野が展開する．すでに露出した胃十二指腸動脈の剝離を頭側に進めて総肝動脈・固有肝動脈の分岐部を露出し(図14-9)，総肝動脈にテーピングする(図14-10)．固有肝動脈を露出し，No.12aを郭清する途中で右胃動脈を同定し(図14-11)，根部で切離する(図14-12)．

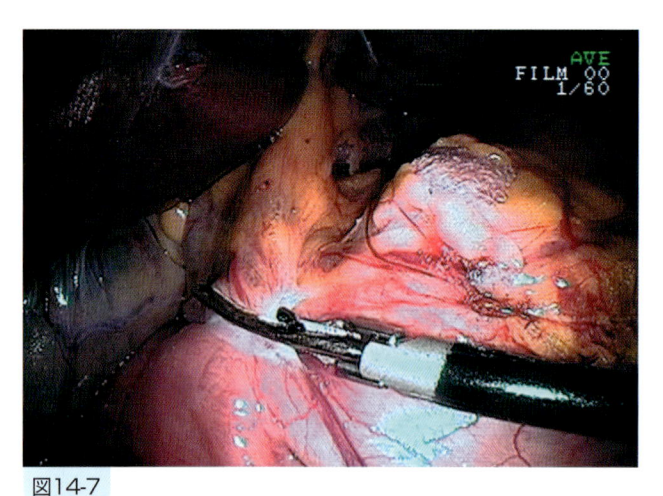

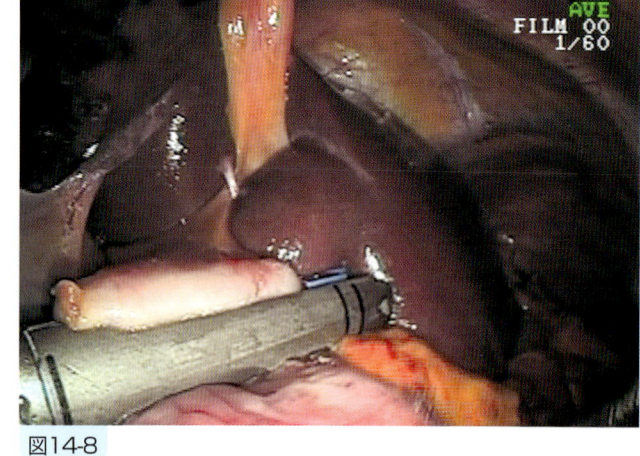

図14-7

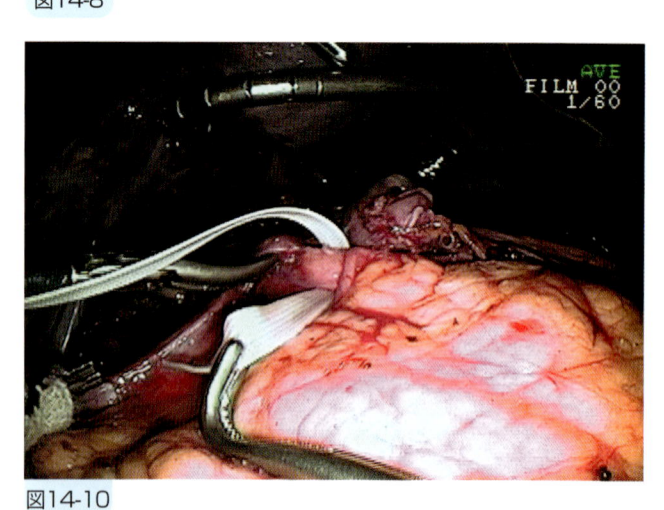

図14-8

図14-9

図14-10

図14-11

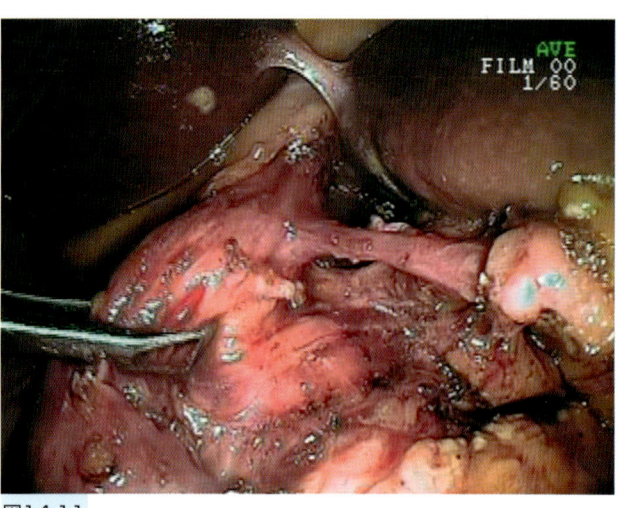

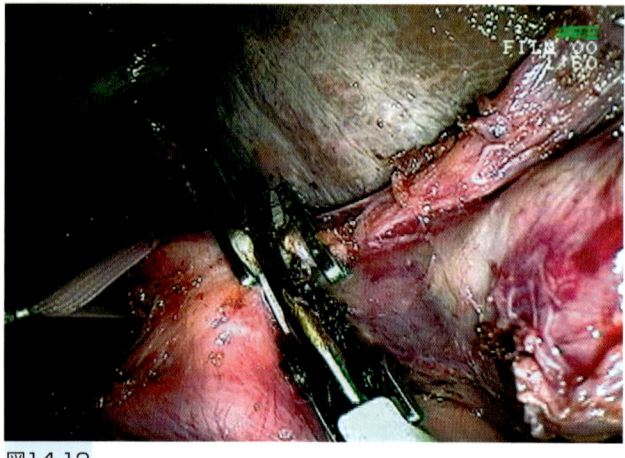

図14-12

・No.8a

【アプローチポイント】胃十二指腸動脈，膵上縁

【郭清確認因子】総肝動脈：総肝動脈を胃十二指腸動脈との分岐部付近で全周性に剥離して長さ10cmの血管テープを用いてテーピングする(図14-10)．このテープで総肝動脈を尾側に牽引しつつ，膵上縁との間のNo.8aリンパ節をLCSにて郭清する(図14-13)．操作の途中，左胃静脈(冠静脈)を確認し，これを膵上縁で切離しつつ(図14-14)郭清を左側へ進める．

・No.12a

【アプローチポイント】総胆管，固有肝動脈

【郭清確認因子】総胆管左縁，門脈：No.12aの郭清にあたり，固有肝動脈にもテープをかける(図14-15)．総肝動脈と固有肝動脈を腹側に牽引しながら，両動脈の間から門脈前面を露出する．門脈を背側に残す形で肝動脈周囲の脂肪織を剥離する(図14-16)．肝十二指腸間膜前面にて総胆管を露出して，固有肝動脈を右側に牽引しつつ，門脈左側のリンパ節を郭清する(図14-17, 18)．

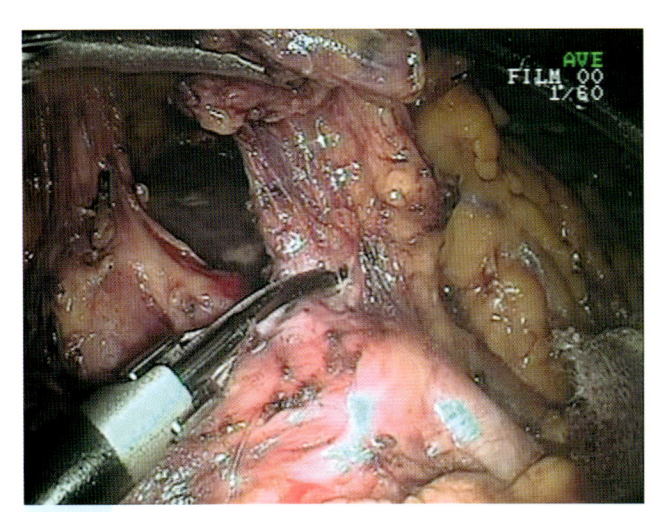

図14-13

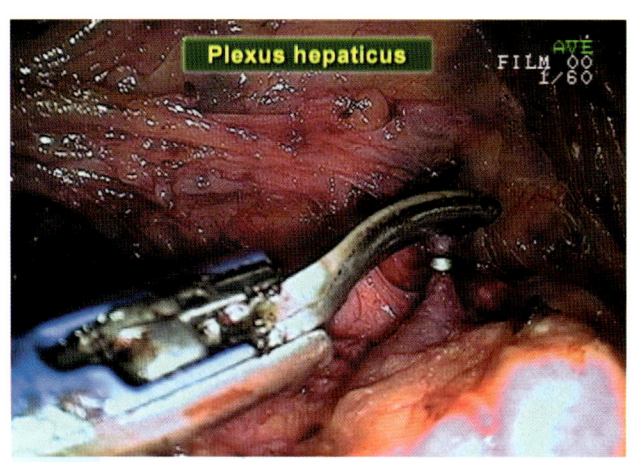

図14-14

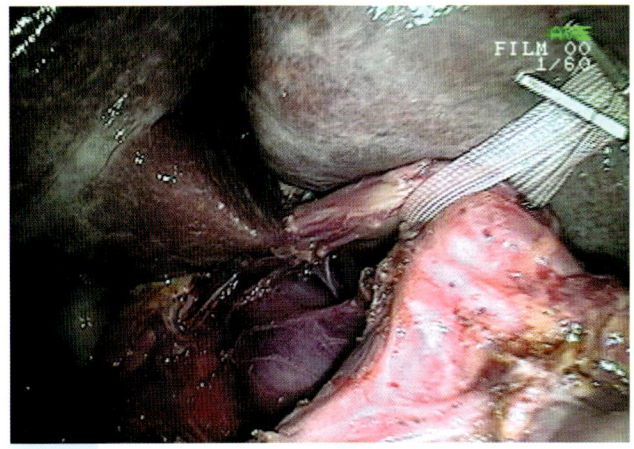

図14-15

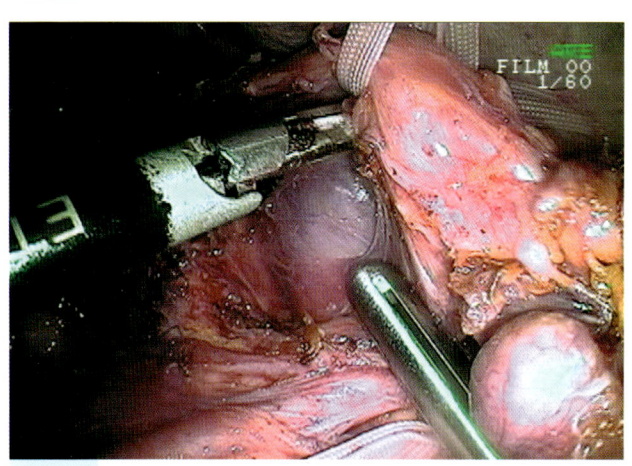

図14-16

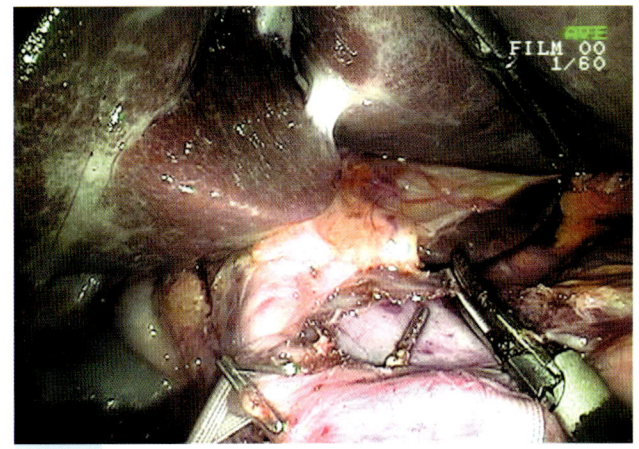

図14-17

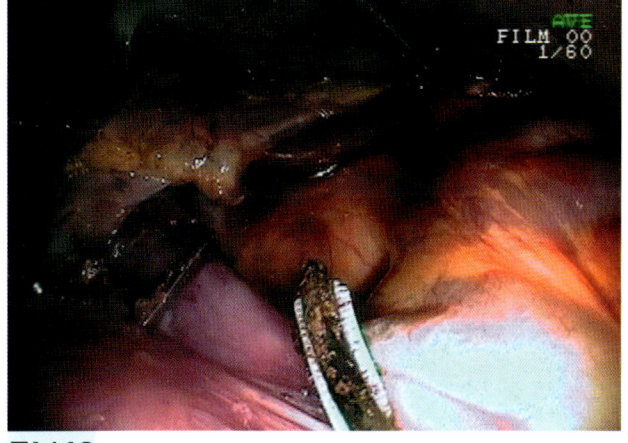

図14-18

Ⅳ● 胃 - 腹腔鏡下胃手術　99

・No.7

【アプローチポイント】総肝動脈

【郭清確認因子】左胃動脈：膵を背側に圧排しながら，胃膵間膜を展開すると，左胃動脈が垂直に腹側に立ち上がっているのが同定される．同動脈を根部で全周を剥離して切離する(図14-19)．

・No.11p

【アプローチポイント】総肝動脈

【郭清確認因子】脾動脈：No.8aの郭清に引き続いてNo.11pの郭清を行う．No.8aと同様に膵上縁と脾動脈の間のリンパ節をLCSにて郭清し，さらに脾動脈根部の頭側の脂肪織も摘除する(図14-20)．腹腔動脈周囲までLCSを用いて脂肪織を摘除し，No.9の郭清を行う(図14-21)．

・No.1・3

【アプローチポイント】腹部食道，右横隔膜脚

【郭清確認因子】左胃動脈：先に行った小網の切開を腹部食道右壁まで進める．右横隔膜脚を確認し，これを目安に食道裂孔を明らかにし，切除範囲からNo.3の郭清を始める(図14-22)．横隔膜脚からすでに切離した左胃動脈の断端まで小彎壁を露出しながら郭清すれば，No.1までの郭清が完成する(図14-23)．郭清終了後，上腹部に4cmの縦切開を置き，小切開創から手縫い吻合，ないしは器械吻合を行う．

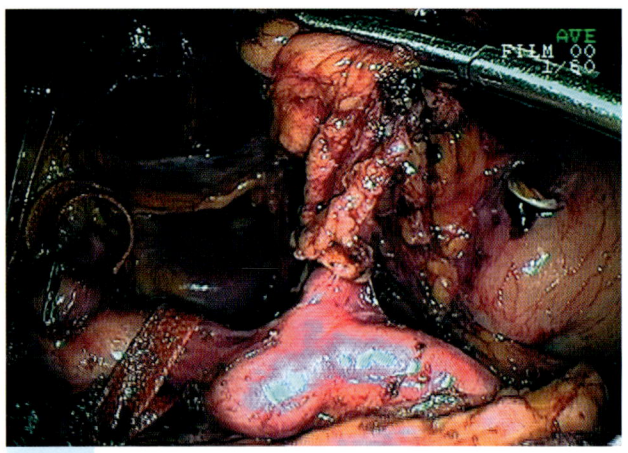

図14-19

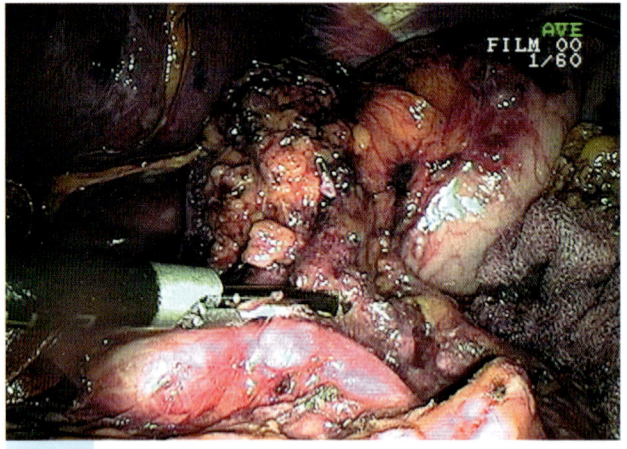

図14-20

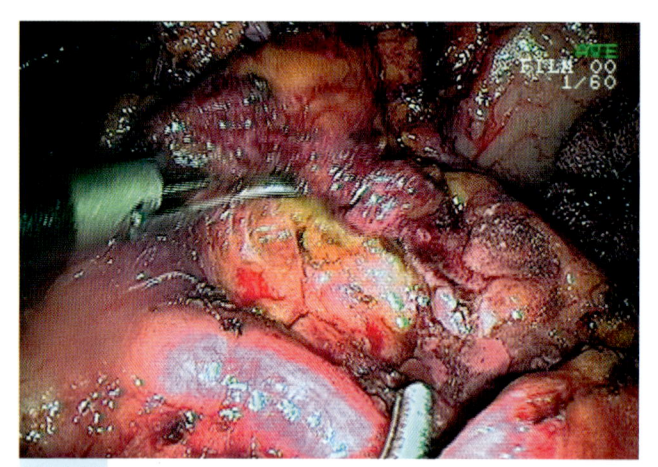

図14-21

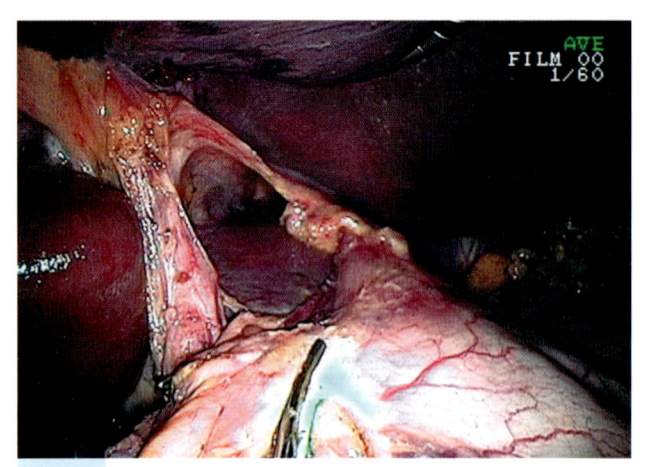

図14-22

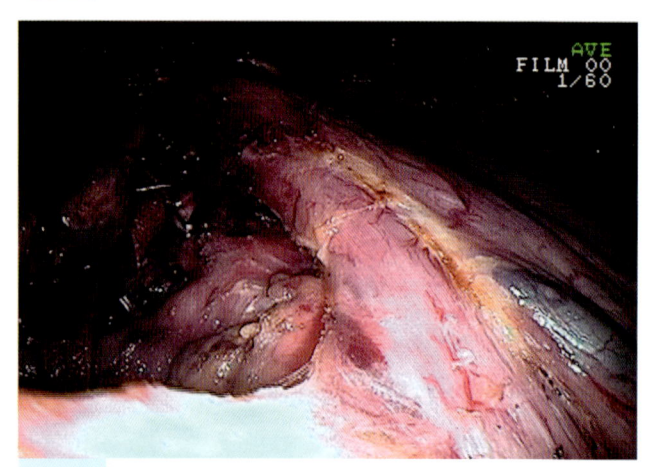

図14-23

4）腹腔鏡補助下神経温存幽門側胃切除術

（1）はじめに

開腹胃癌幽門側胃切除術における迷走神経温存手術手技は三輪ら[6]により確立され，肝枝温存による胃切除後胆石発生率の低下や腹腔枝温存による下痢，ダンピング症候群の発生率の低下，術後の良好な体重回復，インスリン分泌障害の予防などが報告され[7]，神経温存の意義が明らかになりつつある．また，最近発展を遂げてきた腹腔鏡下手術も技術の進歩や器機の開発に伴い，適応拡大が進み，胃癌治療ガイドラインでは早期胃癌だけでなく，StageIBまで研究的治療として位置付けられるようになった[8]．腹腔鏡下胃切除術は低侵襲で，合併症が少なく，術後の回復が早い[9)10)]ことが長所として報告されている．われわれは周術期のこれらの長所に加え，術後長期のQOLの向上を目的に，早期胃癌の腹腔鏡下手術に開腹手術で行われている種々の機能温存手術を導入してきた．幽門輪温存胃切除術，迷走神経温存噴門側胃切除術[11]，迷走神経温存幽門側胃切除術[7]などがこの範疇にはいるが，前2者はその適応が限られている．一方，自律神経温存幽門側胃切除術は神経の温存と同時に郭清が可能であり[12]，M，L領域の早期胃癌に適応が可能である．さらに，腹腔鏡下の解剖に習熟する必要性はあるものの，神経温存手技は拡大視効果により開腹手術より確実性が高い．われわれは腹腔鏡下胃切除術導入時より自律神経温存に留意した手術を行っている．

（2）自律神経温存手技の基盤となる臨床解剖

自律神経温存手技は，1）前迷走神経幹の肝枝，2）後迷走神経幹の腹腔枝，3）肝神経叢の温存よりなる．

前迷走神経幹は，噴門部で肝枝と前胃枝に分岐する．肝枝は数本あり，小網内を横走する．前胃枝は，肝枝と分岐後，胃体上部から胃体下部まで順次胃前壁に分布していく．

後迷走神経幹は，腹部食道の背側から胃膵間膜内を走り，後胃枝を分岐し，腹腔枝となり，腹腔神経節につながる（図15-1）．腹腔枝の走行には変異があり，三輪らは左胃動脈との位置関係から3型に分類している（図15-2）．三輪らはタイプCの温存はD2郭清では困難である[6)7)]と述べているが，われわれは，左胃動脈のみを剥離結紮することにより，少なくとも形態的温存は可能と考えている．

（3）手術適応

当科では現在ガイドラインに沿ったStage IBの胃癌までを対象に腹腔鏡下胃切除術を行っているが，神経温存手術はその適応を早期胃癌としている．郭清範囲はM，L領域でEMRの適応外のM癌症例や術前深達度診断がSMで隆起型2.5cm以下または潰瘍を伴わない陥凹型1.5cm以下の症例はD1＋α郭清を，それ以上の大きさの早期癌症例はD1＋β郭清を施行している．

①前迷走神経幹　②後迷走神経幹　③前胃枝　④肝枝　⑤幽門枝
⑥十二指腸枝　⑦腹腔枝　⑧後胃枝　⑨腹腔神経節　⑩肝神経叢

図15-1　自律神経系の解剖

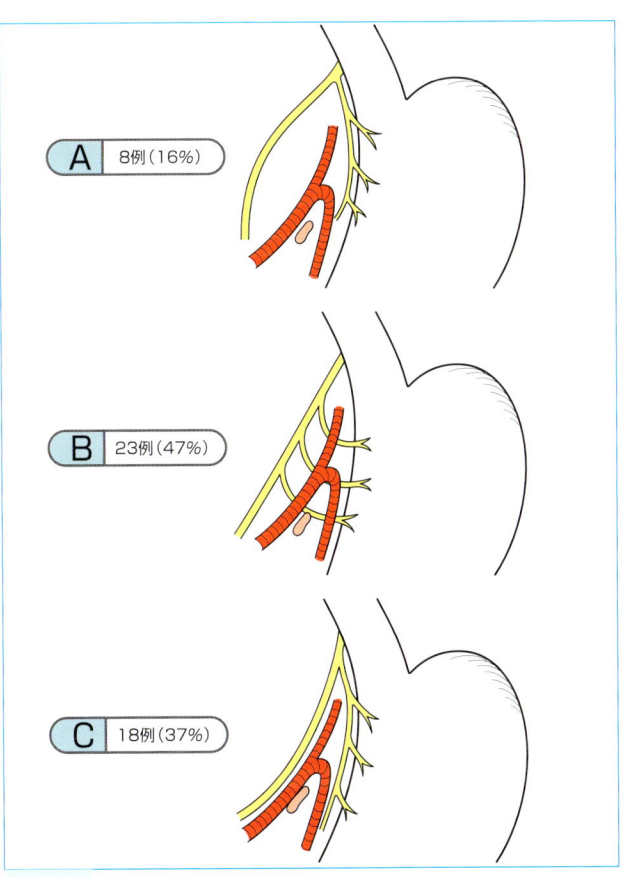

図15-2　腹腔枝の走行とその頻度
タイプAは右横隔膜脚前面を，Bは胃膵間膜内をCは左胃動脈に伴走する．タイプCでも形態的温存は可能である．

A　8例（16%）
B　23例（47%）
C　18例（37%）

（4）手術室の配置とポートの位置（図11-1, 15-3）

体位は開脚位とし，術者はNo6, No14vの郭清時以外は患者の右側に立つ．助手は患者の左側に立ち，カメラマンは両脚の間に立つ．モニターは左右の頭側に2台配置する．臍下部に小切開法で12mmポート（A）を挿入後，左右の中腹部でほぼ臍の高さに12mmのポートを挿入する（B, C）が，体格により，やや頭側に置くこともある．左右季肋部に5mmのポート（D, E）を挿入したのち，心窩部からEndo-close*を挿入し，肝円索を絹糸で吊り上げ固定する．これにより，肝が腹側に牽引され良好な術野が得られる．

（5）神経温存手技

1 ● 肝枝の温存

肝枝を温存するためには，小網内で肝枝の最尾側枝を確認し，その下で小網を切離する．

肝枝の前迷走神経幹からの分岐は腹部食道の高い位置で起こるので，右噴門リンパ節郭清には支障はない[6]．助手がEからsnake retractor*で肝左葉を頭側・腹側に圧排し，Cから把持鉗子を用いて胃体上部を尾側左側に避け，小網を展開する（図15-4）．術者は，B, Dを用いて肝の付着部近傍に前迷走神経幹から分岐する肝枝を確認し，最尾側枝を温存するように小網の切開を左側へ進め腹部食道右壁に至る（図15-5）．

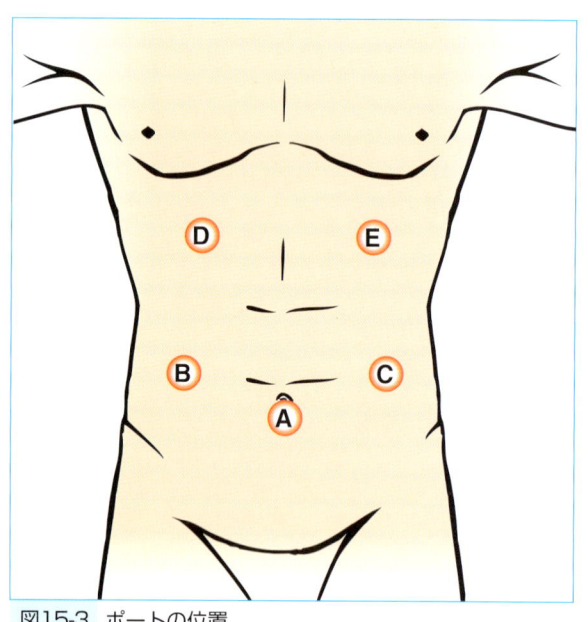

図15-3 ポートの位置
5本のポートを挿入する．臍下はopen methodで挿入する．B, DポートはENDO-GIA*UNIVERSALなどを挿入するので12mmを使用し，D, Eポートは5mmを用いる．

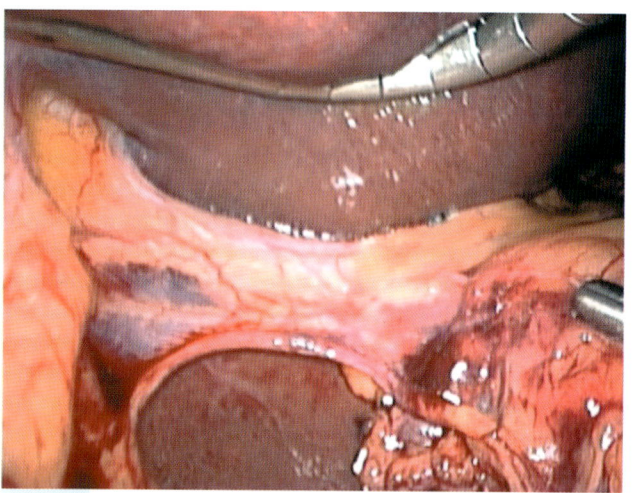

図15-4 肝枝の確認
小網内を横走する肝枝が明瞭に観察できる．肝枝から分岐し胃壁小彎前壁に分布する前胃枝も観察できる．　　　　　　　　　　　（三輪晃一ら, 1999[6]）

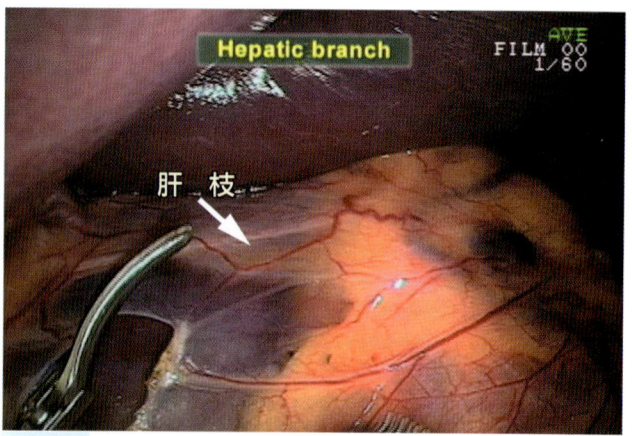

図15-5 小網の切離
肝枝の最尾側の枝を温存しつつ，腹部食道に向かって小網を切開する　　　　　　　　　　　（三輪晃一ら, 1999[6]）

2● 肝神経叢の温存

　肝神経叢の温存は肝枝の温存と協調して，胆石の予防に重要な役割を果たしており[6]，膵，肝，十二指腸の恒常性維持の役割も果たすと考えられる．助手はEからsnake retractor*を挿入し，肝門部を頭側・腹側に展開する．術者はBからすでに露出した胃十二指腸動脈の剥離を頭側に進めて総肝動脈・固有肝動脈の分岐部を露出し，総肝動脈に長さ10cmの血管テープを用いてテーピングする．その後，総肝動脈にかけたテープを助手がEから頭側へ牽引しつつ，膵をCから挿入した圧排鉗子で背側尾側に圧排する．術者は膵臓の被膜に続く腹膜を膵臓上縁に沿って胃十二指腸動脈の左側から始め，No.8aリンパ節の郭清の下縁をLCSで切離して決め，脾動脈から後胃動脈が分岐するまで行う．脾動脈の走行には偏位が多く注意が必要である．また，膵は尾部に向かうに従って頭側へ向かうので膵損傷には注意する．脾動脈から立ち上がる後胃動脈まで明らかにしたらNo.11pの郭清の最終ラインとする．操作の途中，左胃静脈（冠静脈）を確認し，これを膵上縁で切離する．No.8aの上縁は宇山ら[13)14)]の手技に準じ，右の横隔膜脚を上縁の指標に設定すると方向性が出しやすい．No.8aの上下の郭清ラインが決まったところで肝神経叢を損傷しないように，神経叢の外側で動脈前面のNo.8a郭清を行う（図15-6）．リンパ節はリンパ節鉗子で把持し，リンパ節を潰さないよう留意する．ここから腹腔動脈へリンパ節郭清を収束させ，en-bloc郭清となるよう留意する（図15-7）．

3● 腹腔枝の温存

　腹腔枝温存にあたっては，はじめに横隔膜下の腹部食道背側の鈍的剥離で後迷走神経幹を求め，あらかじめこれをテーピングしておく（図15-8）．

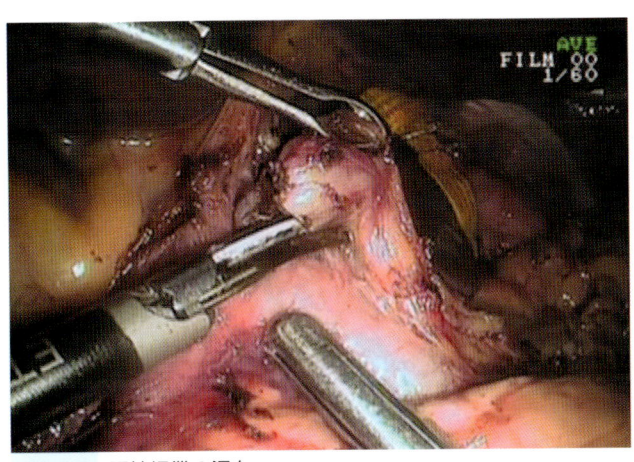

図15-6　肝神経叢の温存
　総肝動脈の外膜の外側でLCSを用いてリンパ節郭清を腹腔動脈方向へ行う

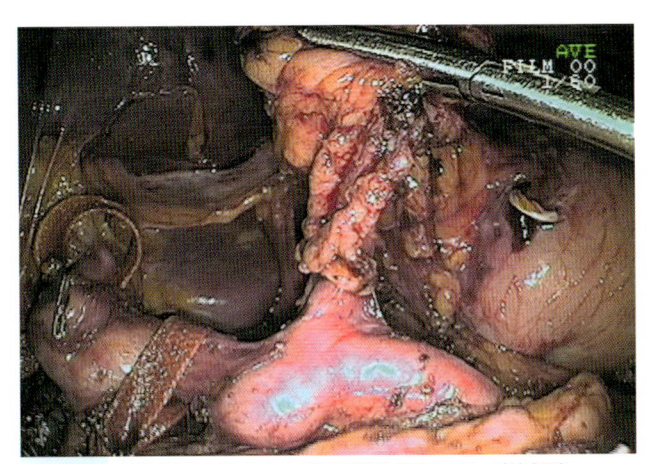

図15-7　肝神経叢を温存した腹腔動脈周囲のリンパ節郭清
　肝神経叢を温存しen-blocなリンパ節郭清を施行する．総肝動脈尾側には膵枝が観察される．

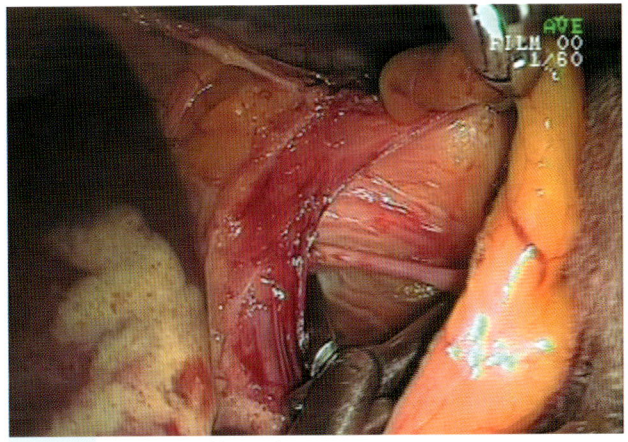

図15-8　後迷走神経幹の露出
　腹腔枝の温存には横隔膜の尾側でまえもって後迷走神経幹を露出し，これにテーピングをしておく．

(6) 腹腔枝を温存した左胃動脈の切離

助手がEから胃膵間膜を把持鉗子で腹側に挙上し、Cから圧排鉗子で膵臓を背側に圧排すると胃膵間膜を展開できる。術者は、No.8aの郭清に連続させて、右側から腹腔動脈を郭清しつつ、左胃動脈を露出する。腹腔枝は左胃動脈に絡みつくように伴走する症例が、三輪分類B、C合わせて84%[7]に認められるため、左胃動脈のみを剥離鉗子で剥離し(図15-9)、クリッピング後根部から約1cmで切離し、腹腔枝は温存する(図15-10)。後迷走神経幹にかけたテープを緊張させると、腹腔枝の走行を確認できる。この状態で後迷走神経幹のテープを術者が右側へ牽引し、切離胃を助手が左側に牽引する。切離胃に分岐する後胃枝が扇状に広がり、胃に分布する様子を明瞭に確認できる(図15-11)。後胃枝のみをバイポーラシザースで切離しつつ(図15-12)、腹腔枝を温存する。後胃枝の切離は神経の熱損傷を防ぐため、LCS、電気メスは用いていない。郭清終了時の状態を図に示す(図15-13)。

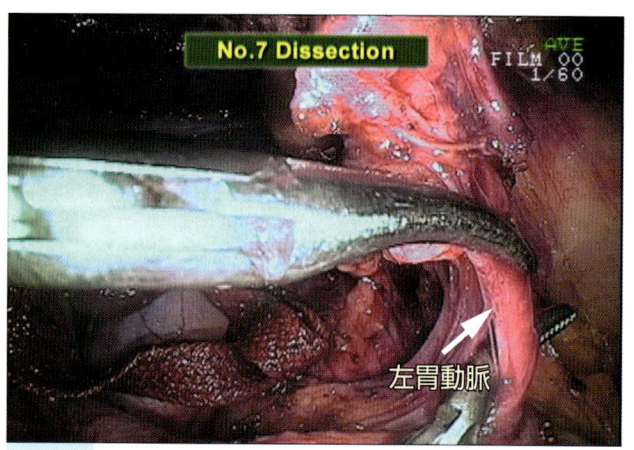

図15-9 左胃動脈のみを剥離
　左胃動脈には腹腔枝がまとわりついている。左胃動脈のみを剥離露出する。

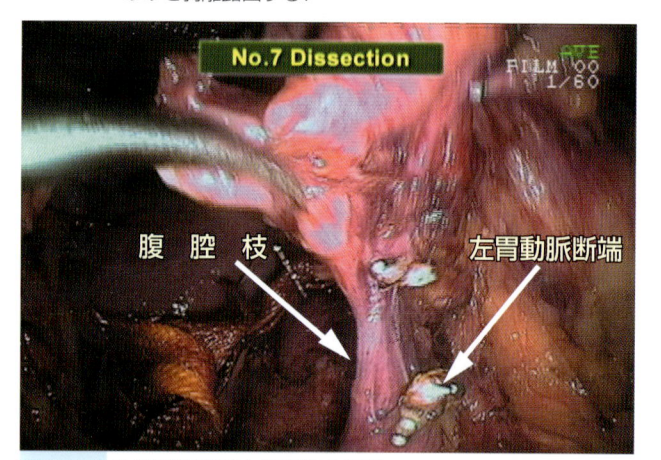

図15-10 左胃動脈切離と腹腔枝の温存
　左胃動脈の背側に腹腔枝が温存されている。

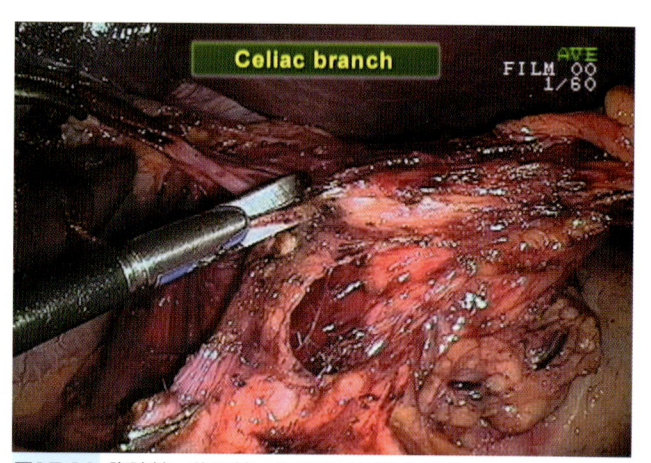

図15-11 腹腔枝、後胃枝、後迷走神経幹の確認
　胃を左側に牽引することにより後胃枝を確認できる。この症例は三輪分類のタイプBに相当し、最も多い型である。

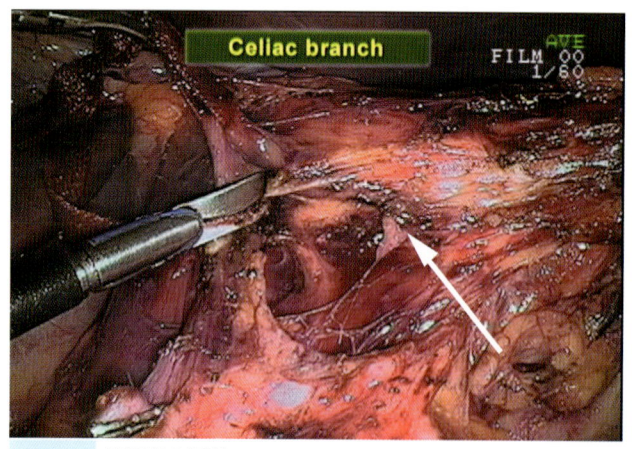

図15-12 後胃枝の切離
　腹腔枝から後胃枝のみを切離していく。この症例も三輪分類のタイプBに相当する。後胃枝はハサミで切離しても出血はほとんどない。神経機能の温存を考えると熱損傷がないハサミを用いるのが好ましい。

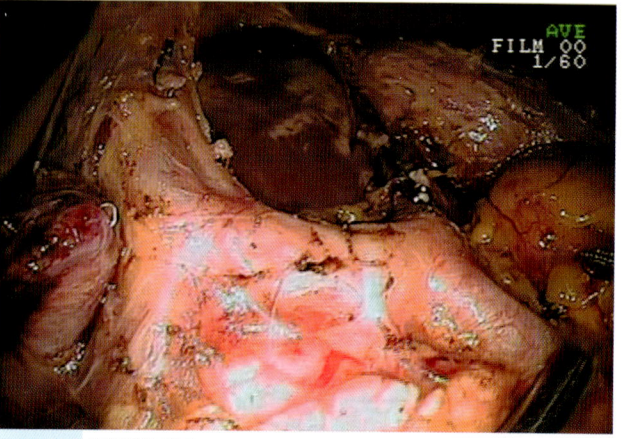

図15-13 郭清終了図
　肝枝、腹腔枝、肝神経叢を温存した迷走神経温存手術の郭清終了時

9 術中偶発症：予防と対策

　腹腔鏡下手術の代表的な術中偶発症は出血と他臓器損傷である．腹腔鏡下手術では一度出血をきたすと視野や剥離層の同定が困難となり，その後の合併症を誘発させる危険がある．他臓器損傷の原因は二つに大別できる．すなわち，腹腔鏡下手術が2次元操作であるために，深部感覚に乏しく背側臓器損傷をきたす場合と，術野が狭小であることによる視野外での他臓器損傷である．したがって，鏡視下手術の特殊性を理解し，常日頃から安全な基本手技の習得に努めなければならない．

1）出　血

　出血は，剥離層の同定や解剖学的位置関係の誤認，解剖的変異などによる．対応は腹腔鏡下の解剖に習熟することである．また，腫瘍血管にアプローチする際のメルクマールをしっかり把握しておくことも重要で，これについては各項目を参照されたい．

　出血した場合の基本は圧迫であり，多くの場合ガーゼによる止血だけで対応できる．ついで出血点をピン・ポイントで把握することである．アルゴン・ビームコアギュレーターは静脈性のoozingに有用である．

2）他臓器損傷

　胃結腸間膜処理の際の横行結腸損傷，No4sb郭清の際の脾の被膜損傷，郭清の際の主要血管損傷，膵損傷などが挙げられる．乱暴な郭清操作や，止血が不十分なままの郭清操作，過度の牽引操作，解剖の誤認，LCSのcabitationなどがその原因となる．また，これらを避けることが予防につながる．後方臓器の損傷を予防するためには可能な限り後方にfree spaceを作ることが有用である．また，LCSのactive bladeの向きには細心の注意を払う必要がある．

10 術後合併症：予防と対策

1）後　出　血

　主要血管のクリップの脱落，不十分な止血などが原因であるが，郭清終了後に止血やクリップの掛け具合を観察することで予防可能である．

2）深部静脈血栓症

　気腹操作に伴い，開腹手術より深部静脈血栓症の頻度が高くなることが指摘されている．

　肥満患者では特にその危険が高くなることから，術中間歇的に両下肢の加圧を行うことと，術後早期の離床を促すようにする．

3）縫合不全

　吻合に際しては，確実な操作を心掛けることのほかに，吻合部に緊張がかかっていないかを確認し，緊張がかかりそうな場合は，授動を行ったり，再建方法を変更するなどで対応する．血流に関しても注意を払う必要がある．これらは開腹手術と変わらない．

> **ピットフォール**
>
> 　拡大視効果は微細な血管や神経がよく観察でき，丹念に手術を進めれば非常に精度の高い手術を可能とする．逆に，少量の出血でも非常に視野が悪くなることや，進むべき方向を誤る危険性を持っている．特に方向についてはメルクマールを失うと，カメラがいつの間にか回っていて，あらぬ方向を切ろうとしていて，「ドキッ」とさせられることがある．

[小嶋　一幸]

文献

1) 佐藤達夫, 高橋隆訳：臨床解剖学ノート・腹部, 中央洋書, 東京, 1980
2) 佐藤達夫：消化器の局所解剖学, 食道・胃, 金原出版, 東京, 1993
3) 西　満正：The Latest Therapy 3 胃癌の外科, 医学教育社, 東京, 1986
4) 垣添忠生, 笹子三津留：新・癌の外科－手術手技シリーズ3 胃癌, メジカルビュー社, 東京, 2002
5) 野口　剛, 内田雄三, 橋本　剛ら：噴門部早期癌の外科治療とくに噴切後再建術の新しい工夫. 日外会誌 99：569-574, 1998
6) 三輪晃一, 藤村　隆, 伏田行夫ら：早期胃癌に対する迷走神経温存リンパ節郭清術. 手術 51：425-430, 1997
7) 三輪晃一, 木南伸一, 佐藤貴之ら：早期胃癌手術における神経温存の意義. 日外会誌 97：286-290, 1999
8) 日本胃癌学会編：胃癌治療ガイドライン. pp6-7, 金原出版, 東京, 2001
9) Adachi Y, Shiraishi N, Shiromizu A, et al：Laparoscopy-assisted Billroth I gastrectomy compared with conventional open gastrectomy. Arch Surg 135：806-810, 2000
10) Adachi Y, Suematu T, Shiraishi N, et al：Quality of life after laparoscopy-assisted Billroth I gastrectomy. Ann Surg 229：49-55, 1999
11) 市川　度, 小嶋一幸ら：迷走神経温存腹腔鏡補助下噴門側胃切除術の手術手技. 手術 54：947-952, 2000？
12) 小嶋一幸, 市川　度ら：迷走神経温存幽門側胃切除術. 臨外 55：401-406, 2000
13) Uyama I, Sugioka A, Matsui H, et al：Laparoscopic D2 lymph node dissection for advanced gastric cancer located in the middle or lower third portion of the stomach. Gastric Cancer 3：50-55, 2000
14) 宇山一朗, 杉岡　篤, 松井英男ら：胃癌に対する内視鏡下en-blocD2リンパ節郭清. 日鏡外会誌 6：137-142, 2001

Ⅴ. 大　腸

1 はじめに

　腹腔鏡下手術は，大腸疾患に対する標準的な治療として徐々に定着しようとしている．しかし，現在は施設によってさまざまなアプローチが試みられており，手術の定型化には至っていないのが現状である．その最大の原因は，腹腔鏡下手術が狭小空間で全体像が把握しにくく，触感が得られないことであろう．また，一般外科医にとって従来の開腹手術で得られた解剖の知識を，そのまま腹腔鏡下に応用できずつい億劫になって開腹に移行しないまでも片手を導入してしまいがちである．そこで，われわれは腹腔鏡下手術の困難性を克服するためさまざまな術式の改良を行い，今日まで誰もが安全に行える手技の確立を目指してきた．本稿では腹腔鏡下大腸切除における基本的な事項とくに局所解剖や手技について紹介する．

2 局所解剖

1)腸間膜とToldt's fusion fascia

　大腸は発生過程において反時計回りに270度回転し，上行結腸と下行結腸は後腹膜に固定される[1]．その際，腸間膜の後葉と後腹膜とが癒合しToldt's fusion fasciaを形成する(図1)．したがって，この癒合筋膜は精巣(卵巣)動静脈や尿管の前面に位置し，後方からこの筋膜を貫通して腸間膜に至る血管は原則として存在しない．右側のToldt's fusion fasciaは小腸間膜根から前膵十二指腸筋膜，腎筋膜前葉へと広がる．左側も同様に頭側は腎筋膜前葉から膵臓背側，尾側は直腸固有筋膜(臓側骨盤内筋膜)に繋がる．また腸間膜は回結腸動静脈の頭側で十二指腸の前面，中結腸動静脈と左結腸動静脈の間で左腎の前面，左結腸動静脈とS状結腸動静脈(S1)の間は間膜が薄く癒合も強い．このように，結腸切除ではToldt's fusion fasciaを同定し，そこを目安に腸間膜を剝離することが基本である．この基本操作を習得すれば出血が避けられ，尿管を損傷することもない．ただし，外側アプローチでは傍結腸溝の白線を切開しToldt's fusion fasciaを露出するが，内側アプローチでは容易にfasciaの背側に入ることを知っておくべきである．

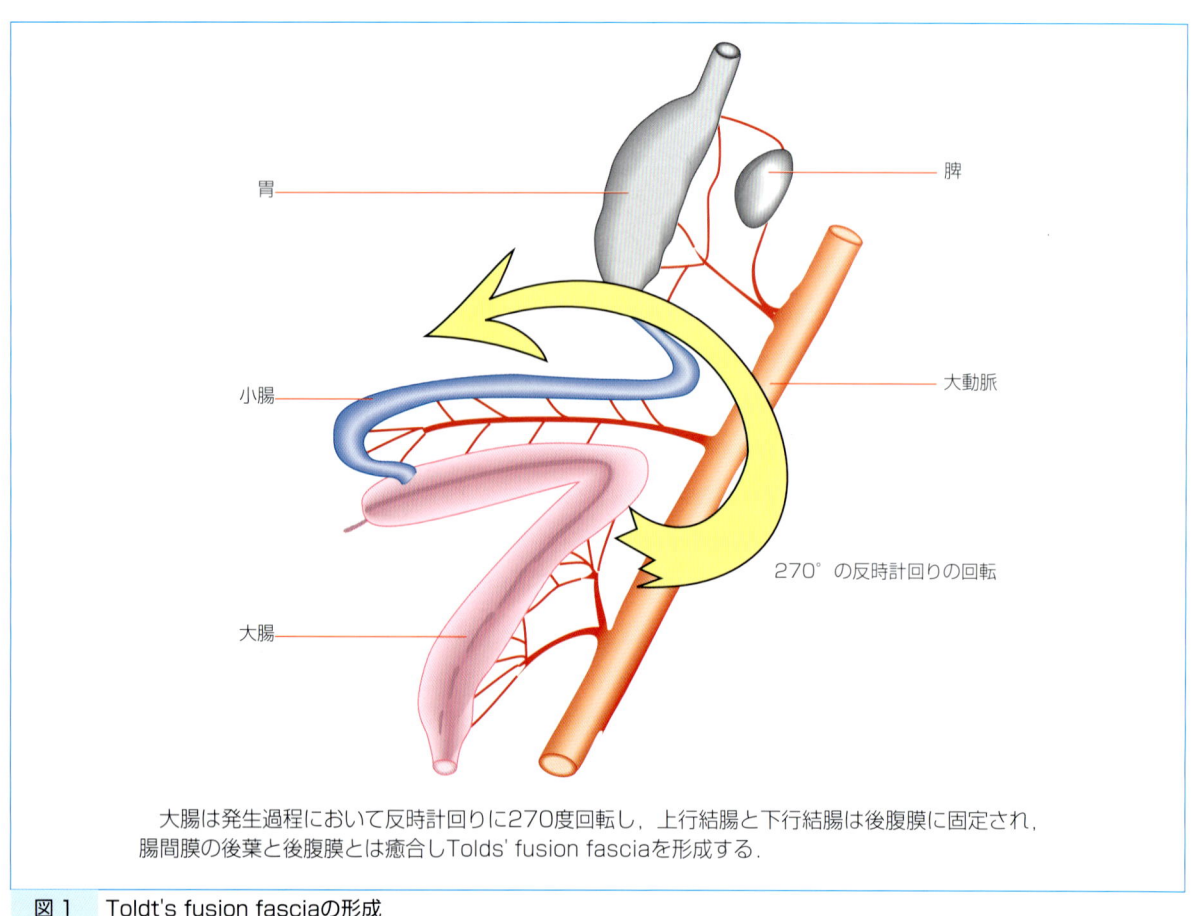

　大腸は発生過程において反時計回りに270度回転し，上行結腸と下行結腸は後腹膜に固定され，腸間膜の後葉と後腹膜とは癒合しTolds' fusion fasciaを形成する．

図1 Toldt's fusion fasciaの形成

2）回結腸動脈根部，下腸間膜動脈根部

触感を伴わない腹腔鏡下大腸切除では，腸間膜の特徴と，間膜内を走行する栄養血管の位置関係を十分把握することがきわめて重要である．アプローチの如何を問わず主要な動静脈幹を正確に把持・挙上することが，安全な血管処理の基本になるからである[2]．手術操作のために最も重要な動静脈幹は，右結腸切除における回結腸動静脈（図2）とS状結腸切除や前方切除における上直腸動静脈（図3）である．それらの起始部は通常臍よりやや上方に位置し，動脈の拍動を注意深く観察すると同定できる．右結腸切除における血管の露出では，まず回結腸動静脈幹を把持・挙上するとその尾側にやや線状に陥凹した部位を認める．次に上腸間膜静脈の盛り上がりを確認し，その前面を露出してから頭側に向け陥凹と上腸間膜静脈の交わったところに回結腸動静脈の起始部を求める（図4）．この場合，回結腸動静脈幹の両側の間膜を切開して開放してから，その動静脈幹吊り上げてから起始部を求めるとさらに判りやすい．

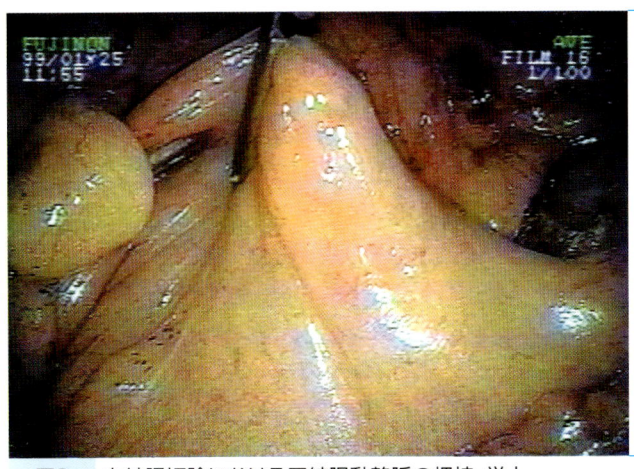

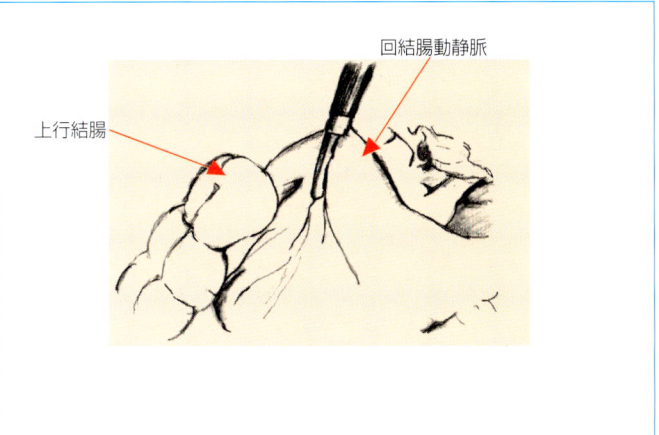

| 図2 | 右結腸切除における回結腸動静脈の把持・挙上 |

| 図3 | S状結腸切除や前方切除における上直腸動静脈の把持・挙上 |

| 図4 | 回結腸動脈根部の露出 |

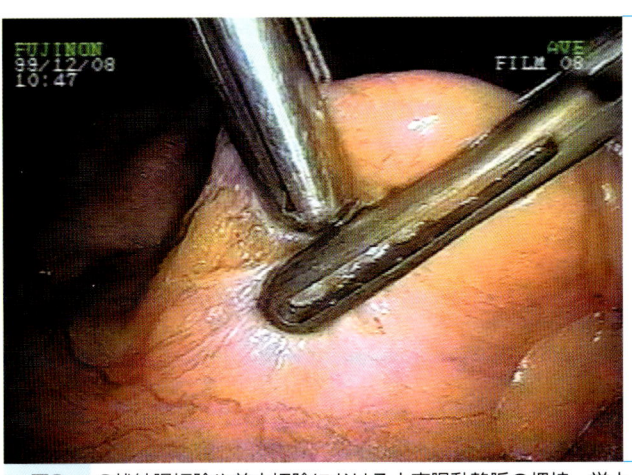

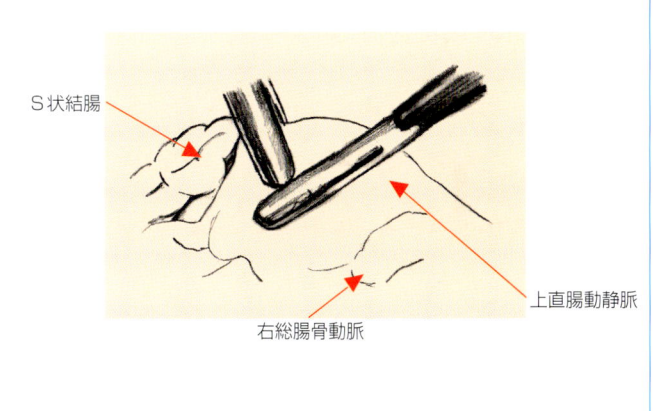

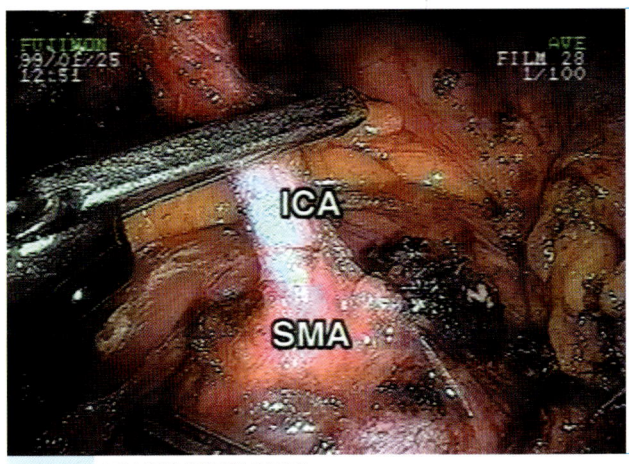

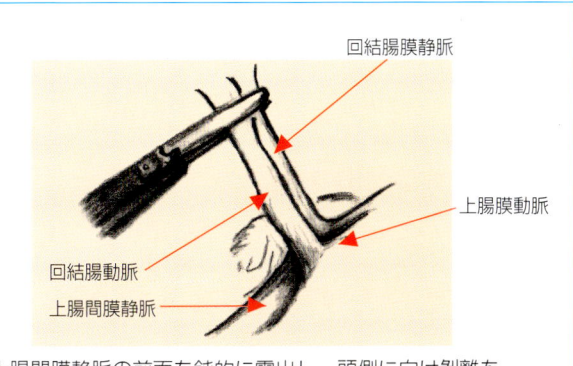

上腸間膜静脈の前面を鈍的に露出し，頭側に向け剥離を進め，回結腸動静脈の起始部を求める．

3) 回腸終末部とSD junction

　腹腔鏡下大腸切除では右結腸の剥離・授動が完全に行われないと，余裕を持って右結腸全体を体外に露出し切除・吻合を安全に施行できない[3]．右結腸の十分な授動には，回腸終末部の腸間膜と後腹膜との付着部を切開し（図5），胎生期の腸回転の起始部である十二指腸の水平脚付近まで間膜を切開し，剥離を進めることが肝要である．

　左結腸の剥離・授動において，SD junctionの剥離は必須である．SD junctionの癒着の形態は個体差が大きく，骨盤内に向けて広範に癒着するものや，ほとんど癒着もなく剥離を要しないものまでさまざまである．通常，下行結腸の剥離・授動をSD junctionから開始すると，往々にしてToldt's fusion fasciaより深く入って，腸腰筋の前面に至り精巣（卵巣）動静脈や尿管の背側に向かってしまう．したがって，Toldt's fusion fasciaの正しい剥離面を保持するためには，最初にSD junctionの後腹膜との癒着をはずすだけにしておき，剥離・授動は下行結腸の外側から始めたほうが剥離面を認識しやすい（図6）．次いで，Toldt's fusion fasciaの背側に精巣（卵巣）動静脈や尿管を認め，温存した後に，SD junctionを完全に落とすと安全である．

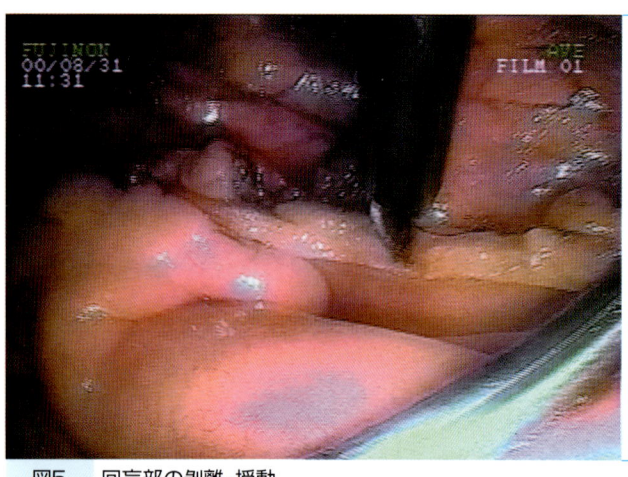

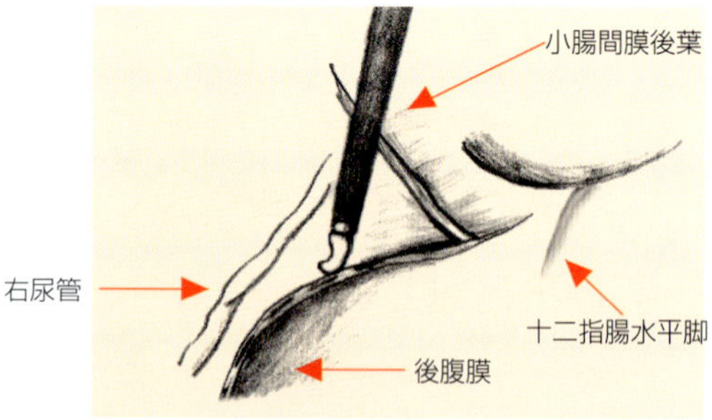

図5 回盲部の剥離・授動

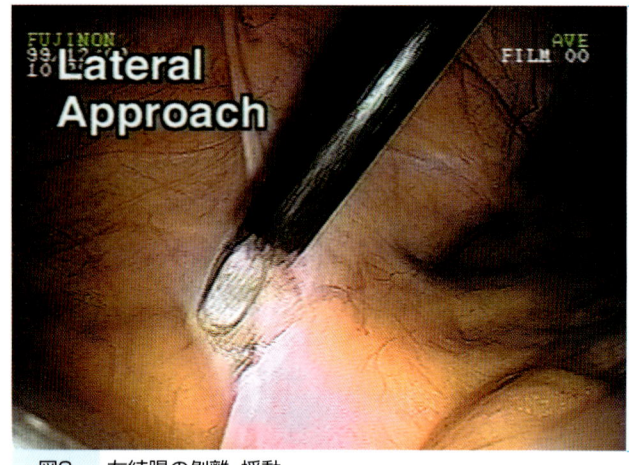

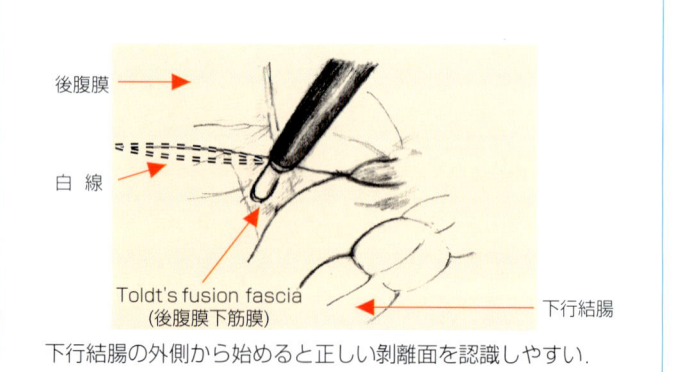

回腸終末部の腸間膜と後腹膜との付着部を大動脈分岐部から十二指腸水平脚に向けて切開する．

図6 左結腸の剥離・授動

下行結腸の外側から始めると正しい剥離面を認識しやすい．

4)肝彎曲部, 脾彎曲部

　右結腸切除において肝彎曲部の剥離・授動は回腸終末部と同様重要なポイントである．上行結腸が腎筋膜前葉で正しく剥離されていれば，肝結腸間膜は明瞭に認識される．まず，膜だけを浅く切開し，その後鈍的に脂肪組織を剥離していくと十二指腸下行脚が露出される．腎筋膜前葉と前膵十二指腸筋膜は繋がっており，その面を保持しながら十二指腸水平脚と横行結腸間膜後面の間を注意深く剥離していき(図7)，大網の一部を切離すると膵頭部が露出される肝彎曲部の授動が完了する．

　横行結腸切除，下行結腸切除や一部の低位前方切除では脾彎曲部の剥離・授動が必要である．右結腸切除と同様に右の腎筋膜前葉の層を露出し，その面を保持しながら頭側に向けて剥離を進めると脾結腸間膜に至る．肝結腸間膜と同様に脾結腸間膜を切離した後に，脂肪組織を鈍的に剥離する(図8)．超音波切開凝固装置で切離していっても良いが，間膜を強く牽引しすぎて脾臓の被膜を損傷しないよう注意する．また，横行結腸間膜を展開すると被膜に覆われてつり上がった膵臓を認めるので損傷しないよう注意する．網嚢を開き，超音波切開凝固装置を用い，横行結腸間膜を中結腸動脈左枝まで切開すると脾彎曲部の授動が完了する．

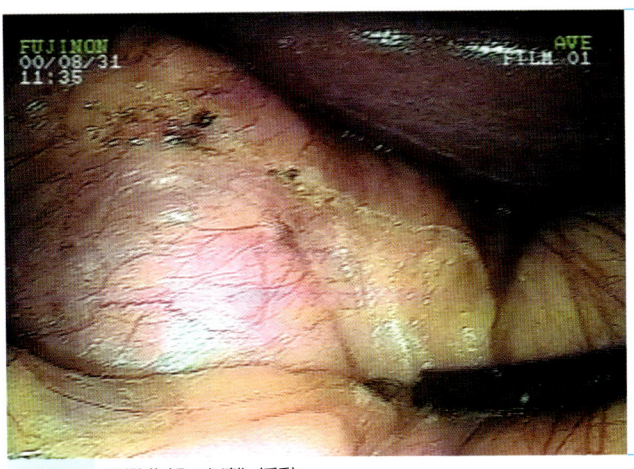

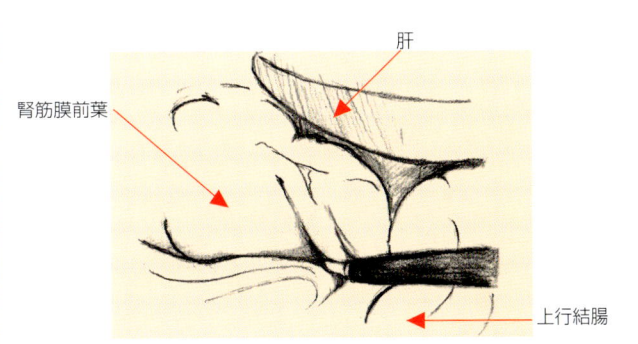

図7　肝彎曲部の剥離・授動

腎筋膜前葉露出し肝結腸間膜を切開し，十二指腸水平脚と横行結腸間膜後面の間を注意深く剥離する．

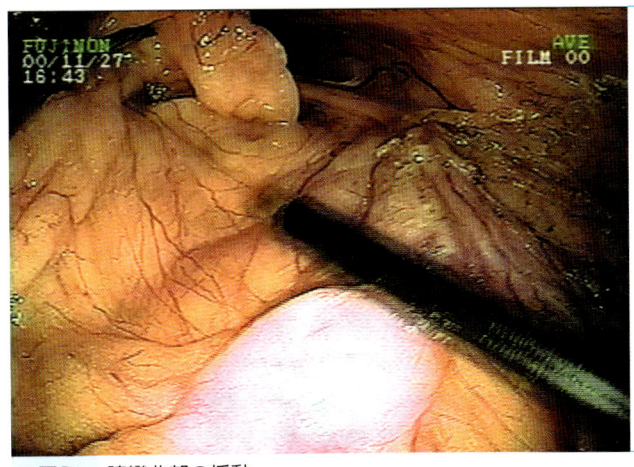

図8　脾彎曲部の授動

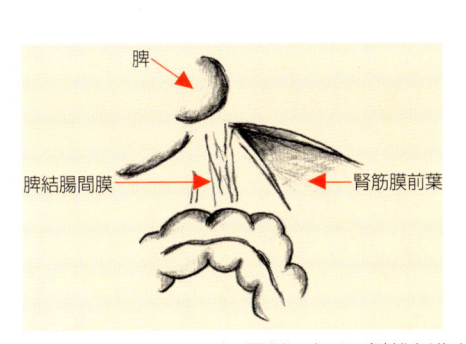

腎筋膜前葉の層を保持しながら頭側に向けて剥離を進め，脾結腸間膜を切離する．さらに網嚢を開放し横行結腸間膜を切開する．

5）直腸固有筋膜と側方靭帯

　直腸右側は解剖学的にバリエーションが少なく，傍直腸溝に沿って後腹膜と直腸間膜の境界を切開して鈍的に剥離すれば直腸固有筋膜を確認できる（図9）．したがって，直腸の剥離は右側から始めるほうが安全であり，解剖も理解しやすい[4]．直腸固有筋膜に包まれた直腸の筋膜を保持しながら，右側から左側へ円筒状に十分剥離を進めておくと，最後に左側の直腸間膜のみが残り，それを腹膜翻転部に向けて切開すれば尿管や下腹神経を損傷せずに上部直腸が授動される（図10）．

　腹膜翻転部の腹膜を陥凹に沿って切開し，直腸の前壁をDenonvilliers筋膜前面で剥離すると出血がない（図11）．したがって，腹膜翻転部以下の直腸の剥離で重要なのは，前壁のDenonvilliers筋膜，後壁は直腸固有筋膜である．さらに側壁は骨盤神経叢と直腸を結ぶ索状の側方靭帯である．側方靭帯の露出には，まず仙骨直腸間膜を直腸側で切開し，直腸後壁側を十分に剥離することである．次に男性では直腸膀胱靭帯，女性では，直腸子宮靭帯を切離して膀胱側腔の疎な結合組織を鈍的に剥離すると側方靭帯が明らかになる（図12）．側方靭帯を骨盤神経叢の内側に沿って切離していくと外肛門括約筋群に到達する．このような腹膜外の直腸周囲の解剖を熟知することで，出血のない機能温存手術が可能となる．

3　適　　応

　本邦においては導入当初より，早期癌を腹腔鏡下大腸切除の適応として普及してきた[5]．すなわち，内視鏡的切除ができない，特に結腸のm癌やsm癌がよい適応と考えられ，腹腔鏡下大腸切除が保険適応となった現在も，大部分の施設ではその適応で行っている．また，直腸の早期癌は技術的困難性と，自動吻合器の不完全性から普及がなかなか進まないのが現状である．一方，本法の導入に積極的な一部の施設では，結腸のSS，SEと直腸のMPまでを適応に含めている．したがって，腹腔鏡下大腸切除の適応を現時点で一概に論ずることはできない．多くの施設で進行癌に本法を導入しない理由は，技術的に未成熟であること，穿刺部再発への懸念，リンパ節郭清の不確実性や炭酸ガスの癌細胞に対する生物学的悪影響への懸念などが主なものである．これらの問題は全世界的に行われつつある臨床試験や症例の蓄積の結果から，近い将来は証明されるであろう．本邦でもMP癌へ

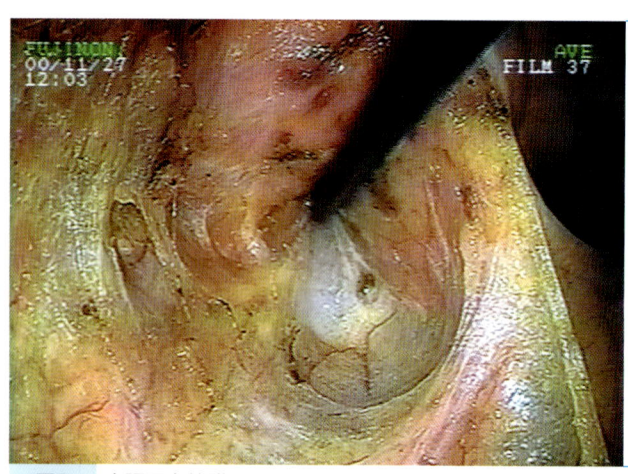

図9　直腸固有筋膜の露出

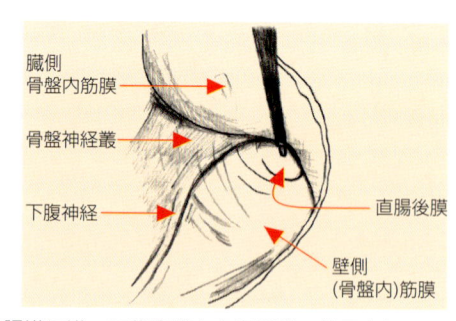

傍直腸溝に沿って後腹膜と直腸間膜の境界を切開し，腹側に直腸を鈍的に剥離すれば直腸固有筋膜が露出する．

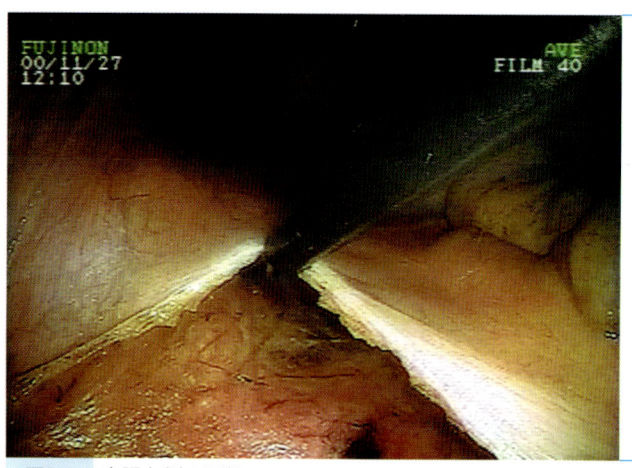

図10　直腸左側の剥離

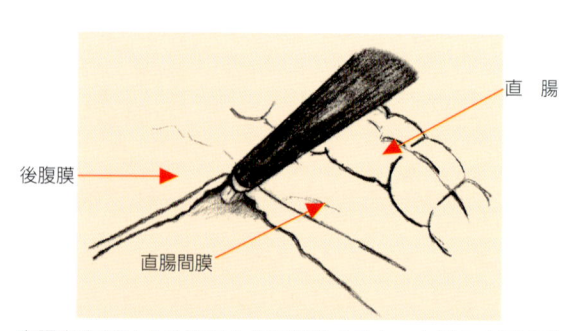

直腸を右側から後壁を十分に剥離すると，左側の直腸間膜と腹膜の付着部のみが残り，それを腹膜翻転部に向けて切開すれば尿管や下腹神経を損傷せずに上部直腸は授動される．

の導入は徐々に進みつつあり，5年以内に腹腔鏡下大腸切除の一般的な適応になる可能性は高い[6]．したがって，標準的な手技の確立と器械の進歩，教育の普及によって近い将来進行癌も本法を適応とすることにコンセンサスも得られるであろう．

4 術前検査と術前管理

術前検査は，全身麻酔用の検査と大腸癌についての評価（腫瘍マーカーと画像診断）に分かれる．術前に合併疾患が疑われる場合は，全身麻酔用と術後管理のために追加検査を行う．糖尿病を疑えばoral glucose tolerance test (OGTT)，HbA1cを，肝硬変合併例ではICGを測定する．また，心疾患合併例では心エコー，心筋シンチなどの精査を行うこともある．

画像診断は胸部レ線，CT，超音波など一般に行うが，上部消化管の内視鏡検査も必須としている．肝，肺転移を疑う，もしくは有する場合ではferidex MRI，胸部CTを行う．大腸内視鏡施行時は深達度MP'までを疑う症例は，術中に病変部位を同定することは困難なので，あらかじめ点墨法によりマーキングを行う．また，EMR後やm癌で病変を触知しにくい症例では，点墨の位置が腹腔鏡で分からない可能性があるため，クリッピングも同時に行う．SS'以深の症例は，術中に腹腔鏡で認識可能なため点墨は施行していない．ただし，直腸の病変では点墨によって間膜が炎症をきたすと腸管の露出が難しくなるので点墨は行わず術中内視鏡で肛門側の切離線を決定する．

術前処置において最も重要なことは大腸のプレパレーションである．腹腔鏡下大腸切除術では拡張した腸管，とくに小腸は，術野の展開や手術操作に支障をきたすため腸管拡張を極力避けなければならない．われわれは，狭窄のある症例は4日間の絶食とマグコロール＋プルセニド，狭窄のない症例では2日前朝にニフレック1,000mlの，さらに前々日と前日夕にラキソベロン1本の経口を行っている．ただし，いずれも浣腸は行わない．さらに，挿管時にマスク下の送気で胃腸の拡張の可能性を排除するため，胃管をあらかじめ挿入し，挿管時開放しておく．これにより術中腸管拡張による視野の妨げからくる術者のストレスは軽減された．ただし，腹腔鏡下手術では気腹により静脈還流が減少し血圧が低下しやすくなることに絶食による体液不足が加わり，気腹後血圧が低下する可能性があるため術前の十分な補液が必要である．

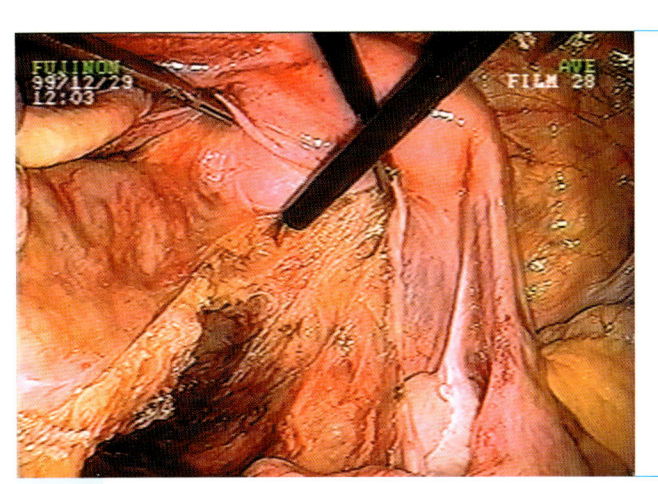

図11 下部直腸前壁の剝離

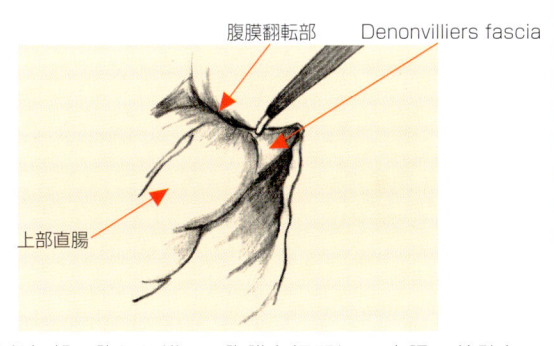

腹膜翻転部の陥凹に沿って腹膜を切開し，直腸の前壁をDenonvilliers筋膜前面で剝離する．

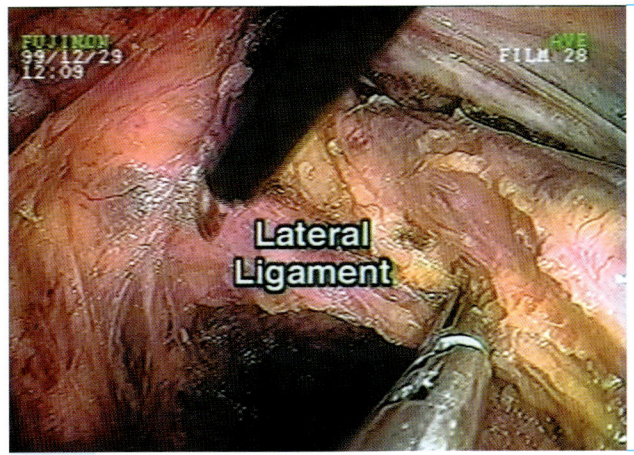

図12 側方靱帯の露出と切離

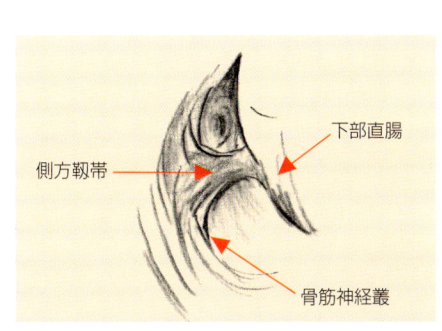

直腸後壁を十分に剝離した後，男性では直腸膀胱靱帯，女性では直腸子宮靱帯を切離して膀胱側腔の疎な結合組織を鈍的に剝離すると側方靱帯が明らかになる．

5 必要な機器と器具

　内視鏡外科に用いられる機器は年々開発と改良が重ねられた．手術手技が標準化されるにしたがって，使用する機器や器具も必要最小限に定められるようになった．本稿では，われわれが腹腔鏡下大腸切除術に用いている手術器具と機器について紹介する[7]．もちろん，施設によって手術の方法が異なるため，使用器具は異なるが本書で紹介した術式に合わせて用いられる機器・器具類と理解していただきたい．

1) 手術器具

　腹腔鏡下大腸切除において，腸や膜を把持する把持鉗子，血管の剥離および露出に使用する剥離把子，腸管を把持する腸把持鉗子，手術視野を確保するために臓器を把持・挙上もしくは圧排する器具，そして血管処理の際に腸間膜や動静脈幹を牽引する器具などが必要である．最も使用頻度の高いHunter Bowel Grasper（Jarit社製）（図13-a）は，先端が丸く血管を確実に把持できる繊細な構造をもつので，腸管壁や膜などを愛護的に把持できる．さらに血管そのものを把持して，郭清する際もこの鉗子は有用である．腸管を把持・牽引し視野を確保するには肺把持鉗子（J & J社製）（図13-b）を用いている．また，腸管断端を把持し腹腔外に取り出す際や，腹膜や子宮を把持・挙上するにはEndo Clinch II（TYCO社製）（図13-c）を用いる．この鉗子は先端の凹凸が深くずれることなく腹膜や腸間膜を把持できる．動静脈幹や腸間膜の腹側への牽引には，Endo retract mini（TYCO社製）（図13-d）を用いる．double stapling techniqueで吻合する際，センターロッドとアンビルを合体させるにはアンビルグラスパー（J & J社製）（図13-e）を用いる．

2) 手術機器

　腹腔鏡下手術で最も重要な装置は内視鏡とモニターである．腹腔鏡下大腸切除においては結腸の手術は硬性鏡でも容易であるが，直腸切除での狭い骨盤腔内の視野確保には軟性鏡のほうが優れている．しかし，軟性鏡の場合，12mmの傷が必要なため，病変部位によっては径の細い斜視の硬性鏡を用いるなど症例によって内視鏡を使い分けるのもよい．

　現在の気腹装置は患者の安全確保のために圧モニタリングがしやすく，自動で圧・送気コントロールが行える．また，最近は気腹による腹腔内の熱の放散がより少なくなるよう，気腹チューブの途中にウォーマーが装着できる気腹装置も発売された．

　組織の剥離や血管処理の際には高周波メスが通常用いられるが，同様に超音波切開凝固装置も汎用されている．超音波凝固切開装置は高周波メスに比べ，周囲の組織を損傷せずに確実な凝固切開を行うことができ，腹腔鏡下大腸手術には必須の機器となった．最近はバイポーラーの一種で血管を確実にシールしながら切離するLigaSure Atlas™（TYCO社製）も登場した．これは最大径7mmの血管も安全に止血可能であることから，大腸の主要血管はすべて止血と同時に切離可能でクリップを省略できるようになった．

　われわれは腹腔鏡下大腸切除における器具や機器・装置の使用法を習得することはもちろん，トラブルシューティングも知っておく必要がある．そのために定期的なメンテナンスを怠らず，おのおのの用途をよく知っておくべきである．

a：Hunter Bowel Grasper（Jarit社製）
　先端が丸く本来血管を確実に把持できるよう繊細な構造をもつので，腸管壁や膜などを愛護的に把持するのに多用する．

b：肺把持鉗子（J & J社製）
　腸管を把持・牽引し視野を確保するには肺把持鉗子を用いている．とくに直腸に緊張をかけ直腸周囲の剥離や骨盤内の視野確保に有用である．

c：Endo Clinch II（TYCO社製）
　動静脈を腸間膜とともに一括把持・挙上する，腸管断端を把持し腹腔外に取り出す，腹膜や子宮を把持・挙上する際などに把持力が強いので用いる．

d：Endo retract mini（TYCO社製）
　動静脈とともに腸間膜を腹側に愛護的に牽引する際に用いる．

e：アンビルグラスパー（J & J社製）
　double stapling techniqueで腹腔内吻合する際，アンビルを把持してセンターロッドと合体させるために用いる．

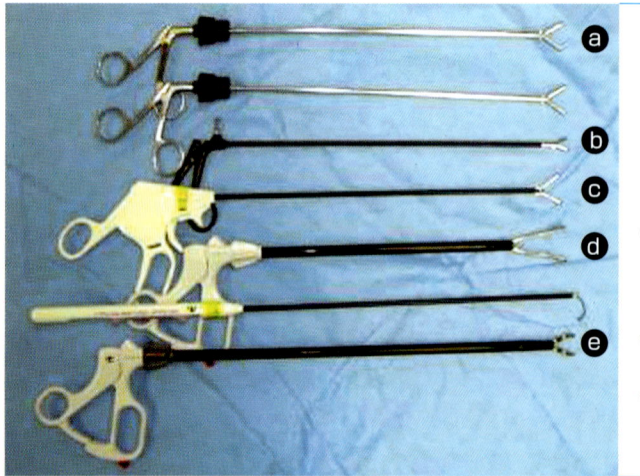

図13　腹腔鏡下大腸切除に用いる手術器具

6 セッティング，体位，麻酔

腹腔鏡下大腸切除術では，病変の占居部位によって，患者の体位，スタッフや周辺機器を設置する位置が異なる．とくに腹腔鏡下大腸切除では，術野を確保するため体位を変換し，それに伴う合併症を予防するとともに，安全な術中の患者管理が行えるように医師，麻酔医，看護師が協力して準備する[8]．そこで腹腔鏡下大腸切除術における体位の固定法と機器のセッティング，麻酔の注意点について述べる．

1）手術機器のセッティング，体位

モニターは術者の対側に必ず設置する．高周波メス，吸引洗浄装置，超音波切開凝固装置は病変部位によらず患者の左頭側に設置し，気腹装置はモニターと同側に配置し，手術中にチューブやコード類が混乱しないようセッティングする（図14）．また，患者の体位は病変側が上になるよう半側臥位にする（表1）．体位の固定法はマジックベッドと側部支持器を用いて，あらかじめ約15度程度の半側臥位を保持し，ベッドのローテーションの角度を30度まで回転させることによって患者の体躯は45度の傾斜を得られるようにする．下肢には間歇式下肢加圧装置を装着し，レビテーターを用い開脚位とする．病変側の上肢はハンセンマッケを用い良肢位でつり下げ，テープで左右にずれないように固定し，病変と反対側の上肢は体躯で圧迫されないよう固定する．頭部は額部にレストンパッドを当ててテープでベッドに固定する（図15）．最近では，角度が70度まで横転可能で，マジックベッドを用いずにワンタッチで体躯を確実に固定できるレビテーター付きのベッドも開発された．

2）麻　　酔

腹腔鏡下大腸切除の麻酔では，小腸の拡張を最小限にするため，笑気を用いないことが原則である．術前のプレパレーションは小腸ガスの軽減のならず，縫合不全や感染防止のために確実に行う．また，創部の感染予防のために手術直前・手術中・術後に抗生剤を投与する．また，気腹操作を容易にし，バッキングなど突然の術野の動きに伴う臓器損傷を回避するため筋弛緩薬を十分に用いる．さらに挿管前に胃管を挿入し開放しておき，胃内容液を十分に吸引して誤嚥を防止するとともに，挿管時腸管内への送気を防止する．また，術中頭低位の際に，血圧の低下と低酸素状態をきたさないよう血中酸素分圧を注意深くモニタリングする．さまざまなチューブ類やライン類が術中の体位変換によって引っ張られないように，それらに十分気を配る．

図14　手術機器の配置（S状結腸切除，前方切除）
モニターと気腹装置は術者の対側に設置し，高周波メス，吸引洗浄装置，超音波切開凝固装置は病変部位によらず患者の左頭側に設置し，手術中にチューブやコード類が混乱しないようセッティングする．

表1

術　式	体　位
● 回盲部・右結腸切除	● 右半側臥位
● 横行結腸切除	● 仰臥位，頭高位
● 左結腸切除	● 左半側臥位
● S状結腸切除，前方切除	● 左半側臥位，開脚位，頭低位

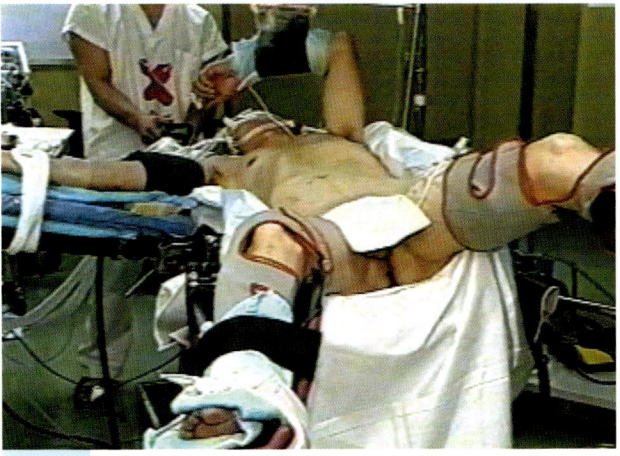

図15　患者の固定（S状結腸切除，前方切除）
体位の固定法はマジックベッドと側部支持器を用いて，あらかじめ約15度程度の半側臥位を保持する．下肢はレビテーターを用い開脚位で固定し，間歇式下肢加圧装置を装着する．病変側の上肢はハンセンマッケを用い良肢位でつり下げ，病変と反対側の上肢は体躯で圧迫されないよう固定する．頭部は額部にレストンパッドをあててテープでベッドに固定する．

7 基本操作

1) トロッカーの穿刺と皮切

　過不足のない合理的なトロッカーの穿刺は，内視鏡外科における基本である．トロッカー穿刺の位置決めは，術中に鉗子と内視鏡が干渉しないことが前提である．そのためには，おのおののトロッカーが，手術の手順に従ってどのような役割を果たすかを想定してから穿刺位置を決定しなければならない[9]．また腸管の切除・吻合を体外で行う場合，腸管を露出する創と同じ位置にトロッカーを穿刺してなるべく無駄な穿刺を避ける．術式によってトロッカーのサイズや位置は異なるが，なるべく早く適正なトロッカーの穿刺位置を定型化しマニュアル化すべきである(図16)．

　安全なトロッカーの穿刺には，トロッカーの太さに応じた皮切が必要である．また，ペアン鉗子などであらかじめ皮切部位の皮下組織を剥離し，トロッカー先端が出るべき部位を腹腔鏡下に確認しておくことが重要である．トロッカーは原則として腹壁に垂直に穿刺し可動性を確保し，腸管などが穿刺の妨げになるようなときは，鉗子で腸管を穿刺部位から排除する．トロッカーは必ず左手で支持し，それをストッパーにして必要以上に深く穿刺しないようにする．とくに下腹壁動静脈は腹腔側から透見できるので，その損傷を避ける．また下腹部正中は腹膜が伸びてくるので，鉗子で腹膜を吊り上げて穿刺を補助する．トロッカー穿刺部から出血をみた場合，縫合やバルーン付きトロッカーでなるべく早く止血する．

2) 剥離・授動

　腹腔鏡下大腸切除の最も基本的な手技は，腸管の剥離・授動である．剥離操作には外側からと内側からの二つのアプローチがある．外側アプローチでは手術台を十分に傾けると，腸管は剥離されるにしたがって自然に剥離面が露出されてくる．剥離・授動の基本操作は腎前筋膜に繋がるToldt's Fusion Fasciaを明らかにし，剥離方向は上下よりむしろ左右に行って，その層を保持しながら進めることである．尿管や精巣(卵巣)動静脈はその剥離面の背側にあり，正しい層で剥離すればそれらを損傷することはない(図17)．剥離面からの出血は微量であ

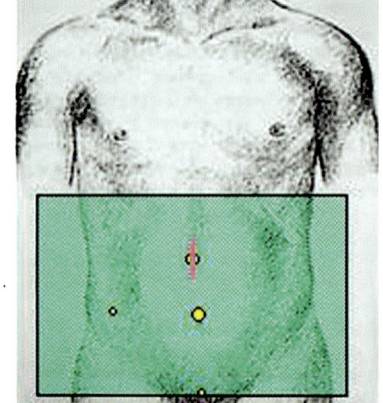

回盲部切除・右結腸部切除・横行結腸部分切除(右側)

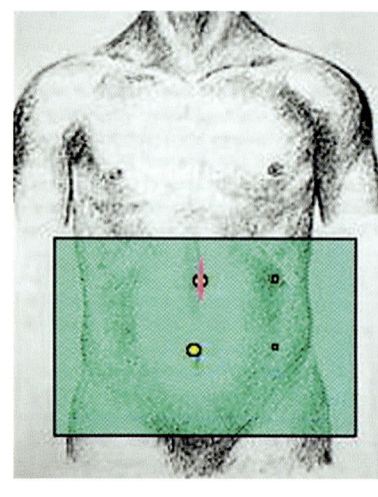

横行結腸部分切除(左側)

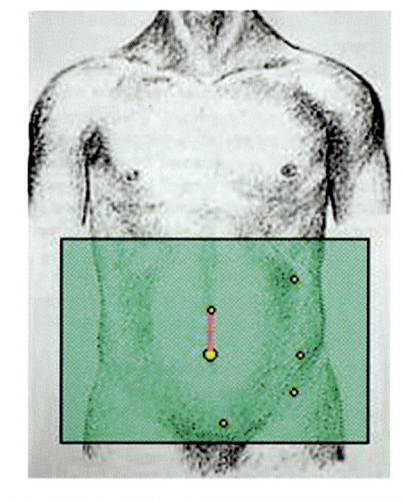

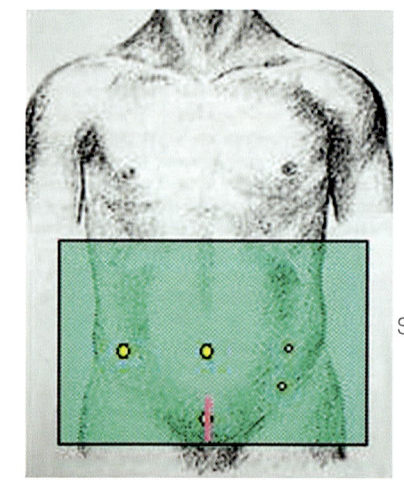

下行結腸部分切除

S状結腸切除・前方切除

図16　トロッカーの穿刺

るが，いかなる出血も丁寧に止血して視野を赤く染めることのないように心がける．出血部位は水で洗い流すことなくガーゼで拭いてピン・ポイントで止血し，剥離面を常にドライに保つ．静脈性の出血は闇雲に凝固止血するのではなく，なるべくガーゼで圧迫止血したほうがよい．Toldt's Fusion Fasciaは腸間膜の正中寄りで間膜側にせり上がってくるので，尿管を越えたあたりで注意深く切開しておくと，次に右側から間膜の開放が容易である(図18)．

内側アプローチでは，ランドマークである回結腸動静脈幹，上直腸動静脈幹を腹側に確実に把持・挙上することが最も重要である(図19)．次にカウンタートラクションをかけて腸間膜前葉を切開し，外側に向けて鈍的に剥離しToldt's Fusion Fasciaを認識しなければならない．しかしその剥離面にこだわるあまり，動静脈に近接して剥離すると中間リンパ節に切り込む可能性もあるので注意する．また，内側アプローチは往々にしてToldt's Fusion Fasciaの背側に入りやすいので，Fasciaが腹側にあることに気づいたら早めに尿管を確認して，それをFasciaから背側に落とすように剥離を進めて(図20)，精巣(卵巣)動静脈も同様に落としていく．この手順で腸腰筋まで剥離しておくと，後の外側からの剥離が容易である．

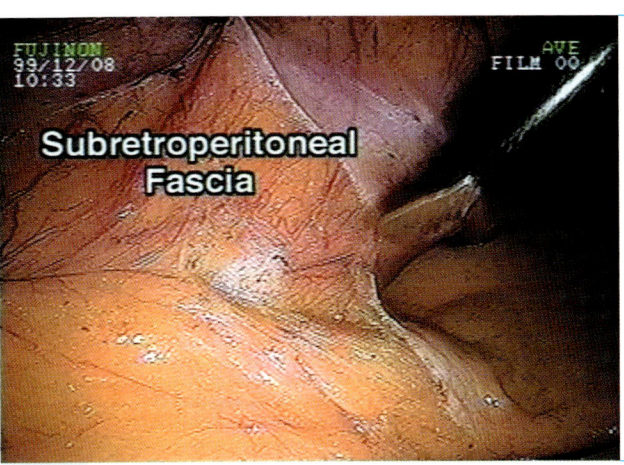

図17 剥離・授動の基本操作

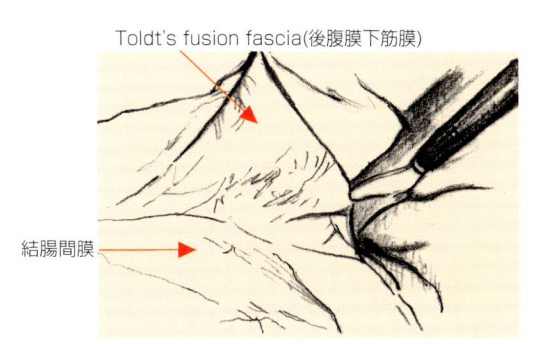

Toldt's Fusion Fascia(後腹膜下筋膜)を明らかにし，その層を保持しながら進めることである．

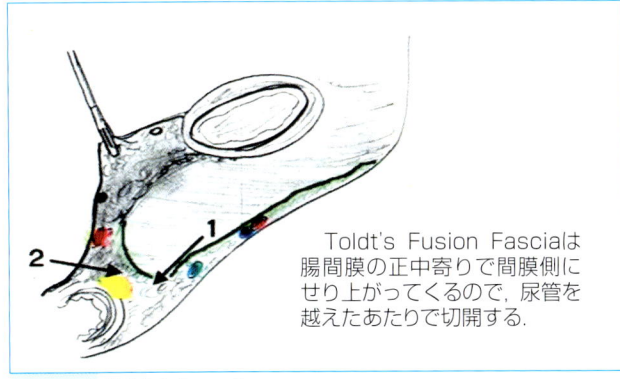

図18 外側アプローチ

Toldt's Fusion Fasciaは腸間膜の正中寄りで間膜側にせり上がってくるので，尿管を越えたあたりで切開する．

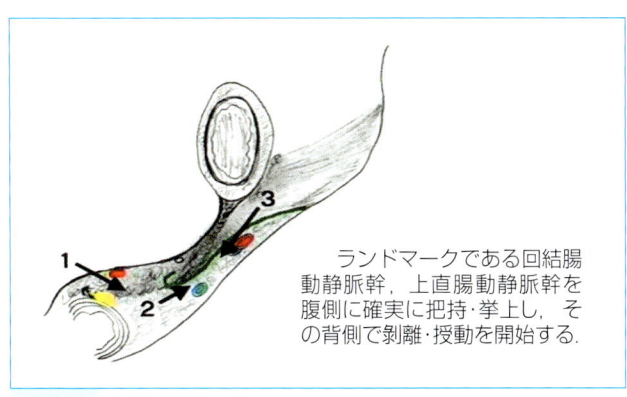

図19 内側アプローチ

ランドマークである回結腸動静脈幹，上直腸動静脈幹を腹側に確実に把持・挙上し，その背側で剥離・授動を開始する．

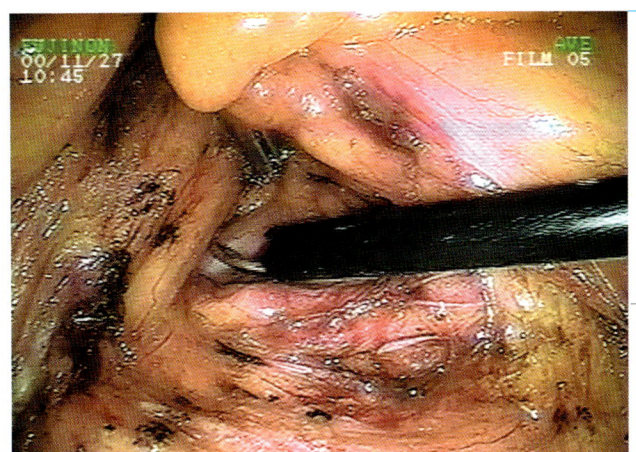

図20 内側アプローチの留意点

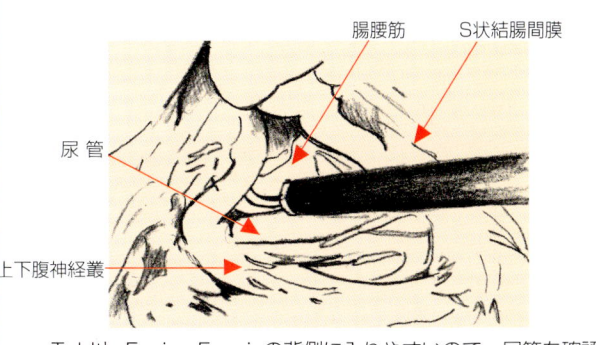

Toldt's Fusion Fasciaの背側に入りやすいので，尿管を確認してそれをFasciaから背側に落とすように剥離を進める．

V● 大 腸

腸管が十分に授動されていないと，体外の露出が不十分で安全な吻合が困難になるので，腸管の必要十分な授動の目安を知っておくと良い．右側結腸が下大静脈の前面まで剥離され，回腸の終末部の間膜が大動脈分岐部付近まで切開されてはじめて盲腸は横隔膜に届く．左側結腸の剥離は，内側は上下腹神経叢の前面，頭側は吻合の高さによるが，左腎筋膜前葉が露出されていれば良い．もし低位で口側腸管に余裕がない場合は，左腎筋膜前葉の層を保ちつつ頭側に剥離を進め，脾結腸間膜を切開し，さらに網嚢を開放し脾彎曲部を授動しなければならない．

3）血管処理

　血管処理の基本は愛護的に周囲組織とともに血管，もしくは動静脈幹を確実に把持・挙上することである．腹腔鏡下手術は感触が得られないので動静脈幹ではなく間膜のみを把持したまま闇雲に剥離を始めると思わぬ出血に遭遇するため，把持した動静脈幹の動脈の拍動を確認する．次に腸間膜前葉を浅く切開し，間膜側に脂肪組織を付けるように持ち上げて脂肪組織と血管との境界を早く見つけて，それを目安に血管壁を露出する．血管壁の一部でも露出されたなら，血管を軽く把持して比較的先端の鋭な鉗子で血管の走行に沿って周囲を剥離する．次に血管の走行と直角方向に周囲組織を剥離する．この一連の操作を繰り返し十分な距離の血管が露出されたら，彎曲の強い鉗子で血管の背側を剥離してそれを拾い上げる．

　クリッピングに際しては，クリップの先端が必ず血管を越えていなければならないが，血管径に比してあまりサイズの大きなクリップも脱落の危険がある．クリップをかける前にアプライヤーを少し斜めにして，クリップオンクリップになっていないことを確認する．血管はクリップが確実にかかっていることを確かめながら徐々に切離する．

　通常，早期癌の郭清範囲は施設の方針に従って行われるが，右結腸は体外に露出して直視下で血管処理をしても十分であり，また腹腔鏡下に自動縫合器を用いて回結腸動静脈や上直腸動静脈を収束的に切離するのもよい．

4）腸管の切除と吻合

　基本的に，結腸は体外に露出した後，通常の方法で切除・吻合を行う．ただし，小さな創から腸管を露出されているので，手早く操作を完了しないと腸管が浮腫に陥り吻合部を腹腔内に還納できなくなる．したがって，結腸と小腸は器械吻合，特にfunctional end to end anastomosisが有用である[10]．この方法は清潔で，速やかに確実な吻合が可能である．また，安全に切除・吻合するためには，広範囲な剥離・授動によって腸管を体外に十分に露出しなければならない．さらに，皮切は立体的に最も腸管が露出しやすい位置，すなわち結腸間膜の起始部となる臍周辺がよい．回盲腸部切除や右結腸切除では上腹部の正中，また，S状結腸切除では下腹部正中が適当である．創の大きさは4〜5cmが適当であるが，皮下脂肪や腸管の太さ病変の大きさによって決まる．

　右結腸切除の剥離・授動の目安は，十二指腸水平脚や膵頭部の露出，回腸終末部の後腹膜付着部を切開し，大動脈分岐部に向かうポイントである．通常，そこまで剥離すれば，盲腸は肝右葉を越え横隔膜に到達する．この剥離・授動が完了すると，右結腸や小腸は上腹部の創から容易に露出される．左結腸の剥離は腫瘍の局在によっては脾彎曲部の授動が必要であるが，頭側は腎筋膜前葉の露出まででよい．

コ ツ

内視鏡外科のコツ

触感が乏しさを補うために，術者はラチェット付き鉗子を用いないで組織の感触は鉗子を通して知る．また解像度の高い内視鏡を用い，視覚で組織の感触を認識する．

二次元操作で奥行き感覚に乏しいことを補うため，剥離や止血は対象を正面視せず斜めにみて行う．また把持した組織や間膜をさまざまな方向に牽引し，立体的に位置関係を認識できるよう視野展開に工夫する．剥離や切離操作の際は背側に空間をつくり操作の安全性を図る．

出血の制御が困難なので，止血器具を多用しこまめに止血し，ガーゼなどで術野を常にドライに保つ．

面で対象をとらえることが困難なので，体位変換によって小腸や大網を排除するか，鉗子で把持したガーゼを用いて愛護的に他臓器を術野から排除する．ランドマークとなる動静脈幹を一括把持して，トラクションをかけて術野を確保する．

操作空間が狭小で全体像がとらえにくいので，随時術野と周囲との位置関係をover viewで確認する．いずれにせよ臓器の解剖学的な位置関係に習熟することが最も重要である．

8 手術手技

1）腹腔鏡下右結腸切除

（1）トロッカーの穿刺・体位

体位は右半側臥位で固定し，右上肢はL字鉤に吊り下げる．術者は患者左側に立ち，カメラマンは回盲部の剥離や血管処理では術者の頭側，肝彎曲部の操作では術者の尾側に立つ．第一助手は患者の脚間か術者の尾側に立つ．トロッカーは第7項で示したように臍上部にカメラポート，上腹部正中（12mm），右中腹部（5mm），下腹部正中（5mm）の操作用ポートを穿刺する．ポートを留置した後に体位を半側臥位とし剥離を開始する．

（2）剥離・授動

術者は上腹部正中のトロッカーから導入した高周波メスで，上行結腸の外側の白線に沿って剥離を始める．右腎の膨らみの内側で腸管外側の陥凹に沿って切開し進め，腎筋膜前葉を露出し，その剥離層で右下方に向けて上行結腸の剥離を進める（図21）．腎筋膜前葉の背側に精巣（卵巣）動静脈や尿管が位置するので，その剥離層を維持すれば安全である．さらに虫垂根部を把持し左頭側に牽引しながら，回腸の付着部を大動脈分岐部に向けて切開する．その後，腎筋膜前葉の層の剥離を十二指腸水平脚に向けて，尾側から頭側に剥離を進める（図22）．

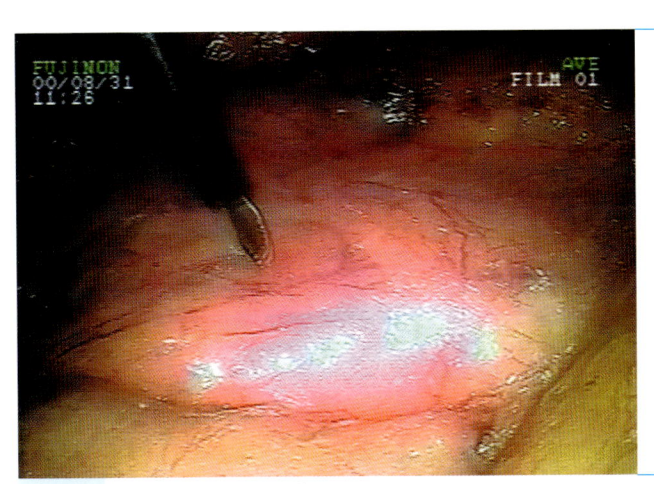

図21 上行結腸の剥離・授動

右腎の膨らみの内側で腸管外側の陥凹に沿って切開し進め，腎筋膜前葉を露出し，その剥離層で右下方に向けて上行結腸の剥離を進める．

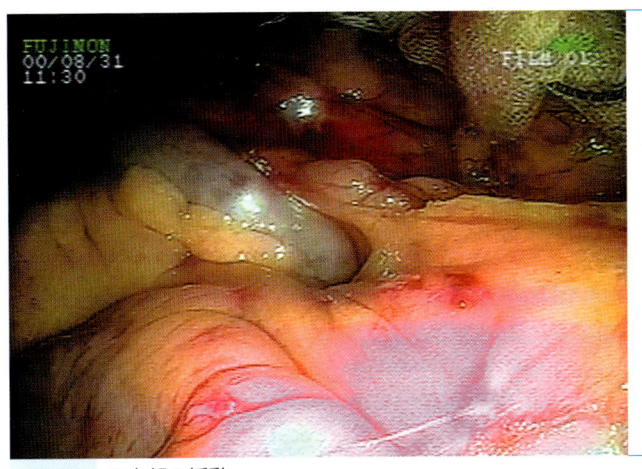

図22 回盲部の授動

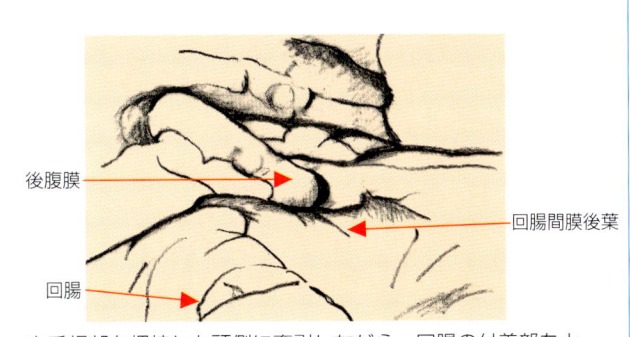

虫垂根部を把持し左頭側に牽引しながら，回腸の付着部を大動脈分岐部に向けて切開し，十二指腸水平脚に向けて頭側に剥離を進める．

肝結腸間膜の漿膜を切開し(図23), 脂肪織を鈍的に剥離し十二指腸下行脚を明らかにする(図24). さらに十二指腸水平脚と横行結腸間膜との間を丁寧に剥離し, 前膵十二指腸筋膜に覆われたまま膵頭部を明らかにする(図25).

この一連の剥離・授動が完了したら, 盲腸が横隔膜に届くことを必ず確認する.

(3) 血管処理

結腸間膜をふたたび展開し, 回結腸動脈幹を右中腹部のトロッカーから導入したエンドクリンチで腹側に一括把持・挙上する(図26). 回結腸動脈幹の尾側結腸間膜前葉を切開し, 鈍的に脂肪織を剥離する. さらに十二指腸水平脚尾側の結腸間膜は薄いので, それを切開し, そこからエンリトラクトミニを導入し, その先端をすでに剥離した結腸間膜から貫通し, 回結腸動脈幹を吊り上げる

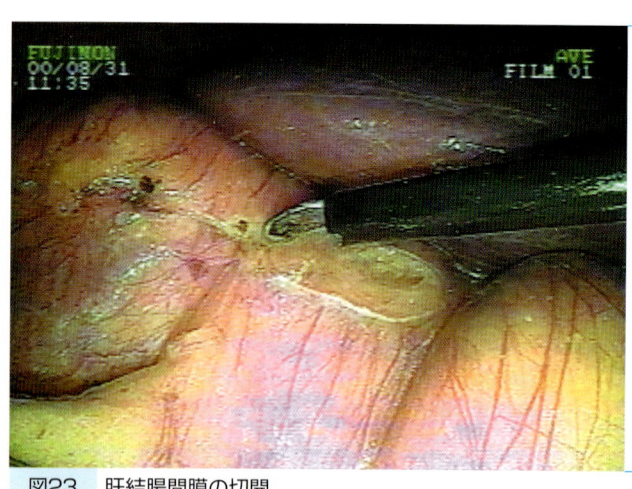

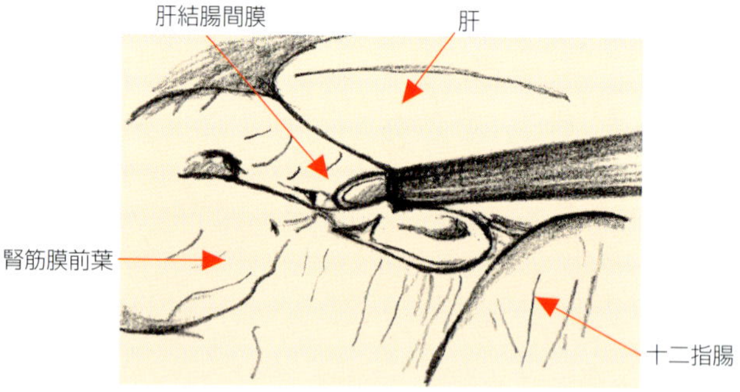

図23 肝結腸間膜の切開

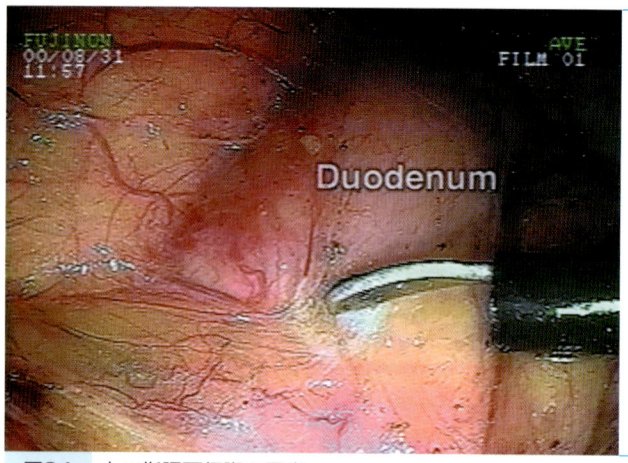

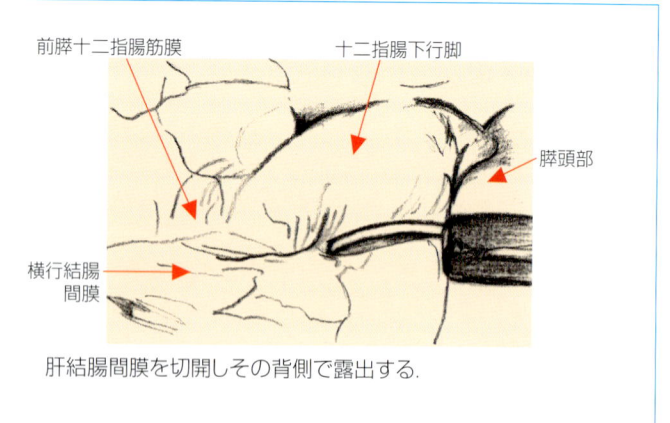

漿膜面を切開し脂肪織を鈍的に剥離する.

図24 十二指腸下行脚の露出

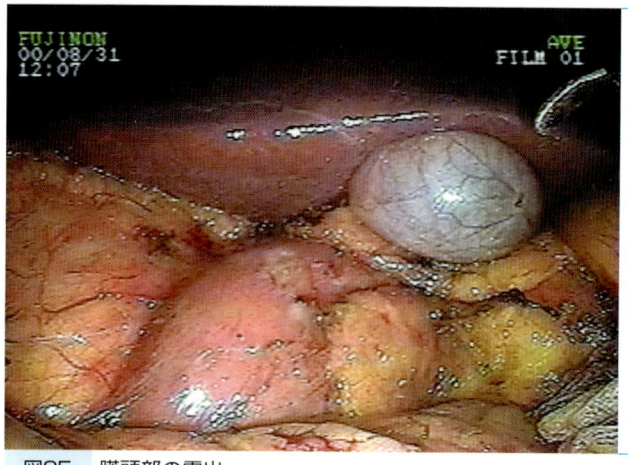

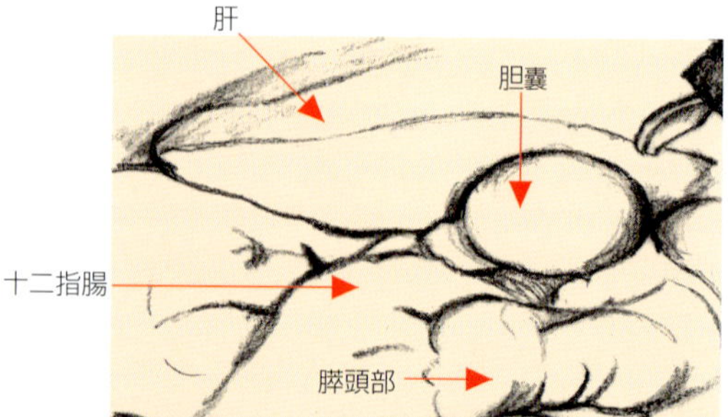

肝結腸間膜を切開しその背側で露出する.

図25 膵頭部の露出

横行結腸間膜背側と十二指腸の間を丁寧に剥離し, 大網を切離して露出する.

（図27）．回結腸動脈の根部付近に向けて腸間膜前葉を切開し，丁寧に剥離してまず上腸間膜静脈の前面を露出する．上腸間膜静脈の前面に沿って頭側に丁寧に鈍的剥離と止血とを繰り返し，回結腸動静脈壁を露出し，203番を郭清して，動静脈のおのおのをクリッピングして切離する（図28）．さらに頭側に進み，213番を郭清しつつ，右結腸動静脈を処理する．腸管の切離線に向けて結腸間膜を超音波切開凝固装置で切離し，腸管壁に達する．

（4）腸管切除と吻合

上腹部正中のトロッカーからエンドクリンチを導入し，虫垂根部を把持する．同部の創を拡大し，ウンド・プロテクター装着後右結腸を体外に露出する．開腹手術と同様に腸管を切除し，機能的端々吻合を施行し，腹腔内に還納し閉創する．再度気腹して止血を確認し手術を終了する．

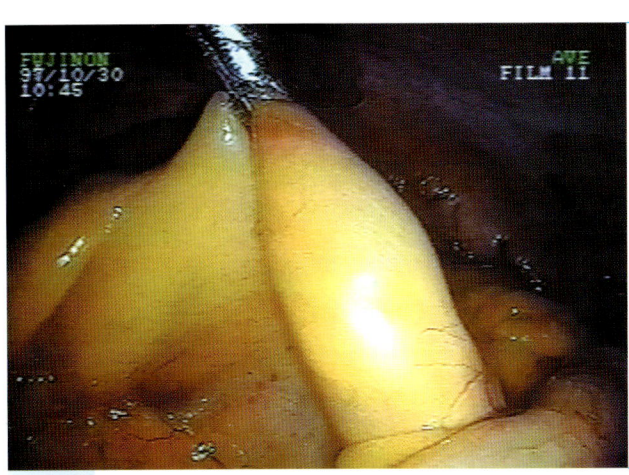

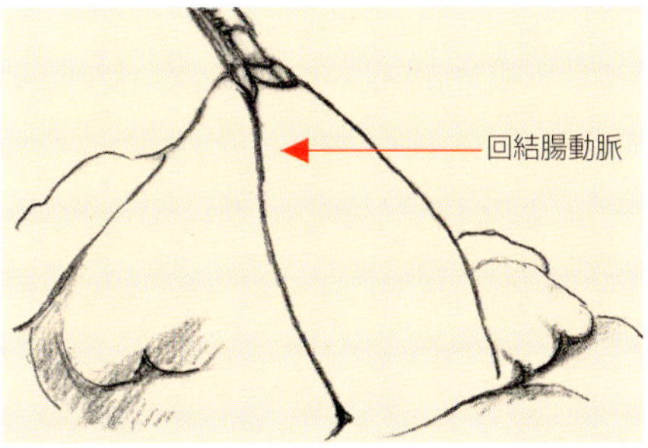

図26 回結腸動静脈の把持

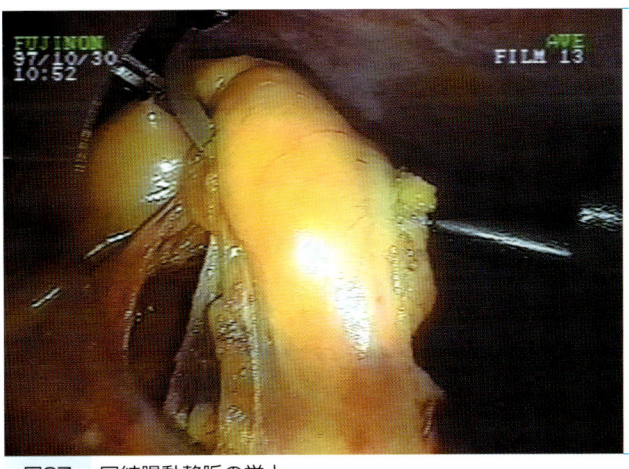

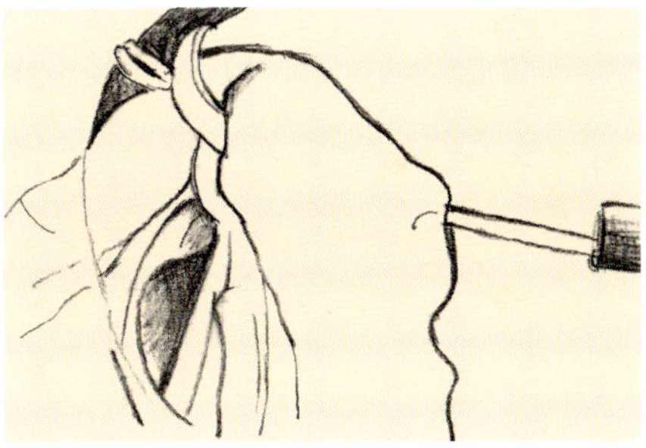

回結腸動脈の拍動を認めてその膨らみを一括して把持・挙上する．

図27 回結腸動静脈の挙上

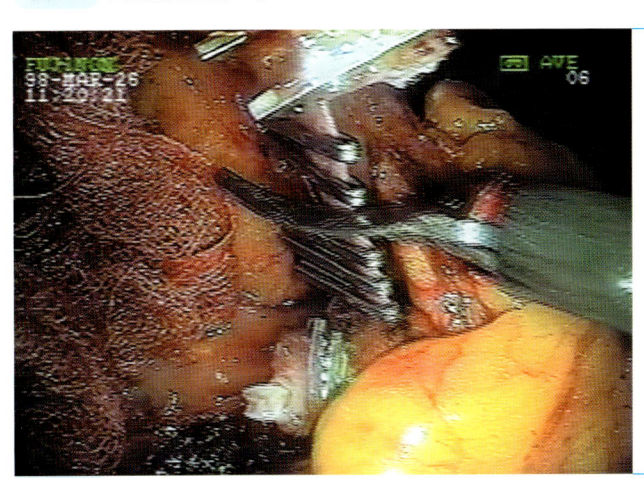

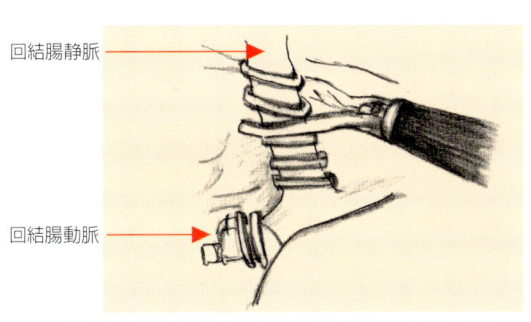

回結腸動静脈の両側の結腸間膜を切開して貫通し，挙上する．

図28 回結腸動脈根部の露出

上腸間膜静脈の前面に沿って頭側に向け鈍的剥離し，回結腸動静脈壁を露出し203番を郭清した後，動静脈のおのおのをクリッピングして切離する．

2）腹腔鏡下S状結腸切除，腹腔鏡下前方切除

（1）トロッカーの穿刺・体位

開脚位の左半側臥位でマジックベッドと側部支持器を用い体躯を固定する．頭部は前項と同様に固定し，左上肢はL字鉤に吊り下げる．モニター，気腹装置は患者左側に配置，高周波メスのジェネレーターは頭側に置き，その反対側に超音波切開凝固装置のジェネレーターを配置する．術者は患者の右側に立ち，カメラマンは術者の頭側，第一助手は患者の尾側に立つ．

臍直上にトロッカー（12mm）を導入し，気腹後トロッカーを左中腹部（5mm），左下腹部（5mm），恥骨上縁1～2横指上の下腹部正中（12mm），右中腹部（12mm）に順々に穿刺する．

（2）剥離・授動

腹腔内を検索した後，右半側臥位とし，右頭側に小腸をよけて病変部位を確認する．S-D junctionの癒着のみをはずすが，そこから下行結腸の剥離を進めない（図29）．なぜならS-D junctionのところは腹膜の構成が複雑で，そこから下行結腸の授動を始めると往々にして深い層に入りやすいからである．そこで下行結腸外側の白

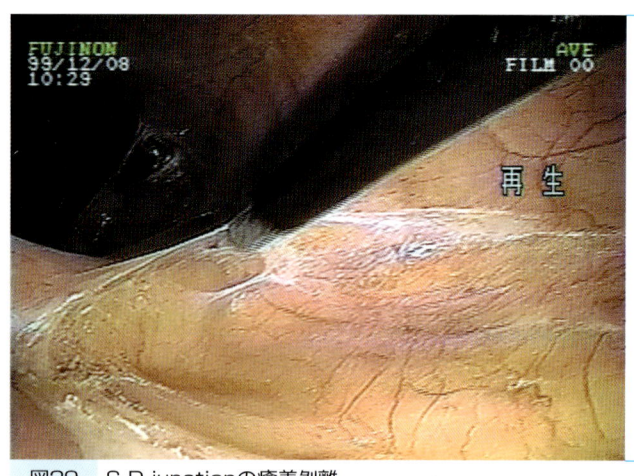

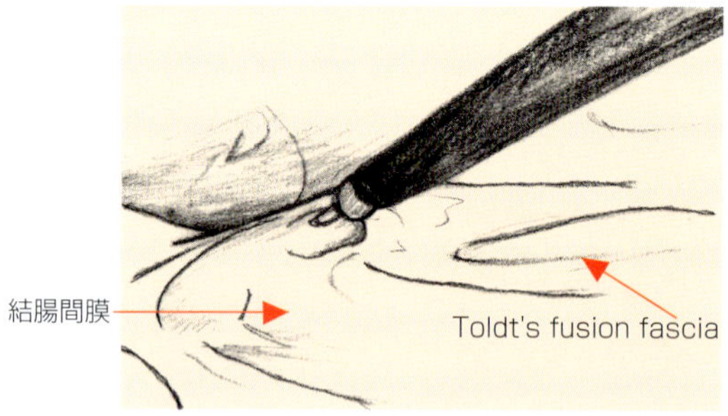

図29 S-D junctionの癒着剥離

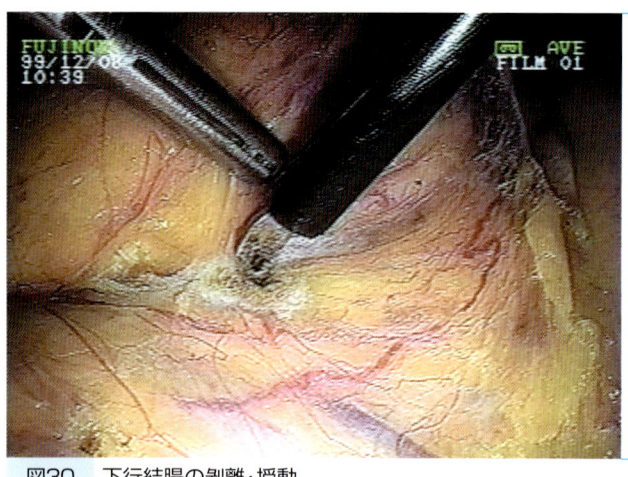

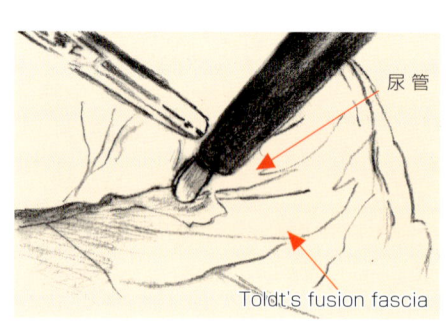

癒着のみを剥離するが，そこから下行結腸の剥離を進めず下行結腸の外側から剥離・授動は開始する．

結腸間膜　Toldt's fusion fascia

図30 下行結腸の剥離・授動

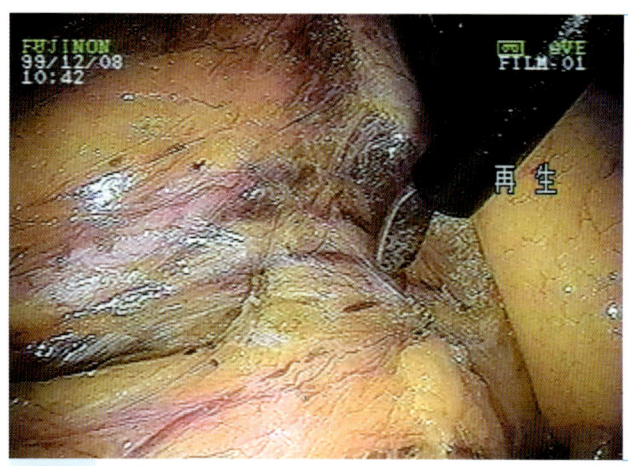

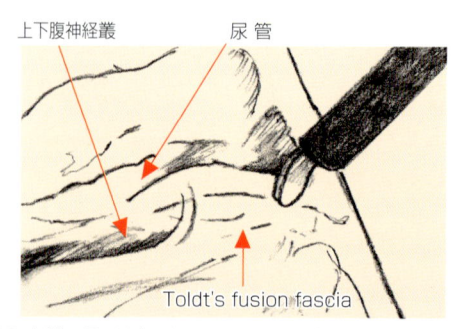

下行結腸外側の白線に沿って浅く切開を加え，下行結腸を鈍的に剥離しToldt's fusion fasciaを明らかにする．剥離面を尾側に広げ精巣（卵巣）静脈と尿管は腎筋膜前葉の層の背側に確認する．

尿管　Toldt's fusion fascia

図31 上下腹神経叢の前面を露出

尿管の内側でToldt's fusion fasciaを浅く切開し，正中側に向かって上下腹神経叢の前面を露出する．頭側は尿管と精巣（卵巣）静脈の交差する辺りの下腸間膜動脈根部背側の腸間膜を十分に剥離し，下行結腸の剥離・授動を終了する．

上下腹神経叢　尿管　Toldt's fusion fascia

線に沿って浅く切開を加え，下行結腸を鈍的に剥離しToldt's fusion fasciaを明らかにする．その際スコープの向きは尾側から頭側を眺めるようにし，下行結腸は左右に剥離を進め頭側は腎筋膜の前面まで剥離する（図30）．さらにその剥離面を尾側に広げ，精巣（卵巣）静脈と尿管は腎筋膜前葉の層の背側に確認する．

さらに尿管の内側でToldt's fusion fasciaを浅く切開し，正中側に向かって上下腹神経叢の前面を露出する．頭側は尿管と精巣（卵巣）静脈の交差する辺りの下腸間膜動脈根部背側の腸間膜を十分に剥離し，下行結腸の剥離・授動を終了する（図31）．

(3) 血管処理

S状結腸間膜を左側に展開して上直腸動静脈を腹側に挙上し，それをエンドクリンチで一括把持し間膜に緊張をかける（図32）．動静脈の背側，大動脈分岐部のやや頭側で間膜前葉を切開し，外側に向け鈍的に剥離して間膜の左右を交通させる．間膜の窓にエンドリトラクトミニをかけて上直腸動静脈を腹側に牽引し，さらに窓を頭尾側に拡大する（図33）．

SM'やMP'ならば，左結腸動脈とS状結腸動脈（S1）の間で間膜を切開し，自動縫合器で上直腸動静脈を一塊に切離する（図34）．進行癌であれば，間膜切開を頭側に拡

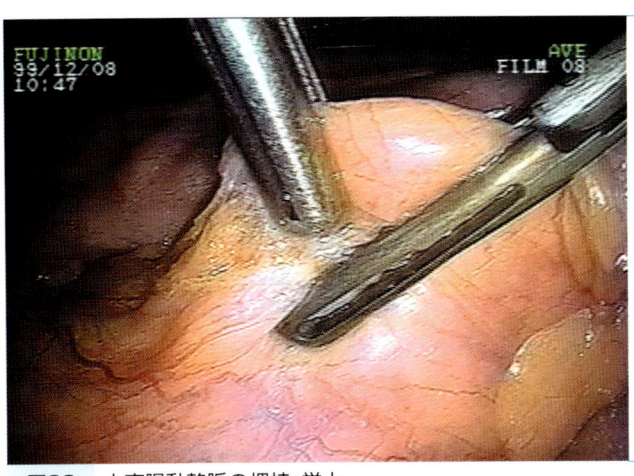

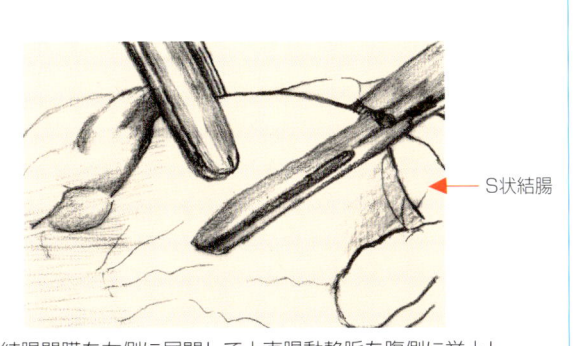

図32　上直腸動静脈の把持・挙上

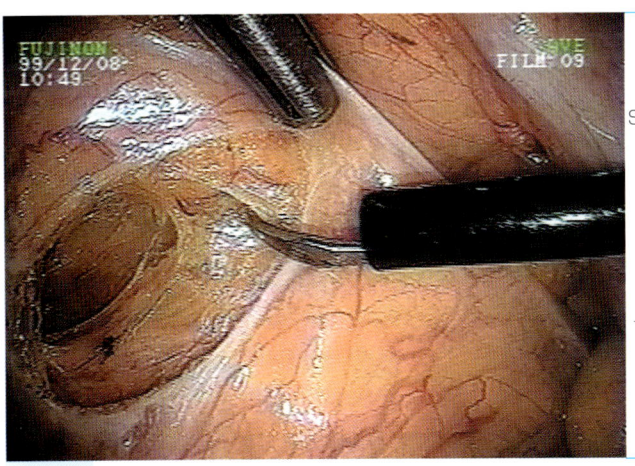

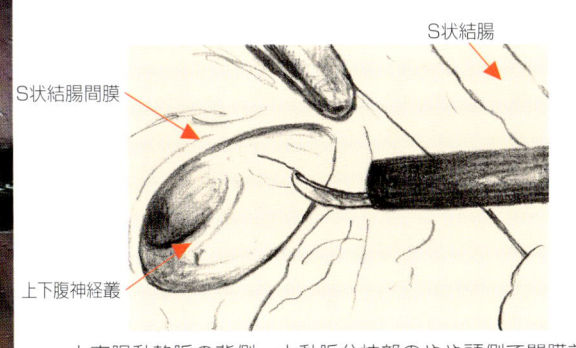

S状結腸間膜を左側に展開して上直腸動静脈を腹側に挙上し，それをエンドクリンチで一括把持し間膜に緊張をかける．

図33　S状結腸間膜の切開

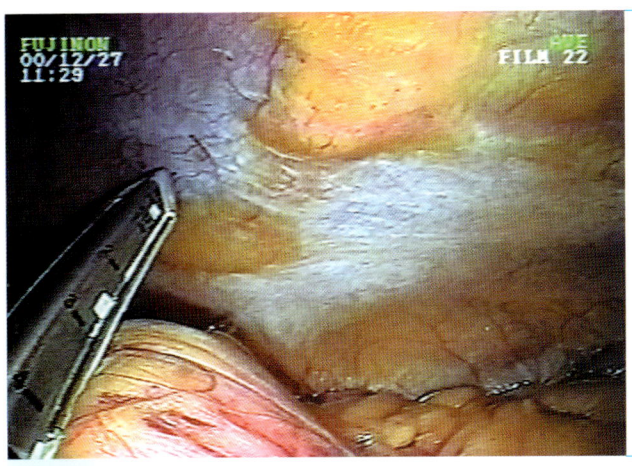

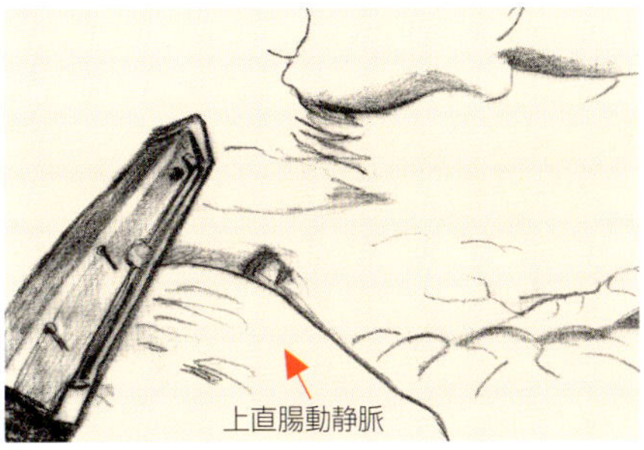

上直腸動静脈の背側，大動脈分岐部のやや頭側で間膜前葉を切開し，外側に向け鈍的に剥離して間膜の左右を交通させる．

図34　上直腸動静脈の切離

左結腸動脈とS状結腸動脈（S1）の間で間膜を切開し，自動縫合器で上直腸動静脈を一塊に切離する．

大し，下腸間膜動脈(IMA)の根部付近に至る．そこでは，IMAの左右より腰内臓神経結腸枝とリンパ管が立ち上がって組織が分厚くなっており出血しやすいので，剥離鉗子を用い，IMAの右側を少しずつ剥離し，さらに超音波切開凝固装置で丁寧に神経とリンパ管を切離しながら根部を露出していく(図35)．IMAの外膜が露出されたら十分に血管周囲を剥離してクリッピング後切離する(図36)．次に左側の釣り上がった大動脈神経叢を損傷しないよう，S状結腸に向かう神経束のみを超音波切開凝固装置で切離し，さらにIMA頭側の神経束も切離する(図37)．残りの下腸間膜静脈と左結腸動脈を一塊にして自動縫合器か超音波切開凝固装置で切離する(図38)．左結腸動脈を温存する場合は，そのままIMAの外膜を露出しつつ，周囲のリンパ節を脂肪組織と一緒に尾側に向けて郭清していく．左結腸動脈が確認されたらその尾側でクリップか自動縫合器で上直腸動静脈を切離する．

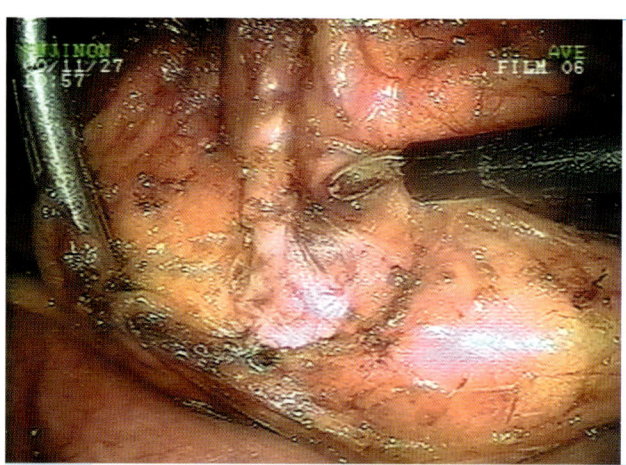

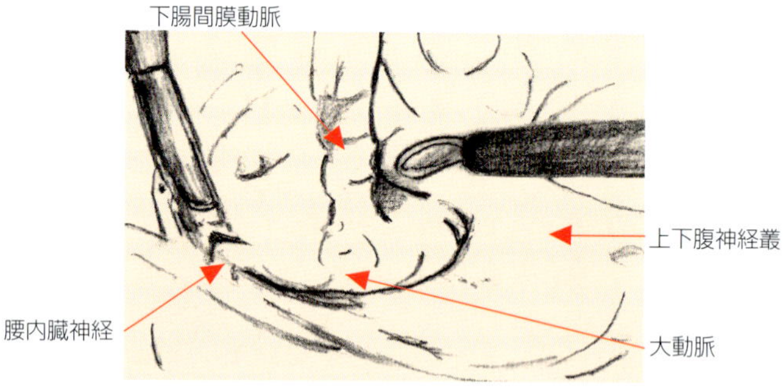

図35 下腸間膜動脈根部の露出

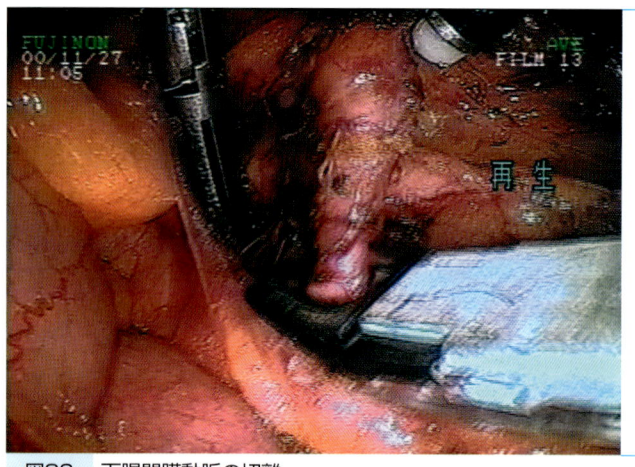

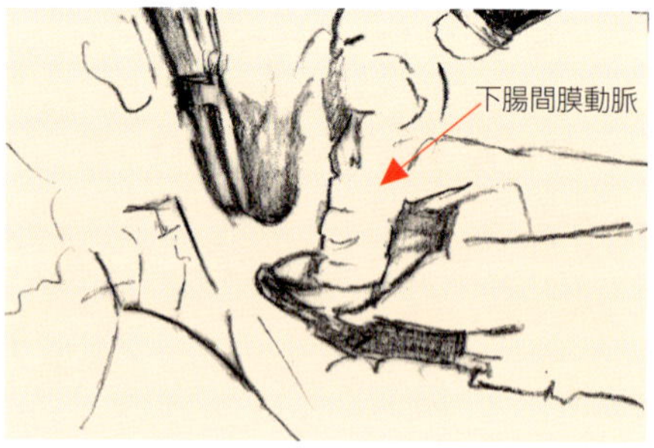

剥離鉗子を用い下腸間膜動脈の右側を少しずつ剥離し，さらに超音波切開凝固装置で丁寧に神経とリンパ管を切離しながら根部右側を露出する．

図36 下腸間膜動脈の切離

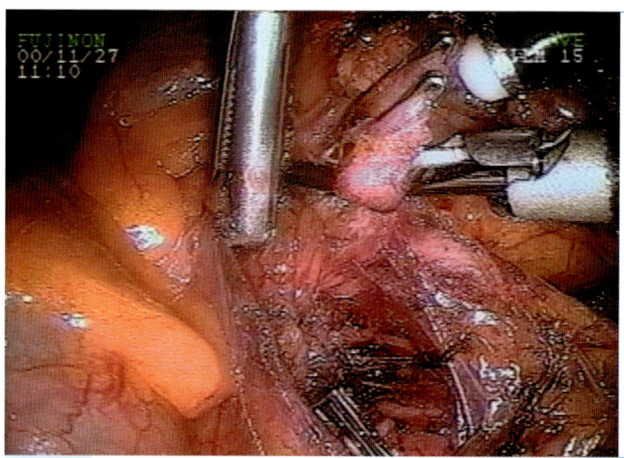

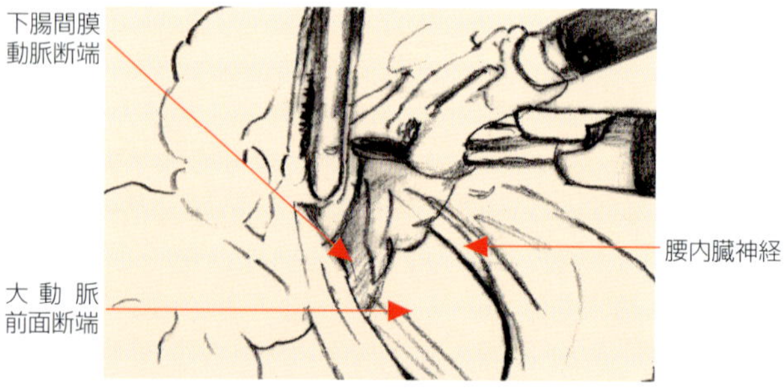

下腸間膜動脈の外膜が露出されたら十分に血管周囲を剥離してクリッピング後切離する．

図37 腰内臓神経結腸枝の切離

S状結腸に向かう神経束のみを超音波切開凝固装置で切離し，さらに下腸間膜動脈頭側の神経束も切離する．

(4)腸管切除と吻合

血管処理後は頭低位にして,小腸を頭側右側に排除し骨盤腔を明らかにする.助手が肺把持鉗子でS状結腸を左頭側に牽引し,エンドクリンチで上直腸動静脈の断端の間膜を腹側に牽引する.術者は直腸の右側間膜を右側に牽引しながら直腸右側の腹膜を陥凹に沿って腹膜翻転部に向け切開し,さらに鈍的に直腸背側を剥離して臓側筋膜(直腸固有筋膜)を明らかにする(図39).臓側筋膜は直腸側に押しつけるように鈍的に剥離して直腸後腔を明らかにする.直腸後腔は右側から左側に向けて臓側筋膜と壁側筋膜の境界で,左側の下腹神経叢さらには骨盤神経叢を認知しつつ剥離を進める(図40).

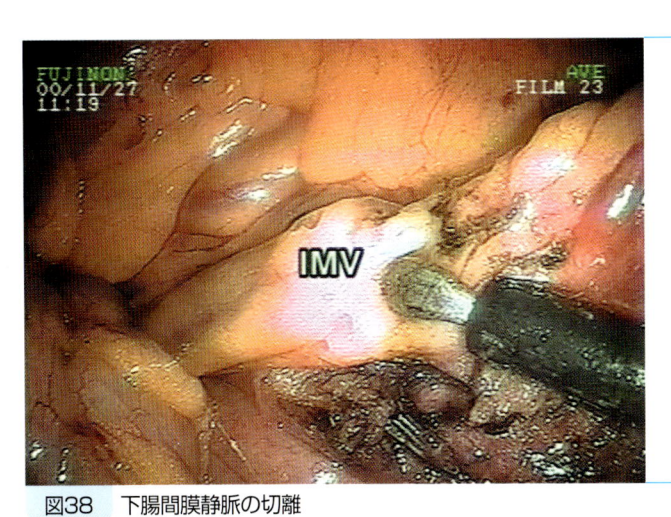

図38　下腸間膜静脈の切離

下腸間膜静脈と左結腸動脈を一塊にして,自動縫合器か超音波切開凝固装置で切離する.

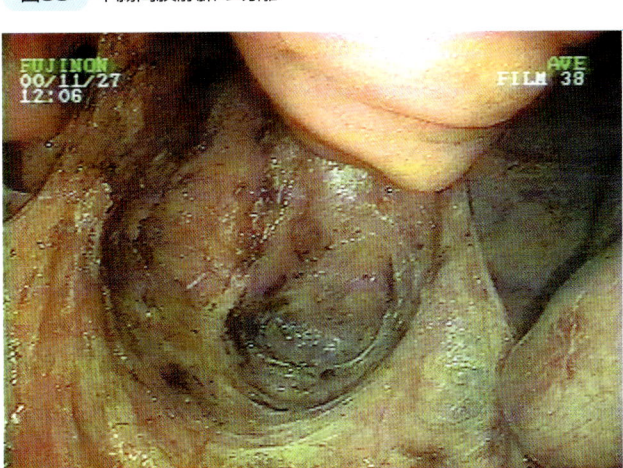

図39　直腸右側腹膜の切開

直腸右側の腹膜を陥凹に沿って腹膜翻転部に向け切開し,さらに鈍的に直腸背側を剥離して臓側筋膜(直腸固有筋膜)を明らかにする.

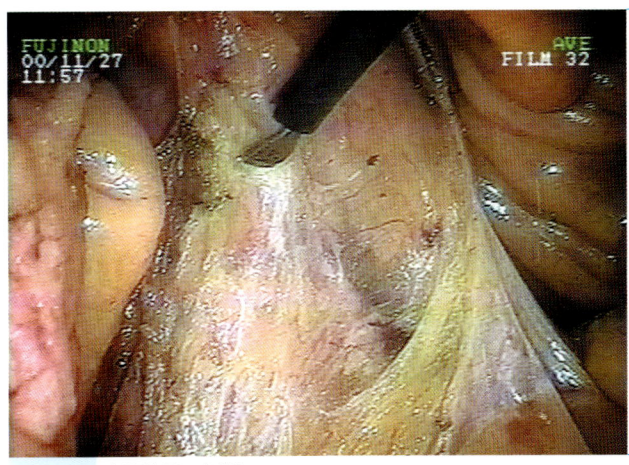

図40　直腸後壁の剥離

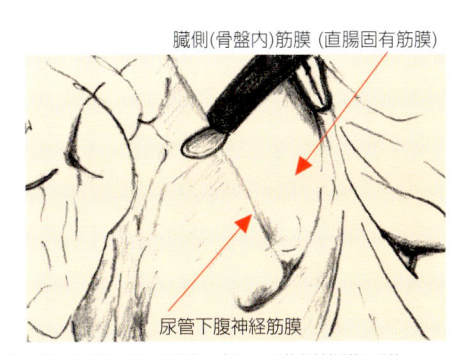

直腸後腔は右側から左側に向けて臓側筋膜に沿って,左側の下腹神経叢さらには骨盤神経叢を認知しつつ剥離を進める.

次にS状結腸を右頭側に牽引し直腸の左側を明らかにすると，直腸左側は腹膜だけが残っており，カウンタートラクションをかけて高周波メスで直腸の左側腹膜を腹膜反転部まで切開する(図41)．S状結腸切除や高位前方切除では，切離予定線に向けて腸間膜や腸管周囲組織を超音波切開凝固装置で処理して腸壁を露出後，自動縫合器で腸管を切離する(図42)．低位前方切除では腹膜を翻転部の窪みに沿って切開して，直腸前壁をDenonvilliers' ligamentの前面で露出する(図43)．さらに仙骨直腸靱帯を切開し，水平方向に直腸を外肛門括約筋群まで剝離を進める．超音波切開凝固装置で子宮(膀胱)直腸間膜を切離後，膀胱直腸窩を鈍的に剝離する．明らかになった側方靱帯を左右交互に切離していく(図44)．切離予定線を内視鏡下に決定し，腫瘍の肛門側で腸鉗子をかけ直腸

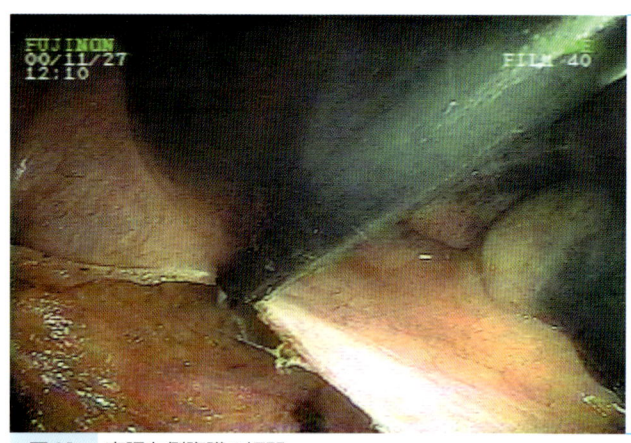

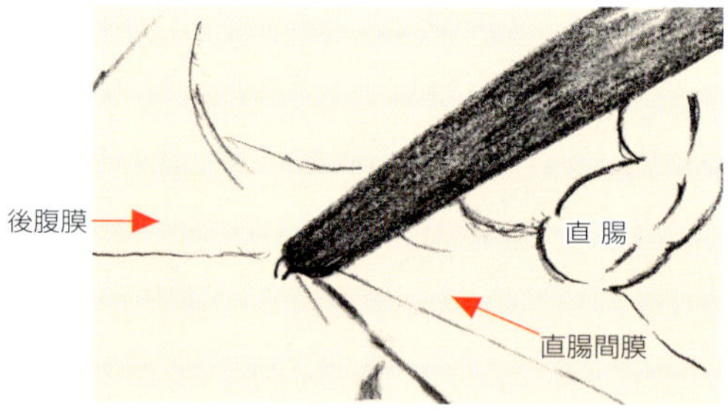

図41　直腸左側腹膜の切開

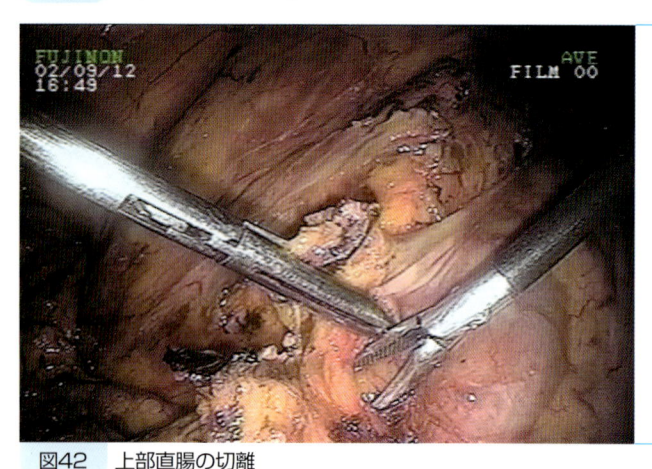

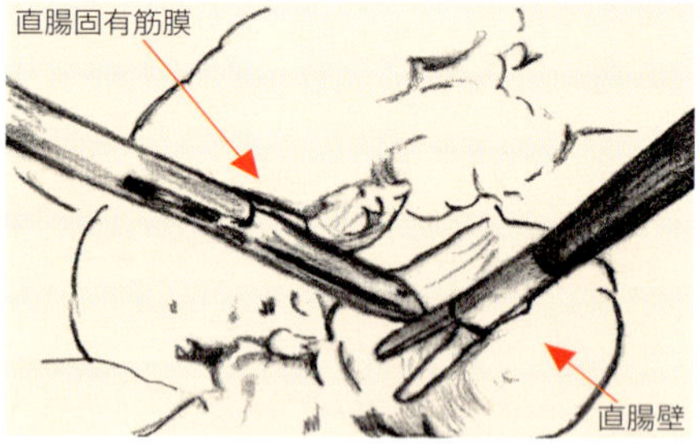

カウンタートラクションをかけて高周波メスで直腸の左側腹膜を腹膜反転部まで切開する．

図42　上部直腸の切離

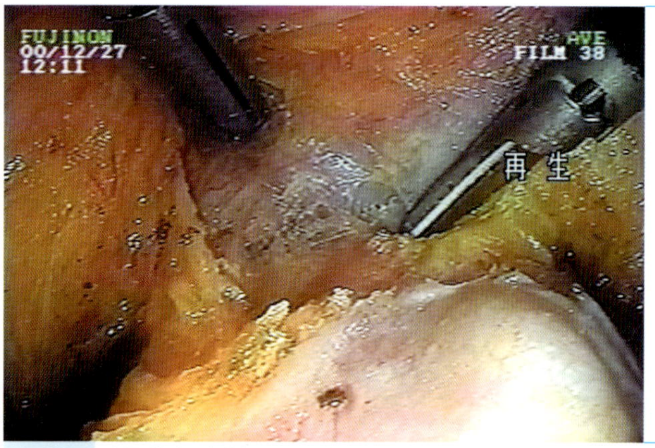

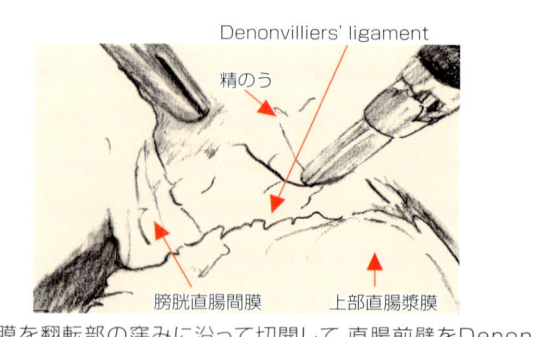

切離予定線に向けて腸間膜や腸管周囲組織を超音波切開凝固装置で処理し，腸壁を露出後自動縫合器で腸管を切離する．

図43　直腸前壁の剝離

腹膜を翻転部の窪みに沿って切開して，直腸前壁をDenonvilliers' ligamentの前面で露出する．

内を洗浄後，切除予定線で直腸周囲を処理し前述と同様に切離する．

下腹部正中の切開創を拡大し，口側断端を把持して体外に露出し腸管を切除する．anvil headを装着し腹腔内に還納，腹膜を連続縫合して再気腹する．直腸断端を含め小骨盤腔を洗浄後，センターロッドを把持し両下肢を挙上して肛門から自動吻合器を導入して，腹腔鏡下に捻転のないことを確認しながらdouble stapling techniqueで吻合する(図45)．ドレーンを左下腹部のトロッカー穿刺孔から挿入し，吻合部近傍に留置する．創は洗浄後，吸収糸で縫合閉鎖して手術を終了する．

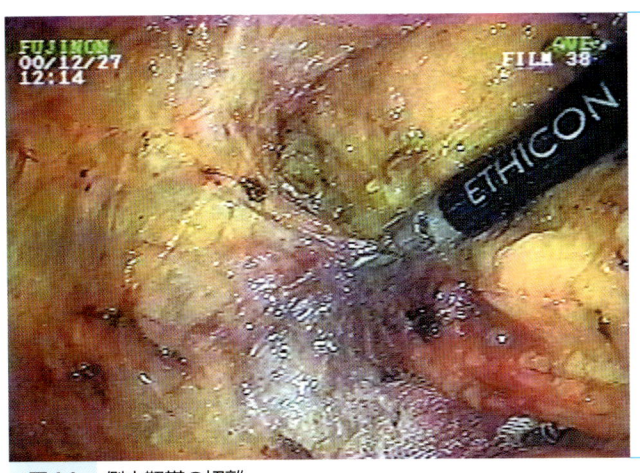

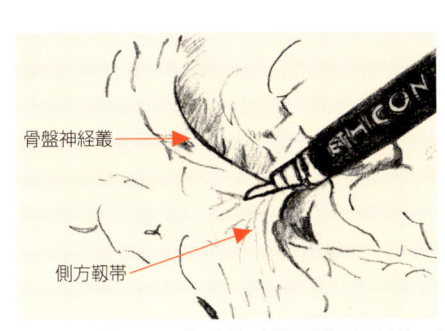

超音波切開凝固装置で子宮(膀胱)直腸間膜を切離後，膀胱直腸窩を鈍的に剝離する．明らかになった側方靱帯を左右交互に切離していく．

図44 側方靱帯の切離

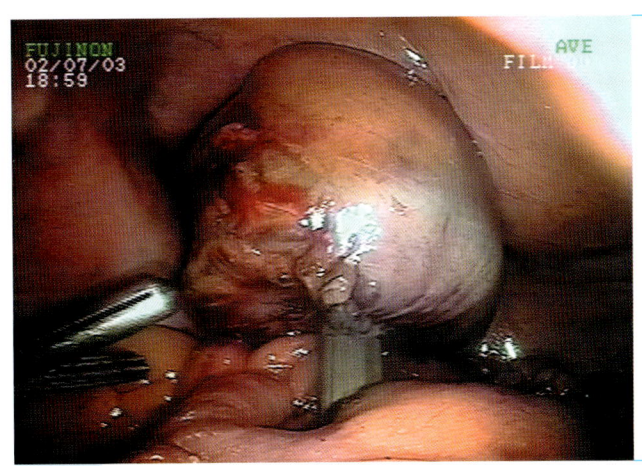

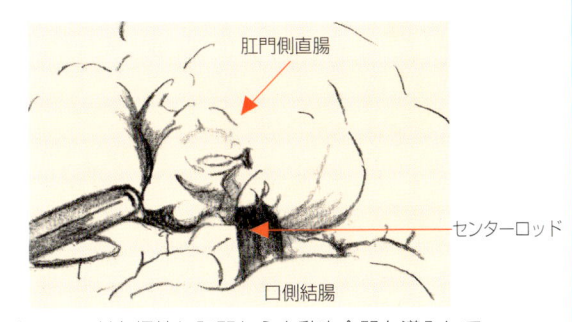

センターロッドを把持し肛門から自動吻合器を導入して，腹腔鏡下に捻転のないことを確認しながらdouble stapling techniqueで吻合する．

図45 結腸—直腸吻合

ピットフォール

- トロッカーの穿刺に際し，下腹壁動静脈の損傷を避ける．そのため腹腔側から下腹壁動静脈を確認しながら穿刺する．

- 腸間膜の把持・挙上の際，鉗子の先端で出血させることが少なくない．適宜把持・挙上する部位を持ち替えて，静脈性の出血ならばガーゼで押さえて止血する．無闇に電気メスやクリップで止めにかからない．

- 血管処理ではクリップの先端を必ず確認し，クリップオンクリップを絶対に避ける．

- 脾彎曲部の授動の際，脾彎曲部を右下方に牽引して癒着が剝がれて被膜損傷による出血をきたす．まず脾臓への癒着を先に剝離しておいて，被膜損傷を未然に防ぐ．

- 内側アプローチでは往々にして，Toldt's Fusion Fasciaの背側に入るので，必ず尿管を確認し背側に落とす．

- 小骨盤腔では深くなればなるほど距離感が乏しくなるので，直腸背側の剝離は腹側に向けて行い仙骨静脈叢の損傷を避ける．

- 病変部を腹腔外に露出する際，無理に引き出すと血管損傷をきたす．とくに右結腸切除では副中結腸静脈の損傷を招きやすい．

9 術中偶発症：予防と対策

　内視鏡外科の拡大視野では，臓器の解剖学的位置関係の理解に苦しむことも少なくない．したがって，術中の偶発症を防ぐには，まず内視鏡下の解剖に精通することが肝要である[1]．さらに鉗子を通した組織の感触，合理的な視野の展開方法，合目的的な器具や器械の選択と使用が大切である．本稿では本法における偶発症発生を未然に防ぐための留意点について記す．

1）2次元視野と偶発症

　内視鏡外科の問題は2次元操作と触感の欠如である．2次元下で術者は，深部感覚の欠如のために出血部位を狙って止血操作を行おうとして，高周波メスを思ったより深くあてて背側の臓器や血管を損傷してしまうことがある．深部感覚が欠如していることを理解したうえで十分に注意して手術操作を行っているうちに，2次元の深部感覚は自然と身についてくる．2次元視野を克服して安全に手術を遂行するには以下の要点を知っておくべきである．

　まず，操作の対象を正面視しないで，なるべく斜め方向からみて操作する．すなわち，開腹のように上から見下ろすのではなく，術者が患者の腹腔内に立って頭側から尾側または尾側から頭側を眺める視野を作って手術を進めると安全である．

　次に切離操作などは対象の背側に空間を作るよう，視野の展開を工夫することが肝要である[1]．そのために，左手で把持した組織や間膜などを，さまざまな方向に牽引して3次元的に位置関係を理解した後に最も安全に切離できる方向を見出さなければならない．

2）視野確保と腸管損傷の回避

　腹腔鏡下大腸切除では狭小な空間内で，長い可動性のある腸管を扱う困難性がある．この問題を克服するためにさまざまな創意工夫を凝らされてきた．全体像を見失わないよう，随時術野と周囲との位置関係をover viewで確認することを怠ってはならない．術野の確保にはいたずらに鉗子で臓器を排除すると視野外で損傷をきたす可能性があり，なるべく体位変換によって小腸や大網を排除する．また，ランドマークとなる動静脈を一括把持して，十分なカウンタートラクションをかけると有効に術野を確保することができる．鉗子で把持したガーゼを用いて愛護的に腸管を排除する方法も有効である．鉗子なるべく先端の丸いものを用いる．なぜなら，トロッカーから鉗子を出し入れする際，どうしてもブラインド操作になるので，鉗子の先端が鋭いと腸管損傷をきたす可能性があるからである．また，なるべくラチェットのない鉗子を用い，組織の感触を感じながら操作すべきである．腸管などを把持・牽引する場合，把持力が加減できないと漿膜損傷をきたす．組織はその弾力性に合わせて愛護的に把持しなければならず，もし漿膜損傷をきたしたら縫合やヘルニア・ステイプラーで修復する．

3）出血の予防と対策

　腹腔鏡下大腸切除を遂行するうえで術中出血は最も障害になる．無血手術を完遂するためには，血管の走行と膜構造を熟知し出血しやすい部位を知っていなければならない．腸管剥離を行ううえで重要な膜構造は，結腸では腎筋膜前葉－膵前筋膜，腎筋膜前葉－尿管下腹神経筋膜であり，直腸の剥離では直腸固有筋膜（臓側骨盤筋膜）とDenonvillier筋膜の認識である．これらの膜構造を内視鏡下に確認できれば，剥離時に思わぬ出血を防ぐことができる．結腸の剥離・授動では，腎筋膜前葉のいわゆるToldt's fusion fasciaの前面の層を保持すれば，背側の精巣（卵巣）動静脈や尿管の損傷は避けられる．さらにToldt's fusion fascia－直腸固有筋膜を認識しつつ直腸の剥離を進めると，上下腹神経叢－下腹神経－骨盤神経叢の温存を無血野で行える．とくに直腸固有筋膜に沿って剥離を進め，仙骨直腸間膜を認識して切開してから，直腸を腹側に圧排しながら水平方向にさらに剥離すると，仙骨前面の静脈叢からの出血を避けることができる．仙骨前面の静脈叢から出血をきたしたら，アルゴンビーム・コアグレーターが有効であるが，それでも止血が得られなければ速やかに開腹すべきである．

　主要血管の処理にあたっては，動静脈幹を確実に把持・挙上することが重要である．動静脈幹の走行を血管の拍動を注意深く観察したうえで認識し，それを一括把持できれば，丁寧に間膜を切開し脂肪組織を鈍的に剥離していくが，把持した間膜の背側で動静脈が滑り落ちると出血の危険がある．血管壁が露出されれば外膜に沿って剥離を進めることで，そこからの分枝の同定が可能である．また，血管の背側にはできる限りフリースペースをつくって，血管の走行に平行および垂直に交互に鉗子で剥離を進め，クリッピングに十分な距離を露出する．クリップオンクリップがなく，クリップが確実にかかっているかどうかを確認して徐々に切離する．超音波切開凝固装置は血管が太い場合，二重三重に血管を凝固してから切離する．また，超音波切開凝固装置のアクチブブレードの先端は視野内において，ブラインド操作で血管や臓器を傷つけないようこころがける．

4）自動縫合器・吻合器の使用上の注意

　腹腔内での腸管吻合に際し，自動縫合器や吻合器の誤作動に遭遇することも少なくない（表2）．これらの誤作動は，重篤な術後合併症につながる危険性もあり適切に処置しなければならない．腸管の切離に際しては，なるべく長軸に直角かつ腸管全体に均等に自動縫合器がかかるようにし，ゆっくりと切離する．切離後はステイプル・ラインを十分に観察し，ステイプルのB型形成を確認する．自動吻合器のセンターロッドは縫合線のなるべく中央に位置するように調節し，ロッドの先端が腸管壁を押し上げてきたところを電気メスで補助すると先端がスムースに露出される．吻合に際しては周囲の組織を挟み込まないように十分注意する．もし，ドーナッツの形成が不完全であったなら，躊躇なく追加縫合をする．

　内視鏡下外科はきわめてピットフォールが多く，最後まで何が起こるか分からない気の抜けない手術である．それゆえにここに挙げた偶発症の予防法をしっかりと把握し，閉創まで細心の注意を払って欲しい．

表2　自動吻合器・縫合器の操作時の留意点

1● 組織の厚さに見合った縫合器を選択する．
2● 自動縫合器の先端を確認する．
3● ゆっくり切離し，切離断端に出血があれば確実に止血する．
4● 自動吻合器の2発目は1発目の縫合線に重なるようにかける．
5● 自動吻合器先端の組織にあまり緊張をかけず若干余裕をもたせる．
6● センターロッドの先端組織は電気メスで少し切開して露出しやすくする．
7● アンヴィルヘッドが腸管内に埋没しないよう，しっかり結紮し腸管に固定する．
8● 吻合前に腸管の捻転のないことを確認する．
9● 吻合時に周囲臓器を挟み込まない．

10　術後合併症：予防と対策

1）術後経過

　原則として術後第1病日に胃管を抜去し，流動食や投薬を摂取するとともに歩行を開始する．第3病日からは3分粥より1日上がりで全粥まで上げ，第4病日にドレーンを抜去し，第5病日にシャワー可とし第6～7病日に退院としている．術後の検査としては血液検査（末梢血，生化学検査）を第1，3病日に，胸，腹部X-pを第1病日撮影している．また，抗生剤は術当日と第1病日まで行う．これらをもとに，クリニカル・パスを作成すると合理的である．

2）術後合併症と防止策

　本法における特有な合併症は深部静脈血栓症で，その他は大腸外科全般と同様である．以下におのおのの合併症対策について記した．

（1）縫合不全

　術中に吻合部の腸管の血流を確認し，吻合部に緊張がかからないように十分に授動する．とくに前方切除では，必要に応じて脾彎曲部の授動を行う．体外で行う回腸－結腸吻合では，十分な剝離・授動のもと余裕を持って腸管を体外に露出して吻合を手早く行う．

（2）腸管穿孔

　鉗子はなるべく先端が丸く，ラチェットのないatraumaticなものを使用し，腸を愛護的に扱う．また，内視鏡の視野範囲外での操作はなるべく避け，腸管の圧排にはガーゼを把持して用いる．

(3) 肺　炎

術後疼痛を出来る限り抑制し，早期離床や排痰を励行する．

(4) イレウス

腸管吻合後の腸間膜の修復は原則的には行わない．これは不完全な修復が，かえってイレウスの発症につながると考えるからである．また，できる限り術中出血を抑え，出血した場合は洗浄を十分行う．第1病日から歩行し，投薬によって腸管蠕動を促すことも癒着性イレウスの防止につながる．また，吻合部の浮腫に伴うイレウスも起こりえるので，術後3週間位まで緩下剤の投与を行い，排便のコントロールに注意する．

(5) 腹壁瘢痕ヘルニア

10mm以上のトロッカー穿刺部は，術後腹壁瘢痕ヘルニアの可能性もあり筋膜を縫合閉鎖する．

(6) 深部静脈血栓症

気腹により静脈還流が低下し，深部静脈血栓症の発症が危惧されるので，術中および歩行開始時まで下肢加圧装置を装着する．また，肥満患者には術後に適宜ヘパリンの投与を行う．

(7) 創　感　染

術中抗生剤投与と創保護，創洗浄を励行する．創の止血を確実行い，原則として術後の包交は行わない．

以上の合併症は大腸外科において想定されるものであり，本法でも開腹手術と同様に基本的な注意事項を守り，合併症を防ぐよう留意する．

文献

1) 佐藤健次：結腸の解剖．大腸・肛門外科の要点と盲点（杉原健一編），pp4-9, 文光堂, 東京, 2000
2) 渡邊昌彦：大腸の腹腔鏡下手術．大腸外科（安富正幸ら編），pp329-338, 医学書院, 東京, 1999
3) 渡邊昌彦：腹腔鏡下回盲部切除・右結腸切除．大腸・肛門外科の要点と盲点（杉原健一編），pp192-195, 文光堂, 東京, 2000
4) 渡邊昌彦：内視鏡外科手術に必要な解剖と術野の展開－直腸－. 日本内視鏡外科学会雑誌 7：145-148, 2002
5) 渡邊昌彦, 長谷川博俊, 北島政樹：腹腔鏡による大腸癌治療の適応－腹腔鏡下手術の特徴と適応．大腸癌治療マニュアル（小西文雄ら編），pp110-114, 南江堂, 東京, 2001
6) 山下祐一, 渡邊昌彦：本邦における大腸癌に対する腹腔鏡下手術の現況 －アンケート調査結果－ 日本大腸肛門病学会雑誌54：383-389, 2001
7) 三橋和美：早期大腸癌に対する内視鏡下手術—手術に必要な器具と装置．早期大腸癌内視鏡下・外科治療のすべて（杉原健一ら編），pp55—57, メジカルビュー社, 東京, 2002
8) 三橋和美：早期大腸癌に対する内視鏡下手術, 手術機器のセットアップ・体位・麻酔．早期大腸癌内視鏡下・外科治療のすべて（杉原健一ら編），pp58-60, メジカルビュー社, 東京, 2002
9) 渡邊昌彦：腹腔鏡下大腸切除の基本操作．大腸・肛門外科の要点と盲点（杉原健一編），pp187-191, 文光堂, 東京, 2000
10) 渡邊昌彦, 長谷川博俊, 馬場秀雄ら：大腸切除後の再建術－腹腔鏡下大腸切除後の再建術．消化器外科 25：51-56, 2002

［渡邊　昌彦］

VI. 肝胆膵脾

VI-1. 胆　嚢
1. 腹腔鏡下胆嚢摘出術

1 はじめに

　腹腔鏡による胆嚢摘出術は，まだ十数年の歴史しかないが，すでに胆石症に対する標準術式になっている．腹腔鏡下胆嚢摘出術(以下LC)は低侵襲で入院期間も短く，美容的に優れ，しかも手技的に比較的容易であるというメリットを持っている．しかしながら，胆道系の損傷などの合併症もあり，胆石症自体が良性疾患であるので，重大な合併症が起きたときは訴訟になる事例も散見する．これらの事態を避けるためには局所解剖に精通し，トラブルの起こりやすいポイントを知り，合併症が起きたときの適切な対処の仕方を知っていることが肝要である．

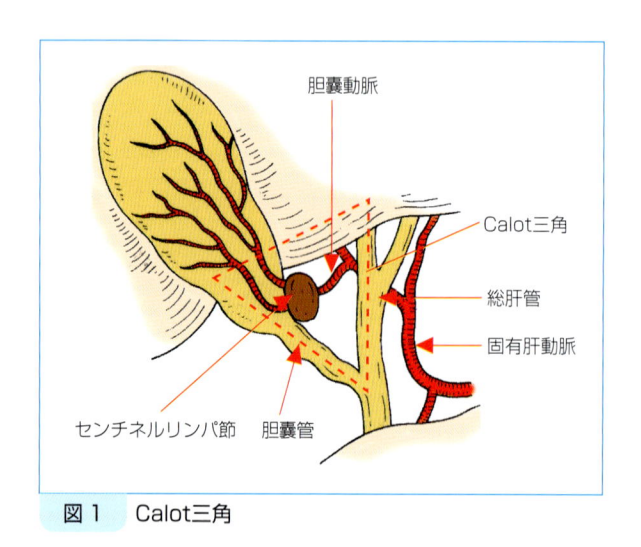

図1 Calot三角

2 局所解剖

　まず，胆嚢に隣接している構造物は肝臓，十二指腸，肝十二指腸間膜であるが，横行結腸，大網も近接していることを認識すべきである．これらの構造物は，炎症が強いとき癒着を胆嚢に起こし思わぬトラブルを招くことがある．胆嚢の周辺の解剖を図1に示す．Calotの三角は胆嚢管，肝管，肝下面に囲まれた領域で，胆嚢動脈などの重要な構造物が存在する．
　LCに特に必要な解剖学的知識は，上述のCalotの三角以外に胆管系，動脈系の変異である．基本的な分岐のパターン以外にいくつかの変異のパターンを知っておく必要がある(図2)．
　胆嚢管の分岐の特に注意すべき変異は，胆嚢管が右肝管または右副肝管に合流する場合である．胆嚢管と誤認して右肝管を切離する危険性がある．
　胆嚢動脈は，通常は，右肝動脈から分岐してCalotの三角内を走行して胆嚢に到達する．胆嚢動脈の変異で特に注意を要するのは変異右肝動脈の走行である．炎症が強い場合，変異右肝動脈が胆嚢寄りを走行することがある．これを胆嚢動脈と誤って損傷する可能性がある(図3)．
　もう一つ注意すべき点は胆嚢床である．胆嚢床から比較的浅いところに中肝静脈の太い分枝が走行していることがある．胆嚢剥離の際に肝実質に切り込むと思わぬ出血をきたすことがある．

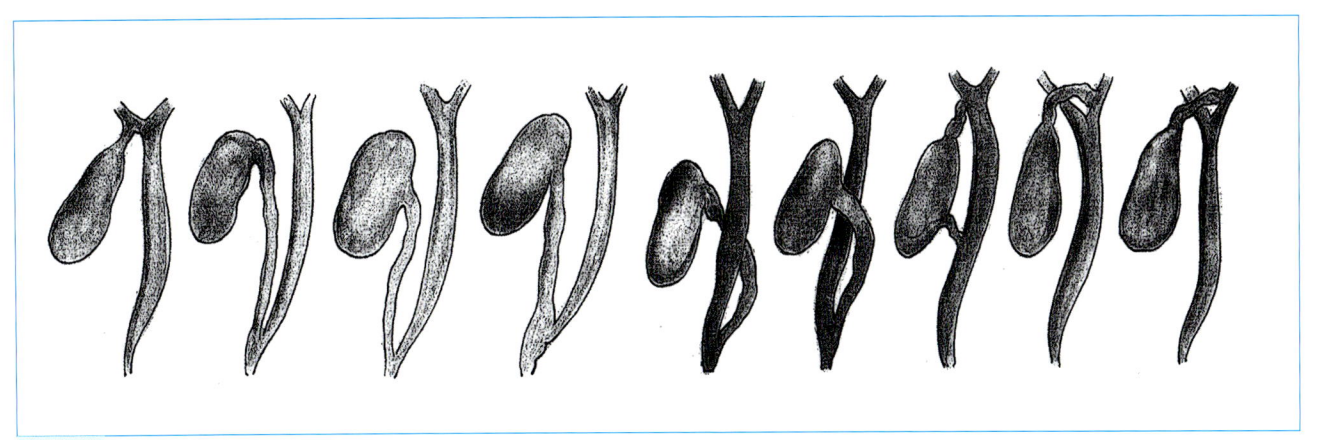

図 2-1　胆嚢管の走向の異常

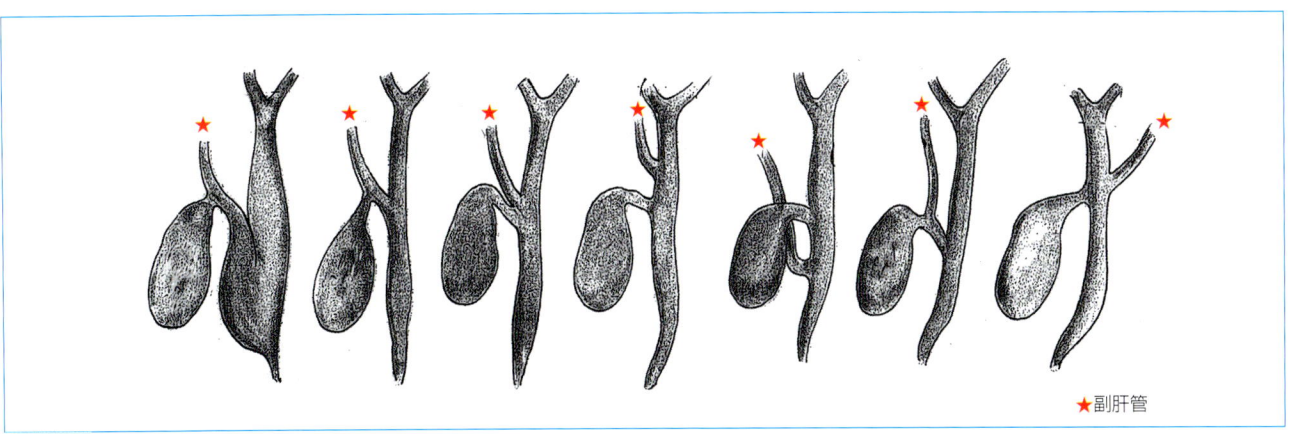

★副肝管

図 2-2　副肝管の分類

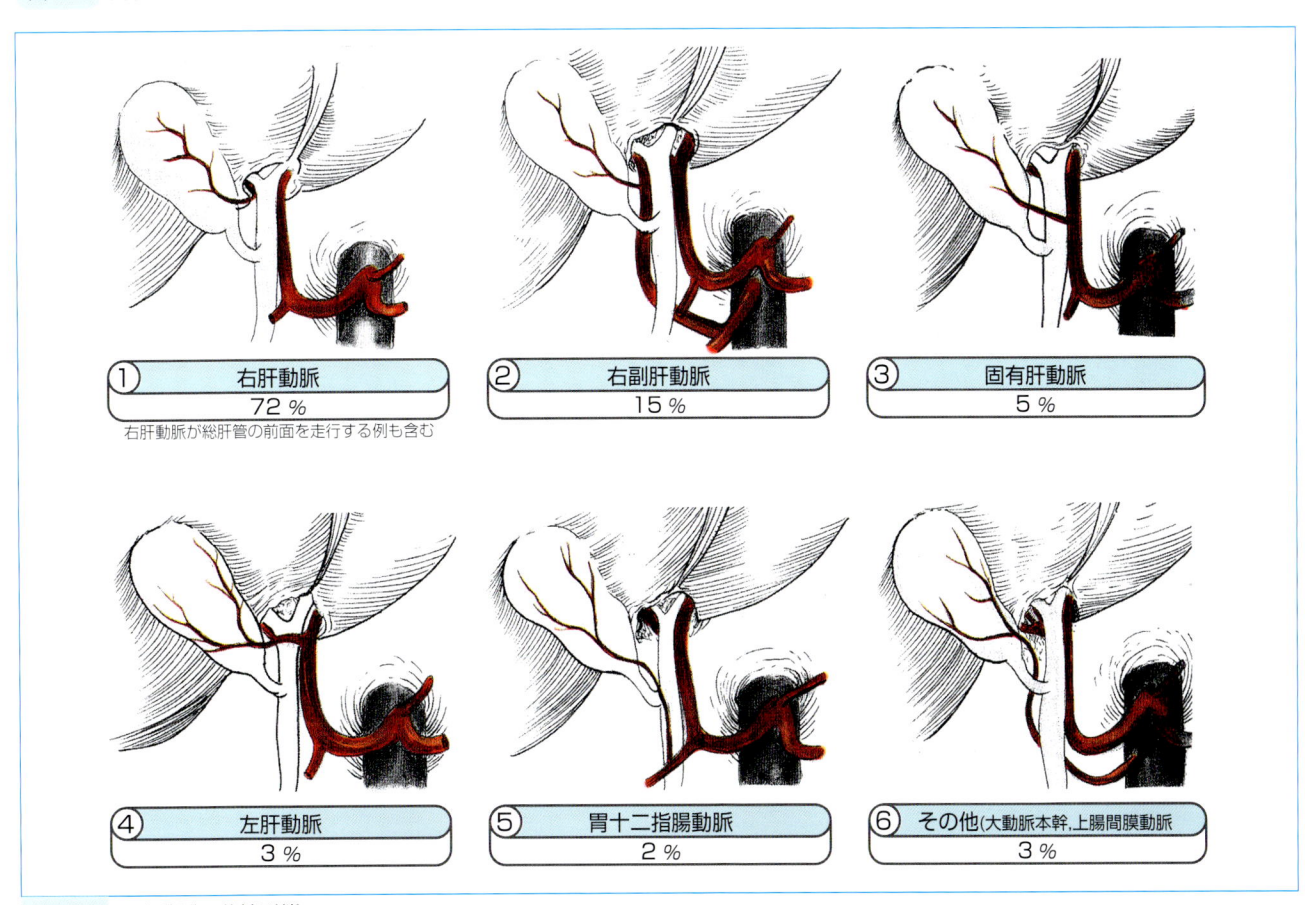

| ① 右肝動脈 72% | ② 右副肝動脈 15% | ③ 固有肝動脈 5% |

右肝動脈が総肝管の前面を走行する例も含む

| ④ 左肝動脈 3% | ⑤ 胃十二指腸動脈 2% | ⑥ その他(大動脈本幹,上腸間膜動脈) 3% |

図 3　胆嚢動脈の分岐形態

VI-1●胆嚢●1-腹腔鏡下胆嚢摘出術　133

3 適応

本術式の適応を**表1**に示す.

基本的には適応となるのは有症状の胆石および良性ポリープである. 径が1cm以上のポリープでも進行癌の所見がないものは適応となる. このようなポリープは癌を併発している可能性があるが, 多くの場合, 粘膜内癌であり, 単純胆嚢摘出術で根治できると考えられる. ただし切除標本の病理学的所見によっては二期的追加手術が必要となることがあり慎重を要する.

無症状の胆石は必ずしも適応とはいえないので, 急性, 慢性の胆嚢炎を起こす可能性があること, 胆嚢癌の発生の可能性などについて十分患者と話し合い, 患者本人の意志で選択してもらうことが重要である.

なお, 急性胆嚢炎, 上腹部手術の既往, 経静脈的胆嚢造影法で胆嚢陰性の症例は慎重な手術が必要となる. このような症例では炎症や癒着が強く, オリエンテーションがつきにくく, 胆管損傷などの合併症を引き起こす可能性が強い. 腹腔鏡手術にこだわらず, 困難例では開腹術にコンバートすることが重要である.

早期胆嚢癌が否定しきれない場合は, 診断的治療という考えで本術式を施行する. 手術中, 胆嚢が摘出されたら直ちに胆嚢を肉眼的, 顕微鏡的に精査し, 癌の進達度, 胆嚢管断端への浸潤の有無を確認し, 必要あればリンパ節郭清, 肝床切除などの追加治療を施行する. 粘膜内癌のときは追加治療は必要ないと考える. 明らかに筋層を越えているものは追加のリンパ節郭清や, もし腫瘍が肝床側にあるのなら肝床切除などの拡大手術が必要になる. 術中迅速診断では診断がつかない場合もあり, そのようなときは2期的に手術を行う.

他臓器への穿通, 穿孔やMirizzi症候群などのように非常に炎症, 癒着が強い場合は手術操作が非常に困難であり, 合併症を起こす危険が高いので本術式は基本的には避けるべきである.

4 術前検査と術前・術後管理

術前には上腹部の手術既往, 脳疾患, 心疾患, 腎疾患, 糖尿病などの有無の把握が重要である. もし, 異常があった場合は必要な対策を行う. **表2**に施行すべき術前検査をあげる. MRCPは非侵襲的に胆管に関する情報が得られ, また, 消化管内視鏡は併存病変の有無を調べるため必要である.

術前管理は一般外科手術と同じである. **表3**にわれわれが行っているクリニカルパスを示す.

表1 腹腔鏡下胆嚢摘出術

適応
- 有症状の胆石
- 径1cm以上の胆嚢ポリープ (進行癌が疑われるときは当然除外)
- 有症状のアデノミオーマトーシス(胆嚢腺筋症)

注意を要する適応(相対的適応)
- 急性胆嚢炎
- 腹部手術の既往
- 経静脈的胆嚢造影法により胆嚢陰性のもの
- 早期胆嚢癌を疑っての試験的切除
  (例)早期胆嚢癌の可能性が否定できないアデノミオーマトーシス(胆嚢腺筋症)

基本的には本術式の適応でないもの
- 非常に強い炎症を伴うもの
  (例) 十二指腸, 横行結腸などへの穿孔例, Mirrizi症候群
- 進行胆嚢癌

表2 術前検査

必須の術前検査
- 血算
- 一般血生化
- 感染症(B,C型肝炎, 梅毒血清反応, HIV)
- 呼吸機能検査
- 心電図
- 胸腹部レントゲン
- 血液型検査
- 経静脈的胆嚢造影(DIC)
- 腹部エコー検査
- 輸血用パイロット採血など

可能なら施行すべき術前検査
- CEA, CA19-9などの腫瘍マーカーヘモグロビンA1C
- MRCP
- 腹部CT検査
- 上部下部消化管内視鏡
- 凝固異常(高リン脂質症候群)のチェック(protein S, Cの測定)

表3 腹腔鏡下胆嚢摘出術のクリニカルパス

外来	術前検査一式
前日	入院, 麻酔科受診
手術日	
術後1日目	食事, 歩行開始, ドレーン抜去
術後2日目	点滴終了
術後3日目	退院
術後7日目	外来で抜糸

5 必要な機器と器具

LCに使用する代表的な器具をあげる．

（1）送水・吸引装置付き電気メス

特に有用である．本電気メスは先端がL字フック型になっており，組織を引っかけて持ち上げ，凝固切開することができる．引っかけるフックの長さは数mmなので安全である（図4）．

（2）腹腔鏡用直角鉗子，ケリー鉗子

通電もできる．組織を把持して軽く持ち上げ，通電しながら組織をやや強く牽引することにより，凝固止血しながら剝離を進めることができる．通電は鉗子をパワーユニットにつなぎ，フットスイッチを踏むことによって行う（図5）．

> **コツ**
>
> **L字型電気メス（送水，吸引つき）は役に立つ．**
>
> この電気メスは先端がL字型になっており組織を薄くすくうことができる．L字の先端は数mmなのでこの大きさですくうものに重要な組織は少ない．持ち上げることにより脈管などの走行が分かり，確認して凝固切開することができる．もちろん，通常の電気メスとしての使用は可能で，L字の角を使って凝固切開が可能である．この電気メスは剝離にも使える．L字電極を引っ込めた状態で送水しながら先端で組織を軽く擦ることにより，強い癒着を層に沿って剝離し，組織を明確にすることも可能である．

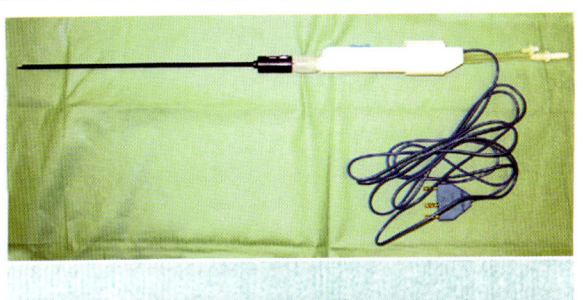

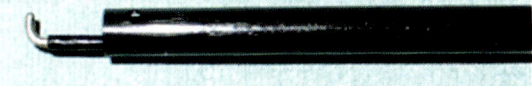

（3）把持鉗子

把持した状態を固定できるラッチェット付きのものがよい．腹腔鏡は通常の胆摘では直視鏡がよい．

（4）腹腔鏡用クリップ

MLのサイズを使用する．

切除した胆囊を回収するにはラパロキャッチなどの商品があるが，われわれは余った手術用ゴム手袋を袋状に形成して使用している．

6 セッティング，体位，麻酔

（1）体位

体位は両手を広げた仰臥位である．手術操作中はヘッドアップとし，腸管を足側に落とし，視野を確保する．肥満体などでは手術台をローテーションさせて若干の左側臥位にするとよい．

（2）麻酔

通常，麻酔は硬膜外麻酔と気管内挿管による吸入麻酔である．

手術室の配置は図6に示す．術者は患者の左側に立つ．モニターは術者からよく見えるように患者の頭側に置く．

（3）視野の確保

視野の確保には炭酸ガスの気腹法と吊り上げ法があるが，通常はより視野の良い気腹法を行う．気腹圧は8〜10mmHgにセッティングする．

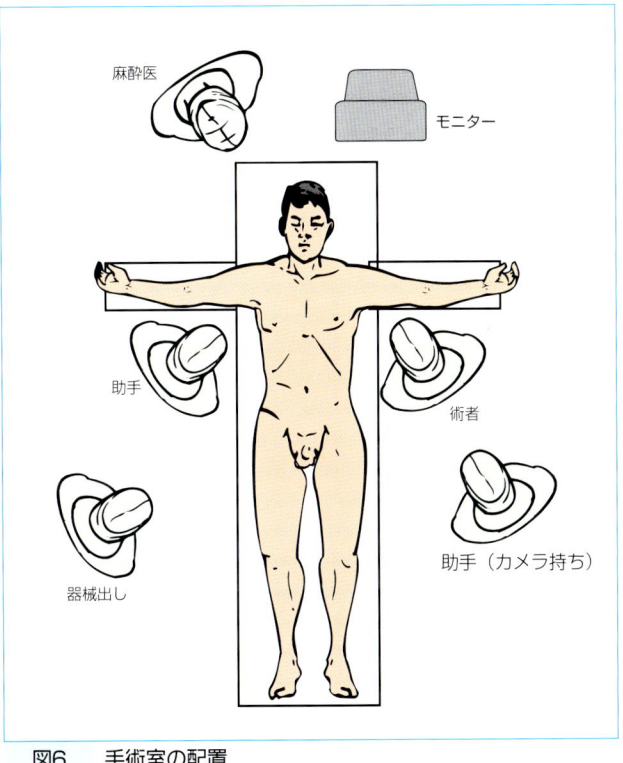

図4 送水，吸引装置付き電気メス（下段はL字型フック電極）

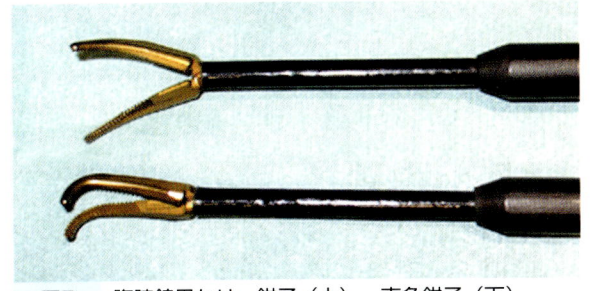

図5 腹腔鏡用ケリー鉗子（上），直角鉗子（下）

図6 手術室の配置

7 基本操作

1）ポート位置

ポート挿入は皮膚をメスでポートの大きさに合わせて切開し，コッヘル鉗子などで皮下を十分剥離した後，手掌でポートの安全装置を押しながら挿入する．図7にポートの位置を示す．カメラは臍上部①のポートから挿入する．体が小さく，カメラと各ポートの位置が近くなりそうな場合は①'の臍下部にカメラのポートを置く．②は剣状突起の1～2cm足側正中に置く．ポートを挿入する方向は，肝円索の右側にポートが出るように斜め右頭側を目指して挿入する．ポートの挿入はすべて①から入れた腹腔鏡で，内腔からポートの進入を観察し，腹部臓器の損傷がないことを確認しながら行う．特にポート留置予定部に腸管などの癒着がないことを確認することが重要である．③は鎖骨中線肋骨弓より1～2横指足側，④は前腋下線肋骨弓より1～2横指足側が目安である．②と③，③と④の間はそれぞれ握り拳一つほどの距離を置く．ポート位置の決定のコツはお互いに近づきすぎないことである．鉗子同士が接触し，手術操作が行い難くなるからである．①，②には10mm，③，④には5mmのポートを留置する．

②のポートは中心となるワーキングポートである．③は胆嚢頸部を把持して胆嚢管や肝十二指腸間膜を展開して手術操作を助ける．④のポートからの鉗子は，胆嚢底部を把持して肝臓の横隔膜面に胆嚢を引き挙げることにより，肝臓を頭側に引き揚げ視野を確保する（図8）．

2）鉗子の基本操作

鉗子の基本操作は通常の開腹術の鉗子の使い方と同様である．腹腔鏡手術ではさらに次の2つの使い方を頻用する．一つは脂肪組織や結合織を剥離するために通電止血しながら不要な脂肪組織や結合織を鉗子で把持し，牽引し不要組織を除去していく手技である．もうひとつの方法はフック型電気メスの使用である（図4参照）．フックで切除すべき組織を薄くすくい，挙上し通電し凝固止血する方法である．これらの方法を駆使して胆嚢摘出術を行う．

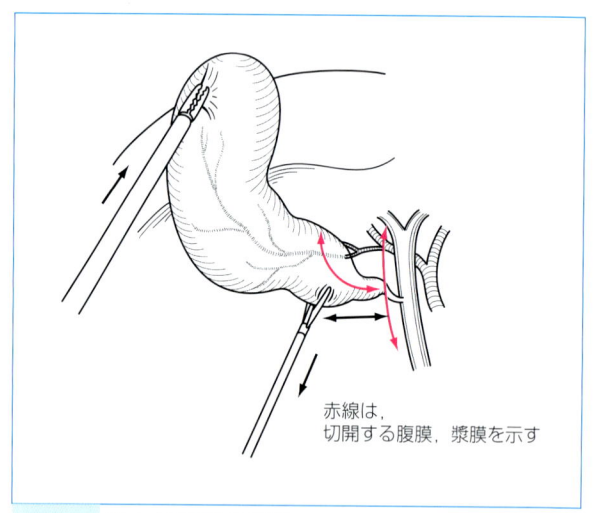

図8-1　Calotの三角の剥離

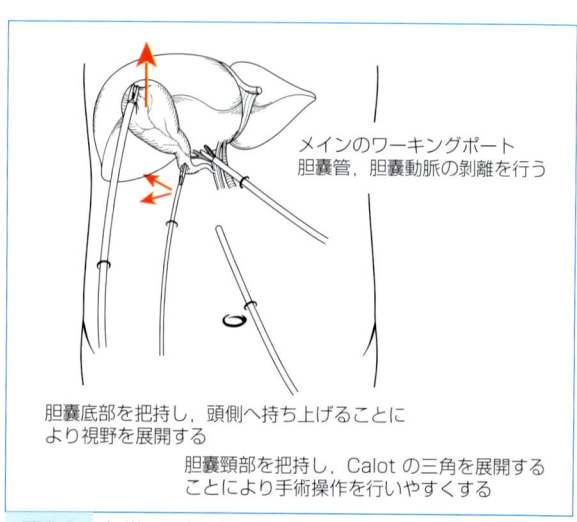

赤線は，切開する腹膜，漿膜を示す

図8-2　各鉗子の役割

メインのワーキングポート
胆嚢管，胆嚢動脈の剥離を行う

胆嚢底部を把持し，頭側へ持ち上げることにより視野を展開する

胆嚢頸部を把持し，Calotの三角を展開することにより手術操作を行いやすくする

図7　ポート配置

8 手術手技

　まず，カメラポートを開腹法で留置する．開腹法はポート留置予定部の癒着の有無を直接確認できるので安全な方法である．臍上部または臍下部に1.5cmの横切開をおく．皮下をコッヘル鉗子で剥離し，腹直筋の白線の左右をコッヘル鉗子で把持し持ち上げる．左右のコッヘル鉗子の間を約1.5cmにわたりメッツェンバウム剪刀またはメスで縦に切開する．腹膜前脂肪を分けて有鈎鑷子で腹膜を引き上げ，腹膜に腸管大網などの癒着がないことを確認して腹膜を切開する．切開部に小指を入れ，切開部周囲に癒着がないことを確認後10mmのポートを挿入する．このポートより炭酸ガスにて気腹し，直視型腹腔鏡を挿入，腹腔内を観察する．引き続き前項で述べたポート②，③，④を留置する（ポートの留置に関しては前項を参照）．

1）術者，助手の把持する鉗子について

　術者は，右手②より挿入した剥離用の鉗子を操作し，同時に左手で③より挿入した鉗子で胆嚢頸部を把持し手術を行う方法と，②の鉗子のみを操作し，助手が胆嚢の底部と頸部を把持する方法がある（図7参照）．術者の好みの方法でよいが，初心者には後者を薦める．1本の鉗子の操作に集中した方が安全である．本稿では前者の手術法を解説するが，手術操作は基本的に同じである．

2）胆嚢管，胆嚢動脈剥離（Calotの三角の露出）

　②のメインワーキングポートより送水・吸引装置付き電気メスまたは腹腔鏡用直角鉗子，ケリー鉗子をもって操作を行う．同時に③より把持鉗子を挿入し，胆嚢頸部を把持し，視野を展開する．第一助手は④よりの鉗子で胆嚢底部を把持し，右横隔膜側へ胆嚢を牽引することにより肝臓を頭側に牽引し術野を展開する（図8）．③よりの鉗子で胆嚢頸部を把持し，Calotの三角を展開し緊張を与える．次に②よりL字型電気メスでCalotの三角部の腹膜，漿膜を切開する（図8-1の赤線）．図9は胆嚢管の剥離を行っている写真である．Calotの三角の剥離は腹側から行うが，方向を変えて胆嚢頸部を左側，腹側へ牽引し，右側，背側から剥離を行うことも有効である．図10では胆嚢頸部の漿膜切開を胆嚢底部へ延長しているところを示す．この操作は必ずしもこの時点で行う必要はないが，もし容易にできるのなら，ある程度の漿膜切開を行っておく．こうすることにより胆嚢頸部の可動性が良くなるからである．

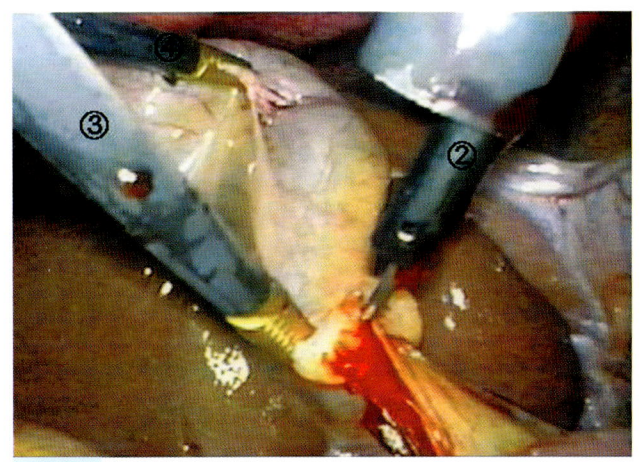

図9　胆嚢頸部の剥離

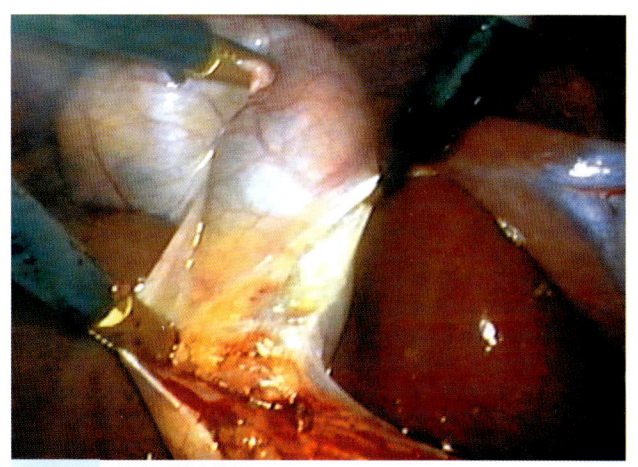

図10　胆嚢漿膜の切開

3) 胆嚢管切離

次に胆嚢頸部を露出する．胆嚢頸部を右側に牽引すると胆嚢管の走行がはっきりしてくる．胆道損傷を避けるため胆嚢側より総胆管に向かって剥離を進める．胆嚢管にからみつくように細いリンパ管や静脈が存在する．これらをL字型電気メスで薄くすくい，他の組織に接触しないように軽く挙上し凝固切離する．また，鏡視下用ツッペルも役に立つ．図11のようにツッペルで胆嚢管周囲の脂肪組織を剥離し胆嚢管を露出する．図12はケリー鉗子で胆嚢管を剥離しているところである．胆嚢管は三管合流部をはっきり露出するまで剥離する必要はない．両側にクリップをかけ切離するに十分な長さがあればよい．必要以上に総胆管まで追求することは胆管損傷をきたすこともあり，かえって危険である．

4) 術中胆道造影

胆嚢管を切離する前に必要に応じて術中胆道造影を行う．われわれは適応を表4のように定めている．

胆嚢管の剥離が終了した後胆嚢頸部側で胆嚢管にクリップをかける．次に，胆嚢管を右方に牽引しながら胆嚢管を半周に渡り切開する．胆道造影用鉗子に16G，70cmのIVHカテーテルを装着，②より挿入する(図13)．胆嚢管の切開口よりIVHカテーテルを総胆管に向かって挿入し，鉗子で胆嚢管をカテーテルごと把持し固定する．造影剤は生理食塩水と造影剤を1:1または1:2に希釈し，約10mlを注入する．造影が終わったらカテーテルを抜いて，総胆管側に二重にクリップをかけ，胆嚢管を切離する(図14)．

表4　術中胆道造影の適応

1. 術前エコー，DICで総胆管の拡張　総胆管内の陰影欠損，分枝の異常が認められるもの
2. 術前DICで胆嚢陰性例
   胆嚢管内に結石を認めたもの
3. 術中に問題があった症例
   ・炎症が強く，胆嚢管剥離に手間取った症例
   ・出血があり，オリエンテーションがつきにくかった症例，など
4. その他

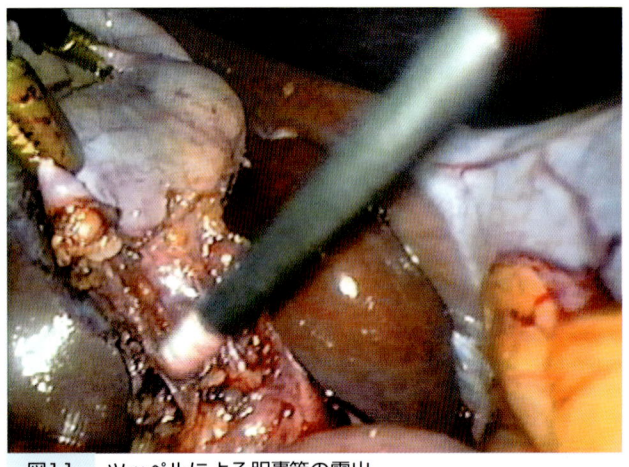

図11　ツッペルによる胆嚢管の露出

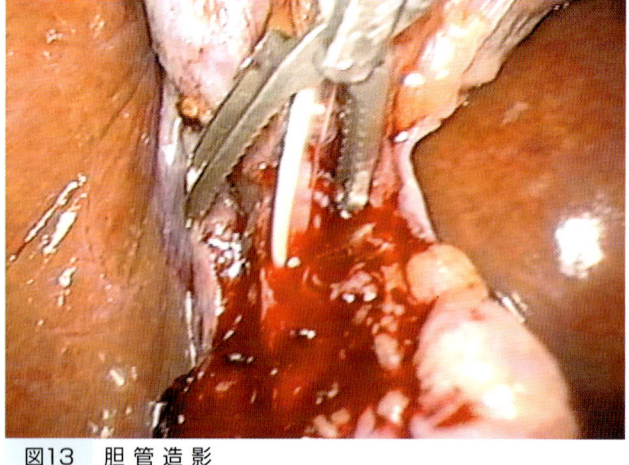

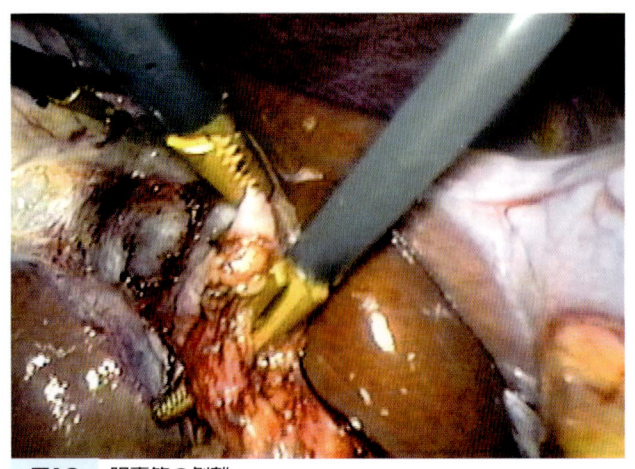

図12　胆嚢管の剥離

図13　胆管造影
胆道造影用鉗子を使い，胆嚢管にカテーテルを留置する．

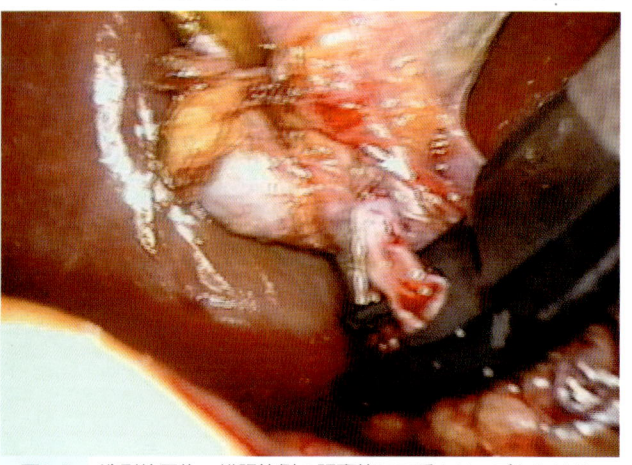

図14　造影終了後，総胆管側の胆嚢管に二重クリップをかける．

5）胆嚢動脈の切離

　胆嚢管切離後胆嚢頸部を頭側に牽引しながら，Callotの三角部の脂肪織を剥離して胆嚢動脈を露出する．剥離にはケリー鉗子，L字型電気メスまたはツッペルを使う．胆嚢動脈が露出されたら(図15)，近位側は二重に，胆嚢側は一重にクリップをかけ，胆嚢動脈を切離する(図16)．切離に際しては，胆嚢動脈として認識された血管が胆嚢に入っていくことを必ず確認する．また，できるだけ胆嚢に近いところで切離することが肝動脈損傷などを避けるコツである．

　胆嚢動脈は，もし容易に切離できるのなら，胆嚢管の切離より先に行っても良い．

6）肝床から胆嚢の剥離

　胆嚢動脈，胆嚢管の切離後，胆嚢頸部の把持鉗子を頭側へ牽引する．こうすることにより，胆嚢と肝床の結合織に緊張がかかり切離が容易になる(図17)．肝床との剥離には結合織に電気メスを軽く当てて押すように切開していくか，またはL字型電気メスで組織を薄くすくい，挙上し，通電して切開する．剥離を底部に進めていく．この際剥離が胆嚢壁を損傷すると，胆汁が流出する．逆に胆嚢壁から離れすぎると肝臓の実質に入り込み出血する．

　一部，胆嚢と肝臓が癒着している状態で剥離を一度中止する(図18)．胆嚢底部を横隔膜へ向かって挙上することにより視野を維持したうえで，生理食塩水による洗浄を行い，最終的に三管合流部，肝床の止血，胆汁漏出の有無を確認する．その後，胆嚢を完全に肝臓から切離する．

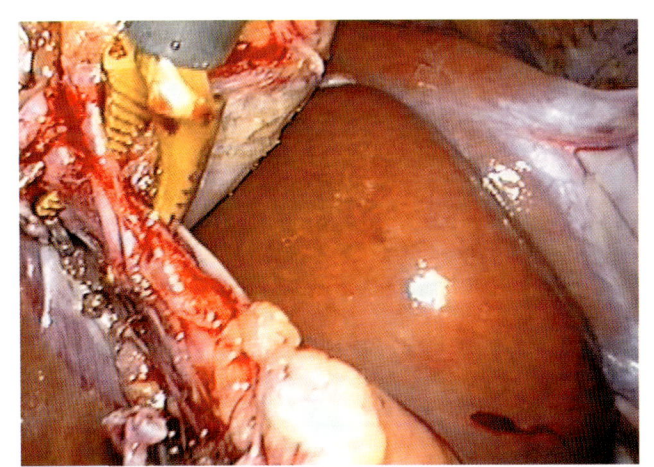

図15　胆嚢動脈の剥離

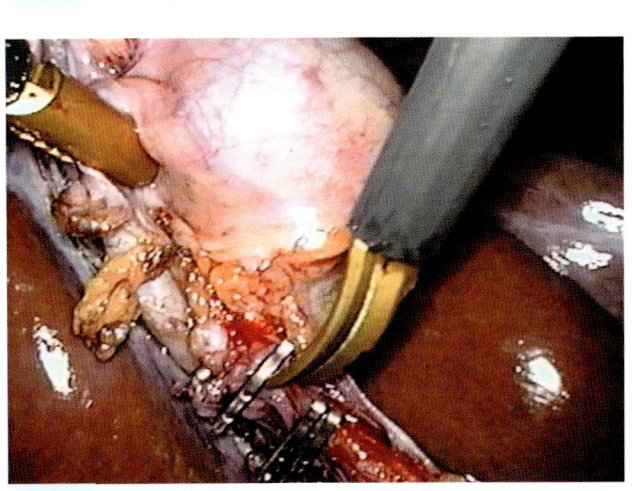

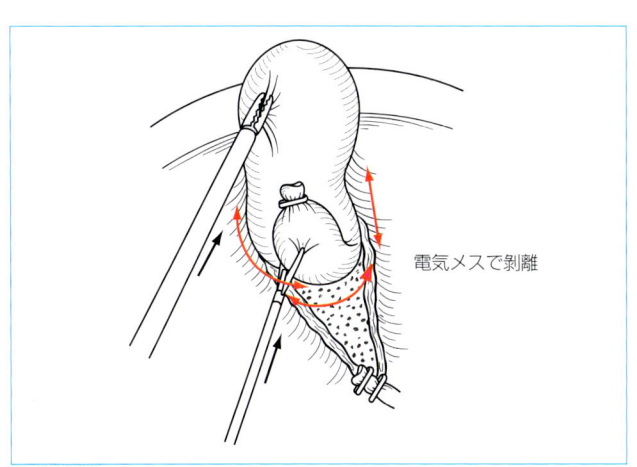

図17　肝床からの剥離

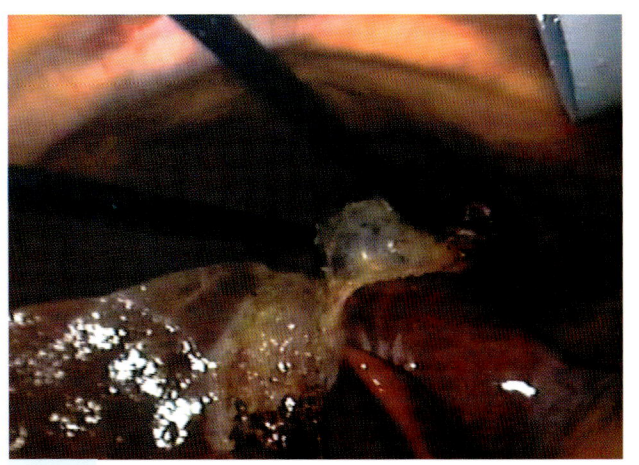

図16　胆嚢動脈切離

図18　肝臓との癒着を一部残したままで，胆嚢を頭側に牽引し視野を展開し，最終的な止血確認を行う

7）胆嚢の回収

図7の②より胆嚢回収袋を挿入し，胆嚢を収納し回収する．回収は肝臓の横隔膜面に胆嚢と胆嚢回収袋を置き行う．②の創の大きさが胆嚢または結石に比べ小さいときは，メスで切開創を広げる．われわれは手術手袋を形成して袋を作り，その中に胆嚢を入れ回収している．

8）ドレーン留置と閉創

腹腔内の止血が確認されたら，細いペンロースドレーンを図7の③より留置し，そのままポートを抜去する．ペンロースドレーンの先端は胆嚢管断端近くに置く．次に④の5mmのポートを抜去する．腹腔鏡で内腔より抜去部の出血がないことを確認する．②のポート留置部は10mmと大きいので，止血を確認し，腹直筋鞘を1-0絹糸で1または2針よせる．最後に①のポート抜去を行う．腹直筋鞘を2-3針1-0絹糸で縫合する．皮膚はすべて，スキンステイプラーで縫合する．

> **コ ツ**
>
> **開腹術へ変更する勇気と判断力を持とう．**
>
> 通常の腹腔鏡下胆嚢摘出術は2時間で終わる手術である．癒着が強い時，オリエンテーションがつかない時は開腹へ移行する決断が必要である．その目安については以下のような考えがある．
> 1 ● 輸血を考慮するケースは開腹術への変更の適応である．
> 2 ● 術中使用クリップ数が多くなったら（8〜10個を超えたら）開腹術への変更を考慮する．
>
> 腹腔鏡下胆嚢摘出術は開腹への移行が常にあり得る術式であるという考えを持つことが重要であり，術前に十分なインフォームドコンセントを行う．無理した状態で腹腔鏡下手術を続けると，結局重大な胆道損傷を引き起こすことがある．

> **コ ツ**
>
> **突然の出血**
>
> 術中の突然の出血は外科医の心臓を縮み上がらせる．このようなときはまず，あわてないで冷静になることが肝要である．そして出血点を鏡視下用ツッペルで軽く押さえる．ほとんどの場合，この処置で取り敢えずそれ以上の出血は起こらない．静脈では強く押さえるとより出血がひどくなることがある．鏡視下用ツッペルで出血を押さえたまま周囲の血液を吸引し，洗浄し状況を把握する．あわててむやみに鉗子でつまんだりクリップをやみくもにかけると，かえって出血がひどくなったり副損傷を生じることがある．出血している血管が同定された場合はクリップで止血する．一応の止血が終わったら，止血のためのクリップが他の重要な組織にかかっていないか確認する．
>
> 止血点が判らないほどの大量の出血は，血液をできるだけ吸引しながら，鏡視下用ツッペル数本で出血点と思われるところを圧迫するか，細く切ったガーゼを入れて全体を圧迫して開腹の準備にかかる．

> **コ ツ**
>
> **胆嚢を把持できない．**
>
> 急性胆嚢炎では胆嚢壁が肥厚し，かつ胆嚢自体が腫大，緊満していることが多い．さらに頸部に結石が嵌頓している場合もある．このような症例では胆嚢の把持が困難なことが多い．把持鉗子で壁を挟むとすべってしまう．このような時は，
> 1 ● 胆嚢を穿刺し胆汁を吸引してみる．
> 2 ● ループ状の糸で大きく結紮してみる．
> などの工夫をする．穿刺には18GのPTC針を胆嚢直上の皮膚または③のポートから穿刺する．胆嚢の緊満が取れると嵌頓した結石が移動することもあり，把持しやすくなることがある．

9 術中偶発症：予防と対策

表5に術中合併症の一覧を示した．また，図19，20に本術式によく見られる術中損傷の模式図を示した．また，表6にその予防策をまとめた．表6は特に重要なので，本術式の初心者は必ず頭に入れておくことが肝要である．

本術式において胆道合併症が一番よく見られる合併症で，医療訴訟になる事案も見られる．腸管の損傷は腹腔内に癒着があるとき起こりやすい．また，肝床から胆嚢を剥離するとき肝実質に剥離面が入り込むと，思わぬ出血をきたすことがある．

術中合併症を避ける基本は，開腹術と同じである．すなわち，胆嚢にできるだけ近いところで切離などの操作を行うことである．また，周囲組織を切離するとき，胆嚢に確実に流入，流出することを確認して行うべきである．これらが癒着などで不可能なときは開腹に変更すべきである．

ピットフォール

逆に炎症が少なく胆嚢壁が薄いときは手術そのものは容易であるが，把持した鉗子で胆嚢を損傷しないように注意する．胆嚢を損傷すると胆汁が漏出散布されるうえに結石も落下する．これが原因で術後腹腔内感染を起こすこともあり得るので注意が必要である．

表5　術中合併症

1	胆　　道	総胆管の損傷，右肝管の損傷
2	血　　管	右肝動脈の損傷など
3	腸　　管	大腸，十二指腸の損傷
4	肝臓の損傷	胆嚢を強く牽引しすぎた時，胆嚢を肝床から剥離する時，肝臓実質側に入り込んだ時，など
5	その他	

図19　胆道合併症のさまざまなケース
① 胆嚢と肝管の癒着があり，総胆管を胆嚢管と誤認
② 総胆管が右方に牽引されて胆嚢管と誤認
③ 右胆管分岐破格を誤認
④ 胆嚢動脈，その他の出血点に不用意に止血クリップをかけたことによる胆管の狭窄

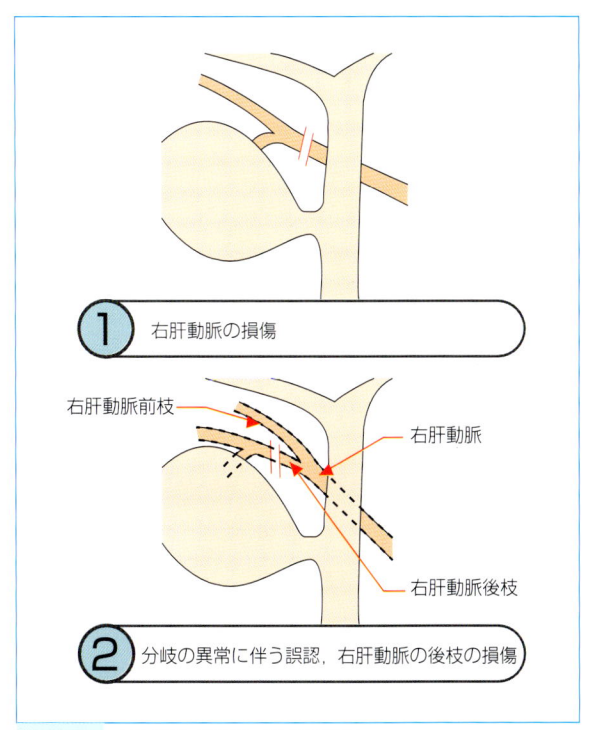

図20　血管（特に動脈）に対する損傷
① 右肝動脈の損傷
② 分岐の異常に伴う誤認，右肝動脈の後枝の損傷

表6　術中胆道合併症，血管合併症の予防

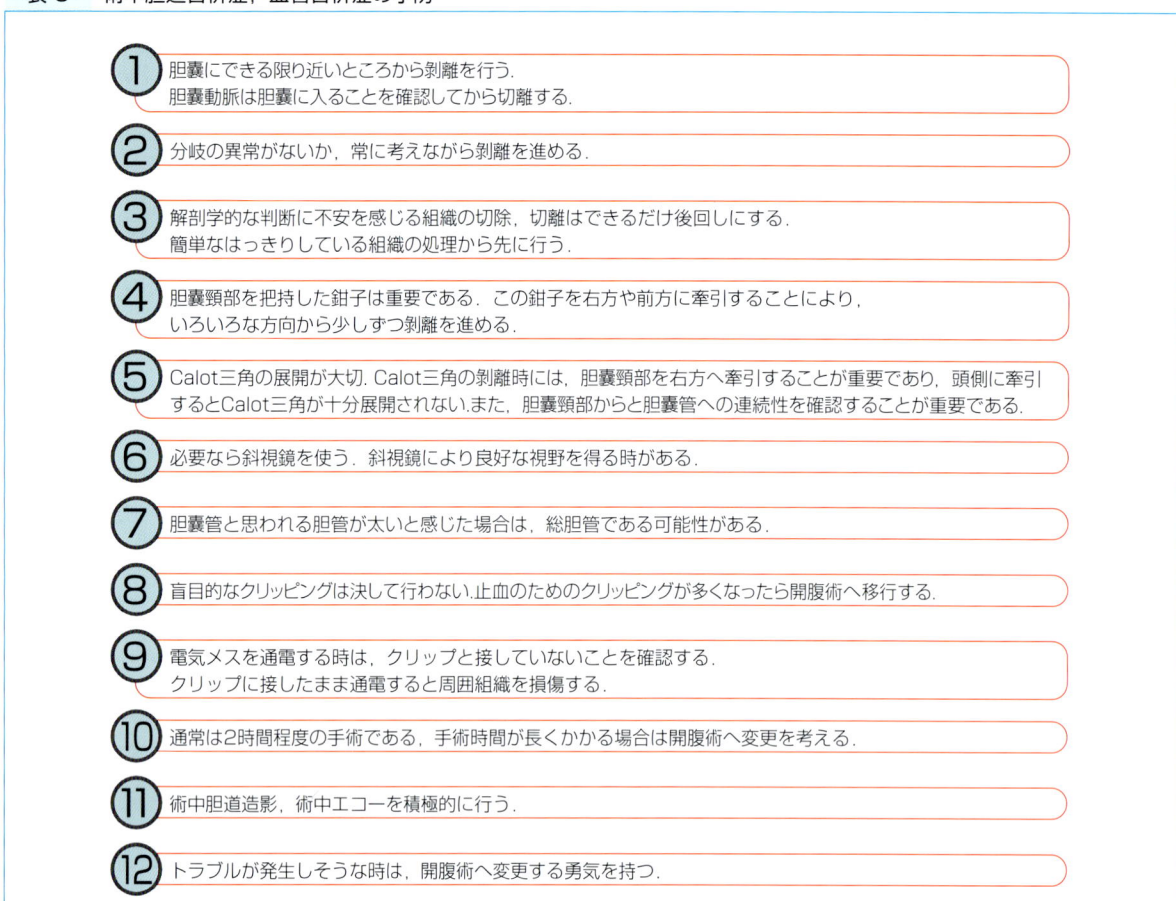

① 胆嚢にできる限り近いところから剝離を行う．
　 胆嚢動脈は胆嚢に入ることを確認してから切離する．
② 分岐の異常がないか，常に考えながら剝離を進める．
③ 解剖学的な判断に不安を感じる組織の切除，切離はできるだけ後回しにする．
　 簡単なはっきりしている組織の処理から先に行う．
④ 胆嚢頸部を把持した鉗子は重要である．この鉗子を右方や前方に牽引することにより，
　 いろいろな方向から少しずつ剝離を進める．
⑤ Calot三角の展開が大切．Calot三角の剝離時には，胆嚢頸部を右方へ牽引することが重要であり，頭側に牽引するとCalot三角が十分展開されない．また，胆嚢頸部からと胆嚢管への連続性を確認することが重要である．
⑥ 必要なら斜視鏡を使う．斜視鏡により良好な視野を得る時がある．
⑦ 胆嚢管と思われる胆管が太いと感じた場合は，総胆管である可能性がある．
⑧ 盲目的なクリッピングは決して行わない．止血のためのクリッピングが多くなったら開腹術へ移行する．
⑨ 電気メスを通電する時は，クリップと接していないことを確認する．
　 クリップに接したまま通電すると周囲組織を損傷する．
⑩ 通常は2時間程度の手術である．手術時間が長くかかる場合は開腹術へ変更を考える．
⑪ 術中胆道造影，術中エコーを積極的に行う．
⑫ トラブルが発生しそうな時は，開腹術へ変更する勇気を持つ．

10　術後合併症：予防と対策

　表7に比較的よく見られる術後合併症を列記した．
　胆道系を損傷した場合はドレーンより胆汁の流出や閉塞性黄疸を認める．ほとんどのケースで再手術が必要となり，Tチューブドレーン留置や胆道再建術が施行されることが多い．胆道損傷を避ける原則は前項に記した．
　肥満体のときは術後無気肺が起こりやすい．多くの場合は軽度で，特に治療は必要ない．
　肺梗塞は気腹下の腹腔鏡手術に多いという報告と開腹手術と差はないという報告がある．われわれは一例重篤な術後肺梗塞を合併した症例を経験している．この症例は術翌日の朝に離床した直後に肺梗塞を起こし，心肺停止となった．直ちに蘇生を行い簡易型人工心肺を装着し，回復することができた．この症例以来，われわれは表8に示した肺梗塞の予防対策を行い，その後は肺梗塞の発症はない．

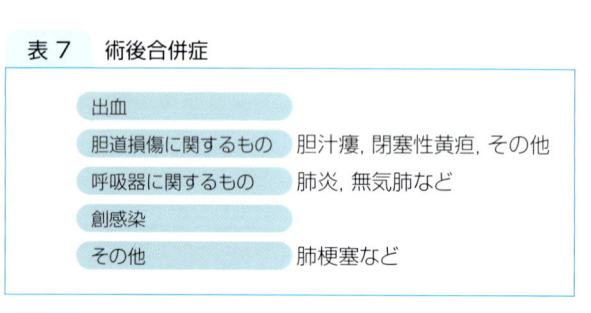

表7　術後合併症

出血	
胆道損傷に関するもの	胆汁瘻，閉塞性黄疸，その他
呼吸器に関するもの	肺炎，無気肺など
創感染	
その他	肺梗塞など

表8　肺梗塞の予防

1. 弾性包帯の着用
2. 機械的下肢マッサージを術中術後行う
3. 凝固異常（高リン脂質抗体症候群など）のチェック（protein S, Cの測定）
4. 早期離床

［寺本　研一／高松　督／川村　徹／有井　滋樹］

VI-1. 胆嚢

2 総胆管結石症に対する腹腔鏡下手術

1 はじめに

総胆管結石症に対する腹腔鏡下手術(表1)は，開腹手術と比べ，
1) 低侵襲である
2) 疼痛が軽い
3) 入院期間が短い
4) 速やかな社会復帰が可能
5) 美容的メリットがある
などの点で優れている．

一方，欠点は，
1) 特殊な技術・機器を要す
2) 手技が難しい
3) 手術時間も長くかかる
4) 適応が比較的狭いこと
などがあげられる．

本稿では典型的な腹腔鏡下総胆管切開切石術の手術手技を解説する．

表1　総胆管結石症に対する鏡視下手術の種類

一期的手術
- 腹腔鏡下総胆管切開切石術，
  (一期的縫合閉鎖，Cチューブドレナージ，Tチューブドレナージ)
- 経胆嚢管的切石術

二期的手術

(内視鏡的経乳頭的切石術＋腹腔鏡下胆嚢摘出術)

2 局所解剖

腹腔鏡下胆嚢摘出術の項(132頁)を参照．

3 適応

適応については表2に示す．一般的に腹腔鏡手術が困難な上腹部癒着が予想される症例は当然除外される．

腹腔鏡下胆管切石術には，経胆嚢管的切石術と総胆管切開切石術の2つがあり，おのおのについての適応を表3に示す．われわれはまず，経胆嚢管的切石術が実施可能かどうか考えて，不可能な場合，胆管切開切石術とTチューブ留置術を施行する．

総胆管が細い症例（径8～10mm以下）では切開部の縫合が技術的に困難で，術後胆管狭窄の危険性も高く，胆管切開術は禁忌ないし適応に慎重になるべきである．

表2　腹腔鏡下胆管切開切石術の対象

対象
- 合併症のない非高齢者
- 総胆管結石初回手術例
- 胆嚢からの落下結石
  (secondary biliary stone)

非対象
- 一般的な腹腔鏡下手術の禁忌例
  （上腹部高度癒着が予想される症例など）
- 総胆管が細く，かつ経胆嚢管的切石もできない症例
  （表3参照）
- 胆嚢および胆管に強い炎症を有する症例

表3　腹腔鏡下経胆嚢管的切石術と総胆管切開切石術の適応

腹腔鏡下経胆嚢管的切石術の適応
- 結石数が少ない場合（3～4個以下）
- 小結石（径5～8mm以下）
- 三管合流部以下（狭義の総胆管）に結石が存在
- 胆嚢管がある程度拡張
- 術中に結石の完全摘出ができると考えられる症例
- 乳頭機能異常のない症例

腹腔鏡下総胆管切開切石術の適応
- 経胆嚢管的切石術が施行できないもの
  （多数個結石：4個以上，大結石：5～8mm以上，胆嚢管が乳頭側の低い位置で合流している症例など）
- 総胆管拡張例
- 禁忌は総胆管が細い症例

4 術前検査と術前管理

術前検査・管理は腹腔鏡下胆嚢摘出術と同様である．総胆管結石の場合は当然胆管の評価が重要であるので，ERCPまたはMRCPを行う．

5 必要な機器と器具

基本的には腹腔鏡下胆嚢摘出術と同様である．特に必要なものは胆道鏡と術中透視装置である．TVモニターは腹腔鏡用と胆道鏡用の2台あることが好ましい．また，ガイドワイヤー，バルーンダイレイター，バスケットカテーテルなどが必要である．スコープは30度の斜視鏡か，スコープの先端が可動式のフレキシブルスコープを使用する．

6 セッティング，体位，麻酔

腹腔鏡下胆嚢摘出術と同様である．気腹は8～9mmHg以下で維持する．

7 基本操作

トロッカー挿入は基本的には腹腔鏡下胆嚢摘出術の時と同様である（腹腔鏡下胆嚢摘出術の項参照ポート位置①～④）．

総胆管切開術の場合，胆道鏡挿入のために，または視野展開のため右下腹部や鎖骨中線上の外側にポートを追加する．

また，総胆管縫合操作が困難な時は，追加のトロッカーを肋骨弓下より5cmくらい下方の鎖骨中線上に置き，トロッカー②から挿入した持針器とそれを受ける鉗子が，総胆管に対して対照的に位置になるようにすると良い．

追加のトロッカーの位置の例を図1に示す．

図1　5本目以降のポート位置

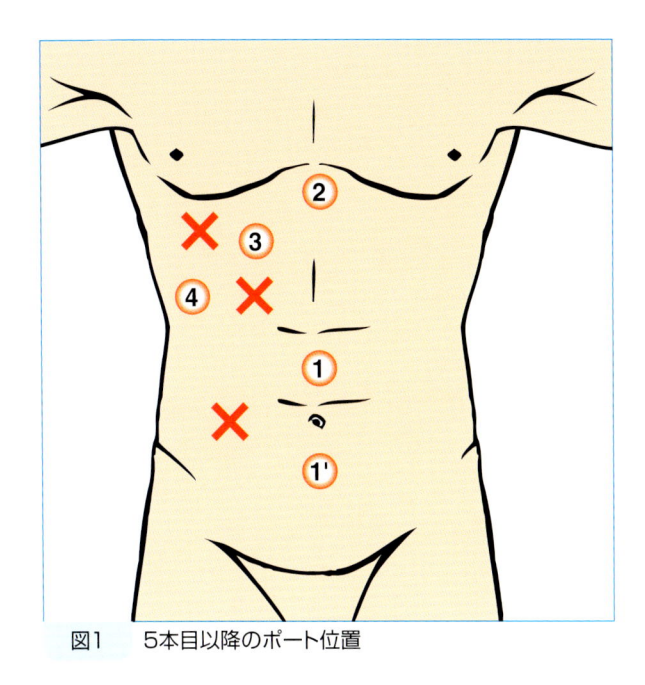

8 手術手技

1) 経胆囊管的切石術

(1) 胆囊管の剥離

胆道鏡の挿入を容易にするため，通常の腹腔鏡下胆嚢摘出術よりも長く，三管合流部近くまで可能な限り胆嚢管を剥離し，胆嚢管を直線化する．

(2) 胆囊管の切開

胆嚢摘出前に胆嚢管に切開をおく．また，胆嚢管切開の前に胆嚢管の胆嚢よりにクリップをかけ，胆嚢からの胆汁や結石の流出を防ぐ．

胆嚢管切開は，通常の腹腔鏡下胆嚢摘出術よりは三管合流部よりで切開を加えるが，後の閉鎖のために，総胆管から最短5mmの余裕は必要である．

鉗子で胆嚢を把持・牽引して胆嚢管を伸展させ，胆嚢管を長軸に対して直角に切開する．

胆嚢管の切開は外径の2/3位のところまでハサミを入れて一気に切る．それでも胆嚢管が外に逃げて，半周くらいの切離になる．逡巡して少しずつ切ろうとすると，粘膜が逃げてなかなか胆嚢管が開放されなかったり，切り口が不正になり，後の操作がやりにくくなる(図2)．

次に術中造影を行い結石の数，位置を確認する．

1● 胆囊管拡張術

胆嚢管拡張例はそのままで胆道鏡挿入が可能であるが，胆嚢管が拡張していない場合は胆嚢管拡張術を行う．

ただし，炎症を伴う胆嚢管では拡張により損傷する可能性があることに注意しなければならない．

細径鉗子の先端を開くことにより，胆嚢管内のらせん構造(Heister弁)を十分に奥まで破壊，拡張する．

次にバルーンダイレーターにより拡張する．胆嚢管拡張用のバルーンダイレーターとしては，Balloon Ureteral Dilatation Set(Cook Urological)，Max Force Biliary Balloon(ボストン社)，OLBERT CATHERTER SYSTEM(Meadox Surgimed A/S社)などある．

造影カテーテルを通してガイドワイヤー(Jagwire, ボストン社など)を総胆管まで進め，造影カテーテルを抜去した後，バルーンダイレイターをガイドワイヤー経由で，先端が総胆管に出るまで挿入する．

バルーンは，膨張時圧が9気圧，直径7mmが限界で，拡張時間は4〜5分である(図3)．

2● 胆道鏡の挿入

胆嚢管拡張後，胆道鏡を腹腔内へ挿入するルートとしては，鎖骨中線上のトロッカーから挿入することが多いが，必要に応じて，5mmポートを右肋骨弓下に追加する．

挿入にあたって，ファイバースコープ把持鉗子(T1079，オリンパス社)を用いると胆道鏡を損傷することがない．

胆道鏡の入りにくい所は胆管切開口と三管合流部の2ヵ所であり，胆嚢管が総胆管の左側を流入する場合は特に難しい．

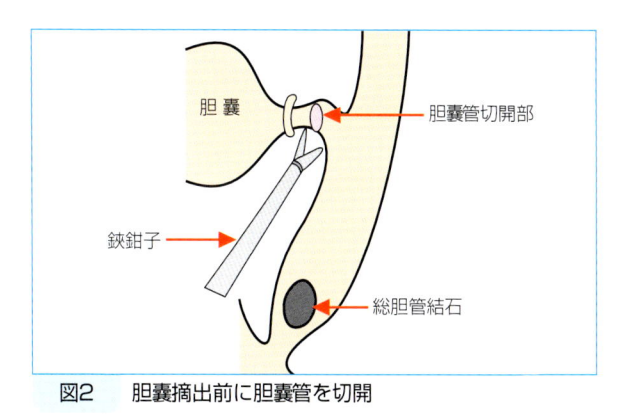

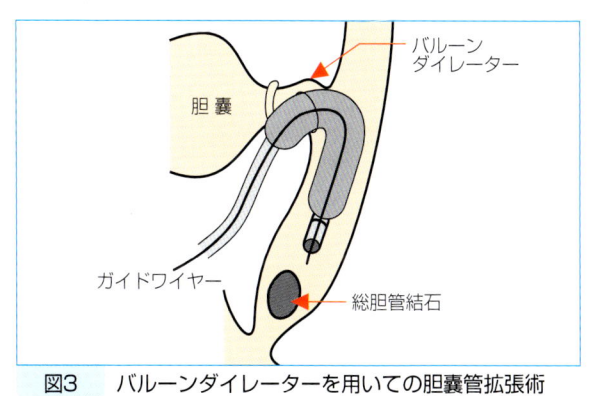

図2　胆嚢摘出前に胆嚢管を切開

図3　バルーンダイレーターを用いての胆嚢管拡張術

3 ● 観察と切石

切石は，1.8～3Frのバスケット鉗子（FG-34D，オリンパスなど）を用いて行う．

把持した結石を，胆道鏡のレンズ面に密着させると胆嚢管を通過しやすい．把持した結石ごと胆道鏡を引き抜いて除去する（図3～5）．

上記の方法でも結石が完全に除去されない場合は，次に述べる総胆管切開術に移行する．遺残結石が少数の時は総胆管切開術を施行せず，術後に内視鏡的経乳頭切石術を行うこともある．

4 ● Cチューブの留置

経胆嚢管より結石の除去が終了したら，Cチューブを留置する．

CチューブはIVHカテーテル（16G，70cm）または8Frアトムチューブを使用する．

Cチューブ固定のためには3～6cm長に切った弾性糸（エラスティック糸，松田医科工業）を使用する．

右季肋部より外套針を刺入．内筒を抜去して外筒を通じてCチューブを体内に挿入．胆嚢管の小切開部からCチューブを下部胆管まで挿入する．

胆汁漏出がなければ術後3～6日に術後胆道造影を行い，遺残結石のないことを確認してCチューブは抜去する．

2）腹腔鏡下胆管切開切石術，Tチューブ留置術の実際

胆嚢管よりの術中造影の結果総胆管切開を決定する（表3参照）．

胆嚢はすべて剥離せず一部肝床につけた状態にしておく方が以後の操作が容易となる．

三管合流部付近で肝十二指腸間膜を剥離し，総胆管の全面を露出する．

（1）総胆管切開

剣状突起下のトロッカーから，シース付き鎌状メス（八光商事）か剪刀を挿入し，三管合流部直下の総胆管に縦切開を行う（図8，9）．

総胆管切開長は，結石径により決定するが，結石径や胆道鏡径に見合うだけの最小にとどめておくのがよい．

総胆管非拡張例ではハサミの挿入角度に制限があることから，斜切開となりやすいので注意を要する．

鎖骨中線上のトロッカーの外側に追加したトロッカーから胆嚢頸部を牽引して三管合流部の視野展開をしたり，総胆管切開予定部の左右にstay sutureをおくことにより，胆管のハンドリングを容易する工夫もなされている．

（2）切　　石

まず切開口から胆管洗浄をする．胆管内洗浄時は流出した結石を見失うことがあり注意が必要である．腹腔内に落下した結石は袋に収納して回収し，腹腔内膿瘍の形成を予防する．

通常はバスケット鉗子で結石を把持摘出することが多

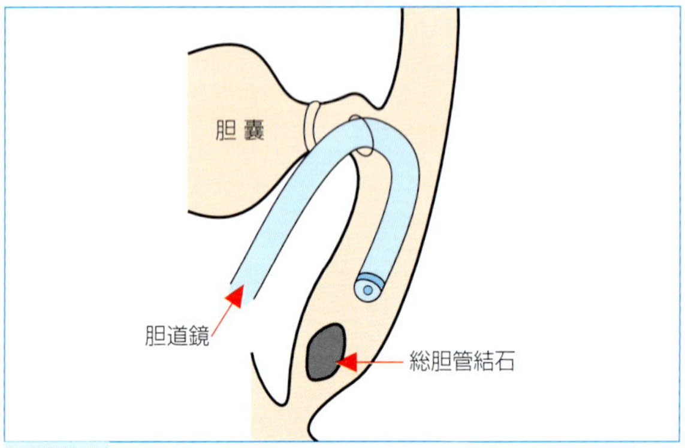

図4　胆道鏡挿入し，総胆管内を観察

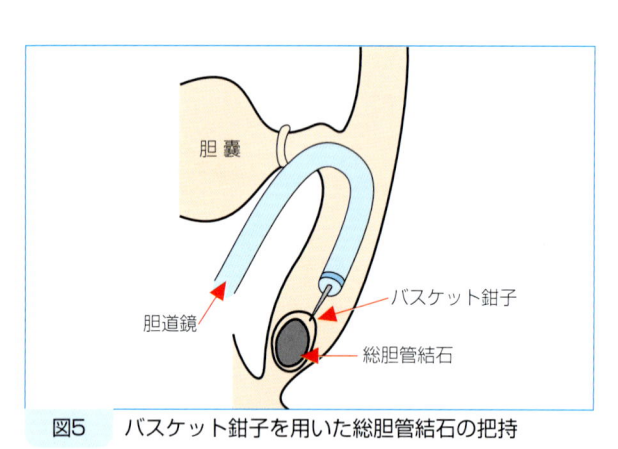

図5　バスケット鉗子を用いた総胆管結石の把持

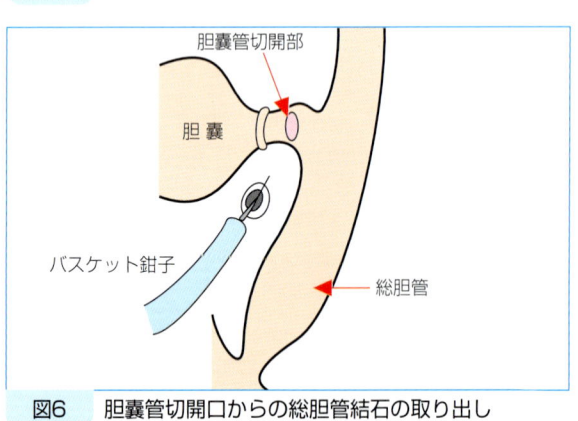

図6　胆嚢管切開口からの総胆管結石の取り出し

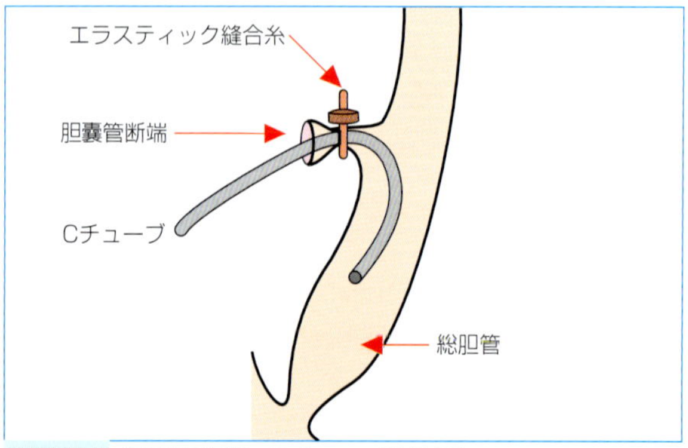

図7　胆嚢摘出後にCチューブを留置

い．

摘出した結石は，標本回収用袋（エンドパウチ）やホスピタルスキンに適宜収納して体外に出すか，1個ずつ採石鉗子（カールストルツ・エンドスコピー・ジャパン社）で体外に摘出し，腹腔内で紛失しないようにする．

結石除去のためフォガーティーカテーテルを使用することもある．

結石が総胆管下部に嵌頓している場合，EHL（電気水圧砕石法；electrohydraulic lithotripsy）を用いて結石を破砕し，経乳頭的に十二指腸に流出させる方法もある．胆管内の結石が除去できたらTチューブを留置する（図10，11）．

(3) Tチューブドレナージの実際

Tチューブは，可及的に径の大きいものを用いるべきである．術後に5mmの胆道鏡が挿入できるように，14〜16Fr.サイズ以上のものを用いるのが好ましい．全体を長さを20cm位にし，先端のT字脚を総胆管切開口の1.5倍位の長さに切る．脚の底側を約半周切り取る．

Tチューブの切開口への挿入は，開腹手術の手技と同様であるが，"コツ"は，形成したTチューブの両腕を一緒に先端から5mmで鉗子で把持し，Tチューブ両腕の先端を胆管内に挿入することである．

4-0バイクリル（ジョンソン・エンド・ジョンソンメディカル社）を用いて結節縫合するが，チューブを十二指腸側に寄せて肝側から縫合を開始する．

縫合は持針器の延長になるように針を把持し，持針器を回転させずに運針する．十二指腸側から肝側に向け縫いしろ2mm，縫い幅2mm位にして総胆管の縫合を行う．

結紮は，糸送り鉗子で行うか，体内結紮法で行うが，suture clip（ラプラタイ，エチコンエンドサージェリー）（合成吸収性縫合糸として使用されているPolydioxanoneを結紮用クリップに成型したもの）を用いて縫合する．結紮法に関しては他項参照（図12，13）．

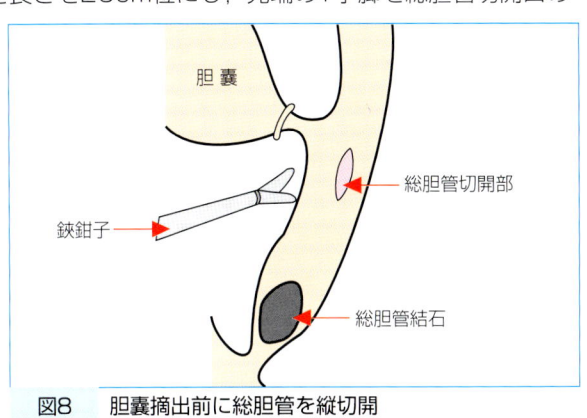

図8　胆嚢摘出前に総胆管を縦切開

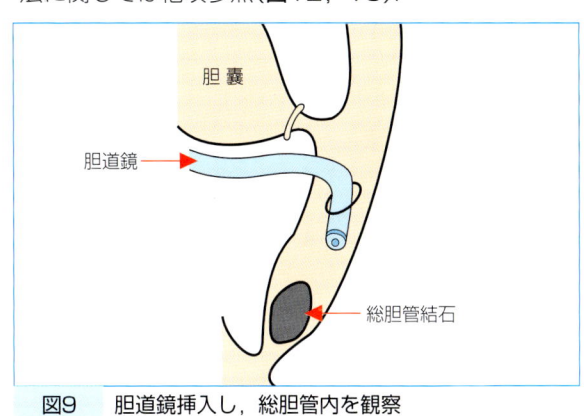

図9　胆道鏡挿入し，総胆管内を観察

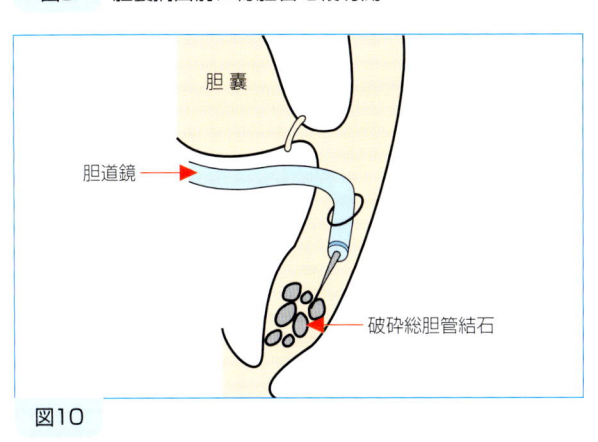

図10

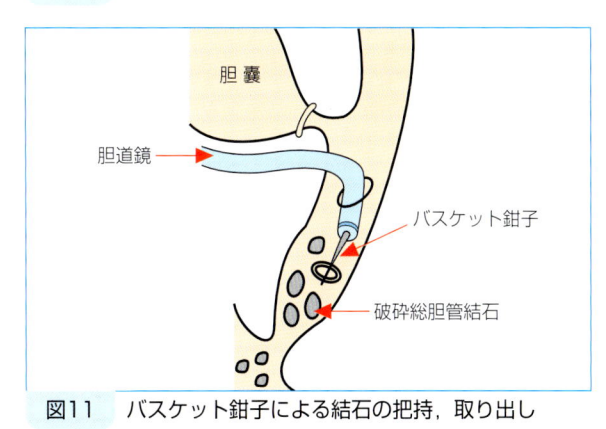

図11　バスケット鉗子による結石の把持，取り出し

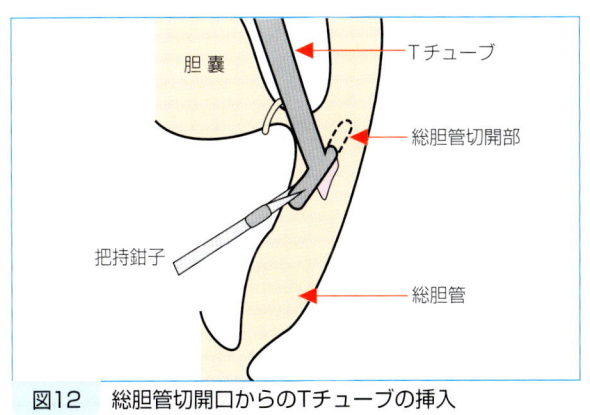

図12　総胆管切開口からのTチューブの挿入

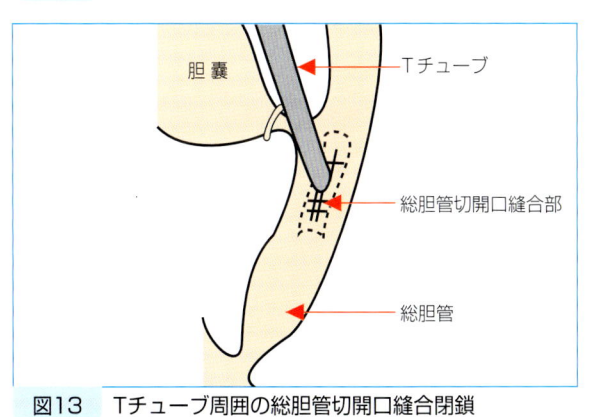

図13　Tチューブ周囲の総胆管切開口縫合閉鎖

> **コツ**
> **胆管ドレナージの方法**
>
> 胆管ドレナージの目的は，
> 1 ● 減圧による縫合部の胆汁漏出の防止
> 2 ● 術後胆道造影ができること
> 3 ● 遺残結石の切石ルートの確保
> 4 ● 乳頭部の安静
>
> などである．
> 　胆管切開後ドレナージ法には，Tチューブ法とCチューブ法がある．
> 　腹腔鏡下総胆管切開切石術のドレナージは切開口を一期的に縫合閉鎖するか，Tチューブを置くかに大別される．一期的縫合閉鎖は，胆囊管にCチューブを留置するか，ドレナージなしかの選択がある．
> 　ドレナージなしの一期的縫合では術後の胆汁漏が多く見られ，術後の遺残結石の有無の確認，さらには遺残結石への対処がまったくできないので，結石数が多くなく，完全切石が確信できた例に限定すべきである．特にビ系石には胆管ドレナージなしの一期的縫合は控えたほうがよい．
> 　また，腹腔鏡下では器具の操作性に難点があるため，完全な結石の摘出がなされたと考えられる場合でも遺残結石を術後に発見することも多いので，われわれは総胆管切開術ではTチューブ留置を原則としている．
> 　Tチューブは抜去まで時間がかかることが欠点であるが，術後遺残結石に対して追加治療が可能である．Cチューブは抜去が容易であるが追加治療はできない．結石遺残の可能性が高いときはTチューブを，それ以外はCチューブを選択するとよい．

> **コツ**
> **Cチューブ留置のコツ**
>
> 　Cチューブの固定は弾性糸を胆囊管に回して，弾性糸の両端を左手の鉗子にて把持．右手に持ったクリップアプライヤーの背を胆囊管に当てながら，カウンタートラクションがかかるように左手で弾性糸を牽引し，まず一度クリッピングする(縫合糸を捻ってからクリッピングしてもよい)．弾性糸の胆囊管よりを左手の鉗子で持ち直してさらに弾性糸を牽引し，最初に打ったクリップと胆囊管との間にできた間隙にもう一度クリッピングする．Cチューブを鉗子で把持して動かしてみて，固定の強さを確認．Cチューブが動かない場合には，術後に抜去困難となることがあり，再度緩く固定し直す．Cチューブは腹腔内に十分に余裕をもって走行させる．

縫合が終わったら，リークテスト行う．総胆管切開口に最も近い腹壁に小切開をおき，Tチューブは総胆管に対してできるだけ垂直に，腹腔内でextraductal limbがたるまないように，ほぼ肋骨弓下中鎖骨線上に引き出され固定する．

9 術中偶発症：予防と対策

　術中偶発症は基本的には腹腔鏡下胆囊摘出術と同じである(腹腔鏡下胆囊摘出術の項参照)．
　胆管切開口からの出血を認めることが多いがほとんどの場合は切石操作中に自然に止血される．
　乱暴な胆道鏡操作は切開口の裂傷を招く．特に横切開では注意深さが要求される．横切開で半周以上に及んでしまった切開口は，胆管損傷と同様に考えてステントを置く対処が必要である．

10 術後合併症：予防と対策

　術後合併症も基本的には腹腔鏡下胆囊摘出術と同様である(腹腔鏡下胆囊摘出術の項参照)．
　結石や破砕片が腹腔内に遺残すれば術後遺残膿瘍の原因になる．術後腹腔膿瘍を避けるために，腹腔内に落下した結石は必ず回収することが重要である．
　術後の胆汁漏，胆管狭窄は胆管の術中の損傷，Tチューブの位置の不良などで起こる．保存的治療で改善されない場合は開腹による再手術を行う必要がある．
　さまざまな重篤な術中術後合併症を避けるためには，鏡視下手術の遂行にこだわらないで開腹術への移行を勇気を持って行うことが重要である．

文献
1) 森　俊幸，杉山政則，跡見　裕：内視鏡下手術における胆道損傷の予防と処置．胆と膵 18：333-337, 1997

[加藤　奨一／寺本　研一／高松　督／川村　徹／有井　滋樹]

VI-2. 肝　臓
1 ● 腹腔鏡・胸腔鏡による肝癌治療

1 はじめに

　近年，鏡視下手術の手技が肝臓外科に応用されるようになって肝癌治療の幅が広がった．鏡視下手技は肝癌に対して新しい二つの治療法をもたらした．一つはマイクロウェーブやラジオ波を使った鏡視下肝腫瘍焼灼術である．もう一つは鏡視下肝腫瘍切除術である．

　鏡視下手技には肝臓に対して腹部からアプローチする腹腔鏡手技と胸腔からアプローチする胸腔鏡手技の二つのアプローチがある．肝臓の上部（S8）に対しては胸腔鏡アプローチが腫瘍を直下にとらえることができるので合理的である．本稿では焼灼術と切除術，胸腔と腹腔のアプローチについて紹介する．

2 局所解剖

　知っておくべき解剖は，肝臓の亜区域の概念と肝臓がどのような臓器と隣接しているかである．前者に関しては，外科医にとって基本的な解剖の知識なので改めて解説する必要はないが，S8，S7の表面は右横隔膜に接していること，肝臓の臓器面は胃，十二指腸，結腸に接していることを理解することが重要である．肝臓の亜区域については図1に示す．

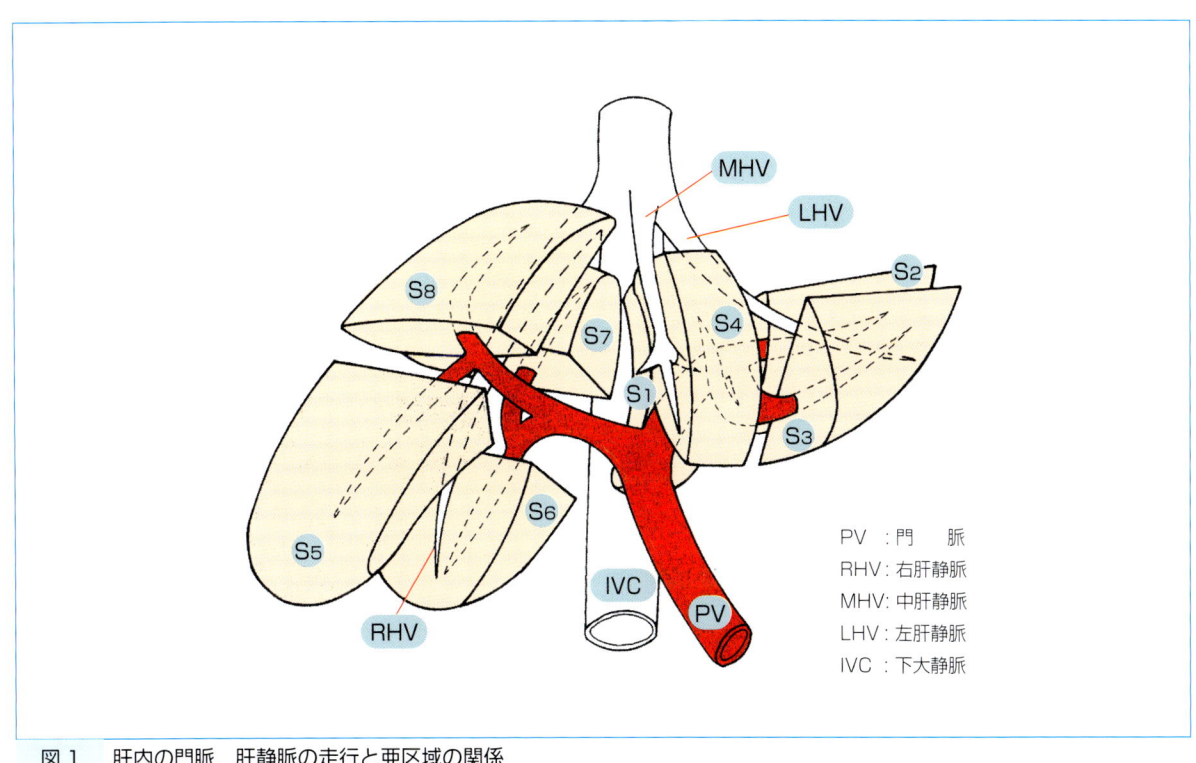

図1　肝内の門脈，肝静脈の走行と亜区域の関係

PV ：門　脈
RHV：右肝静脈
MHV：中肝静脈
LHV：左肝静脈
IVC ：下大静脈

3 適　応

表1に対象疾患と術式の適応を示す．

肝細胞癌の9割は，BまたはC型肝炎に罹患している．肝細胞癌の場合，肝予備能の評価が重要である．Child-Pugh分類のAまたは肝障害度A（日本肝癌研究会，取り扱い規約，表2）の症例は，肝予備能の観点から本術式の手術適応になる．Child-Pugh分類のCまたは肝障害度Cでは，本治療法は原則としては避けるべきであると考えている．Child-Pugh分類のBまたは肝障害度Bでは，慎重に個別に適応を決める．なお，腹水がコントロールできない症例は適応がないと考える．しかし，基本的には本術式は低侵襲であり，肝機能の低下している患者にも適応が可能であると考えている．われわれの経験では，鏡視下切除で一番肝予備能の悪かった症例はICG停滞率15分値が41％，焼灼症例では60％であった．

部分切除では腹腔鏡，胸腔鏡でアプローチできる表在の腫瘍が対象になる．腫瘍の大きさは3cm以下が望ましい．それ以上の大きさの腫瘍は，切離面が大きくなり，コントロールできない出血の可能性が高くなる．

腫瘍焼灼術の対象となる肝腫瘍は，例えば，肝予備能が悪く肝切除の適応がなく，複数の栄養血管が腫瘍に流入し，肝動脈塞栓術が困難で，なおかつ経皮的穿刺が困難な場所にある肝細胞癌などが適応となる．腫瘍焼灼術ではマイクロウェーブまたはラジオ波組織凝固装置を使う．前者では径1cmの，後者では径3cm（クールチップ型）の焼灼範囲が得られる．本術式はエコーガイド下に腫瘍を穿刺するが，焼灼した範囲が確認できないことが問題点である．腫瘍辺縁まで確実に焼灼できるのは径3cm位の大きさであると考える．それ以上の大きさの腫瘍の場合，確実な焼灼にはいろいろな工夫が必要であるが，それでも時に困難であると考える．

胸腔鏡アプローチはS7，8の腫瘍に，腹腔鏡アプローチはそれ以外の腫瘍に行われる．

胸腔内，腹腔内の強い癒着がある症例は本手技の適応は不可能である．

表1　鏡視下肝癌治療の適応

対象疾患
- 肝細胞癌
- 大腸癌などの転移性肝癌で肝予備能が極端に悪くないもの

鏡視下肝癌焼灼術の適応
- 肝予備能の低下など何らかの理由で肝切除の対象にならなくて，なおかつ経皮的焼灼術や肝動脈塞栓術の効果も期待できないもの（径3cm以下，3個以下の肝癌）

鏡視下肝癌切除術の適応
- 径3cm以下の肝癌
- 肝表面に存在する
- 大きな脈管に隣接しない

表2　肝障害度，Child-Pugh分類（肝癌取り扱い規約より）

肝障害度（liver damage）

臨床所見，血液生化学所見により3度に分類する．
各項目別に重症度を求め，そのうち2項目以上が該当した肝障害度をとる．

項　目 \ 肝障害度	A	B	C
腹　水	ない	治療効果あり	治療効果少ない
血清ビリルビン値（mg/dl）	2.0未満	2.0〜3.0	3.0超
血清アルブミン値（g/dl）	3.5超	3.0〜3.5	3.0未満
ICG R15（％）	15未満	15〜40	40超
プロトロンビン活性値（％）	80超	50〜80	50未満

註：2項目以上の項目に該当した肝障害度が2カ所に生じる場合には高いほうの肝障害度をとる．
たとえば，肝障害度Bが3項目，肝障害度Cが2項目の場合には肝障害度Cとする．

Child-Pugh分類

項　目 \ ポイント	1点	2点	3点
脳　症	ない	軽度	ときどき昏睡
腹　水	ない	少量	中等量
血清ビリルビン値（mg/dl）	2.0未満	2.0〜3.0	3.0超
血清アルブミン値（g/dl）	3.5超	2.8〜3.5	2.8未満
プロトロンビン活性値（％）	70超	40〜70	40未満

各項目のポイントを加算し，合計点で分類する．A：5〜6点，B：7〜9点，C：10〜15点

4 術前検査と術前管理

通常の開腹肝切除の術前検査，術前管理に準ずる(表3)．肝細胞癌の場合，肝硬変を合併し，肝予備能が低下している場合が多いので，その評価は重要である．肝予備能が極端に悪い場合は肝不全を引き起こす可能性がある．肝硬変の合併，食道胃静脈瘤の有無，凝固異常の有無などを検索し，術前に治療，補正する．

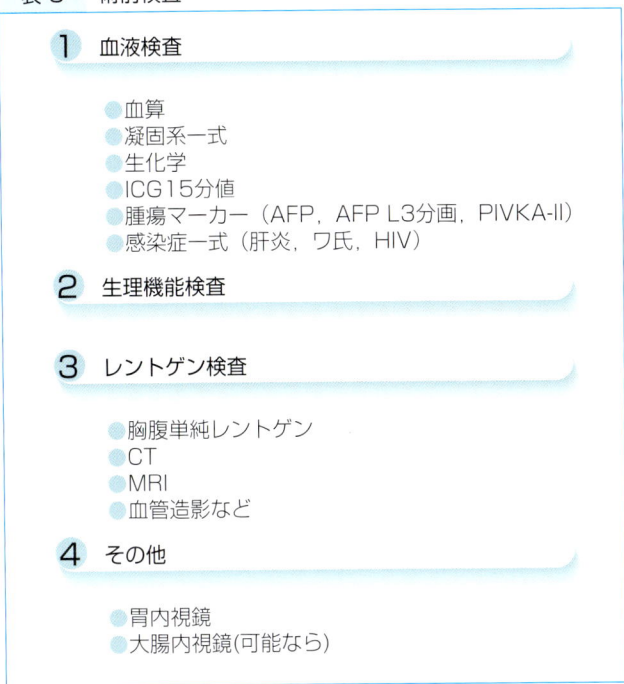

表3 術前検査

1 血液検査
- 血算
- 凝固系一式
- 生化学
- ICG15分値
- 腫瘍マーカー（AFP，AFP L3分画，PIVKA-II）
- 感染症一式（肝炎，ワ氏，HIV）

2 生理機能検査

3 レントゲン検査
- 胸腹単純レントゲン
- CT
- MRI
- 血管造影など

4 その他
- 胃内視鏡
- 大腸内視鏡(可能なら)

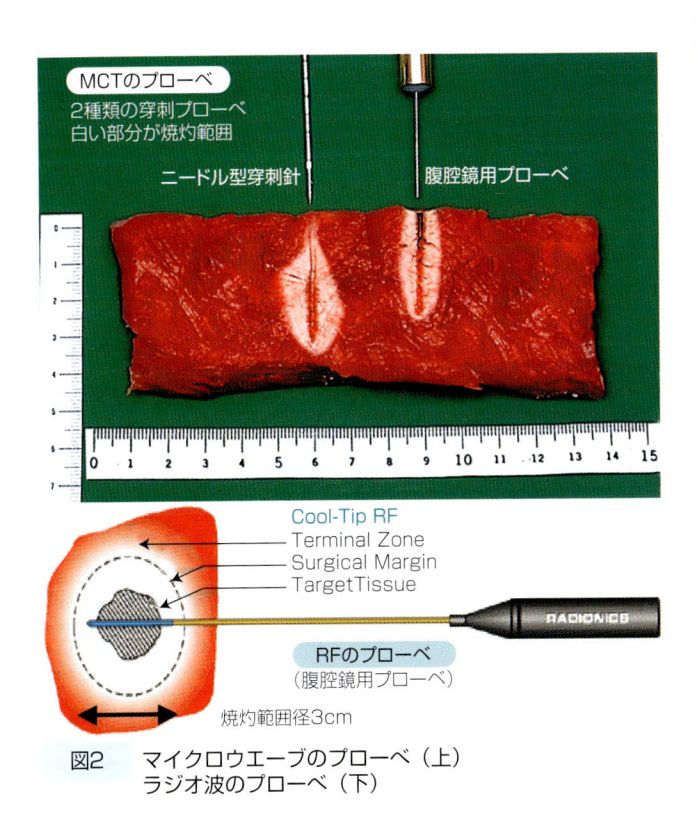

5 必要な機器と器具

基本的な器械は腹腔鏡下胆嚢摘出術と同じである．以下に本術式に特有な器具を挙げる．

1) マイクロウェーブ組織凝固装置
（商品名：マイクロターゼ）

腫瘍の凝固に使用する．モノポーラ型電極(ニードルタイプ)と鏡視下用電極の2種類の穿刺プローベがある(図2)．凝固範囲は図のように径約1cmである．表在の腫瘍には鏡視下用プローベを使う．比較的深部の腫瘍を焼灼するときはニードルタイプが有効である．出力は60〜70ワット，45〜60秒，解離は20A，10〜20秒で使用している．

2) ラジオ波組織凝固装置

マイクロ波より周波数が小さいラジオ波により組織を焼灼凝固する装置である．われわれは先端を循環冷水で冷却するクールチップ型を頻用している(図2)．

3) 鏡視下用超音波メス

肝臓の実質を切離するのに有効な器具である(図3)．このタイプの超音波メスには凝固切開機能もついており，電気メスに持ち変える必要がないので便利である．

鏡視下肝切除の場合，腹壁挙上法で視野を作る．気腹法下の肝切除では肺塞栓の可能性があるので，われわれはループ式つり上げ鉤を使用している．

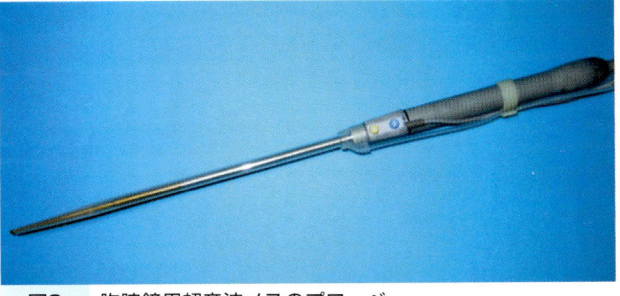

図3 胸腔鏡用超音波メスのプローベ

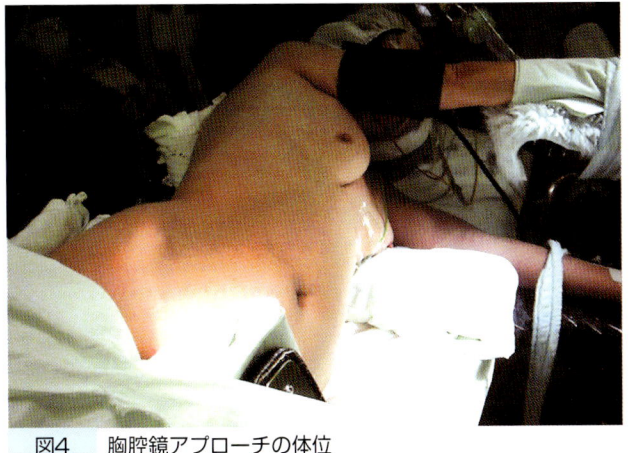

図2 マイクロウエーブのプローベ（上）
ラジオ波のプローベ（下）

図4 胸腔鏡アプローチの体位

6 セッティング，体位，麻酔

1) 体　位
　腹腔鏡アプローチでは両手を広げた仰臥位である．手術操作中はヘッドアップとし，腸管を足側に落とし，視野を確保する．肥満体などでは若干の左側臥位にすると良い．
　胸腔鏡アプローチでは左側臥位がよい(図4, 5)．

2) 麻　酔
　腹腔鏡アプローチでは麻酔は硬膜外麻酔と気管内挿管による吸入麻酔である．胸腔鏡アプローチでは分離換気麻酔で手術を行う．

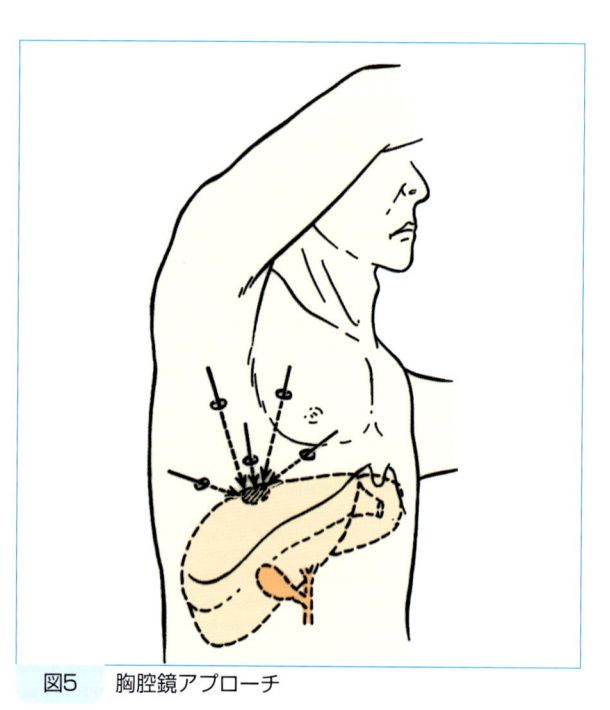

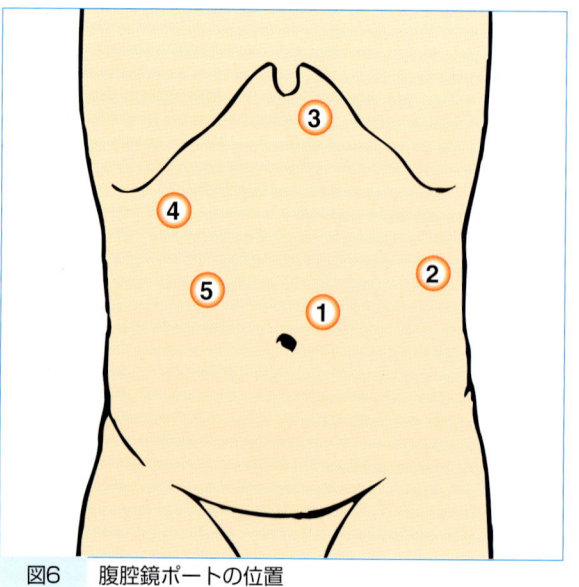

図5　胸腔鏡アプローチ

図6　腹腔鏡ポートの位置

7 基本操作

ポート位置
　ポートの位置は腫瘍の局在によって変化させるが，原則を以下に示す．

(1) 腫瘍焼灼術
　腫瘍焼灼術では最低3つのポートをおく．カメラ用，超音波用，穿刺用である．この3つが同じ方向から体内に入るのが理想的であるが，少なくとも超音波用，穿刺用は同じ方向から入ることが望ましい．超音波で描出された同一面に穿刺針が進入しなくては正確な穿刺ができないからである．このほか，近接した臓器を圧排して，手術野を作るため必要に応じてポート数を増加する．

(2) 腫瘍切除術
　胸腔鏡アプローチの場合，ポートの位置は異なった2つの高さから腫瘍を取り囲むように胸壁に合計5～6個留置する(図5)．カメラは必要に応じて移動する．
　腹腔鏡アプローチの場合，胆嚢摘出術と同様にカメラは臍部のポートに置く．ワーキングポートは腫瘍を取り囲むように配置する．こうすることにより，いろいろな方向から腫瘍にアプローチ可能となる．図6に腹腔鏡アプローチの典型例を示す．このポート配置は後述するS3/4Sの腫瘍切除症例の配置である．
　図5，6は典型例を示したもので，腫瘍の位置により適宜ポートの位置は変更すべきであり，ポートの数を増やすことを躊躇する必要はない．

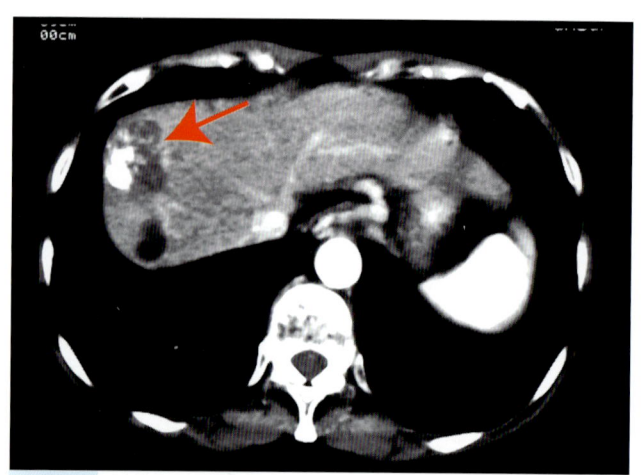

図7　矢印はS8病変を示す．
　　　前医で同部位に合計数回に及ぶTAEとablationを受けている．

8 手術手技

次に典型的な手術手技を示す．

1)マイクロ波による胸腔鏡下腫瘍焼灼術
(1)胸腔鏡アプローチ(S8腫瘍の場合)

症例はS8の肝細胞癌(図7)である．前医で数回にわたり同部に対してTAE，ablationを施行したが，腫瘍の完全消滅には至らず当科を紹介された．

ポートを前腋下線第5肋間においてカメラを挿入，胸腔内を観察すると横隔膜を通して隆起した腫瘤が確認できた．中腋下線第6肋間にポートを置き，超音波プローベを挿入し，腫瘍を描出した(図8)．横隔膜を腫瘍直上で電気メスにて切開，鎖骨中線第6肋間にポートを置き，穿刺用プローベ(針長3cm)を挿入した．エコーにて腫瘍辺縁から十分な距離を取り，焼灼範囲を決定し，腫瘍の周囲を全周性にMCTで凝固焼灼し，最後に腫瘍自体を3回にわたって焼灼した(図9)．腫瘍を全周性に焼灼するためカメラ，ワーキングポートは随時留置されたポート間を移動する．また，必要に応じてポートを追加してもよい．横隔膜を3-0吸収糸連続で縫合閉鎖し，胸腔ドレーンも留置して手術を終えた．

図10に術後CTを示す．十分な焼灼範囲が得られている．

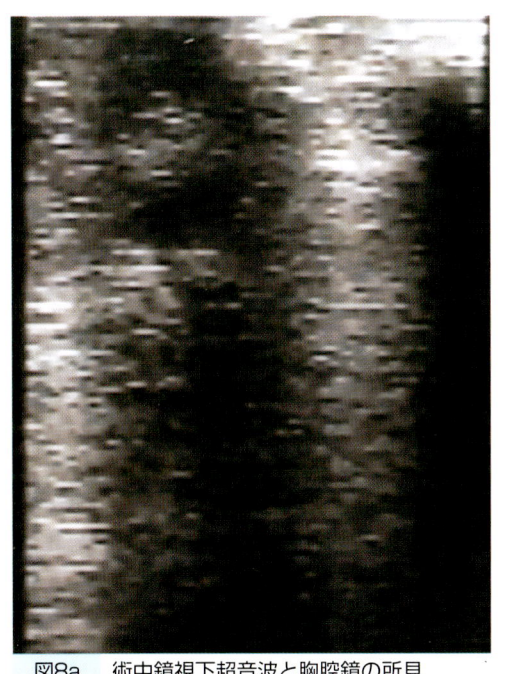

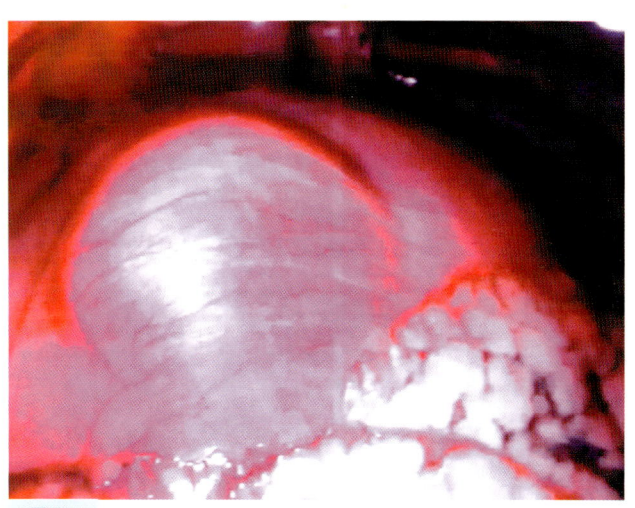

図8a 術中鏡視下超音波と胸腔鏡の所見
横隔膜を通して隆起した腫瘤が見える．

図8b

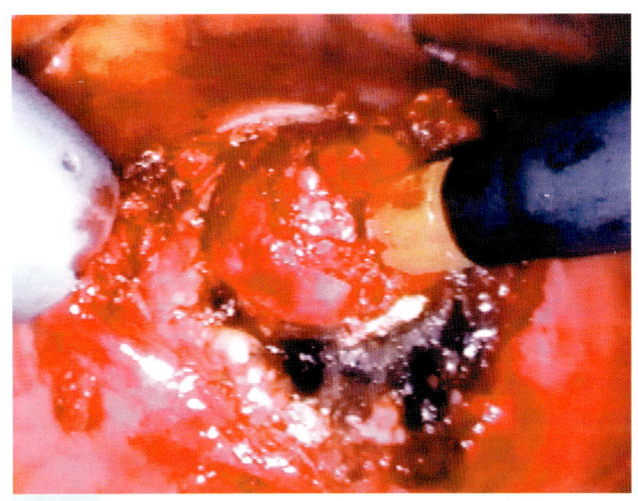

図9 横隔膜を切開し腫瘍を直視下に置き腫瘍を焼灼する．

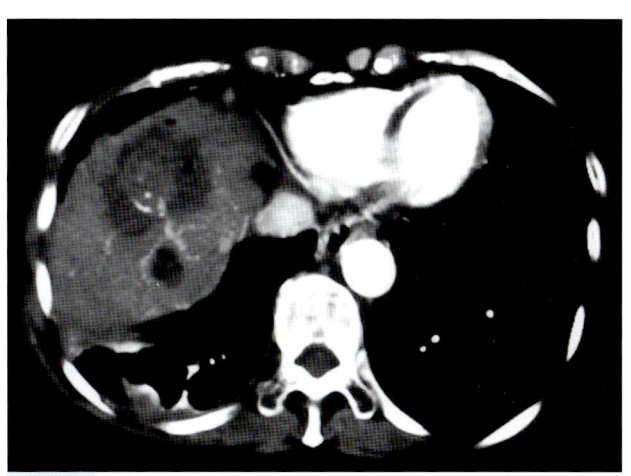

図10 術後のCT
十分な焼灼範囲が得られている．

2）腹腔鏡下肝癌切除術

門脈臍部の腹側の肝細胞癌の切除を解説する(図11)．図6にポートの位置を示す．手術は気腹法で開始するが，肝切除が始まるときには腹壁吊り上げ法に変更する．

肝円索をエンドGIAで切離する．次に，肝鎌状間膜を電気メスで切離する．エコーで腫瘍の位置を確認し，腫瘍の辺縁から1cm離れた切除ラインを決定する．電気メスで切除ラインをマーキングし，それに沿ってマイクロウェーブ組織凝固装置(MCT，針長1cm)で全周性に凝固帯を作る(図12)．超音波メスで凝固帯の中を肝実質切離を行う(図13)．凝固されているのでほとんど出血はない．肝静脈系からの出血はMCTで止血する．切除肝をツッペルでめくり起こしながら肝切除を進めていくと，腫瘍側へ入るグリソン系脈管が露出される．これを結紮切離する(図14)．結紮は体外法で行う．すなわち，体外で結び目を作り，ノットプッシャーで結び目を結紮点まで送り込む方法である．また，細い脈管は止血クリップを使用する．MCTを多用することにより，以上の操作で肝門部での血管コントロール(プリングル法)は必要ない．図15に切離面を示す．門脈臍部が露出されている．肝切除部にペンロースドレーンを置き手術を終える．

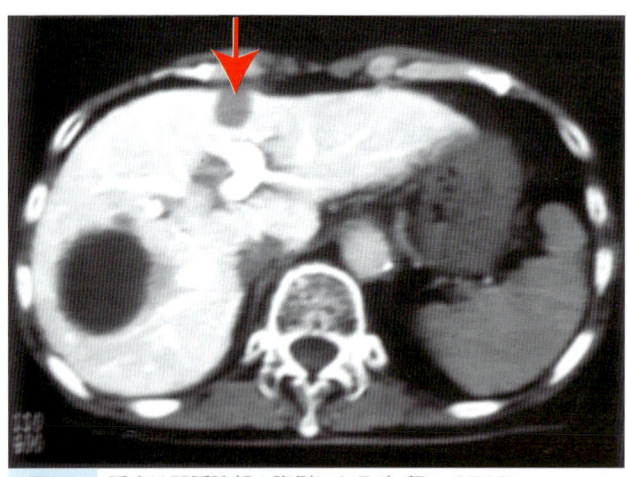

図11　腫瘍は門脈臍部の腹側にある(矢印)．CTAP

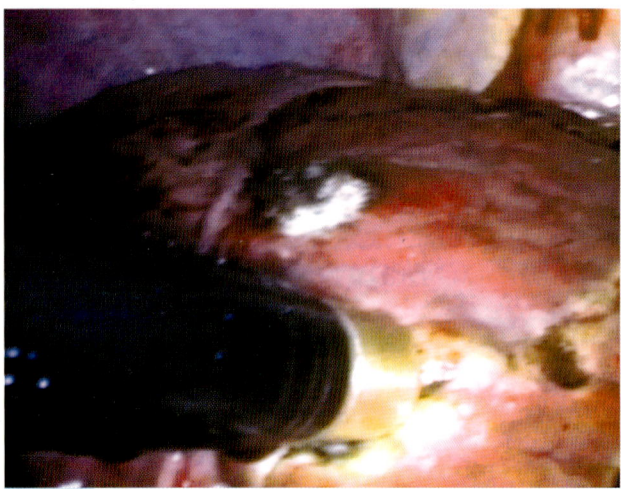

図12　電気メスでマークした切除ラインに沿ってMCTで全周性に凝固帯を作る．

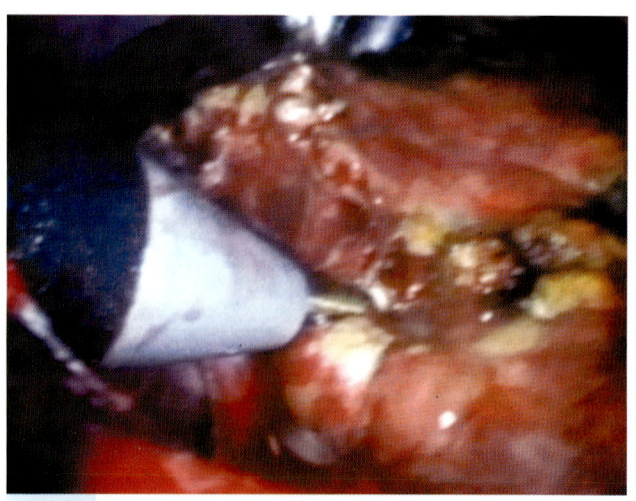

図13　超音波メスによる肝実質の切離

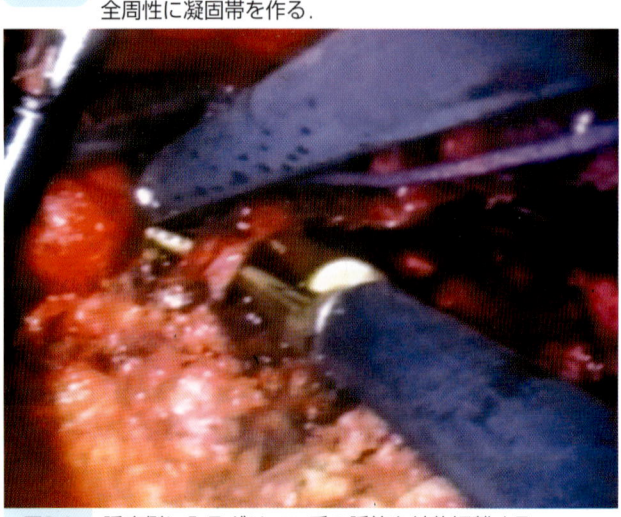

図14　腫瘍側に入るグリソン系の脈管を結紮切離する．

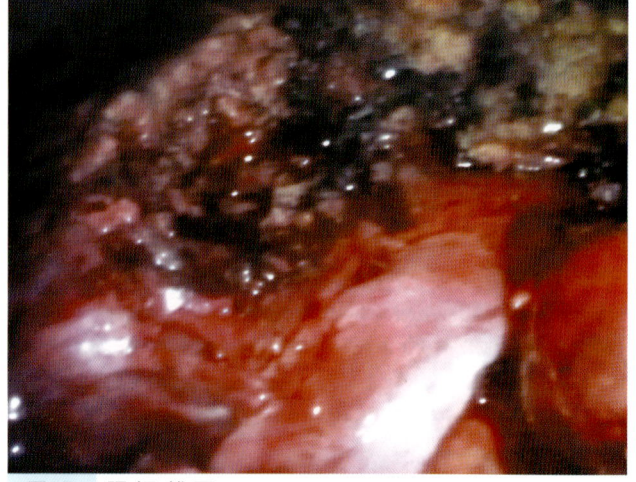

図15　肝切離面
門脈臍部が露出している．

コツ

肝切除のコツは腫瘍に対していろいろな方向からアプローチすることである（図16）．すなわち，腫瘍を取り囲むようにポートを置き，さまざまな角度から腫瘍に到達する必要がある（図5参照）．手技の中心となるポートは場面によって移動することになる．この際，カメラはできるだけ中心となるポートと同じ方向から挿入する．カメラと手術器具が対面すると動きの左右上下が反対になり，手術操作がきわめて困難になる．

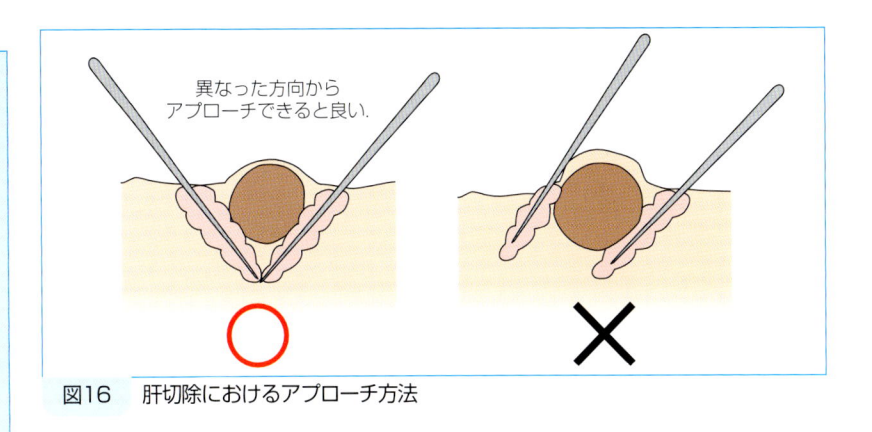

図16　肝切除におけるアプローチ方法

9 術中偶発症：予防と対策

表4に遭遇する可能性のある偶発症をあげた．

出血は最も頻度の高い偶発症である．出血した場合，とりあえず鏡視下用ツッペルで出血点を軽く押さえて，マイクロターゼで止血する．出血している血管が認識できる場合には，損傷部位にクリップをかける．出血がコントロールできない場合は緊急に開腹術へ移行する．切除部位より胆汁の漏出を認めた場合は，洗浄し漏出部位を確定する．もし，縫合可能なら4-0または5-0プロリンで漏出部位を縫合する．漏出が大量で，なおかつ縫合が不可能な場合は開腹に移行するべきであるが，現在までのわれわれの経験では胆汁瘻は1例もない．現在のわれわれの適応基準と手術術式にそって治療を行えば，胆汁瘻の可能性は低いと考える．

腫瘍のこぼれ落ち，腹腔内への播種は肝表面の腫瘍を焼灼したときに起きやすい．肝細胞癌の場合は特に焼灼により腫瘍内の内圧が高まり穿刺孔より腫瘍内容が脱出する．ほとんどの場合，焼灼された壊死物質なので再発の可能性は低いと考えられるが，非常に気になるところである．これを防ぐためには濡れたガーゼを腫瘍表面に当て，その上から腫瘍を穿刺し，ガーゼで腫瘍塊を受け，ガーゼごと体外に取り出す方法などが考えられているが，完全に防ぐ方法はない．穿刺を丁寧に行うことが肝要である．

10 術後合併症：予防と対策

考えられる合併症はまず，術後胆汁瘻やバイローマの形成がある．限局化された胆汁瘻はドレナージが効いていればやがては消失する．ドレーン抜去後に徐々に生じたものはエコーガイド下に穿刺し，PTCDチューブを留置し，胆汁を誘導することにより徐々に消失する．肝不全も考えられる合併症であるが，先に述べた肝予備能の評価を誤らなければ，本術式は低侵襲なので術後肝不全の可能性は低い．しかし，術中出血，術後感染症（肺炎など）全身状態に悪影響を与える病態が負荷されると肝不全を誘発する可能性がある．術後肝不全に対しては，凝固因子を補充するため冷凍血漿，アミノレバンなどの肝不全用アミノ酸剤の投与，肝庇護療法などが行われるが詳細は成書に譲る．胸腔鏡手術では胸水貯留，無気肺，肺炎が起こりやすい傾向にある．術後早期の離床，術前術後の呼吸訓練が重要である．

表5　術後合併症

- 胆汁瘻（バイローマ）
- 術後肝不全
- 無気肺，肺炎
- その他

表4　術中偶発症

- 出血（グリソン系の血管，肝静脈）
- 胆汁の漏出
- 腫瘍のこぼれ落ち（seeding）
- その他

［寺本　研一／高松　督／川村　徹／有井　滋樹］

VI-2. 肝　臓

2 ● 肝囊胞に対する腹腔鏡下開窓術

1 はじめに

　孤立性単純肝囊胞は日常臨床でよく遭遇する疾患である．多くの場合，特に治療は必要ないが，その5〜10%が有症状と考えられている．このような有症状の巨大肝囊胞に対する治療は，従来，吸引，アルコールなどの硬化療法や開腹の開窓術，囊胞切除，肝切除が行われてきた．しかし，穿刺吸引，アルコールによる硬化療法は再発率が高く，また開腹による開窓術，切除術は良性疾患には侵襲が大きいきらいがある．そのなかで腹腔鏡アプローチは低侵襲性であり，良性の単純肝囊胞の外科治療に適していると考えられる．

2 局所解剖

　開窓術は肝臓の表面に露出している囊胞に対して行う．肝臓がどんな臓器と接しているか，そして肝臓の靭帯（間膜）について理解することが重要である（図1）．

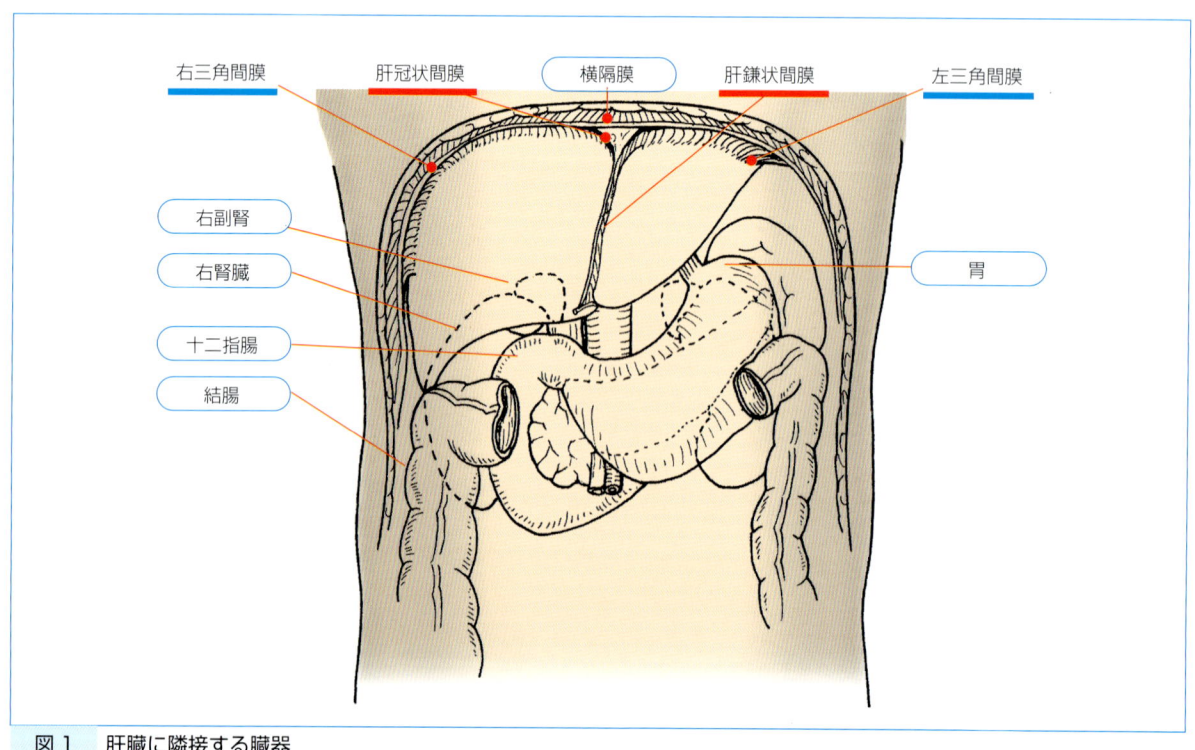

図1　肝臓に隣接する臓器
　　囲みは肝臓に隣接する臓器を示す．

3 適応

適応疾患を**表1**にあげる．

腹腔鏡下開窓術の適応は腹満，腹痛などの有症状の孤立性の単純肝嚢胞である．単純肝嚢胞は良性の疾患なので，その治療は最小の侵襲が望ましい．この点で腹腔鏡手術は本疾患の治療に適しており，第一選択と考えられる．

Polycystic liver disease(PLD)のtype I（嚢胞数が比較的少なく，1個1個が大きい嚢胞が肝表面に存在するもの）は相対的適応と考える．ただし，われわれの経験から症状の改善に有効でないことも多く，あくまで相対的適応にすぎないと考える．小さい嚢胞が多発しているtype IIは症状の改善にまったく有効でなく適応外と考える．また，肝の嚢胞腺癌や寄生虫性嚢胞は病気の拡大になるので開窓術は禁忌である．

表1　鏡視下開窓術の手術適応

有症状の単純性肝嚢胞で腹腔に面した肝表面に存在するもの
相対的適応
● Polycystic liver diseaseのtype I（比較的数が少なく，1個1個が大きい嚢胞が肝表面に存在するもの）
開窓術で良好な結果が望めないもの
● Polycystic liver diseaseのtype II（小さい嚢胞が多発しているもの） ● 嚢胞の局在がS1，S7などのもの
禁忌
● 嚢胞腺癌 ● 寄生虫性肝嚢胞

4 術前検査と術前管理

通常の全身麻酔のための検査は必須である．

表2に本疾患の術前のチェックの要点をあげた．

他の疾患の併存を否定するため，上下部内視鏡，CT，MRIなどの腹部画像検査を行う．寄生虫性でないことの診断は血清抗体価と画像診断で行う．術前の嚢胞の試験穿刺は推奨される．その意義は，

1) 試験的穿刺吸引による症状緩和の有無
2) 胆汁成分の有無
3) 細胞診により腫瘍細胞の有無

などの重要な情報が得られることにある．

表2　肝嚢胞の術前チェックポイントと施行すべき検査

1　チェックポイント
1 ● 症状が本当に肝嚢胞によるものか 2 ● 寄生虫性でないことの確認 3 ● 胆管系との交通がないか 4 ● 腫瘍が併発していないか
2　施行すべき検査
1 ● 試験穿刺（含：細胞診） 2 ● 上部，下部消化管内視鏡 3 ● 腹部CT，超音波検査 4 ● 寄生虫の血清抗体価

5 必要な機器と器具

必要な器械は腹腔鏡下胆嚢摘出術と同じである．嚢胞およびその周囲の肝臓の検索に腹腔鏡用エコープローベが，また嚢胞内腔壁の焼灼にアルゴンレーザー凝固装置があると有用である．嚢胞壁の切除に超音波凝固切開装置の使用も効果的である．また，斜視腹腔鏡は嚢胞内腔の観察のため必須である．

6 セッティング，体位，麻酔

すべて腹腔鏡下胆嚢摘出術に準ずる．通常は仰臥位で行うが，嚢胞が肝臓の右側面にあるときは左側臥位または左半側臥位がよい

7 基本操作

　図2にポートの留置例を示す．ポートの位置は基本的には胆嚢摘出術と同様で3〜4カ所留置する．カメラは臍部のポートに置く．どのポートからも操作できるように，すべて10mmのポートを使用する．嚢胞の局在によりポートの位置を若干変化させる．できる限り嚢胞を取り囲むように置くことを基本とするが，最初に臍上部にポートを留置し，腹腔鏡を挿入し，嚢胞の位置を確認し，ポート留置部位を決定する．また，メインワーキングポートとカメラは極力同じ方向におく．嚢胞が肝臓の頭側にあるときは腹腔鏡を斜視に変え，できるだけ病変を正面視する．また，正面視するために肝臓をリトラクターなどで牽引することもある．

8 手術手技

1）腹腔内の検索
　腹腔鏡下胆嚢摘出術と同様にカメラを臍部のポートから挿入し，腹腔内，肝嚢胞を観察する．次に腹腔鏡用超音波で肝臓を検索，嚢胞の大きさ位置を再確認する．また，内腔の腫瘍性の変化の有無，周囲の脈管の有無について情報を集める．

2）開 窓 術
　開窓自体は簡単な手術操作である．嚢胞内容を吸引し，肝表面の嚢胞壁をできるだけ大きく電気メスで切除する．術者は片方の鉗子で切除した嚢胞壁を牽引することによって切除が容易になる．図3上は肝臓の臓側面，胆嚢のすぐ右側にある嚢胞の壁を挙上し切開するところである．肝円索を把持して受動したり，リトラクターを使い肝臓を圧排し，良好な視野を作る．辺縁は止血をしっかり行う．止血という観点で超音波切開装置を嚢胞壁の切除に使用することも効果的である．次に腹腔鏡を

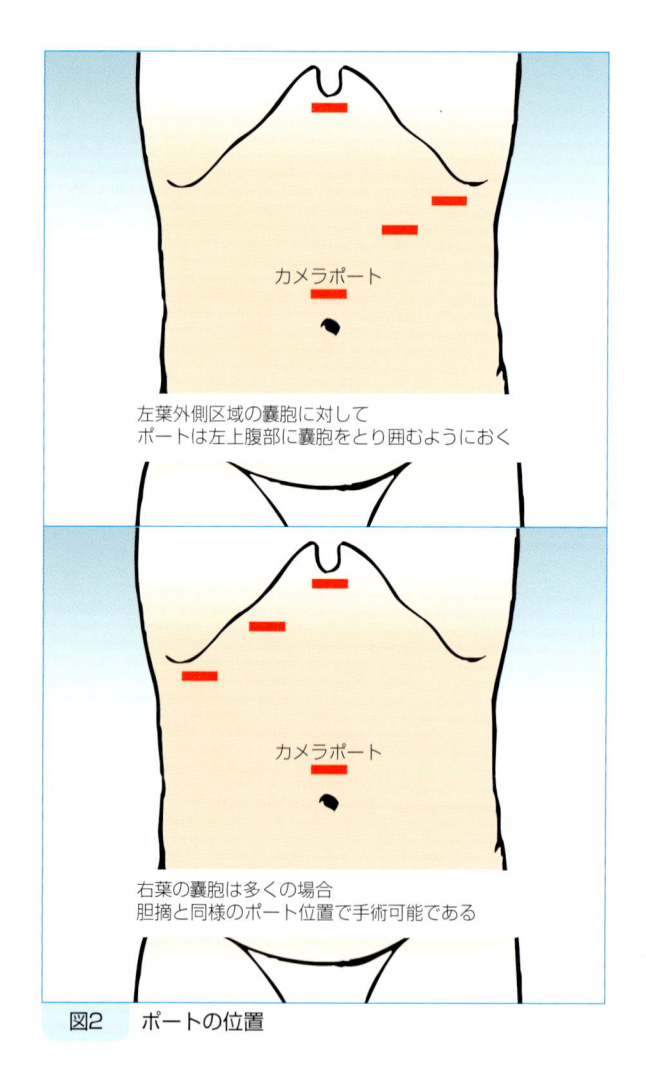

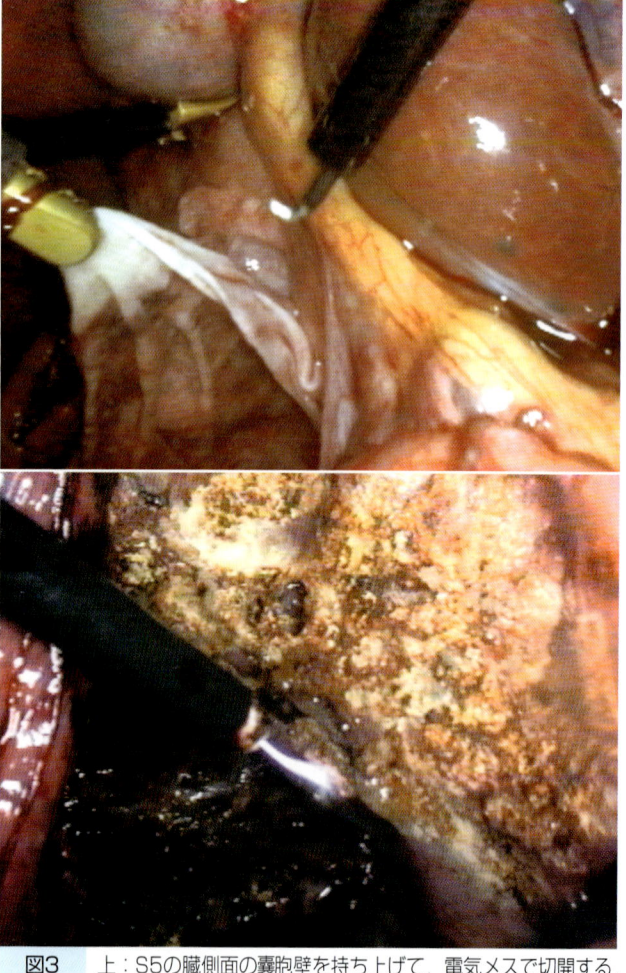

図2　ポートの位置
　左葉外側区域の嚢胞に対してポートは左上腹部に嚢胞をとり囲むようにおく
　右葉の嚢胞は多くの場合胆摘と同様のポート位置で手術可能である

図3　上：S5の臓側面の嚢胞壁を持ち上げて，電気メスで切除する．このとき肝円索を頭側，腹側に牽引して視野を展開する．
　　　下：嚢胞内壁をアルゴンレーザーで焼灼する．

囊胞内に挿入し，内部を観察する．隣接する静脈や胆管を含むグリソン鞘が透見できることがある．内部に隆起成分など腫瘍性の変化がないか，胆汁の流出がないか確認する．次に，アルゴンレーザーで内壁を可能な限り焼灼する（図3下）．このとき注意しなければならないのは内壁を深く焼灼しないことである．とくに内壁から透見できる脈管に対しては強く焼灼しないことである．強く焼灼すると大出血をきたすことがある．電気メスをスプレーモードにして焼灼することも可能であるが，この方法であるとエネルギーは深く到達するので，周囲の脈管を損傷する可能性があり，あまり推奨できない．内壁の焼灼は再発防止のために行う．十分腹腔（臓器面）に囊胞を開放できれば必ずしも必要ない．

3）ドレーン

ドレーンはペンロースドレーンをインフォメーション用に1〜2日留置する．

図4に術前術後のCT画像を示す．囊胞は著明に収縮している．

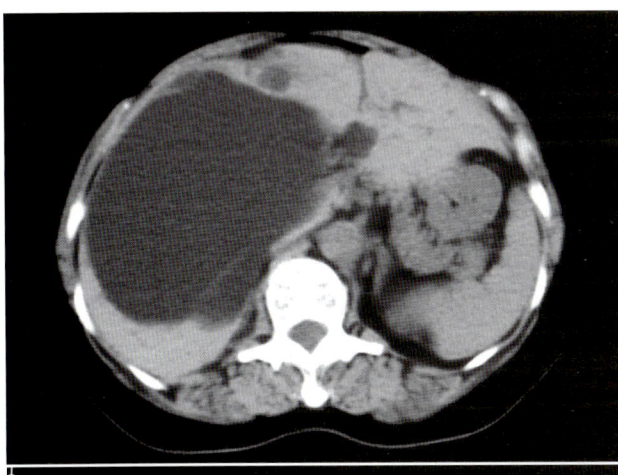

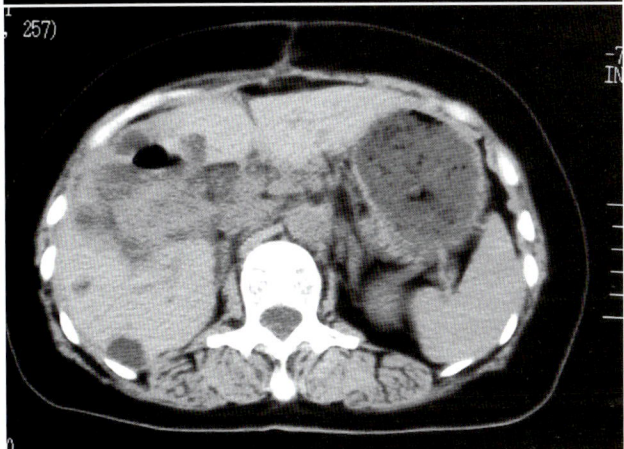

図4 症例3の術後5ヵ月のCT
それぞれS3/4の囊胞とS5の囊胞は消失している．

9 術中偶発症：予防と対策

腹腔鏡下開窓術は安全な手術手技であるが合併症もある．出血は大きな合併症の一つである．囊胞壁を切除した辺縁から出血することがある．特にできるだけ大きく壁を切除するあまり肝実質に切り込むと出血しやすい．肝臓に深く切り込まないようにすることが重要である．また，切除辺縁は電気メスの出力を全開にしてスプレーモードで凝固止血する．

また，アルゴンレーザーで囊胞壁内を焼灼する時，壁に隣接する肝静脈から大出血をきたすことがある．これを避けるためにはアルゴンレーザーのプローベを必要以上に壁に近づけないことである．また，脈管が壁より透見できる部位は危険なので一層の注意を要する．

10 術後合併症：予防と対策

表3に想定される術後合併症をあげた．本術式固有の，また頻発する術後合併症というのは特にない．鏡視下手術の一般的な術後合併症に注意すべきである．気腹を行う鏡視下手術は下肢の静脈血栓や肺梗塞の頻度が高いという報告と，開腹手術と有意差はないと報告があるが，われわれは血栓予防として両下肢の弾性包帯の着装，術中の下肢の機械的マッサージをルーチンに行っている．

表3 術後合併症

- 出　　　血：開窓部から
- 呼吸器合併症：肺梗塞，無気肺など
- 創　感　染
- 胆　汁　瘻：囊胞内より
- そ　の　他

ピットフォール

再発の問題

鏡視下開窓術後の再発はしばしば認める．画像上の再発率は約20〜40％，症状の再発率は約15〜20％と報告されている．これらの再発率は決して低くないと考えられる．患者への術前インフォームドコンセントでは再発の可能性を説明すべきである．

再発を防ぐコツは出来るだけ大きく開窓すること，内壁の可及的焼灼である．しかしながら，囊胞の部位によっては腹壁や横隔膜と開窓部が癒着し，ふたたび閉じた腔になってしまい，液の貯留が起こる．S6，7，8の囊胞の再発率は必然的に高くなると考えられる．再発を防ぐため囊胞壁の上皮の焼灼が重要になる．

［寺本　研一／高松　督／川村　徹／有井　滋樹］

Ⅵ-3. 膵　臓
腹腔鏡下膵手術

1 はじめに

　腹腔鏡下手術は，その低侵襲性から現在ではさまざまな消化器外科手術に応用されてきている．しかし，膵疾患に対する腹腔鏡下手術は，対象となりうる疾患の頻度，膵そのものの解剖学的位置や特殊性などから，まだ一般的とは言い難いのが現状である．そのなかで良性膵腫瘍核出術，良性疾患に対する膵体尾部切除術，仮性囊胞消化管吻合術などが，腹腔鏡下に行われつつある．本稿では，代表的な手術を中心に膵疾患に対する腹腔鏡下手術について解説する．

2 局所解剖

　他臓器との位置関係および隣接する各種脈管との位置関係を理解しておくことは重要である(図1)．

（消化器外科　20：1128，1997より引用）

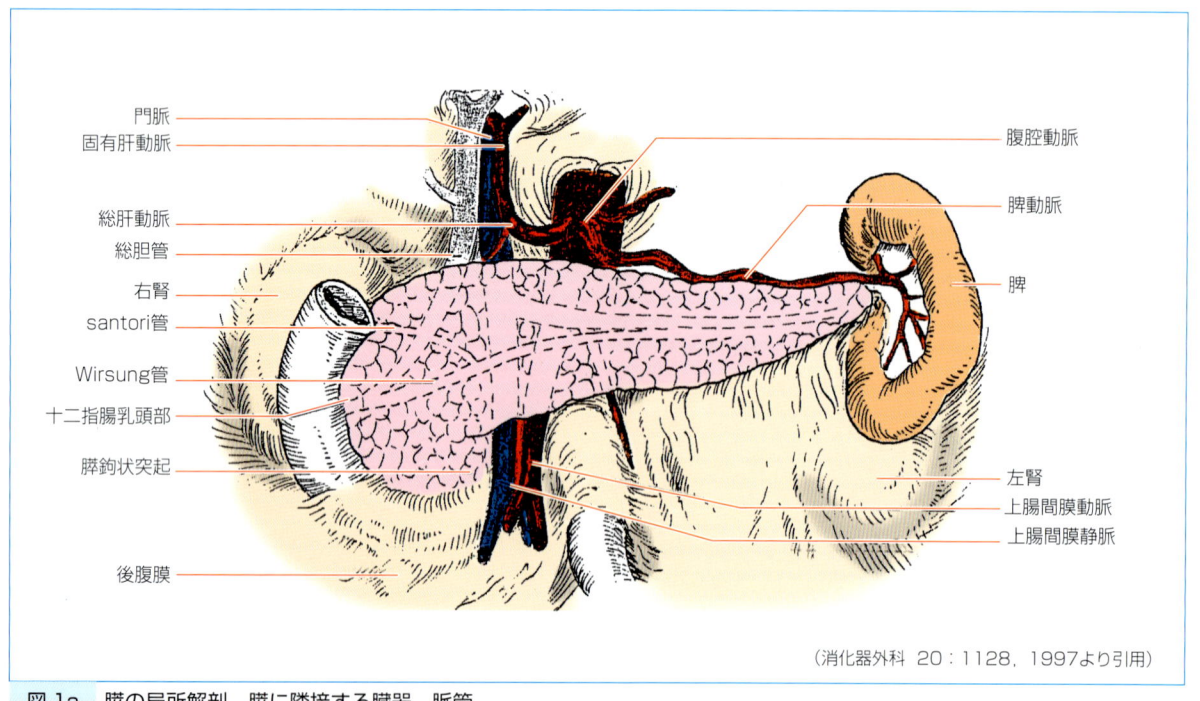

図1a　膵の局所解剖　膵に隣接する臓器，脈管

3 適応

　基本的には良性の膵疾患が腹腔鏡下の膵手術の適応となる．すなわち，インスリノーマに代表される良性の膵内分泌腫瘍，悪性所見のない（乏しい）膵嚢胞性疾患などの切除や仮性膵嚢胞に対する嚢胞消化管吻合術などである．

　病変の占拠部位としては，体尾部が良い適応である．腫瘍性病変では，主膵管から離れて手術ができれば核出術，主膵管に近ければ体尾部切除となる．嚢胞性疾患では，嚢胞と膵管系との交通の有無が問題となるため慎重な評価が必要である．なお，膵頭部は総胆管，十二指腸，上腸間膜静脈ないし門脈などの重要臓器に隣接しており，膵管の解剖も体尾部に比べて複雑であるため，開腹下でも手術は難度が高く，現時点では腹腔鏡下手術の適応となることはきわめて少ないと考えている．

　切除する病変の大きさについては明確な指標はないものの，腫瘍性病変では径が大きくなると悪性の可能性が高くなると考えられ，注意を要する．また，内分泌腫瘍では，多発例もあるため，術前，術中の評価は重要である．

　さらに，体部の腫瘍性小病変については病変が主膵管に近く，核出が困難な場合，腹腔鏡下に体尾部切除をするか，開腹で分節切除をするかについては，総合的に判断する必要がある．

4 術前検査と術前管理

　腹腔鏡下手術のための特殊な準備が必要となることはなく，通常の開腹手術と同じである．しかし，術中検索は腹腔鏡下手術では開腹手術に比べて制限があるため，病変の局在およびその範囲などについては，術前の十分な検討が必要である．特に病変と主膵管との位置関係は術後の膵液瘻を予防するうえで重要である．低侵襲であるからといって安易に手術を行うのではなく，むしろ低侵襲であるからこそより慎重に行い，患者さんがその恩恵を十分享受できるようにすべきである．また，術中所見などによっては開腹手術に移行することもありうることについて，インフォームド・コンセントを十分にする必要がある．

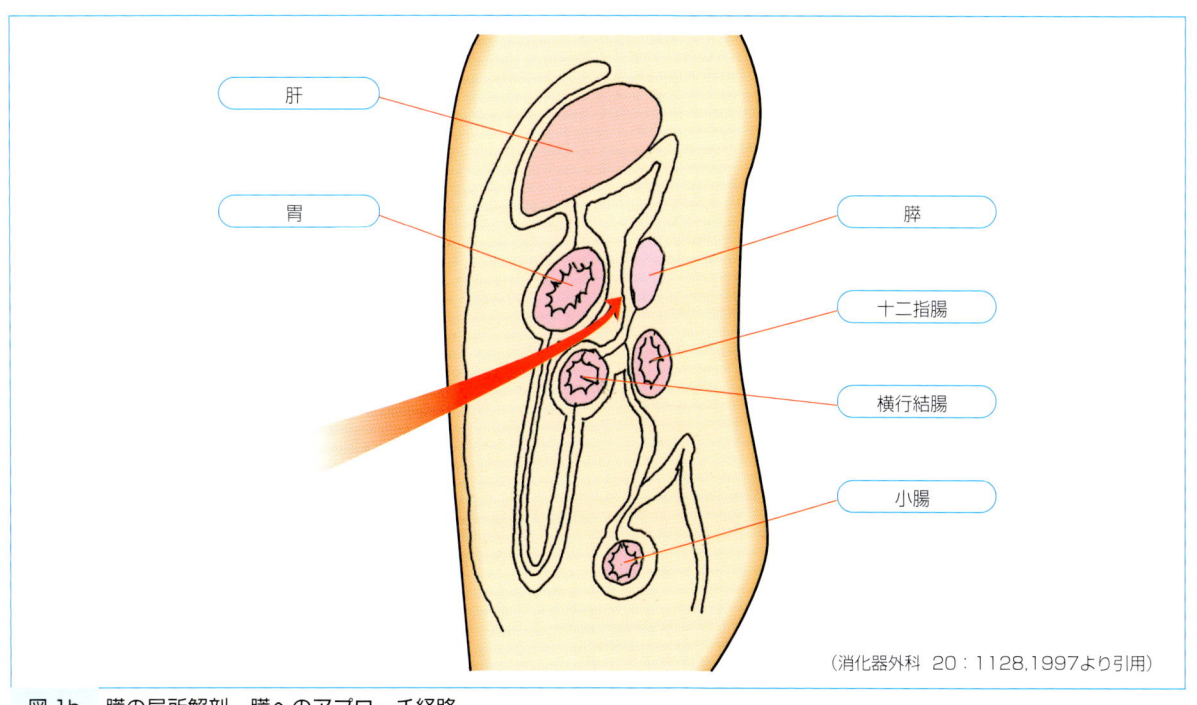

図1b　膵の局所解剖　膵へのアプローチ経路

（消化器外科 20：1128,1997より引用）

5 必要な機器と器具

　基本的に手術は炭酸ガスによる気腹下に行うので，気腹装置は必要である．また，術中超音波検査は，最終的に病変の存在，位置，範囲の確認に必須であるため，腹腔鏡用のプローブおよびそのプローブが装着可能なエコー本体も用意する．また，膵は胃の背側に存在するため，術中に胃を圧排し視野を展開するための鈎（エンドリトラクトII®やDiamond Flex リトラクター®など）も必要である．胃結腸間膜の切離，膵周囲の剥離，膵実質の切離などの操作にはハーモニックスカルペル®（LCS）が有用であり，他に電気メスも用いる．また，体尾部切除の場合には脈管および膵実質の離断にはエンドステープラー（エンドカッターETS®やENDO GIA®など）が有用である．スコープは通常直視鏡を用いるが，斜視鏡も用意しておくべきである．

6 セッティング，体位，麻酔

　通常の経口挿管による全身麻酔下に手術を行う．体位は，膵体尾部の手術では，基本的に右半側臥位ないし右側臥位で行う．術中は，手術台のローテーションにて体位変換を行うので，マジックベッドがあるとより安定する．手術室内のセッティングを図2に示す．また，術中には必要に応じて頭高位とする．

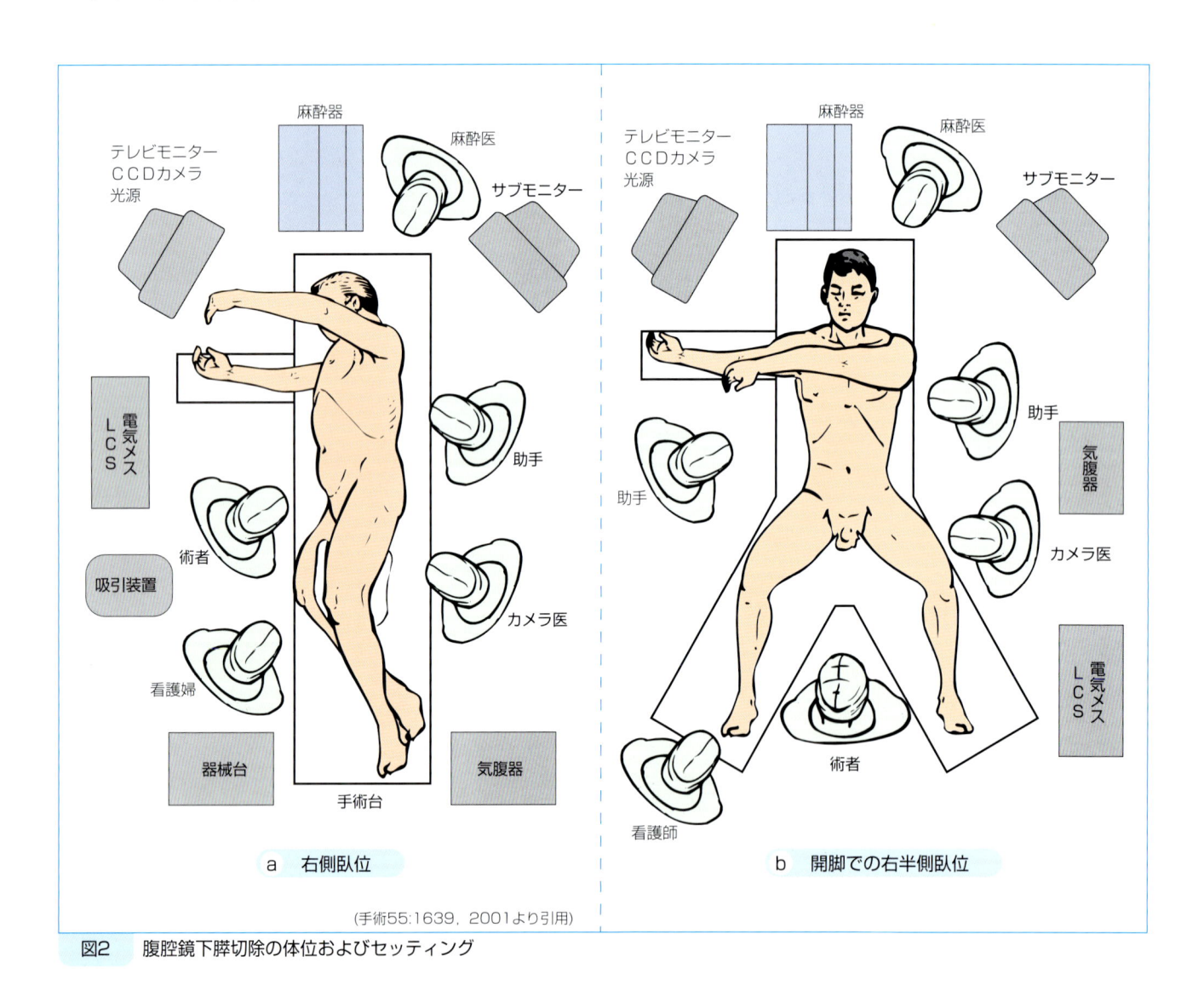

　　　a　右側臥位　　　　　　　b　開脚での右半側臥位

（手術55:1639，2001より引用）

図2　腹腔鏡下膵切除の体位およびセッティング

7 基本操作

膵臓に限ったことではないが，後述する膵液漏を予防するという意味でも，残存する部位の損傷をできるだけ避けるために愛護的操作が必要である．すなわち，鈎や腹腔鏡手術用のツッペル(エンドピーナッツ®やチェリーダイセクター®)などで牽引するようにすべきで，残存膵の鉗子による不用意な把持や無理な牽引はすべきではない．

次にポートの位置を図3に示す．すべて10mmのトラカールを用い，カメラポートは臍上(図3-A)を基本とする．

膵手術における視野の展開については，胃結腸間膜を切開し，胃を圧排，挙上し，膵前面を露出する．剥離・授動に関しては，膵手術に特徴的なことはないが，膵実質および腫瘍の損傷を避けるために前述した愛護的操作に努める．切除は核出術では，LCSおよび電気メスで行い，体尾部切除では，膵実質の切離にエンドステープラーを用いる．腹腔鏡下の膵切除で吻合操作が必要なのは，現状では，仮性嚢胞と消化管との吻合のみと考えているが，この吻合も腹腔鏡用のエンドステープラーを用いる．

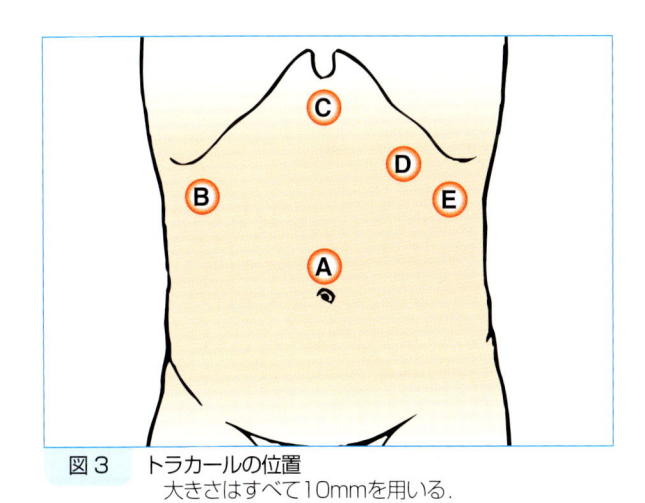

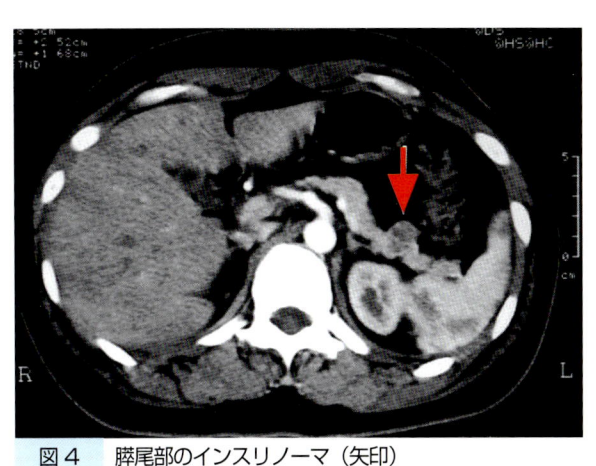

8 手術手技

膵尾部の単発のインスリノーマ(図4)に対する腹腔鏡下核出術について紹介する．体位はあまり下肢を挙上しない砕石位とし，上半身は軽い右半側臥位，または45°の右半側臥位とする．下肢には深部静脈血栓症予防のマッサージ器(A-V impulse®など)を装着する．開脚位では術者は患者の両下肢の間に立ち，左右に助手が立つ(図2-b)．

手術台のローテーションにより仰臥位に近い体位とし，臍上にカメラポートを小開腹下に挿入する．続いて，炭酸ガスにて気腹を行うが，腹腔内圧は8～10mmHgとしている．

トラカールの位置を図3に示したが，使用するトラカールはすべて10mmとし，カメラポート以外は直視下に挿入していく．

> **コ ツ**
>
> ハーモニックスカルペル®(超音波凝固切開装置：Laparosonic Coagulating Shears：LCS)は超音波を用いて組織を凝固切開する装置である．鋏型ブレードはフラットモード，シアーモード，ブラントモードの3種のモードが替えられる．出力はレベル1～5まであり，レベル1は出力は弱いが，凝固作用に優れている．通常はブラントモードでレベル3で用いる．末梢の細い膵管は閉鎖可能であるが，主膵管についてはLCSのみでは閉鎖は不可能といわれており，体尾部切除での主膵管の切離には結紮やエンドステープラーの併用が必要である．

図3　トラカールの位置
　　　大きさはすべて10mmを用いる．

図4　膵尾部のインスリノーマ（矢印）

腹腔内を十分観察した後，胃結腸間膜をLCSにて胃大網動静脈を損傷しないように切開し(図5)，鈎で胃を圧排挙上することにより膵前面を露出する(図6)．続いて術中エコーを行い，病変，主膵管，主要な脈管などの位置を確認する(図7)．なお，内分泌腫瘍では，多発性のこともあるので，全膵にわたって十分検索する．

術中エコーにて，術前診断と相違がないことが確認できたら腫瘍核出操作に入る．腫瘍近傍で膵を周囲組織よりLCSを用いて剥離する(図8)．腫瘍の損傷や産生ホルモンの異常分泌を防ぐために，できるだけ腫瘍は直接把持せず，周囲組織を把持して牽引したり，リトラクターやツッペルによる圧排などによる愛護的操作を心がける(図9)．

腫瘍，周囲組織とも前述のように愛護的に牽引し，カウンタートラクションをかけつつ，腫瘍にわずかに正常膵組織を付けるようにして，電気メスやLCSで膵組織を切開していく(図10)．核出した腫瘍はビニール袋や手袋などに収納して回収する．

最後に切離部位にフィブリン糊を散布し，同部付近にペンローズドレーンを留置し，手術を終了する．

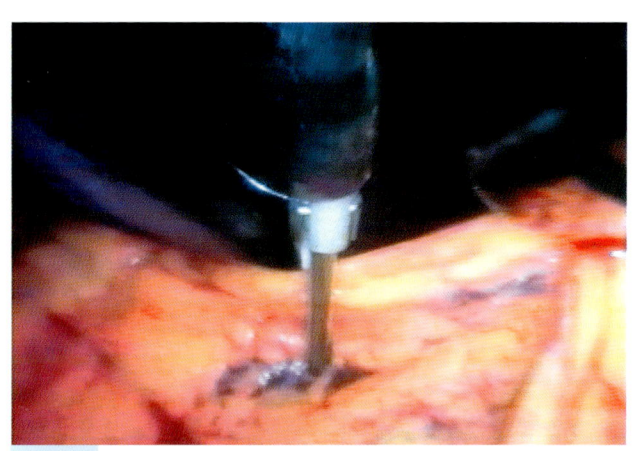

図5 胃結腸間膜の切開
胃（左側）と胃結腸間膜（右側）を牽引しながら，ハーモニックスカルペル®にて切開する．

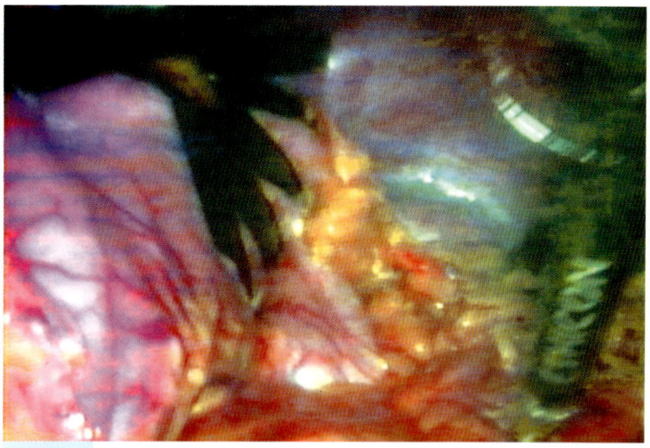

図6 膵前面の露出
胃結腸間膜を切開した後，鈎(エンドリトラクトⅡ®)にて胃を圧排挙上する．画面下方に膵前面が透見できる．

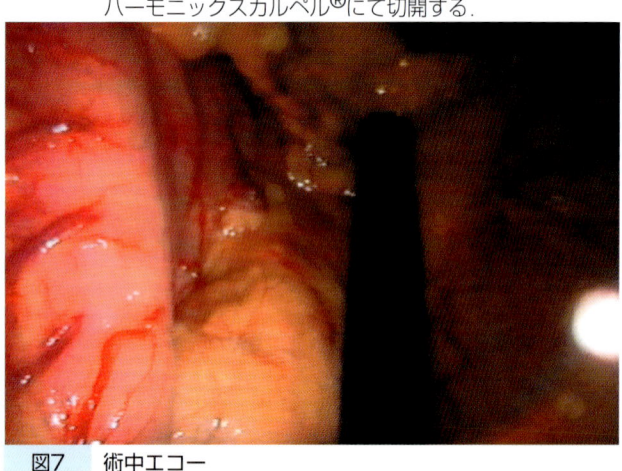

図7 術中エコー
図の左は胃，そのすぐ右に膵前面が見え，エコープローブを膵にあてて検索中である．

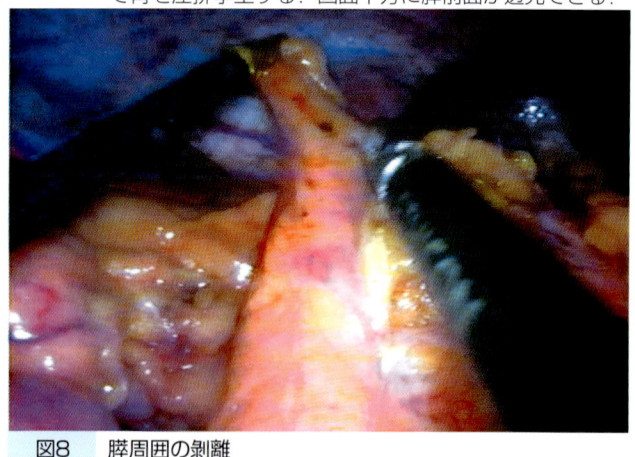

図8 膵周囲の剥離
膵周囲の脂肪壁を鉗子で把持，牽引しつつ（できるだけ膵は直接把持しない），LCSで周囲組織を切開し，剥離を進める．

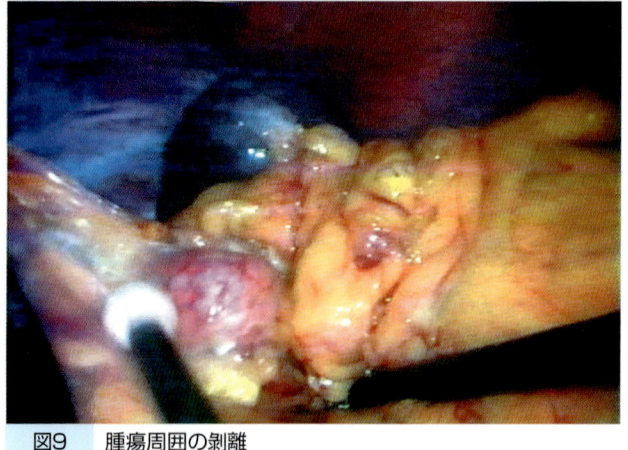

図9 腫瘍周囲の剥離
腫瘍は直接把持せず，周辺組織を把持牽引しながら剥離を行う．図はツッペルを使って，鈍的に剥離をしているところである．

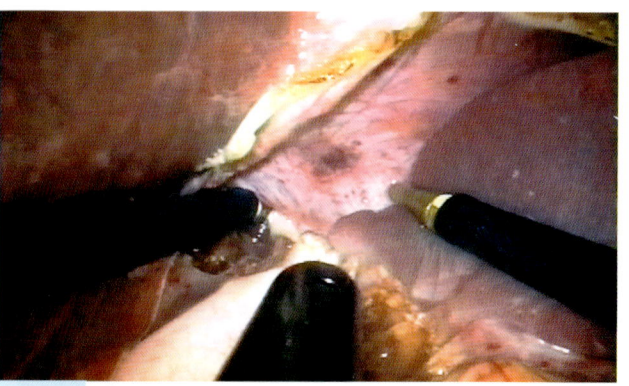

図10 膵からの腫瘍の切除
図では腫瘍周囲の組織を把持し，電気メスを用いて切除を行っている．電気メス以外にもLCSが有用である．

9 術中偶発症：予防と対策

　術中偶発症としては，主膵管損傷や脾損傷，血管（脾動静脈）損傷による出血などがある．主膵管損傷は，術前および術中に病変と主膵管の位置関係を十分に把握し予防に努める．膵液は透明であり，術中に必ずしも主膵管損傷が認識できるとは限らないが，術中に判明した場合には開腹し，修復や消化管と吻合するなどの処置が必要である．その際は，術後の狭窄が起こらないような配慮が必要である．脾臓損傷に対してはできるだけ，各種止血剤（インテグラン®，タココンブ®など）による圧迫止血やアルゴンビームコアギュレーター（ABC）を用いた止血を試みる．なお，ABCは使用時に腹腔内圧が急激に上昇するため注意を要する．これらの止血操作でどうしてもコントロールできない場合は，摘出も考える．脾動静脈の損傷は，術中の超音波検査による位置の確認と慎重な剥離で予防する．損傷時には，出血量が多くなることが予想されるため，早めに開腹に移行し，確実な止血を行う．

10 術後合併症：予防と対策

　術後合併症には，創感染，術後膵炎，膵液瘻，腹腔内膿瘍，出血などがある．このなかで腹腔内膿瘍，出血は，膵液瘻に続発するものであり，膵液瘻は膵手術で最も注意すべきものである．切除部位に留置したドレーンからの排液中のアミラーゼ値が高値ならば膵液瘻と診断される．通常は，次第に排液量が減少し，自然に治癒することが多いが，難治性の場合は，膵外分泌機能を抑制するソマトスタチン製剤（サンドスタチン®の皮下投与）を用いることもある．保存的治療で改善しない場合は手術的な治療を要することもある．

> **コツ**
>
> 　エンドステープラーはAutoSutureやEthiconから発売されている．ステープルがかかったときの厚みによりカートリッジの色が分けられており，血管は1.0mmの白，膵実質などの厚い組織は2.0mmの緑を用いる．しかし，膵実質の厚さおよび実質の硬さは，個々の症例ごとに異なっており，実質の切離および断端の閉鎖はこれさえあればどんな時でも大丈夫というわけではなく，かえって器械による挫滅が膵液漏の原因になることもあるので，膵の状態や術式に応じた配慮が必要である．

［高松　督／寺本　研一／川村　徹／有井　滋樹］

VI-4. 脾臓
腹腔鏡下脾臓摘出術

1 はじめに

　開腹脾臓摘出術は，上腹部正中切開，さらには左側に横切開を加えるなどして比較的大きな皮膚切開を必要とする．また，脾機能亢進症のために血小板減少や凝固能低下を示す出血傾向のある症例においては予想外の大量出血をきたす場合もある．

　一方，低侵襲性手術としての腹腔鏡下脾臓摘出術は，開腹手術でもときに難渋する視野の展開と出血のコントロールという2つの大きなハードルをクリアできればメリットの大きい術式であることは間違いない．特に出血は本術式が開腹術に移行する第1位の要因であり，この克服は必要不可欠であり，如何に出血を防ぐかが重要なポイントである．本稿では，ハーモニック・スカルペル(LCS)™とEndoGIA™を使用した基本的な腹腔鏡下脾臓摘出術の術式を解説しながら，この2大ハードルをクリアするための工夫とピットフォールについても述べる．

2 局所解剖

　脾臓摘出術は，脾を愛護的に把持しながら出血させないように脾周囲の間膜を剥離し，切開切離しながら摘出する手術である．特に，脾門部の操作には慎重を要する．膵脾間膜内の脾動・静脈の剥離には十分注意し，決して膵尾部膵実質には剥離層が及ばないようにする．そのためには，脾臓周囲の間膜の局所解剖，脾臓と胃，膵臓，網嚢，左副腎，腎臓との位置関係，脾動脈・静脈の走行は熟知しておく必要がある(図1,2)．

3 適応

　脾疾患で，脾摘が有効な外科的疾患のうち，安全に施行できるのは，脾腫が中等度までで，出血傾向が重症でない症例に限定される．

　特に，特発性血小板減少性紫斑病idiopathic throm-

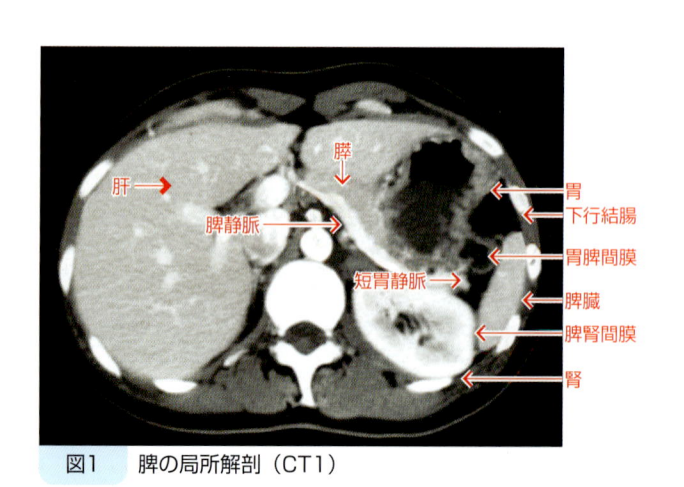

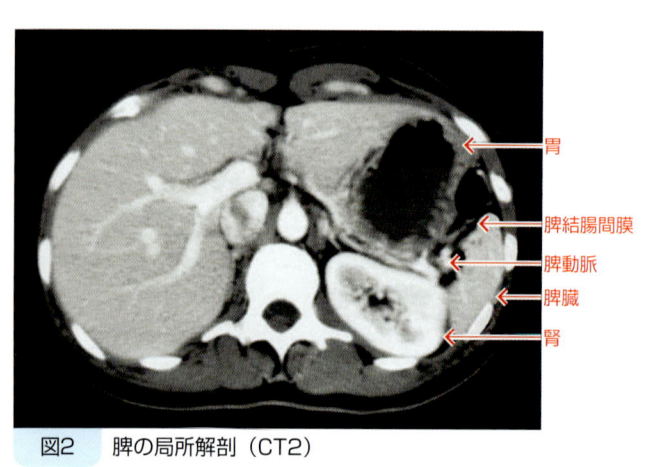

図1 脾の局所解剖（CT1）

図2 脾の局所解剖（CT2）

bocytopenic purpura(ITP)のステロイド無効例は，血小板の減少により出血傾向を認めるが，通常脾腫がないため，腹腔鏡下脾臓摘出術のよい適応である．先天性溶血性貧血(congenital hemolytic anemia)の脾摘は100％有効であり，自己免疫性溶血性貧血(auto-immune hemolytic anemia)の脾摘もステロイド無効例に行われるが，脾腫が著しい場合は困難である．

肝硬変や特発性門脈圧亢進症に伴う脾機能亢進症例は，多くが脾腫と側副血行路の発達を伴っており，むしろ用手補助下の腹腔鏡下脾摘術を選択すべきである．

脾血管腫やリンパ管腫，過誤腫などの良性の腫瘍性疾患も適応となる．稀に，悪性リンパ腫，慢性骨髄性白血病や転移性脾腫瘍も適応となることがある．

4 術前検査と術前管理

通常の全身麻酔による開腹下脾臓摘出術の準備に準じる．ITPにおいては，血液内科医と綿密な連絡をとり，副腎皮質ホルモンの量の調節と，γグロブリン製剤を用い血小板数を上昇させ，血小板が50,000/μlをきるようであれば手術当日に血小板輸血を15〜20単位程度実施するようにする．また，手術中の所見や偶発症により，用手補助下の腹腔鏡下脾摘術や開腹手術に移行する可能性もあることなど十分なインフォームドコンセントを行う必要がある．

5 必要な機器と器具

手術中に，右側臥位から半側臥位になれるよう自由に角度を調節できる手術台を準備する．さらに，マジックベッドが使用できると便利である．通常の鏡視下用カメラセット(内視鏡は直視鏡と斜視鏡を準備するが，彎曲可能な電子内視鏡があればなお良い)に加えて，15mmのトラカールを1本，10mmのトラカールを3本用意する．脾周囲の間膜の剝離操作にはハーモニック・スカルペル(LCS)™やLiga Sure™が有用である．また，脾臓被膜からのoozingの止血にアルゴンレーザー凝固装置があると有用である．脾門部での脾動静脈の処理および離断にはEndoGIA™が必要である．脾臓の摘出用にはEndocatchII™のような大きめのビニール性収納袋を準備する．収納袋内で摘出した脾臓を破砕するには，ケリー鉗子あるいはリンパ節鉗子を用いるのが良い．さらに，用手補助下になる可能性があれば，Lap Disc™も準備しておく．

6 セッティング，体位，麻酔

マジックベッドを使用する．患者は右側臥位とし患者の左手は手台にのせる(図3)．術中，手術台を調節し，頭高位にしたり，右側臥位から半側臥位まで自由にローテートできるようにする．原則的に術者とナースは患者の右側に立ち，第1助手とカメラ持ち(第2助手)は患者の左側に立つ．手術室での配置を図4に示す．麻酔は通常の全身麻酔にて行う．

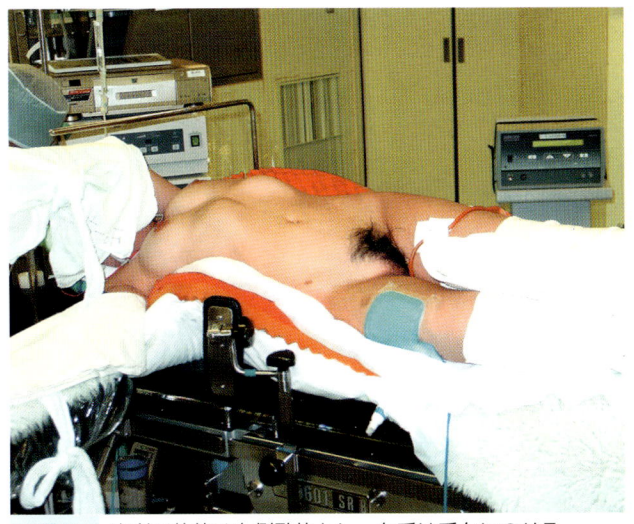

図3 患者の体位は右側臥位とし，左手は手台にのせる．

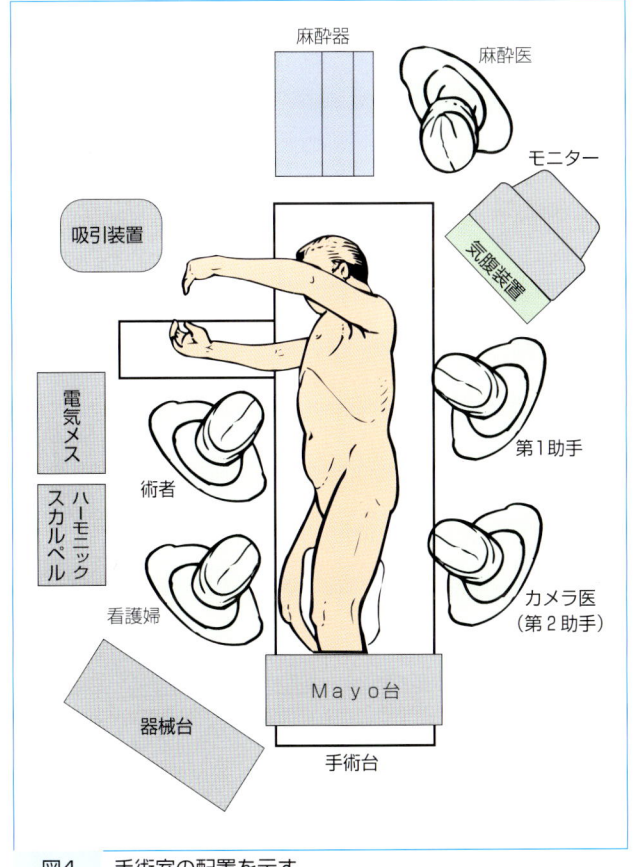

図4 手術室の配置を示す

7 基本操作

ポートの位置を図5に示す．臍左傍腹直筋の部位に10mmのポートを置き，通常はカメラ用ポートとする．カメラは直視鏡と30度の斜視鏡を使い分ける．左肋骨弓下で，左前腋窩線上に15mmのポート，左鎖骨中線上に10mmのポート，剣状突起下に10mmのポートを留置し，おのおの操作用ポートとする．

脾臓と周囲臓器との間膜の剥離および脾臓の脱転授動操作は極力愛護的に行うことが必要であり，特に被膜損傷は回避すべきで，脾臓の把持には腸管把持鉗子や肺把持鉗子を手加減して用い，大小のEndo peanut™を多用する．脾門部の処理には，特に神経を使い，出血と膵液瘻は絶対に避けるべきである．視野の展開は自由な体位変換と彎曲可能な電子内視鏡の使用により容易となる．脾門部の腹側および背側が完全に剥離された段階で(少々結合組織や脂肪組織が付着していてもよい)脾動・静脈を一括してEndoGIA™にて止血切離できるのがポイントである．

> **コツ**
> 脾門部で脾動静脈を剥離し，Endo GIA™をかけるタイミングに関して，脾動静脈を完全に露出しなくても，脾門部の腹側と背側がある程度剥離され，Endo GIA™をかける幅があれば早めに一括してEndo GIA™をかけていくと良い．

8 手術手技

1) ポート留置・腹腔内の検索

全身麻酔下，マジックベッドを使用．右側臥位，約80度の体位をとる．

小開腹法にて臍左傍腹直筋の部位に，10mmのトラカールを挿入しカメラ用ポートとする．脾上極の操作時には直視鏡から，30度の斜視鏡に変更すると良い視野が得られる．炭酸ガスにて気腹を行い気腹圧は10mmHgにて実施する．さらに，図5のように合計4本のポートを留置する．腹腔内を検索し，癒着の程度，脾腫の具合，門脈側副血行の有無を観察する．副脾があれば周囲を剥離しすべて摘出する．

2) 脾周囲組織の剥離操作

まず，胃横行結腸間膜と脾下極の脾結腸間膜をハーモニックスカルペル(LCS)™とフック型の電気メスにて切開剥離し，網嚢に入る(図6)．次に，電気メスを使用して脾腎間膜を尾側から頭側に向かい剥離し，脾を後腹膜より剥離脱転する(図7, 8)．線維性結合組織である横隔

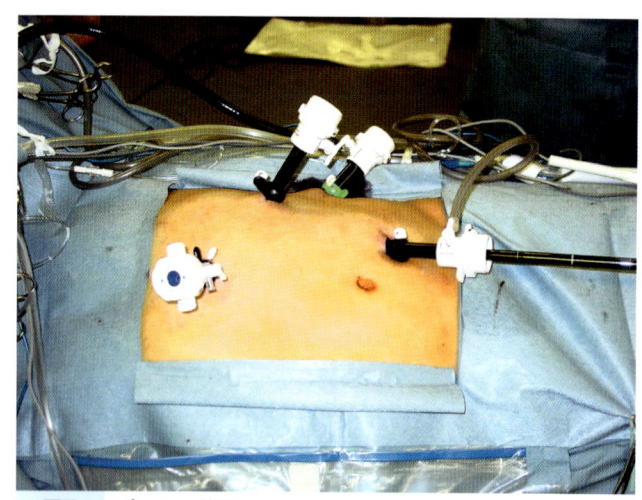

図5　ポートの位置
15mmのポートを1本，10mmのポートを3本留置する．

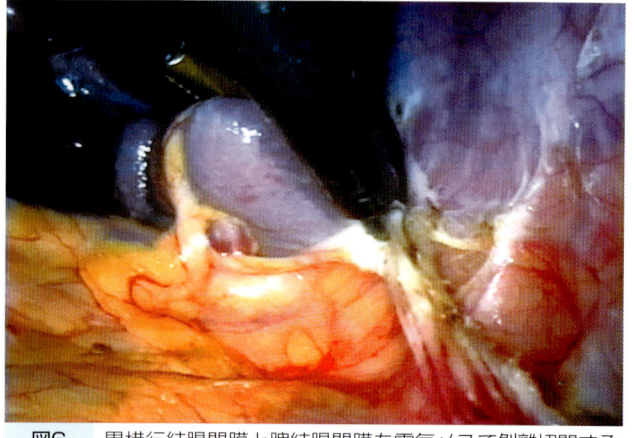

図6　胃横行結腸間膜と脾結腸間膜を電気メスで剥離切開する．

脾間膜まで十分に剝離する(図9). この時に, 剝離の層が膵尾部の膵実質に入り込まないように十分注意する. さらに, ハーモニックスカルペル™と電気メスを使用し, 胃脾間膜を脾臓ぎりぎりで切開剝離していく(図10). 胃脾間膜は短胃動静脈が走行しており, 2mm以上の短胃静脈はMLクリップで二重結紮切離する. 特に脾の上極では胃脾間膜内の静脈を結紮切離する距離がとれず, 予期せぬ出血をすることがある. その時は, 出血部位を圧迫止血しながら周囲の剝離を可能な限り進め最後に出血点の処理をするとよい.

3) 脾動静脈と脂肪結合組織の切離

脾門部で全周性に周囲組織および膵組織との遊離が可能となり, 脾静脈と脾動脈と脂肪結合組織のみに剝離を進める.

Endo GIA45mm™(白)をかけ, 脾門部の脾静脈と脾動脈と脂肪結合組織を2回から3回に分けて一括切離する(図11). Endo GIA™の角度をやや腹側に向け, 膵尾部を損傷しないようにする(図12). なるべく脾臓に近いところで切離することが膵損傷を避けるコツである. Endo GIA™をFireした後1分間把持したままにしておくと, より止血効果が得られるといわれている.

図7　電気メスで脾腎間膜を尾側から頭側に向かって切開剝離し, 脾臓を後腹膜より脱転する.

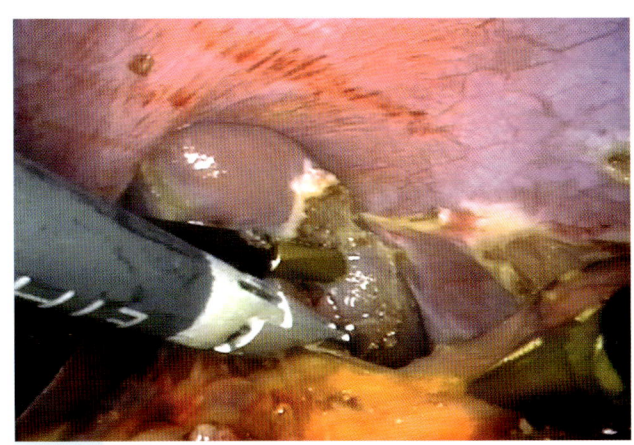

図8　脾門部付近は出血しやすいので, ハーモニックスカルペルを使用して剝離する.

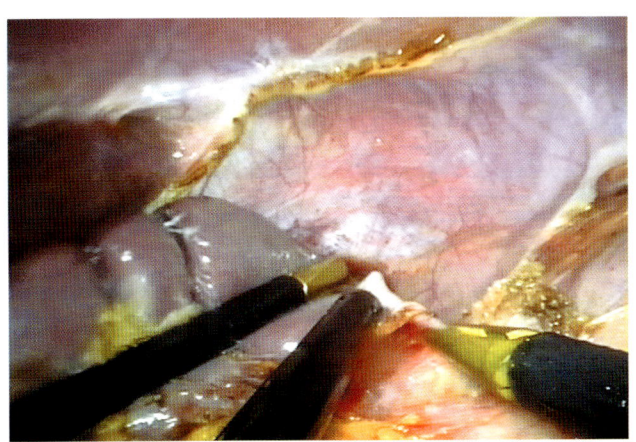

図9　横隔脾間膜の剝離操作には, 腹腔鏡を最外側のポートに入れ換えて行うと, 良好な視野が得られる.

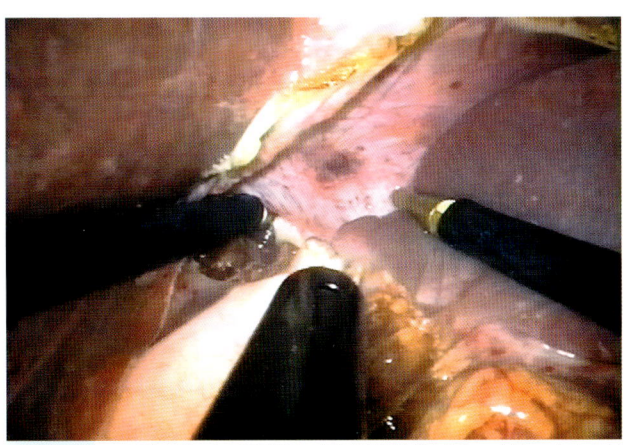

図10　胃脾間膜の切開剝離は, 短胃動静脈が走行しており, 出血させないよう剝離層を薄くして少しずつ慎重に行うことが大切である.

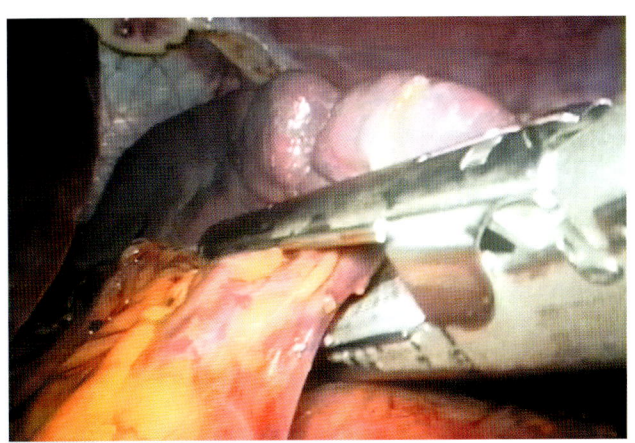

図11　脾門部の剝離がある程度終わった段階で, 脾静脈と脾動脈と結合組織に一括してEndo GIA™をかけ, 切離する.

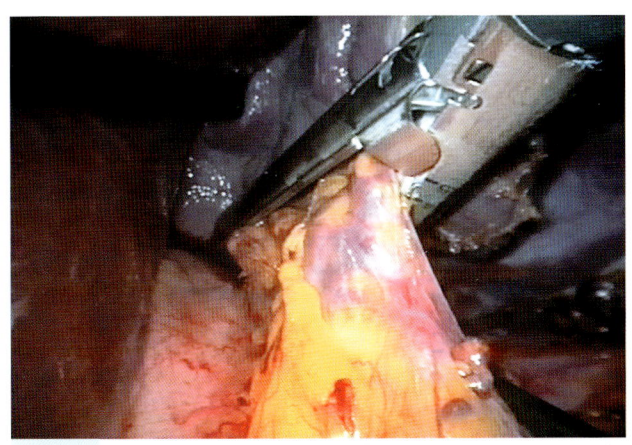

図12　EndoGIA™は, 最外側のポートより挿入し, 先端の角度を脾門部の彎曲に沿って調節すると切離しやすい.

4）切除脾臓の回収

切除した脾臓をEndo Catcher™にて回収し腹腔内でケリー鉗子あるいはリンパ節鉗子を用い小さく砕いて粉々にした後体外に摘出する（図13）．

5）ペンローズドレーンの留置と縫合

十分に止血を確認し，脾摘除部を温生食で洗浄し，左横隔膜下にペンローズドレーンを1本留置する（図14）．ポートを抜去した部位に出血のないことを確認する．腹壁を層層に2層に縫合し，手術を終了する．

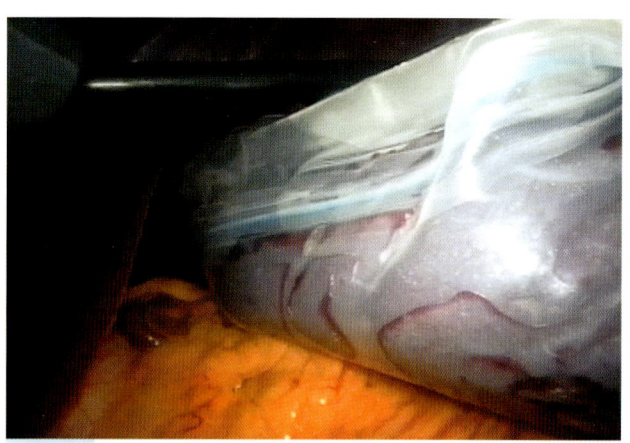

図13　切除した脾臓はEndo Catcher™に入れ，そのなかで粉砕して回収する．

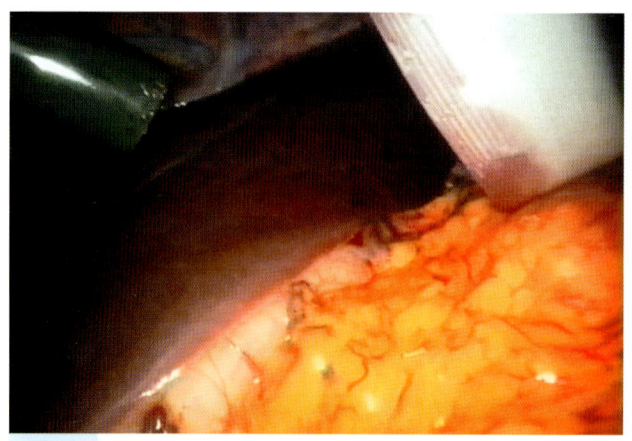

図14　右横隔膜下にインフォメーション用にペンローズドレーンを1本留置する．

9 術中偶発症：予防と対策

術中偶発症の第1はやはり出血である．脾臓被膜からの出血または短胃動静脈からの出血がコントロールできないと開腹術にコンバートすることになる．出血が生じたときは，まずEndo peanut™などで圧迫止血を試み，周囲を剥離し術野を十分確保した後，クリップなどで止血する．やみくもにクリップをかけることは損傷部を広げることになりかねず戒めるべき操作である．静脈からのoozingに対しては，タココンブ™やインテグラン™などの止血綿やボルヒール™スプレーのような止血糊を使用することもときに有効である．脾損傷の予防には脾の把持には腸管把持鉗子や肺把持鉗子やEndo peanut™を用い愛護的に行うことと，術野を展開し切離部位にcountertractionをかけながら，慎重にLCS™を多用し剥離と切離を行っていくのがコツである．脾門部において膵尾部は脾臓と接近しており，背側からの剥離の時や短胃動静脈を処理する時に，剥離の層を誤らないことが重要である．誤って膵実質に切り込むと術後膵液瘻の原因となる．

10 術後合併症：予防と対策

術後の合併症には後出血と膵液瘻がある．後出血にそなえて左横隔膜下にインフォメーションドレーンを留置しておく．ドレーンより出血し輸血によっても循環動態が維持できない場合は躊躇なく開腹し止血術を行う．膵液瘻は術後ドレーンの性状をよく観察し，排液中のアミラーゼ値を測定し高値（5,000U/l以上）であれば診断がつく．腹腔内膿瘍や創感染が続発する場合がある．普通はドレーンの入れ換え，洗浄などにより自然に治癒するが難治性の場合はソマトスタチンアナログであるサンドスタチン™100μgの皮下注を行う．通常の術後経過は，血小板数の増加を確認し，術翌日より食事を開始し，2〜3日でドレーンを抜去し，1週間以内に退院する．

［川村　徹／寺本　研一／高松　督／有井　滋樹］

Ⅶ. 乳　　腺

1 はじめに

　整容性と低侵襲性の観点から鏡視下手術は各種臓器に普及している．乳腺手術においては，病気に関しての外科的根治性は当然ではあるが，女性のシンボルである乳房の整容面により配慮する目的で，乳癌を含む乳腺腫瘤に対して鏡視下手術が応用されている．

　乳腺鏡視下手術の特徴としては，すでに作業スペース（腹腔，胸腔）が存在している腹腔鏡下手術や胸腔鏡下手術と異なり，病変の切除に先立ち，操作をする空隙を作成する点(operation of making space)にある．作業空間を作成する方法は，乳輪外縁を切開する方法や，腋窩を数cm切開し内視鏡補助下に切除を行う方法などが報告されている．この章では，それらの鏡視下乳腺腫瘍切除術のうち，われわれの行っている乳腺後隙に作業空間を作成し手術を行う「乳腺背側アプローチ法」を中心に説明する．

2 局所解剖

1) 乳房の解剖

　乳房は乳頭・乳輪部と乳腺実質を被覆する皮下脂肪・皮膚から構成されている．断面図では，乳腺実質は皮膚と乳腺堤靱帯(Cooper's ligaments)により，背側は浅在筋膜深葉(deep layer of superficial fascia)，皮下は浅在筋膜浅葉(superficial fascia)に付着して支えられている(図1)．鏡視下手術では，腋窩アプローチ法，乳輪外縁切開アプローチ法も含め，病変の切除に先立ち，これらの支持組織を剥離する操作を行い，作業空間を作製する必要がある．

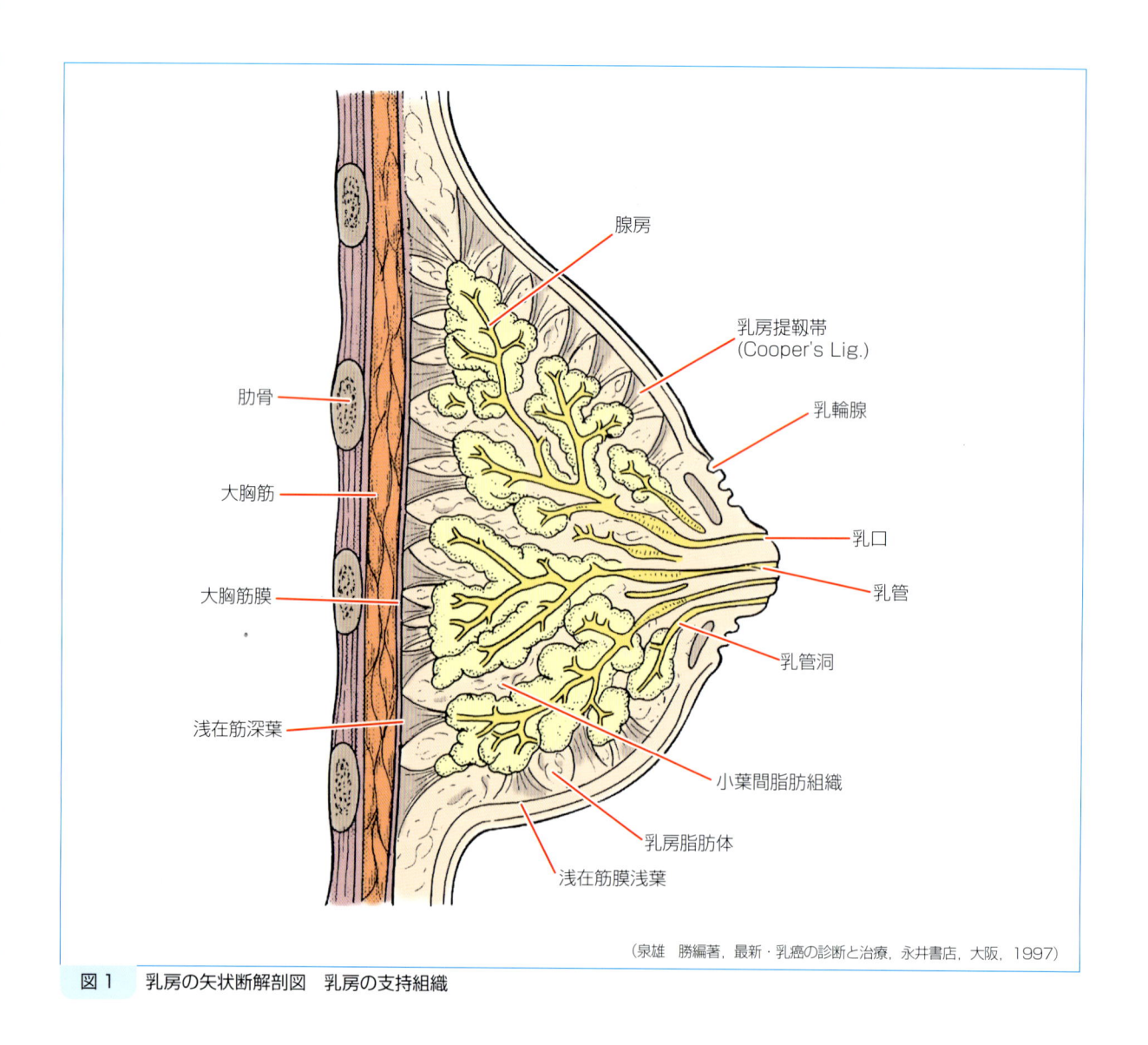

(泉雄　勝編著，最新・乳癌の診断と治療，永井書店，大阪，1997)

図1　乳房の矢状断解剖図　乳房の支持組織

2）腋窩の筋膜

乳癌の場合，腋窩リンパ節郭清を鏡視下にて行う．その際，必要な知識は，腋窩を構成する筋膜の解剖である．腋窩を構成する筋群は，腹側，背側ともに浅系筋群（大胸筋，棘上・棘下筋，小円筋，大円筋，広背筋）と深系筋群（鎖骨下筋，小胸筋，肩甲下筋）に分類される．それぞれ，浅系筋群は浅系胸筋膜に，深系筋群は深系胸筋膜によって囲まれている．図2のように腹側，背側からの浅系胸筋膜および深系胸筋膜が連なるところが浅腋窩筋膜および深腋窩筋膜であり，通常，腋窩リンパ節郭清を行う際はこの筋膜の連結部を切開し腋窩腔へ到達する．鏡視下手術では，この腋窩腔に到達した後に，拡張バルーンにより作業空間を確保し，腋窩リンパ節郭清を行う．

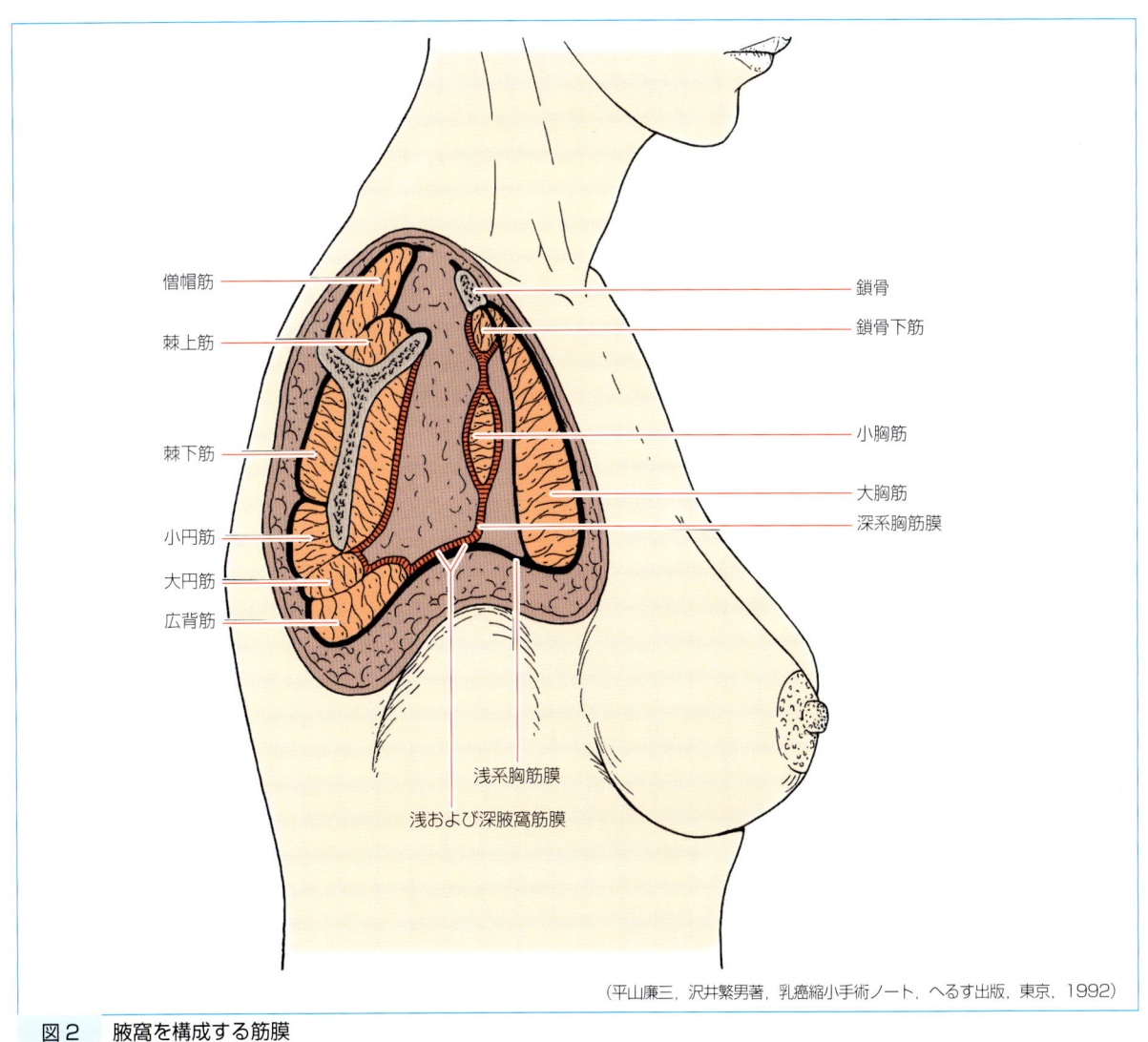

(平山廉三，沢井繁男著，乳癌縮小手術ノート，へるす出版，東京，1992)

図2　腋窩を構成する筋膜

3) 血 管 系(図3)

　鏡視下手術では，通常の手術同様，血管系の解剖学的知識が必要とされる．特に乳腺背側アプローチでは，内胸動脈の穿通枝の走行に十分注意する必要がある．

　主要な血管系としては，
　1) 内胸動脈
　2) 胸肩峰動静脈胸筋枝
　3) 外側胸動静脈
　4) 胸背動静脈
が挙げられる．

4) リンパ系(図4)

　リンパ系は大きく腋窩リンパ節と胸骨傍リンパ節に分けられる．通常，鏡視下乳腺手術ではLevel IIもしくはIIIまでの郭清を行うことが多い．胸骨傍リンパ節郭清を鏡視下に行う際は，胸腔内からアプローチしたほうが理にかなっているが，本書では胸腔鏡下傍胸骨リンパ節郭清に関しては割愛する．

● 腋窩リンパ節：
　1) Level I ～小胸筋外側縁より外側のリンパ節群．
　2) Level II ～小胸筋背側および胸筋間(Rotter)
　3) Level III ～小胸筋内側縁より内側
● 胸骨傍リンパ節：

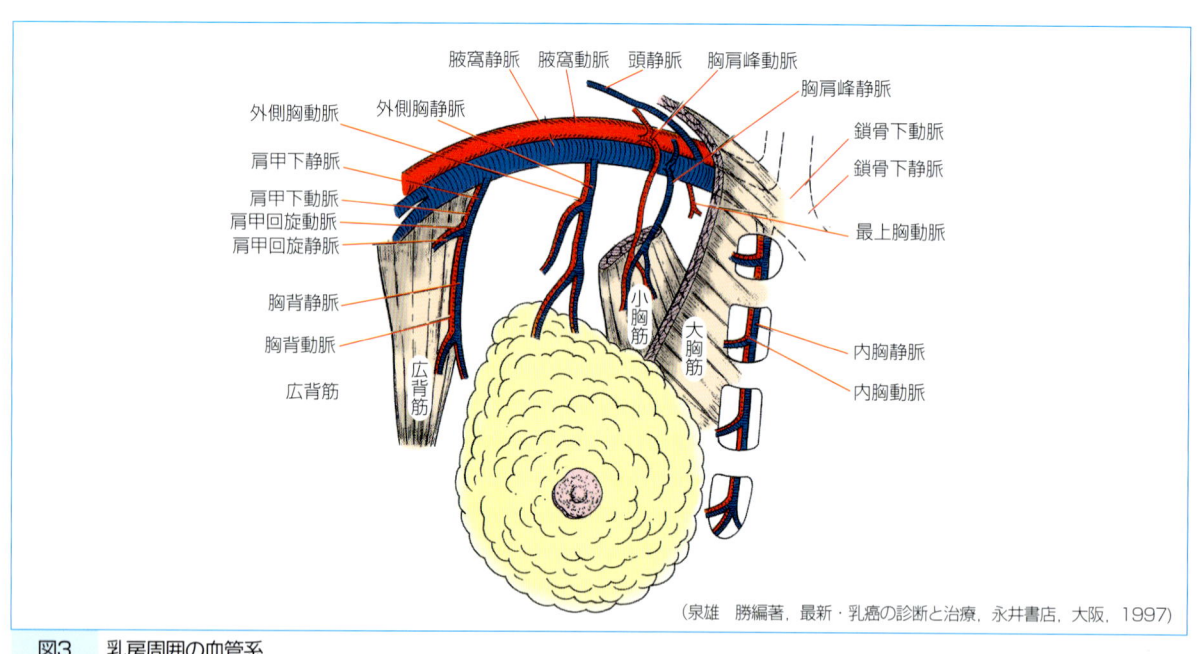

(泉雄 勝編著，最新・乳癌の診断と治療，永井書店，大阪，1997)

図3　乳房周囲の血管系

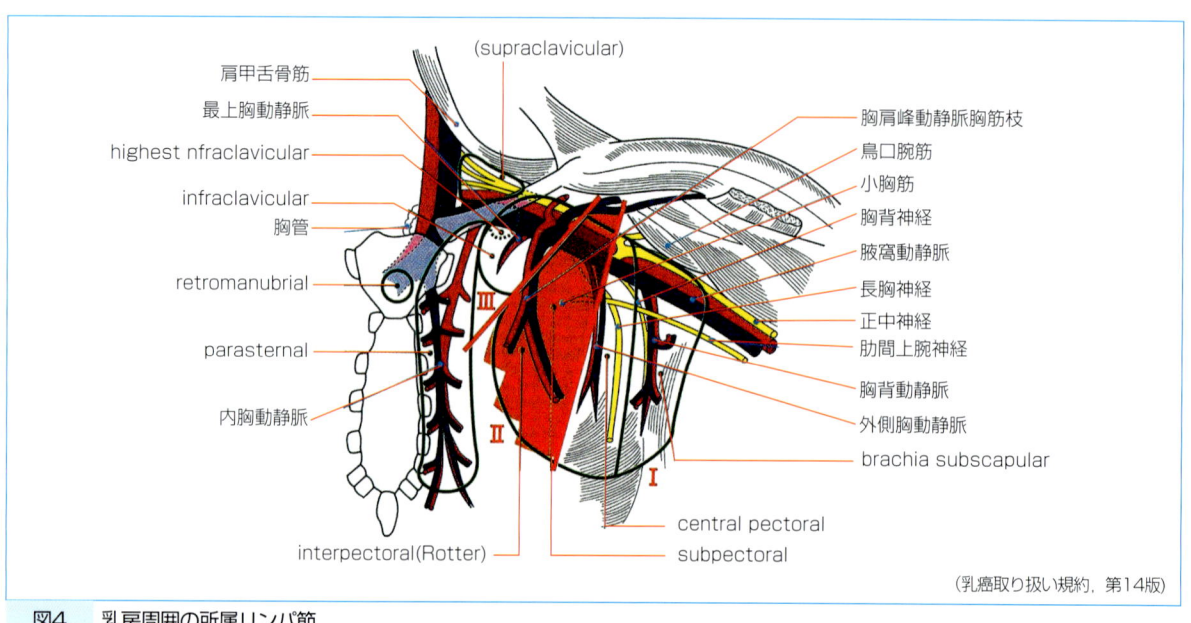

(乳癌取り扱い規約，第14版)

図4　乳房周囲の所属リンパ節

5) 神 経 系 (図5)

　リンパ節郭清を鏡視下に行う場合，拡大視野下に以下の神経の走行が確認できる．神経は機能温存の観点からも可及的に損傷しないように注意する必要がある．

　1● 胸筋神経〜腕神経叢から腋窩血管前面を走行し，大胸筋および小胸筋へ分布する．胸筋神経は上・中 (間)・下の3枝がある．上胸筋神経は胸肩峰動静脈に伴走し，小胸筋の上内側から大胸筋へ分布する．中 (間) 胸筋神経は小胸筋を貫通し大胸筋の中央部へ分布する．下胸筋神経は小胸筋の下外側を走行し大胸筋の下外側部に分布する．

　2● 長胸神経〜腕神経叢から腋窩動脈の背側を下行し，胸壁を尾側に進み前鋸筋へ分布する．

　3● 胸背神経〜腕神経叢から胸背動静脈に沿って走行し，主に広背筋へ分布する．

　4● 上腕肋間神経〜肋間より腋窩に向かって横走し，上腕の内側および後面の知覚を司る第2，3肋間神経外側皮枝である．本神経の温存は術後の腕のしびれを予防するためには可及的に温存を心がける (図6)．

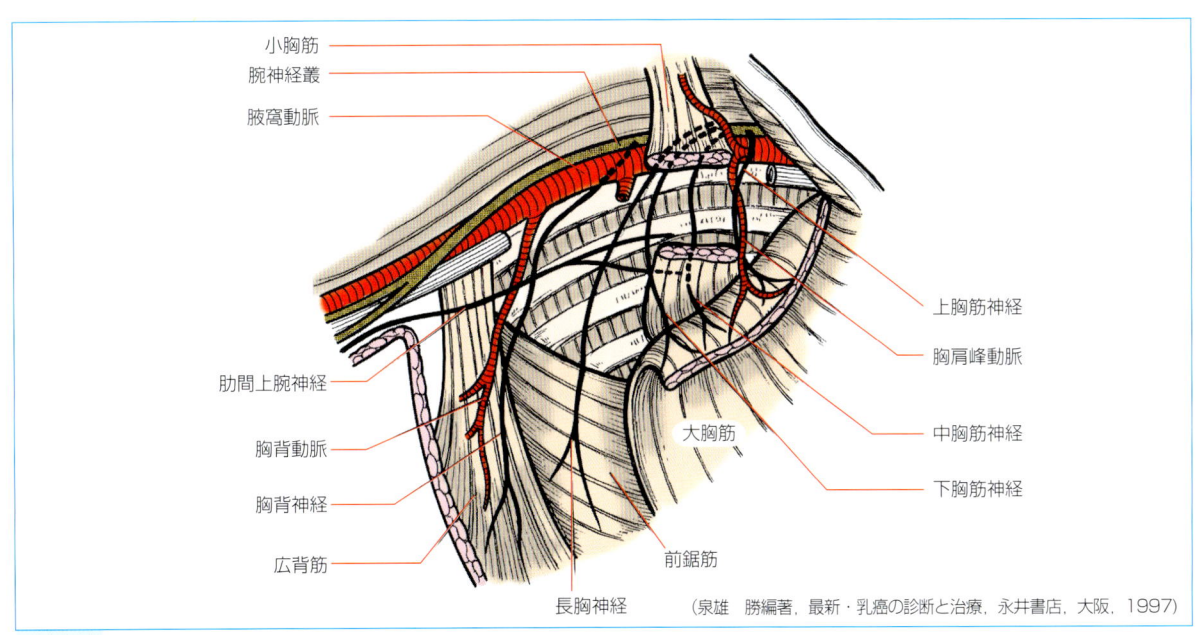

図5　乳房周囲の神経系 1

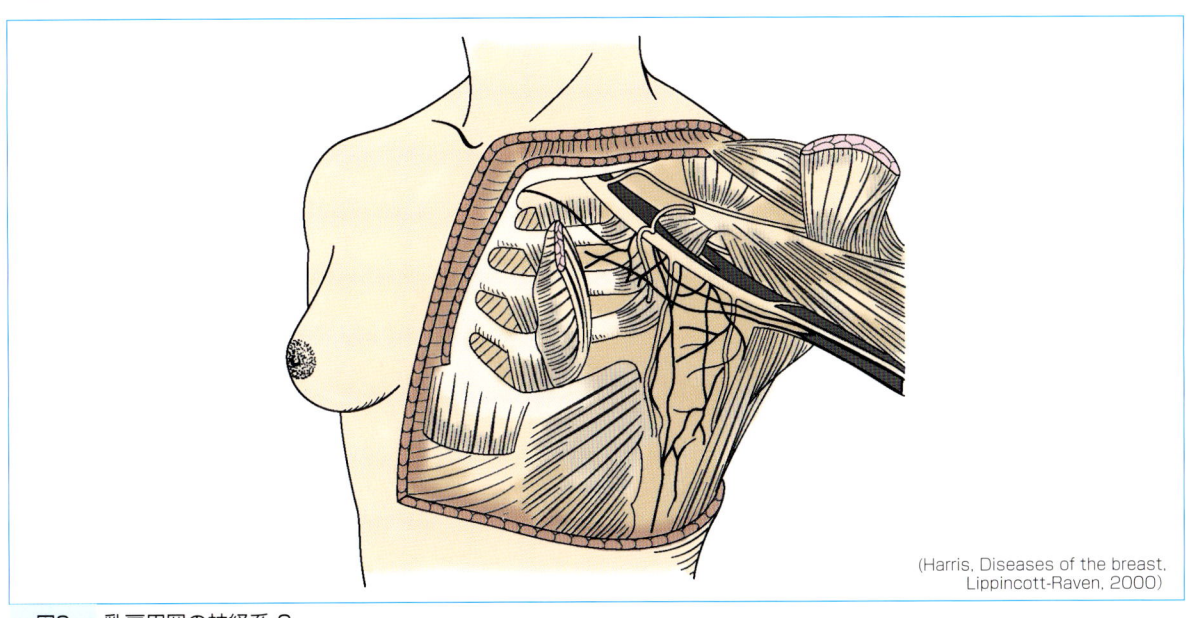

（泉雄　勝編著，最新・乳癌の診断と治療，永井書店，大阪，1997）

図6　乳房周囲の神経系 2

(Harris, Diseases of the breast, Lippincott-Raven, 2000)

3 適応

1)良性疾患

当科では，乳腺腫瘍に対する質的診断法として針生検（Core needle biopsy：CNB，図7），またはMammotome™検査(図8)を行っている．良性疾患の診断がつけば，定期的に乳腺レントゲン検査(MMG)や超音波検査(US)にて経過観察をすることを基本としている．そのなかで，経過観察中に増大傾向を示す良性乳腺腫瘍や腫瘤部の突出など整容的問題を有する良性腫瘍を本術式の適応としている．

2)乳癌

当科では，乳癌に対する鏡視下手術の適応を腫瘍径2cm以下(T1以下)，明らかな乳管内進展がないN0症例を適応としている．

4 術前検査と術前管理

1)術前検査

通常の乳腺疾患に必要な検査はすべて行う．すなわち，視診・触診の他，MMG/US，乳房MRI検査の画像診断を行い，CNBにて組織確定診断を行う．乳癌症例では，全身検索の有無を確認するため，胸部・腹部CT検査，骨シンチ検査なども行う．また，他の併存疾患（例：糖尿病，喘息など）の有無に関しても検討する．

2)術前管理

鏡視下手術に伴う，特別な術前管理はない．

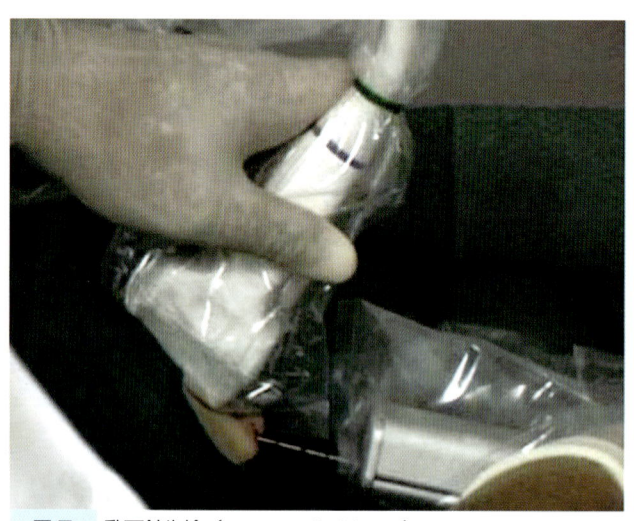

図7 乳房針生検（core needle biopsy）

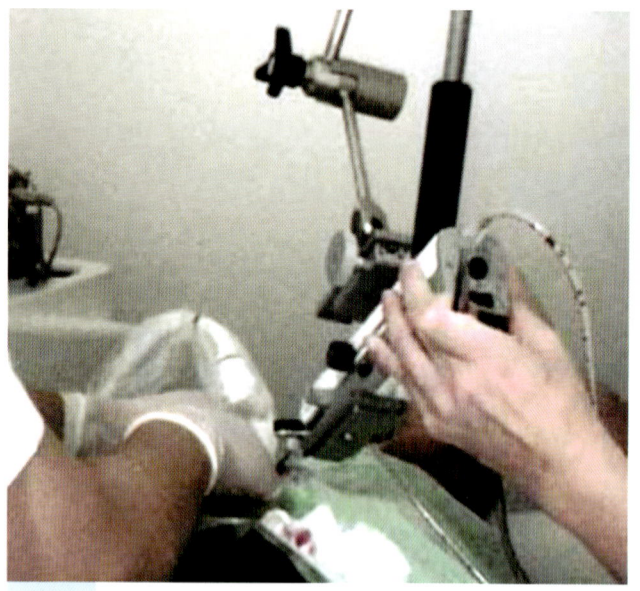

図8 マンモトーム検査

5 必要な機器と器具

1● **硬性鏡**：5mmの斜視鏡（vein Harvestに装着する）．
2● **vein Harvest™（エチコン社）**
大胸筋筋膜を剝離する（図9）．
3● **vessel dissecterまたは Visualized trocar（Opti view™：エチコン社）**
硬性鏡を装着し皮下脂肪組織を鈍的に剝離する際に用いる（図10）．vessel dissecterはvein Harvestセットに含まれている．
4● **Dissecting balloon（PDB, Origin社）**
剝離した乳腺後隙を伸展させ，空隙を作成するとともにvein Harvestによる剝離面の圧迫止血を行う．
5● **Laparosonic coagulating shears（LCS, ハーモニック™：エチコン社）**
腫瘍切離に用いる．先端の形状は，shears typeの他に，フック型やカタナ型などがあり，切除する腫瘍の形態や乳腺の背景（乳腺症の有無など）により使い分けをする（図11）．
6● **マーキング用色素**
インジゴカルミン2ccとキシロカインゼリー3ccを混合したものを使用する．
7● **T bar™（住友ベークライト社）**
二酸化炭素による送気にて十分な視野が得にくい症例では，皮膚よりT barを刺入し，皮膚の挙上を行い視野を確保する．また，腋窩リンパ節郭清の際，大胸筋を挙上し腋窩腔での作業空間を維持するために用いる．腹腔鏡下胃癌部分切除術（Lesion lifting法）に使用する住友ベークライト社製の製品を用いている．
8● **そ の 他**
5mm，10mm腹腔鏡下手術用トラカール．

6 セッティング，体位，麻酔

麻酔と体位（図12）
全身麻酔下，仰臥位をとり患側上肢を挙上する体位をとる．筋弛緩剤を用い，大胸筋の緊張をできるだけとることが肝要である．

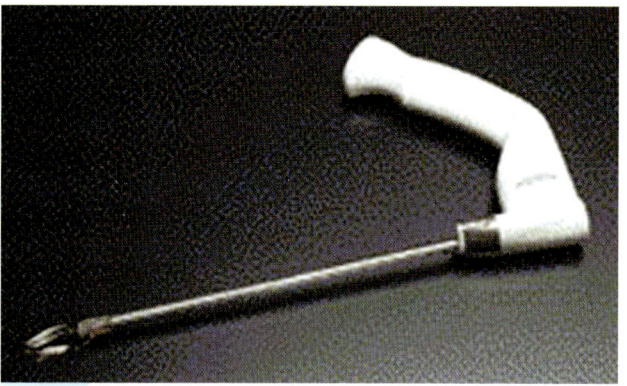

図9 vein Harvest™（エチコン社）
先が「こて」の状態となっており，内部に5mmの硬性鏡を装着できる．

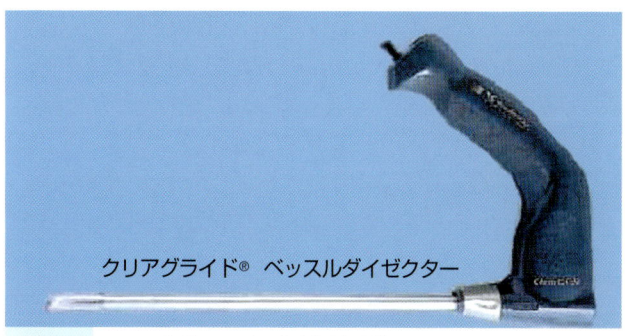

図10 vessel dissecter（エチコン社）
先が透明になっており，剝離状態を内部に装着した5mm硬性鏡にて観察できる．

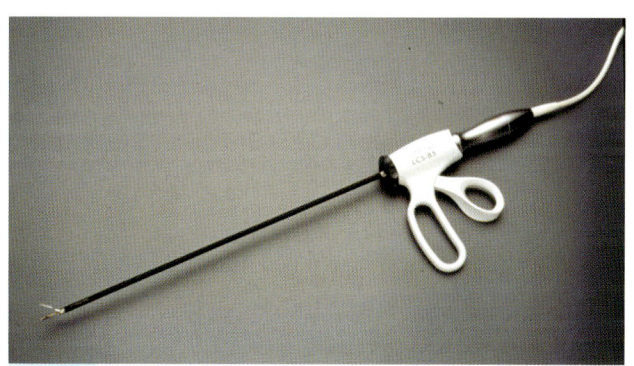

図11 Laparosonic coagulating shears（LCS, ハーモニック™：エチコン社）
超音波凝固切開装置で，乳腺や結合組織の切離に用いる．

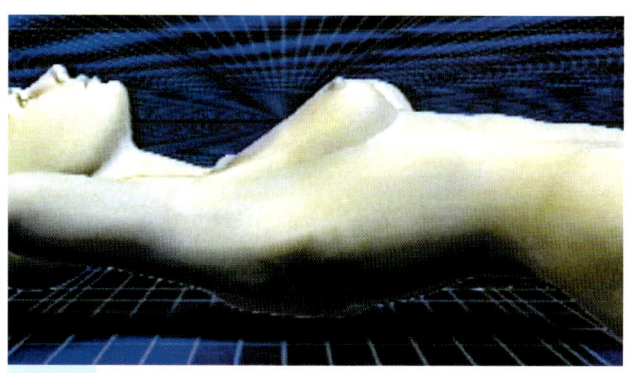

図12 術中体位（CG）
仰臥位にて，患側上肢を挙上する体位をとる．

7 基本操作と手術手技

1)乳腺切離の基本操作

(1)皮　　切
　腋窩の皮膚割線に沿って約2cmの切開を加える．直視下に皮下を鋭的に剝離し，大胸筋筋膜まで露出し，大胸筋筋膜を切開し筋束を露出する(図13-1)．後に追加挿入するポートは，乳頭と同じ高さで広背筋外縁の選択する(図13-2)．この部位は，下着や水着に隠れる部位を選択する．

(2)乳腺後隙の剝離
　露出した大胸筋筋束の前面に5mm斜視鏡を装着したvein Harvestを挿入する(図14-1,2,3)．視野の下方に大胸筋筋束，上方のvein Harvestのフード部分に剝離していく大胸筋筋膜が確認できるように外側から剝離を進める．vein Harvestは筋線維の走行に対して長軸方向に進めることが肝要である(図15)．腋窩部から乳腺下溝線周囲まで剝離を進めたら，一度引き抜く．ふたたび，腋窩部切開部よりvein Harvestを挿入し，先に剝離した部位の内側の剝離を進める．その際，細い穿通枝を確認したら電気メスにて切離しておく．内側の剝離の際には内胸動脈からの穿通枝を損傷しないように注意する．腫瘍直下だけでなく，乳腺後隙の全領域を剝離・授動しておくことで，十分な作業空隙の作成が可能となる．

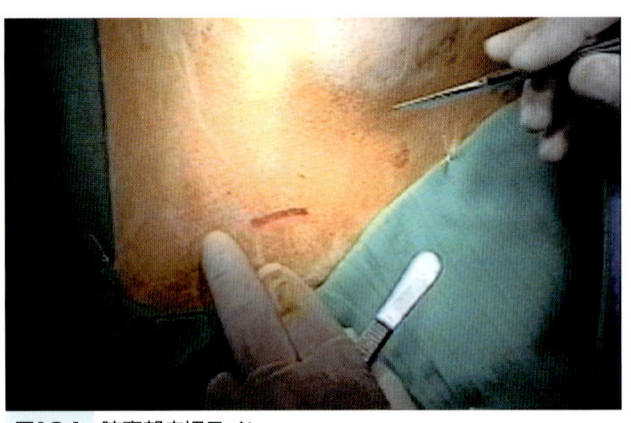

図13-1　腋窩部皮切ライン
　腋窩底皮膚屈曲線に皮切を加える．手を下垂した時に隠れる線を選択する．

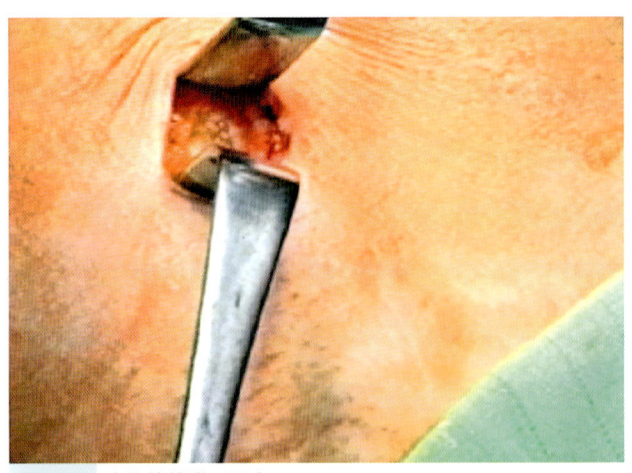

図13-2　大胸筋筋膜の露出
　皮切後，鈍的に皮下脂肪織を剝離し，大胸筋筋膜を確認する．

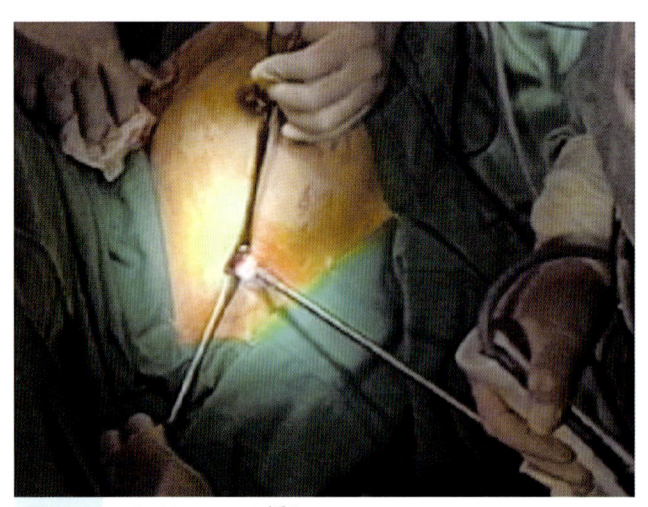

図14-1　vein Harvestの挿入
　硬性鏡を装着したvein Harvestを大胸筋筋膜の腹側に挿入する．

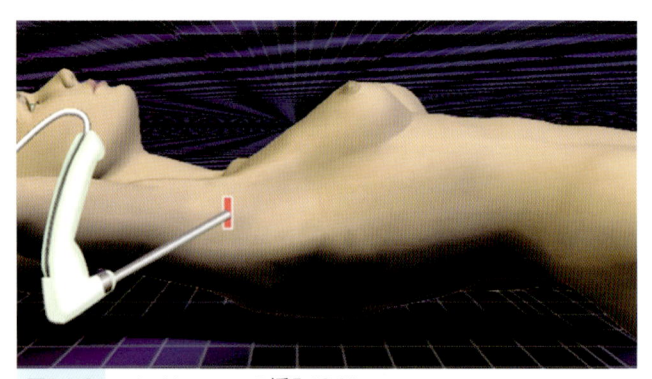

図14-2　vein Harvestの挿入(CG)

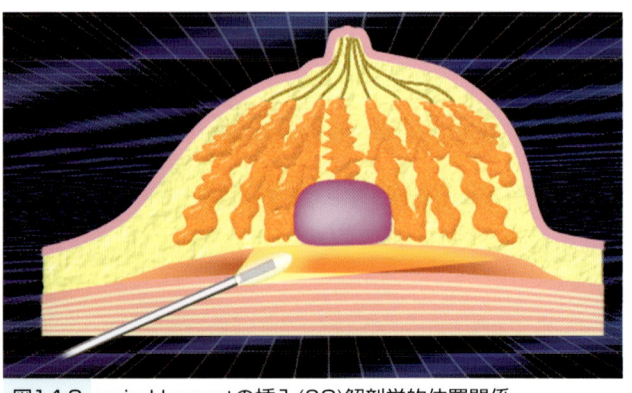

図14-3　vein Harvestの挿入(CG)解剖学的位置関係

（3）乳腺後隙の伸展と圧迫止血

vein Harvestにて剥離・授動した乳腺後隙にdissecting balloon(PDB)を挿入し，付属のポンプから20〜30回ほど徐々に加圧する．約5分間圧迫したのちPDBを脱気し，腋窩部から除去する（図16-1,2）．

ピットフォールとコツ

- 乳腺後隙の剥離
  vein Harvestが決して筋束に刺入しないようにする．

- 乳腺後隙の伸展と圧迫止血
  乳腺全領域が膨隆することを確認する．
  一部でも拡張が悪い場合は，再度後隙の剥離を行う．

- トラカールの挿入
  胸壁損傷にならないようにゆっくりと内視鏡観察下に行う．

- 腫瘍切除
  内視鏡の視野が不良になった場合は，躊躇なく洗浄する．

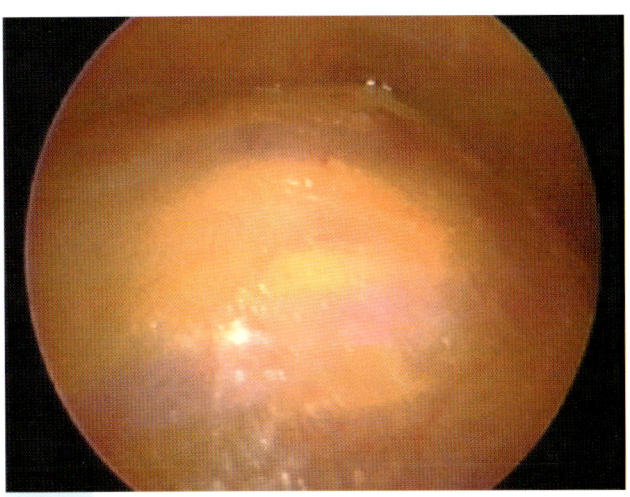

図15 vein Harvestからの視野
　視野の下方に大胸筋筋膜を確認しながら，乳腺後脂肪織の層を剥離する．

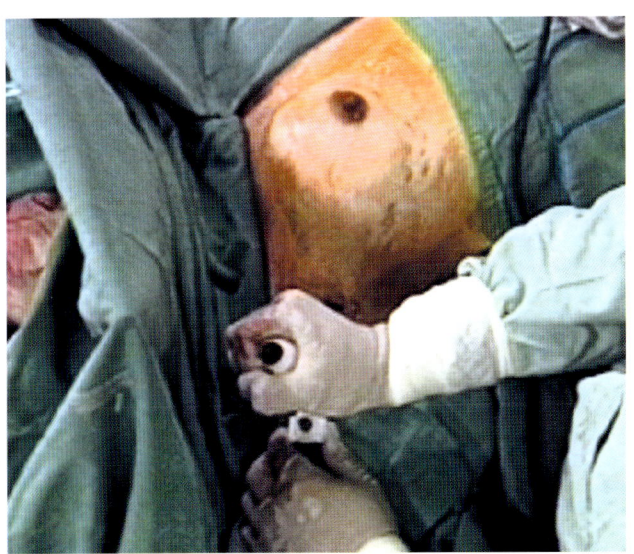

図16-1 PDBによる拡張および圧迫止血

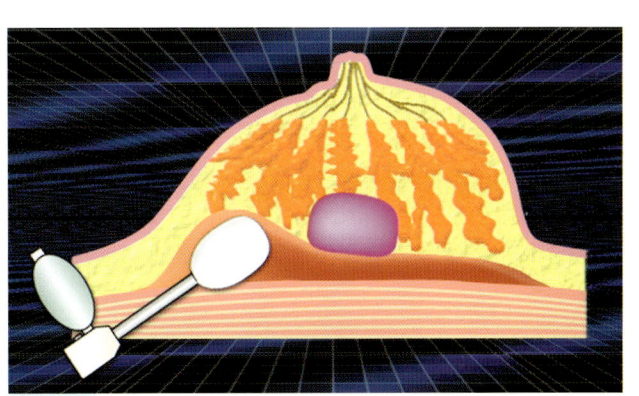

図16-2 PDBによる拡張および圧迫止血(CG)

(4)乳腺前方脂肪織剥離

visualized trocar(vessel dissecter)に5mm硬性鏡を装着し，腋窩部皮切より挿入し，乳腺と皮膚の間の脂肪織の層を鈍的に剥離し，皮下トンネルをいくつか作成する(図17-1)．Cooper靱帯も本操作にて切離可能である．Cooper靱帯のみならず，Cooper靱帯周囲の脂肪織を可及的に剥離しておくことにより，腫瘍の可動性が良好となり，後の把持操作や切離操作に有用である．剥離を行った後，先に乳腺後隙の拡張および圧迫止血に用いたPDBを皮下に挿入し，拡張させ圧迫止血を5分ほど行う(図17-2)．

(5)トラカールの挿入

腋窩部からblunt portを挿入し，portにCO_2気囊用のチューブを挿入し，気囊圧5〜8mmHgにて送気を行う．10mmの硬性鏡をトラカールより挿入し，先に作成した乳腺後隙を観察する(図18-1,2)．線維腺腫では，後隙からの観察によりその被膜が明確に観察され，切除範囲の想定ができることもある(図19)．硬性鏡による観察にて切除線が観察できない場合は，触診にて確認し，切除範囲のマーキングを行う．

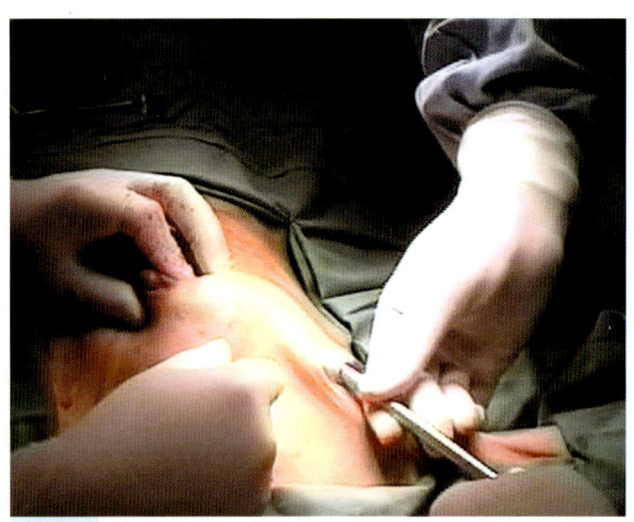

図17-1　vessel dissecterによる皮下剥離

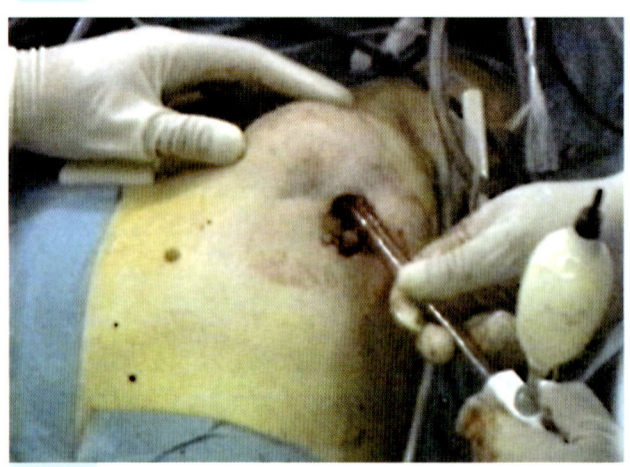

図17-2　剥離後，PDBにて拡張と圧迫止血を行う．

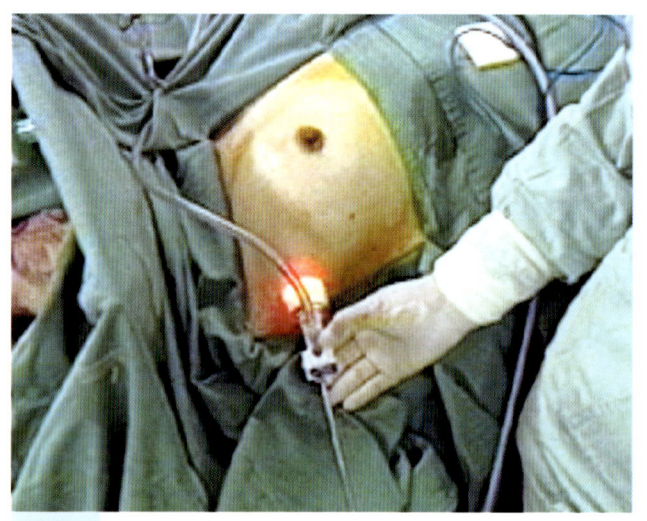

図18-1　送気および硬性鏡の挿入による内腔観察

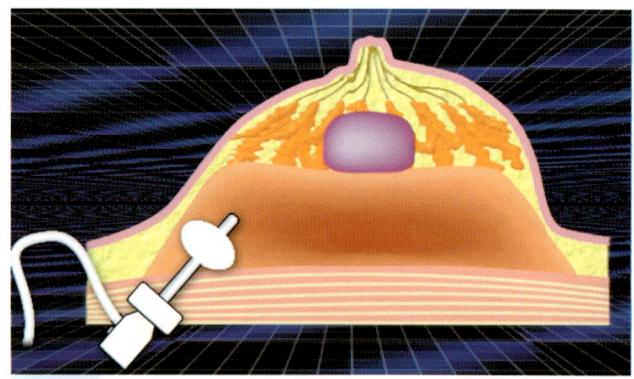

図18-2　硬性鏡挿入のイメージ図

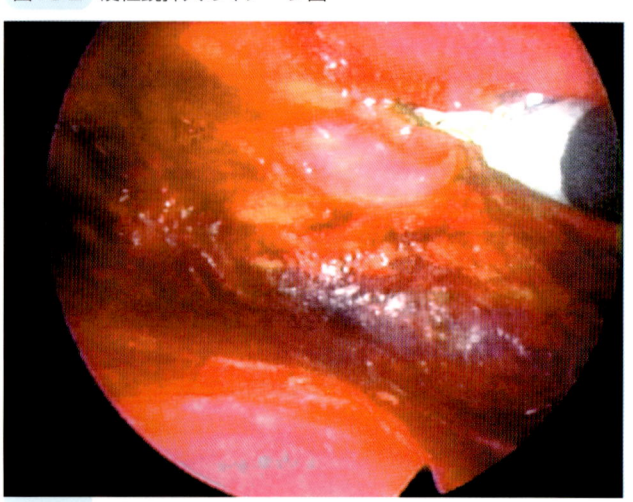

図19　乳腺後隙から観察した腫瘍
　　　後隙からの観察にて，明らかに突出した腫瘍が確認できる．

(6) 切除線マーキング

乳腺の授動を行った後に，マーキングを行う(図20-1)．これは，授動前にマーキングを行うと，色素が拡散し切除線が不明瞭となるためである．23Gの長針(カテラン針)にインジゴカルミンとキシロカインゼリーを混合した色素を入れた注射器(5ml)を装着する．硬性鏡で乳腺後隙を確認しながら腫瘍の周囲に約2cm間隔でマーキングを行う．その際，皮膚から乳腺後隙まで垂直に刺入することが肝要である．乳腺後隙の脂肪組織と乳腺内にマーキング色素を注入する(図20-2)．

腫瘍に嚢胞成分を有しているときは，嚢胞内に色素を注入することにより切除線が想定できることもある．また，乳腺症(硬化性腺症など)が強い症例では，注入し難いこともある．適宜，針の太さを代えて注入する．

葉状腫瘍では，腫瘍に正常乳腺を含めた切除線とするように留意する．

(7) 追加ポート挿入

切除すべき腫瘍のマーキングの後，腫瘍の切除にあたり把持およびLCSの操作に適切なポート刺入部を検討する．腫瘍の形状と腫瘍の背景の乳腺の状態によっては，LCSのみで切除可能な症例もあるが，一般的には1本のポートを追加挿入し腫瘍の把持と切離を行う．できるだけ把持鉗子とLCSが90度になる位置が操作しやすい．ポート刺入部は乳腺外の中腋窩線で，乳頭の高さと下溝線を目安にする(図21)．この部位は下着や水着の装着により切開部が隠れる高さであり，整容的に特に優れている部位である．

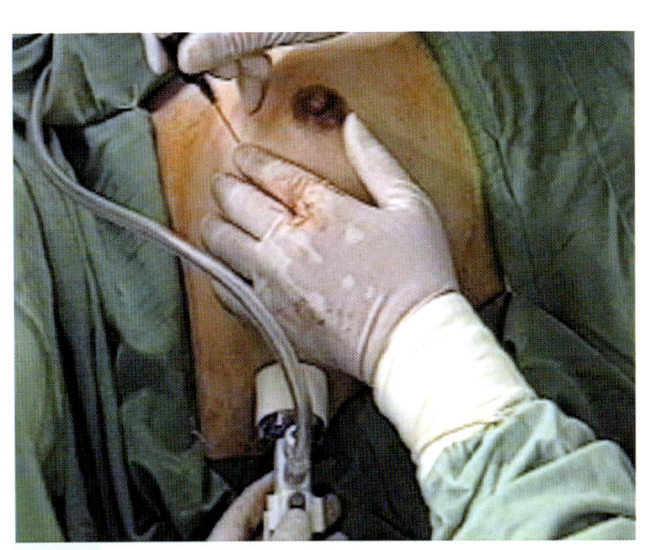

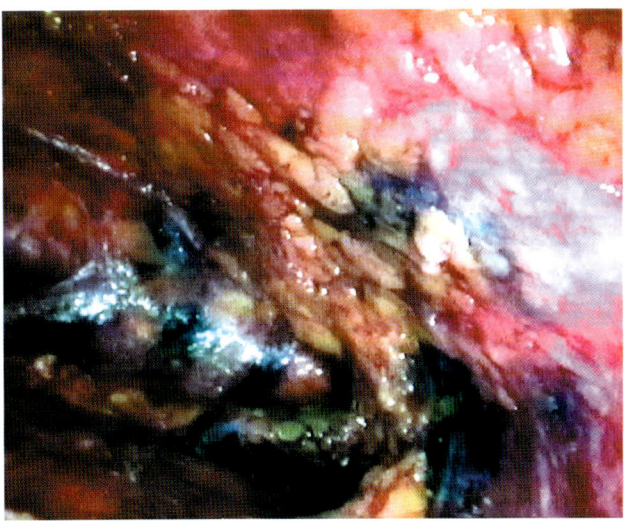

図20-1 マーキング用色素の注入
硬性鏡からの視野を確認しながら刺入する．

図20-2 色素注入後

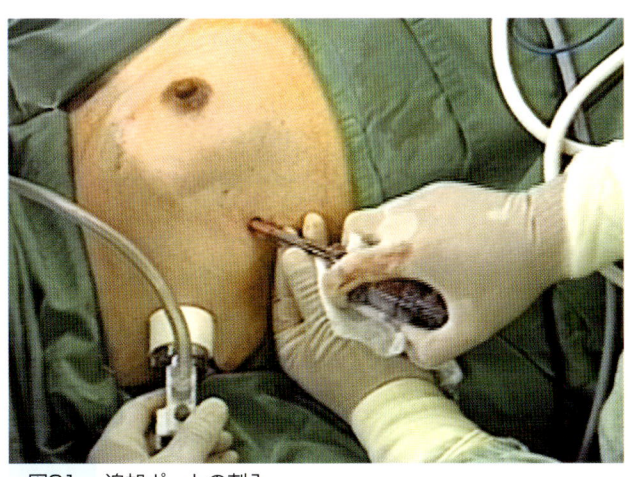

図21 追加ポートの刺入
胸腔内へ刺入しないように硬性鏡観察下に慎重に刺入する．

(8) 腫瘍切除

切離開始時には，鉗子による把持が難しいため，マーキング部位をフックブレードにより押しつけながら溝を作っていく．まず，マーキングに沿って全周性に切離を進める．切離する部位によっては，LCSが接線方向と重なるため，適宜腋窩部のポートから硬性鏡を他のポートへ変更し，腋窩部からLCSを挿入し全周性に切離を進めるようにする(図22-1,2,3)．

(9) T bar™による挙上

患者の体格や乳房の厚みなどにより，気嚢だけでは視野の維持が困難な症例がある．その際は，T bar™(住友ベークライド社)を腫瘍の周囲から乳腺後隙腔へ1本または2本刺入し，乳腺を挙上することにより安定した視野が確保できる(図23)．

乳腺から腫瘍の切離が完了すると，前方のCooper靭帯との切離を行う．この切離ではtractionがかけにくいため，shears typeのLCSが有効である．

標本はendo bagなどに入れ回収する．標本が腋窩部切開創から摘出できないときは，endo bag内で裁断し，分割しながら回収する．

(10) 止血確認

切離面の止血を確認する(図24)．乳腺切離断端は閉鎖せずにそのままとする．また，ドレーンは原則として挿入しない．

(11) 創部閉鎖

創部は埋没縫合にて閉鎖する．

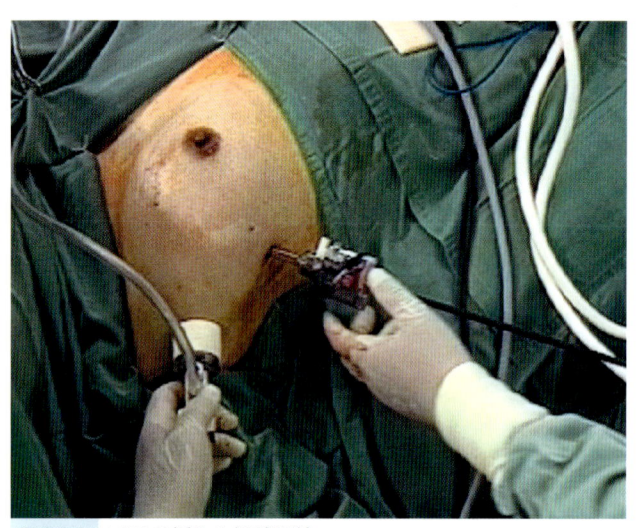

図22-1 LCSの挿入と切除開始

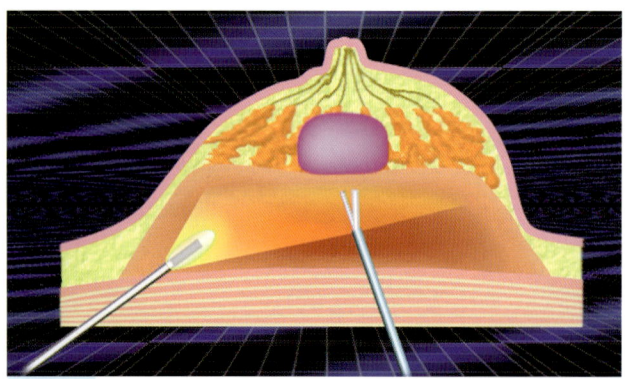

図22-2 切除のイメージ図

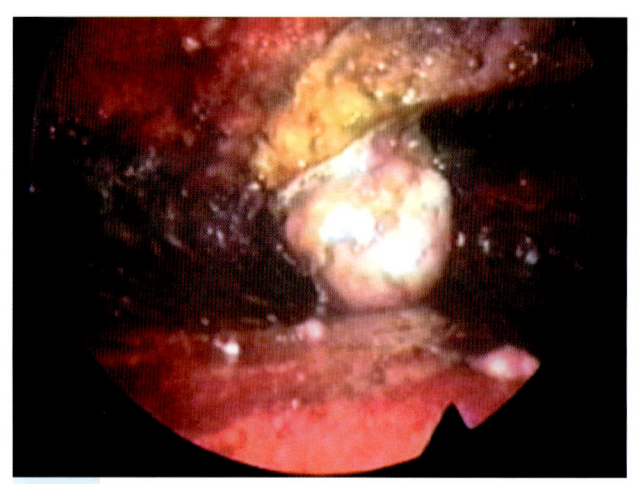

図22-3 切離後半

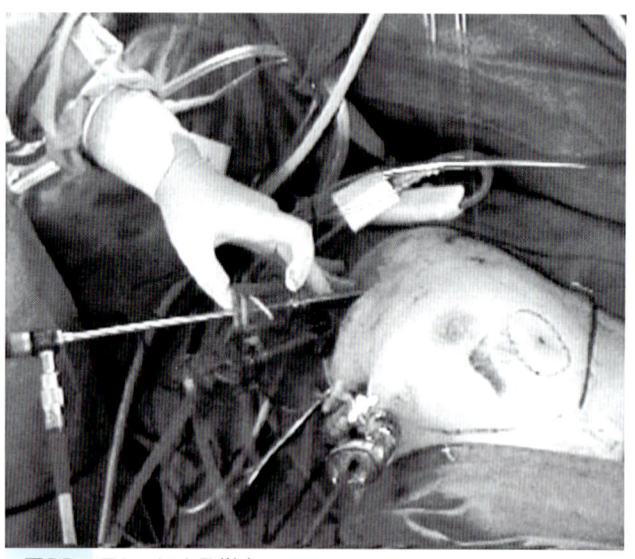

図23 T barによる挙上

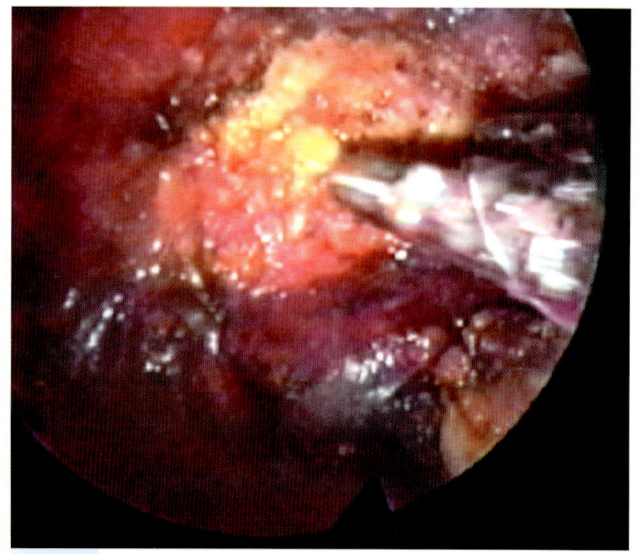

図24 切除終了後，断端の止血確認

2)腋窩リンパ節郭清の基本操作

通常,乳癌手術では円状切除を行った後に,鏡視下腋窩リンパ節郭清を行う.先に皮膚の挙上に用いたT barを大胸筋外縁に刺入し挙上することにより,小胸筋間の空隙確保が可能となる(図25).外側の下胸筋神経および小胸筋を貫く中間胸筋神経の走行が確認できるため,それら神経を温存しつつ胸筋間リンパ節(Rotterリンパ節)の郭清を行う(図26).

引き続き,浅腋窩筋膜および深腋窩筋膜を鏡視下に切開し,腋窩腔に達する(図27).頭側の腋窩静脈の走行を確認し,内側のLevel IIリンパ節群からの郭清を行う.その際,広背筋前面の皮膚をT barにて牽引することにより腋窩腔の作業空間を維持しやすくなる.外側胸静脈は必要に応じてHSにて切離する.胸壁に長胸神経の走行が確認できたら,損傷しないように郭清を尾側に進める.作業空間が狭いため,次のLevel I郭清が行い難い際は,Level II部のリンパ節を一度切離・摘出しておく.

腋窩静脈より胸背静脈の走行を確認し,その根部を剥離し,その背側を検索すると,通常,胸背神経の走行を確認できる.胸背血管・神経周囲の郭清を尾側に進める.途中,肋間上腕神経の走行が確認されたら可及的に温存する.胸背血管が広背筋と胸壁に分岐する部位を確認できたら,標本を摘出する.

8 術中偶発症:予防と対策

1)動脈出血

vein Harvestによる乳腺後隙剥離の際に,大胸筋からの穿通枝による動脈出血をきたすことがあるが,通常は拡張バルーンによる圧迫止血にてコントロール可能である.しかし,止血不可能な場合は,内視鏡観察下に内視鏡手術用電気メスあるいはLCSにて凝固止血を行う.

2)皮下気腫

乳腺後隙の剥離操作が不十分なまま送気を行うと皮下気腫をきたすことがある.十分な剥離とバルーンによる作業空間拡張を行ったのちに送気することが肝要である.

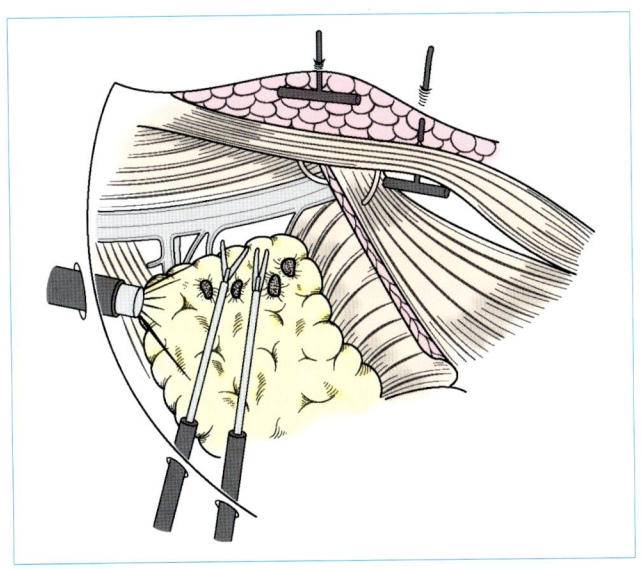

図25 腋窩郭清
T barによる皮膚および大胸筋外縁の挙上.

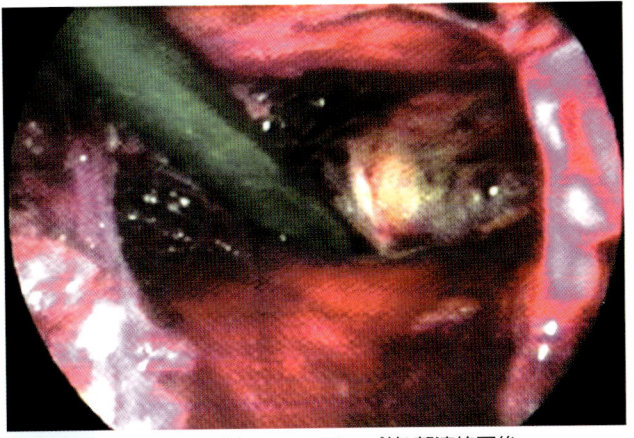

図26 胸筋間リンパ節(Rotterリンパ節)郭清終了後

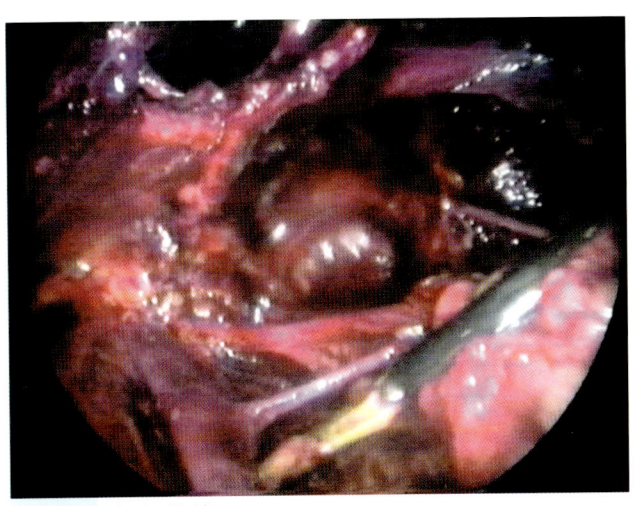

図27 腋窩郭清
腋窩静脈の走行を明らかにし,胸背静脈,外側胸静脈などの走行を確認する.

9 術中合併症：予防と対策

1) 皮下気腫
術中に明らかでなかった皮下気腫が術後に確認されることがある．通常は側胸部または頸部に認められるのみであるため，そのままの経過観察で自然吸収される．疼痛を訴えた場合は，経口もしくは坐剤による鎮痛剤を投与する．

2) 創感染
創感染をきたすことは，稀ではあるが創縁部の熱傷により二次性に認められることがある．通常は消毒処置などで治癒できる．

3) 皮下出血
腫瘤摘出部および腋窩切開周囲に皮下出血斑を認めることがあるが，通常は経過観察で消退する．もし，皮下に貯溜を認めた場合は適宜，経皮的に穿刺吸引を行う．

4) 患側上肢のしびれ
術中の体位あるいは大胸筋全面を剥離することに伴う，上肢のしびれを伴うことがある．2～3日の経過観察で改善することが多いが，訴えの続く場合は，消炎鎮痛剤を投与する．

10 術後の創部の状態

1) 症 例
18歳．右AB領域の径3.5cm線維腺腫．術後1週間目の状態で，腫瘍切除部位に薄い出血斑を認めるが，他には合併症は認めなかった(図28-1)．術後1ヵ月目には腋窩部の創部は，上肢を挙上しない限り見えない状態である(図28-2)．

2) 考 察
良性乳腺腫瘍は基本的に経過観察する方針としているが，整容的問題を有している症例や増大傾向を呈する症例では切除の対象となる．患者が比較的若年者の傾向があるため，摘出にあたり，より整容面に考慮する必要があり，本術式は有用な方法である．乳癌に対しては，通常の手術と同様に円状切除あるいは扇状切除が可能である．現在，その適応を腫瘍径2cm以下としている理由は，切除範囲が広範囲になった場合の欠損部充填法が，現在の鏡視下乳腺手術ではまだ安定した方法が確立されていないためである．今後，手技の開発に伴い，適応拡大になる可能性は十分考えられる．

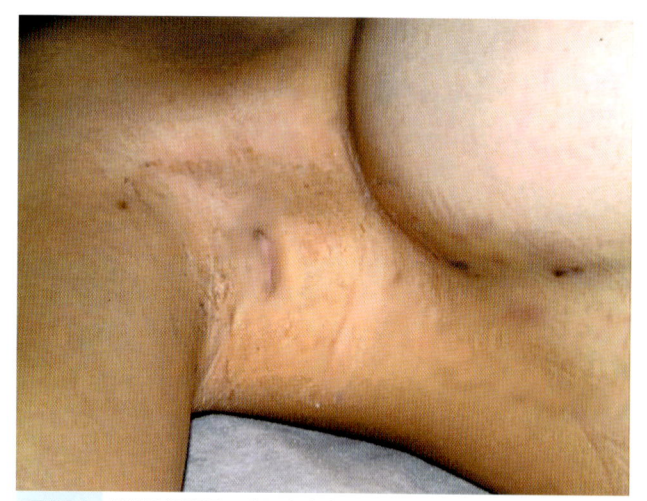

図28-1 術後1週間目の皮下出血斑

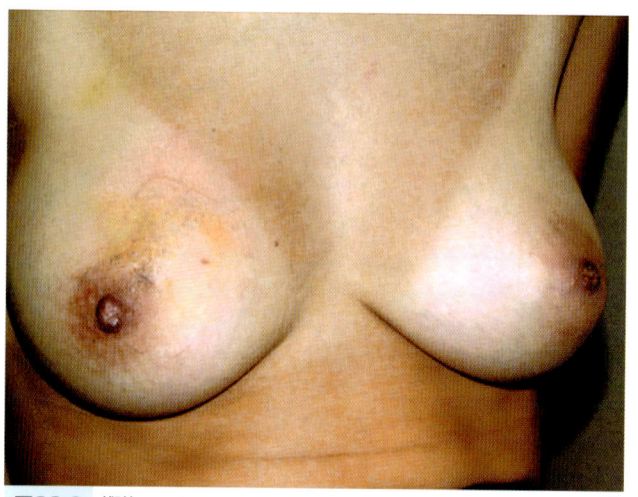

図28-2 術後1ヵ月目の腋窩創部の状態

文献
1) Kitamura K, Hashizume M, Kataoka A, et al : Transaxillary Approach for the Endoscopic Extirpation of Benign Breast Tumors. Surg Laparosc Endosc 8 : 277-279, 1998
2) Tamaki Y, Nakano Y, Sekimoto M, et al : Transaxillary Endoscopic Partial Mastectomy for Comparatively Early-Stage Breast Cancer. Surg Laparosc Endosc 8 : 308-312, 1998

[長内 孝之]

VIII. 鼠径ヘルニア

1・TEPP

1 はじめに

　腹腔鏡下鼠径ヘルニア修復術には，腹膜外腔アプローチで行うTEPP（totally extraperitoneal preperitoneal repair）と，経腹腔的アプローチで行うTAPP（transabdominal preperitoneal repair）がある．両者とも鼠径ヘルニアの手術に重要な解剖学的構造物を手にとるように露出し，観察しながら，診断と治療を同時に行うtennsion-freeの合理的術式である．結果として，限りなくゼロに近い再発率と迅速な回復が約束される．筆者はこのうち，TEPPの安全性，確実性，簡便性をとくに重視し，TEPPを成人鼠径ヘルニアの標準術式と考え，手技が煩雑で臓器損傷やイレウスなど重大な合併症の可能性のあるTAPPはTEPPの補完的手術に位置づけている．

　現在のところ，TEPPもTAPPも指導医や解説書の少なさから一部の外科医の特殊な手術と考えられているが，ここに記載する手順通りに行えば誰にでもできる普遍的な術式であることをご理解頂きたい．

　本稿では，前述の理由により，TEPPの手術手技の実際を詳しく解説し，TAPPについては要点にのみ触れる．

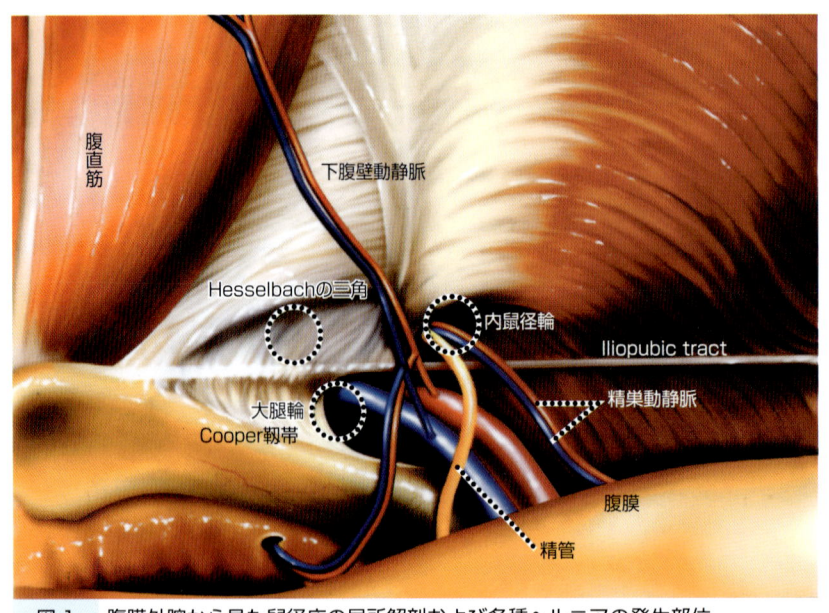

図1　腹膜外腔から見た鼠径床の局所解剖および各種ヘルニアの発生部位
　内鼠径輪より外鼠径ヘルニアが，Hesselbachの三角より内鼠径ヘルニアが，大腿輪より大腿ヘルニアが発生する．

2 局所解剖

腹腔鏡で，炭酸ガス加圧下の腹膜外腔から見た鼠径床の局所解剖と各種ヘルニアの発生部位を図1に示す（本文中の図はすべて右側例で示す）．

3 適応

18歳以上の鼠径部周辺ヘルニア（外鼠径ヘルニア，内鼠径ヘルニア，大腿ヘルニア）すべてを適応とする．ただし，TEPPの術野である腹膜前腔に侵入する手術（下腹部切開による前立腺手術など）を受けた既往のある患者は適応から外す．

4 術前検査と術前管理

ヘルニアの診断は視診，触診のみで十分である．鼠径部にヘルニアが存在することの確認が最も大切で，術前に外鼠径か内鼠径かなどヘルニアの種別診断を行うことはさほど重要ではない．術前の全身チェックとして以下の検査を行う．

1) 血液一般検査
2) 血液凝固能検査
3) 血液生化学検査
4) 尿一般検査
5) ウイルス性肝炎・梅毒の血清検査
6) 胸部X線検査
7) 心電図検査
8) 肺機能検査

本手術では出血傾向の有無のチェックがとくに大切である．ワーファリンなどの抗凝固薬を服用している場合は，投薬医と相談のうえ，可能なら3日前より服用を中止させる．臍部は十分清拭し清潔にしておく．除毛は上腹部から恥骨のレベルまで行う．

5 必要な機器と器具・材料

本手術には腹膜外腔を拡張して手術空間を作るためのバルーンと腹腔鏡用のトロッカーおよびメッシュ固定用の器具が特殊なものであるが，他は腹腔鏡下胆嚢摘出術に使用するセットがあれば十分である．

1. 腹腔鏡：斜視角30°の腹腔鏡と直視の腹腔鏡を各1本用いる
2. ビデオシステム（カメラ，モニターテレビ，光源装置） 1式
3. 気腹装置 1式
4. 電気メス 1式
5. 腹膜外腔拡張バルーン（PDB1000，USS社，図2） 1本
6. 10mmの腹腔鏡用トロッカー（BTT,USS社） 1本
7. 5mmの操作用トロッカー 2本
8. 把持鉗子 2本
9. 鋏鉗子 1本
10. ツッペル鉗子（エンドピーナッツ・USS社，エンドパスチェリーダイセクター・J＆J社）1本
11. プロタック（USS社） 1本
12. メッシュ（サージプロメッシュ，13×8cm，USS社） 1枚

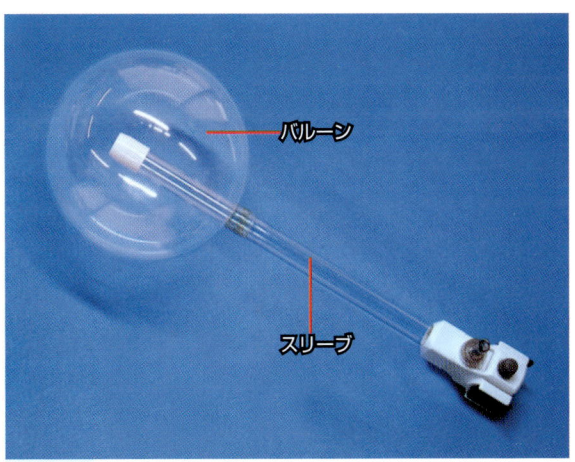

図2　腹膜外腔拡張バルーン（PDB1000）
先端に弾性のあるシリコン製バルーンの付いたスリーブとその内筒（写真では抜去されている）からなる．

6 セッティング，体位，麻酔

　術者はヘルニアと反対側に立ち，腹腔鏡医は術者の対面に立つ．器械出しナースは常に患者の右側で下肢寄りに立つ．モニターテレビや光源・気腹装置は患者の足側に置く(図3)．体位は両上肢を躯幹に付けた背臥位で軽い頭低位とする．麻酔は気管内挿管による全身麻酔，もしくは硬膜外麻酔で行う．

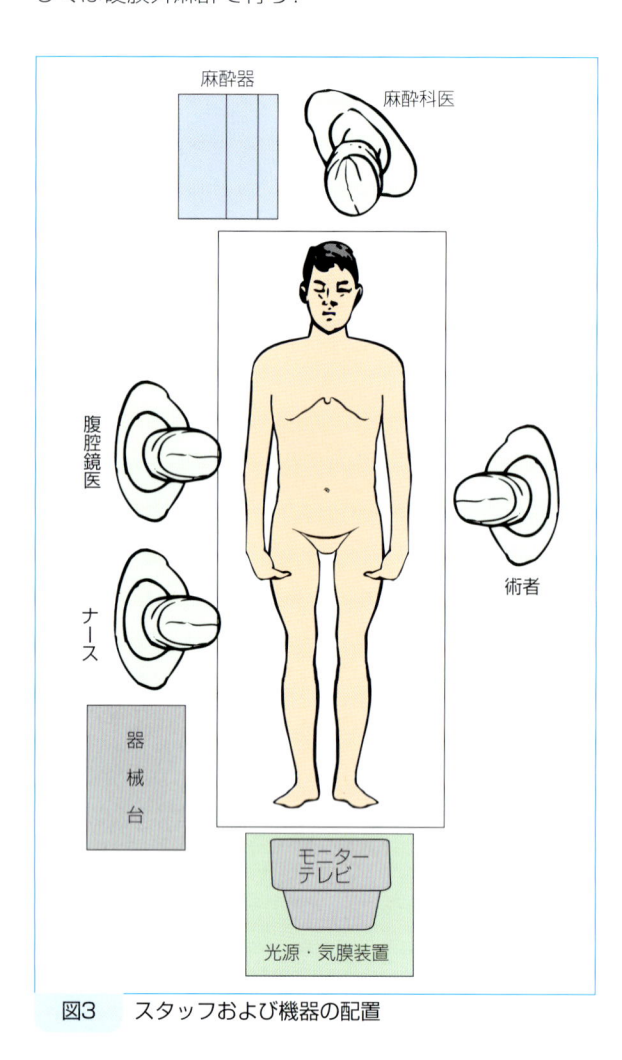

図3　スタッフおよび機器の配置

7 基本操作

1) 腹膜外腔の拡張

　臍下に約10mmの横皮切をおき，ヘルニア側の腹直筋前鞘を横に切開する．ヘルニアが両側性なら左右どちらでもよい．ここで，腹直筋後鞘と腹直筋の間を小指や筋鉤で十分剝離する．同部より腹膜外腔拡張バルーン(PDB1000，以下PDBと略す)を挿入し(図4)，正中線

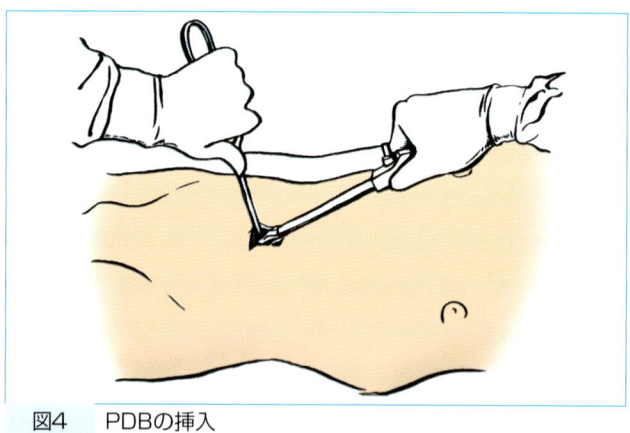

図4　PDBの挿入
　臍下の創より腹直筋後鞘と腹直筋の間にPDBを挿入する．

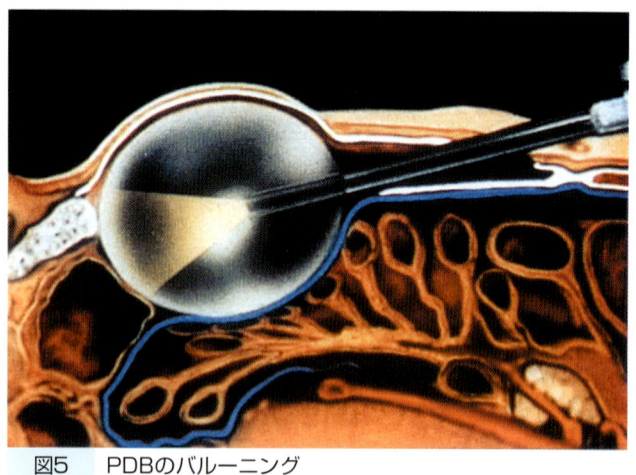

図5　PDBのバルーニング
　直視の腹腔鏡を入れた状態で空気でバルーニングする．

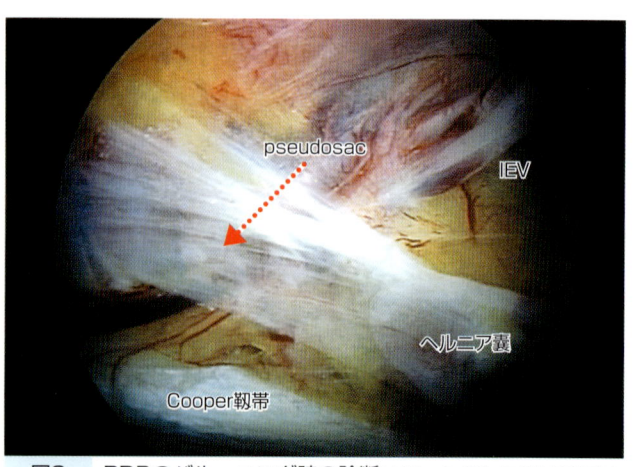

図6　PDBのバルーニング時の診断(バルーン越しに見た鼠径床)
　内鼠径ヘルニアの存在を示すpseudosacの所見(後述)は，バルーニング時にバルーン越しに確認することができる．

188　VIII●鼠径ヘルニア

と平行に恥骨結合やや外側へ進める．PDBのスリーブ内に直視の腹腔鏡を入れた状態で製品附属のゴム球で30〜40ポンピングの空気をバルーンへ送り膨らませる（図5）．この時，内鼠径ヘルニア症例では後に述べるpseudosacの所見をバルーン越しに確認することができる（図6）．次にバルーンの空気を抜き，PDBを抜去する．

2)腹腔鏡用トロッカーの挿入と腹膜外腔の加圧

PDBを抜去した臍下の創より，10mmの腹腔鏡用トロッカー（BTT）を挿入し，炭酸ガスで8〜10mmHgの加圧を行う（図7）．これでTEPPの手術空間が確保される．

3)操作用トロッカーの挿入

PDBで拡張し，炭酸ガスで加圧した腹膜外腔に斜視角30°の腹腔鏡を挿入すると下腹壁動静脈（IEV）やCooper靱帯，腹直筋，腹横筋は容易に同定できる（図8）．ここで，まず恥骨上部に1本，次に臍と恥骨の中程に1本，それぞれ5mmの操作用トロッカーを挿入する（図9）．ヘルニアが片側性ならやや外側（ヘルニアの反対側）にずらし，両側性であれば正中線上に挿入する．

4)下拵えとしての鼠径床の露出

鼠径床の露出には把持鉗子とツッペル鉗子や鋏鉗子を使用する．通常は先に述べたように，PDBのバルーニングでかなり明らかになっているので，本手術に重要な構造物を被う粗性結合織を少し剥離する程度で済む．なお，ときにIEVは外腸骨動静脈から腹壁に沿って視野の上方へ立ちあがらず，腹膜と共に下方に薙ぎ倒されていることがあるのも知っておかねばならない．

> **コツ**
>
> **IEVが腹膜とともに下方に薙ぎ倒されていたら**
>
> IEVを腹膜から剥離して腹壁のほうへ持ち上げることをまず試みる（図10）．この操作が困難であれば，手術の最終段階で鋏鉗子でメッシュにIEVに対応したスリットを入れればよい．
> スリットは体内で入れるほうが正確かつ容易である．

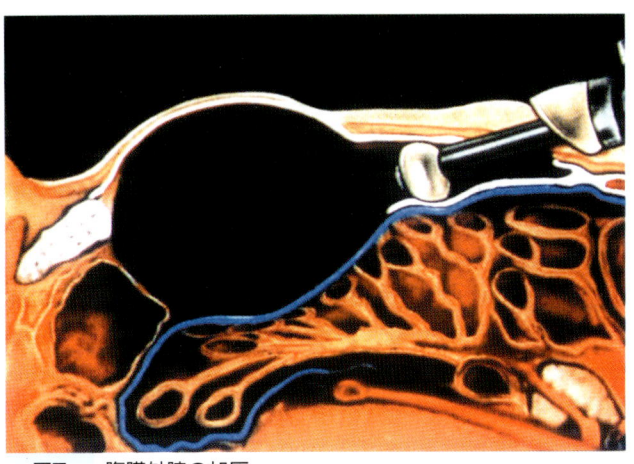

図7 腹膜外腔の加圧
PDBを抜去してBTTを挿入し，炭酸ガスで腹膜外腔を加圧する．

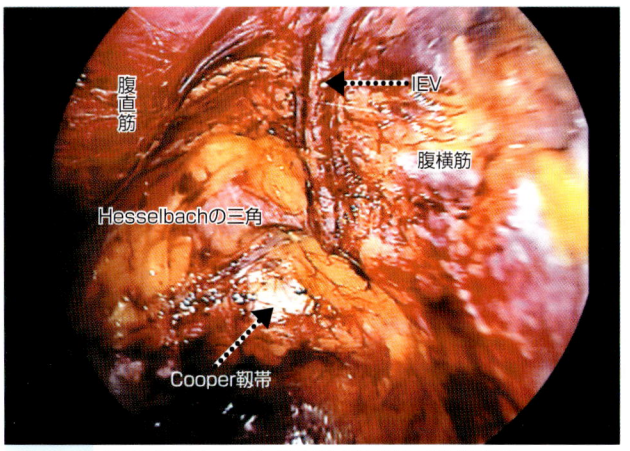

図8 PDBのバルーニング直後の鼠径床の腹腔鏡像
PDBのバルーニングにより，下腹壁動静脈やCooper靱帯，腹直筋，腹横筋はすでに剥離，露出されている．

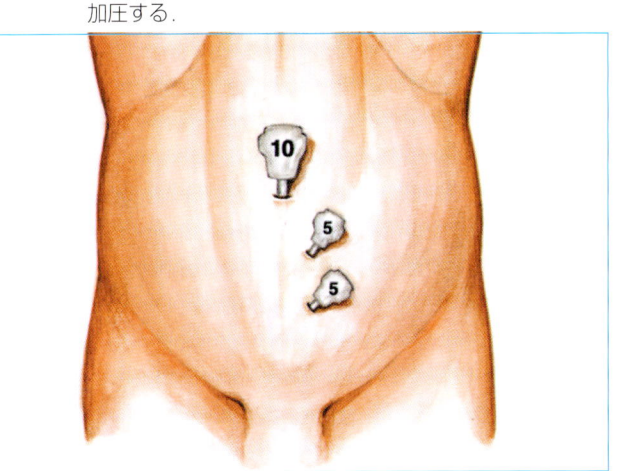

図9 トロッカーの挿入部位
臍下の10mmのトロッカーより腹腔鏡を挿入し，2本の5mmのトロッカーより挿入した鉗子類で手術を進める．

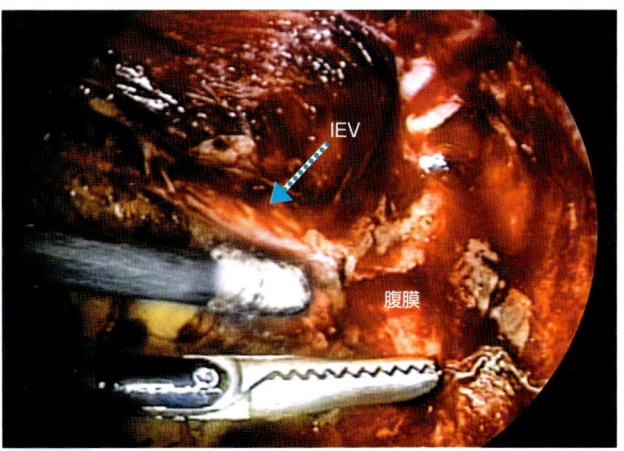

図10 IEVの下方偏位症例
ツッペル鉗子でIEVを腹膜から剥離して，腹壁のほうへ持ち上げているところを示す．

8 手術手技

1)ヘルニアの術中種別診断の進め方

まず，IEVの外側で腹膜縁(peritoneal edge：PE)を求める(図11-1)．次に，このPEを内側，すなわち内鼠径輪(IEVがよい目安となる)の方向へ辿っていく．ここで，PEがテント状に鼠径管の方向へ入っていけば外鼠径ヘルニアと診断されることになる(図11-2)．

さらに，PEを正中側へ追求していく．PEがHesselbachの三角へ入っていけば内鼠径ヘルニアということになる(図12-1)．実際には，内鼠径ヘルニアの場合は，PDBのバルーニングによりヘルニア囊が半ば還納されて横筋筋膜を舌状に引っ張るpseudosacと呼ばれる所見(図12-2)を呈することが圧倒的に多い．また，ときにはヘルニア囊が完全に還納されて，腹壁(Hesselbachの三角部)のdefectとして認められることもある(図13-1)．

PEがCooper靱帯の上を跨ぎ，IPTの下へ入っていけば大腿ヘルニアと診断される(図13-2)．

2)ヘルニア囊の処理

(1)内鼠径ヘルニア

把持鉗子を用い，Hesselbachの三角の横筋筋膜より，ヘルニア囊を剥離，還納する．横筋筋膜はpseudosacの状態になっているので，操作はきわめて簡単である．

(2)大腿ヘルニア

まず，ヘルニア門近くでヘルニア囊を全周性に剥離する．ヘルニア囊のすぐ外側には外腸骨静脈があるので，剥離は内側より始め，外側は最後に注意深く行う．次に，ヘルニア囊の還納に移るが，内鼠径ヘルニアの場合より少し強めに左手の把持鉗子でヘルニア囊を手前に引っぱり，右手の把持鉗子でiliopubic tract(IPT)を持ち上げぎみに軽く押してやるのがコツである．

(3)外鼠径ヘルニア

外鼠径ヘルニアにおいては，通常，ヘルニア囊を完全に末梢まで剥離して還納することは行わない．まず，ヘルニア囊から精索(精巣動静脈，精管)を外す操作に入る．この操作は必ずヘルニア囊を外側から一周する方向で行う．

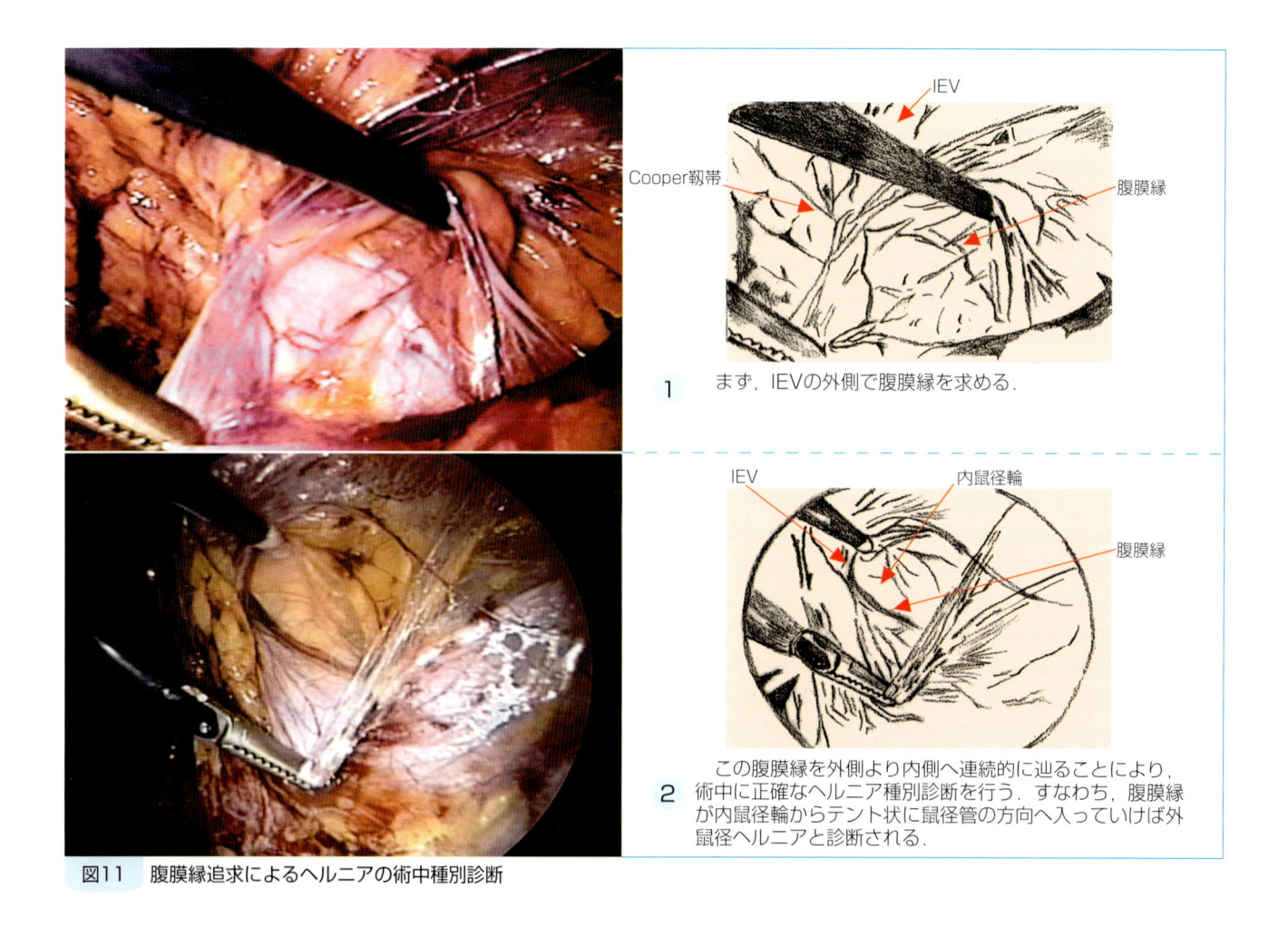

1 まず，IEVの外側で腹膜縁を求める．

2 この腹膜縁を外側より内側へ連続的に辿ることにより，術中に正確なヘルニア種別診断を行う．すなわち，腹膜縁が内鼠径輪からテント状に鼠径管の方向へ入っていけば外鼠径ヘルニアと診断される．

図11 腹膜縁追求によるヘルニアの術中種別診断

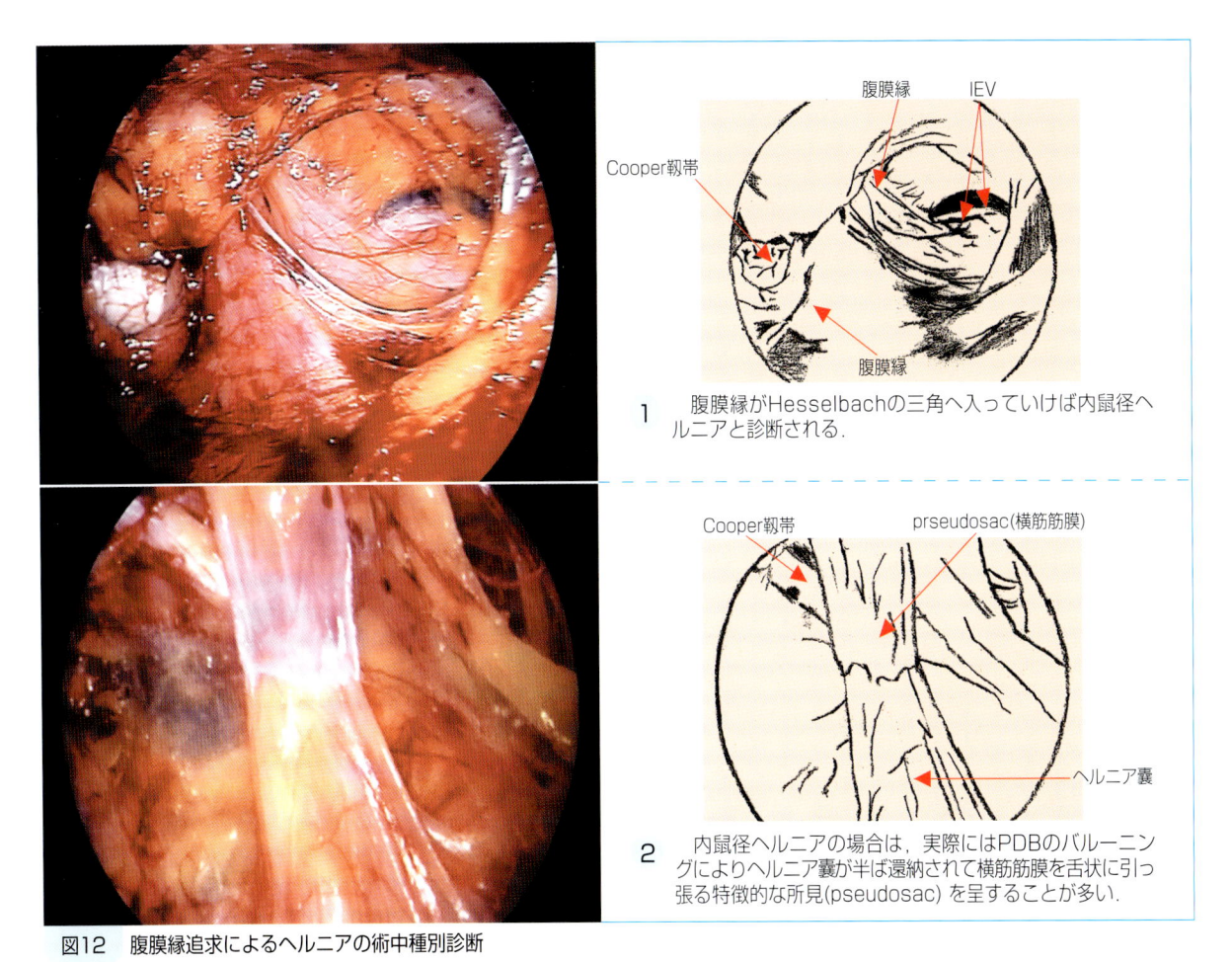

図12 腹膜縁追求によるヘルニアの術中種別診断

1 腹膜縁がHesselbachの三角へ入っていけば内鼠径ヘルニアと診断される．

2 内鼠径ヘルニアの場合は，実際にはPDBのバルーニングによりヘルニア嚢が半ば還納されて横筋筋膜を舌状に引っ張る特徴的な所見(pseudosac)を呈することが多い．

図13 腹膜縁追求によるヘルニアの術中種別診断

1 内鼠径ヘルニアの場合は，ときにPDBのバルーニングによりヘルニア嚢が完全に還納されて腹壁(Hesselebachの三角部)のdefectとして認められることもある．

2 腹膜縁がCooper靱帯の上を跨ぎ，IPTの下へ入っていけば大腿ヘルニアと診断される．

VIII.1 ● TEPP 191

すなわち，内鼠径輪から鼠径管の中へ入って行くヘルニア嚢を左手の把持鉗子で把持し，血管を含む脂肪織を右手の把持鉗子で外す．最初に剥離されるのは必ず精巣動静脈である(図14-1)．さらに，ヘルニア嚢の裏面近くまで追求すると精管が認められるので，これを剥離してヘルニア嚢より外す(図14-2)．そして，ヘルニア嚢をヘルニア門近くで全周性に剥離する．

次に，20cm長の2-0絹糸を用いてヘルニア嚢を内結紮で縛り(図15-1)，末梢側でヘルニア嚢を切離する(図15-2)．ヘルニア嚢内に内容が無いことは，結紮の感触で分かるが，念のためヘルニア嚢前壁を少し切開し，内容のないことを確認してから切離することが大切である．これでヘルニア嚢の処理は完了する．女性例では，ヘルニア嚢を子宮円索とともに結紮，切離すればよいので容易である．

3) メッシュの挿入展開と鼠径床へのプレースメント

ヘルニア門の閉鎖には，13×8cmのポリプロピレンメッシュを用いる．メッシュの挿入は，いったん腹腔鏡を抜き，この腹腔鏡用トロッカーよりブラインドで入れる．まず，メッシュの四隅の1角を鉗子でしっかり把持し，トロッカー内からさらに腹膜外腔まで挿入する．2本の把持鉗子を用いてメッシュをきれいに拡げ鼠径床に置く．メッシュが腹横筋腱膜弓の上方および内鼠径輪上方の腹横筋腱膜や腹横筋，さらに内鼠径輪外側，IPT，Cooper靱帯，腹直筋を十分カバーしていることを確認する．

> **コツ**
>
> **ヘルニア嚢内に腸管や大網など ヘルニア内容の存在が疑われたら**
>
> ヘルニア嚢に回した糸を1回だけ緩く仮結紮した後，可及的末梢側でヘルニア嚢前壁を鋏鉗子で横に切開し，内容を確認する（図16上）．ヘルニア内容があれば，鉗子にて腹腔内に還納する（図16下）．ヘルニア内容とヘルニア嚢の癒着があれば丁寧に外してから還納する．この段階で仮結紮糸を本結紮し，ヘルニア嚢を完全に切離する．知っておくべきテクニックである．これでヘルニア嚢の処理は完了する．

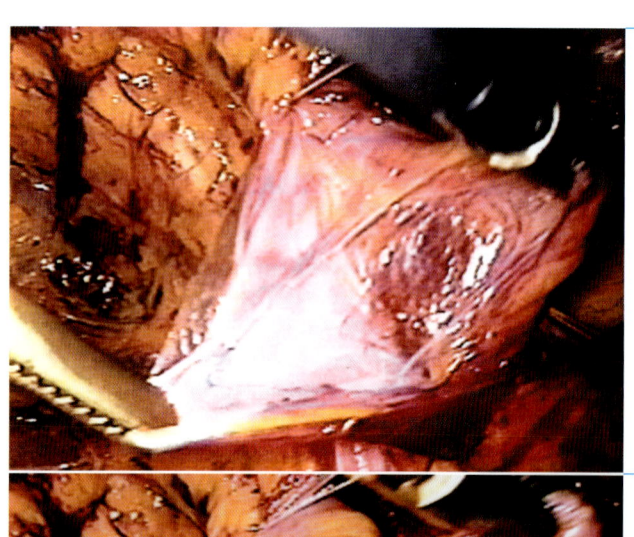

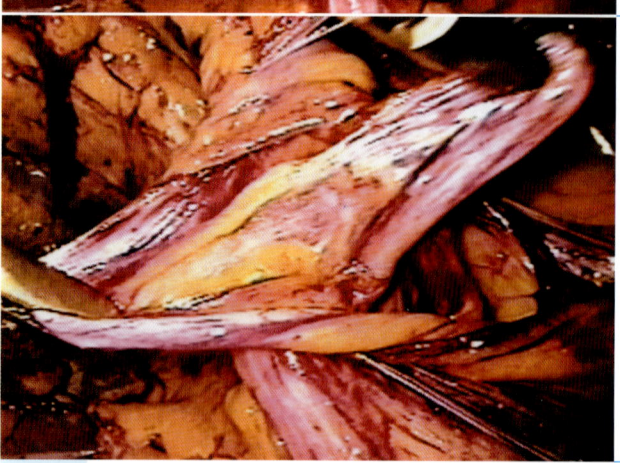

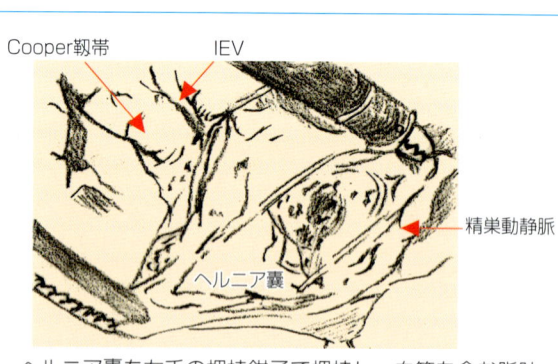

1 ヘルニア嚢を左手の把持鉗子で把持し，血管を含む脂肪織を右手の把持鉗子で外す．最初に剥離されるのは必ず精巣動静脈である．

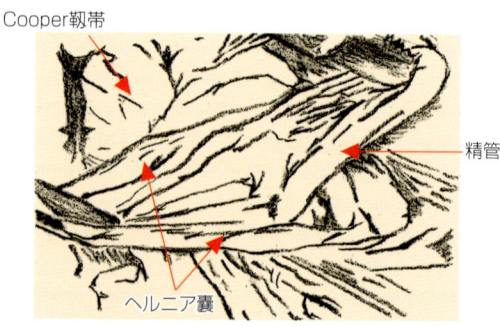

2 さらに剥離を進め精管をヘルニア嚢より外す．

図14 精索の剥離

| Cooper靱帯 | ヘルニア嚢 |
| | 結紮糸 |

1　ヘルニア嚢が全周性に剥離されたら，2-0絹糸を用いてヘルニア嚢を内結紮で縛る．

ヘルニア嚢内腔	IEV
	精巣動静脈
	精管

2　次に，結紮部位より末梢側でヘルニア嚢を切離する．

図15　外鼠径ヘルニア嚢の処理

Cooper靱帯	IEV	ヘルニア嚢内腔
		大網
		仮結紮糸

1　ヘルニア嚢前壁を切開したところ，ヘルニア嚢内には大網が入り込んでいた．

| ヘルニア嚢内腔 | IEV |

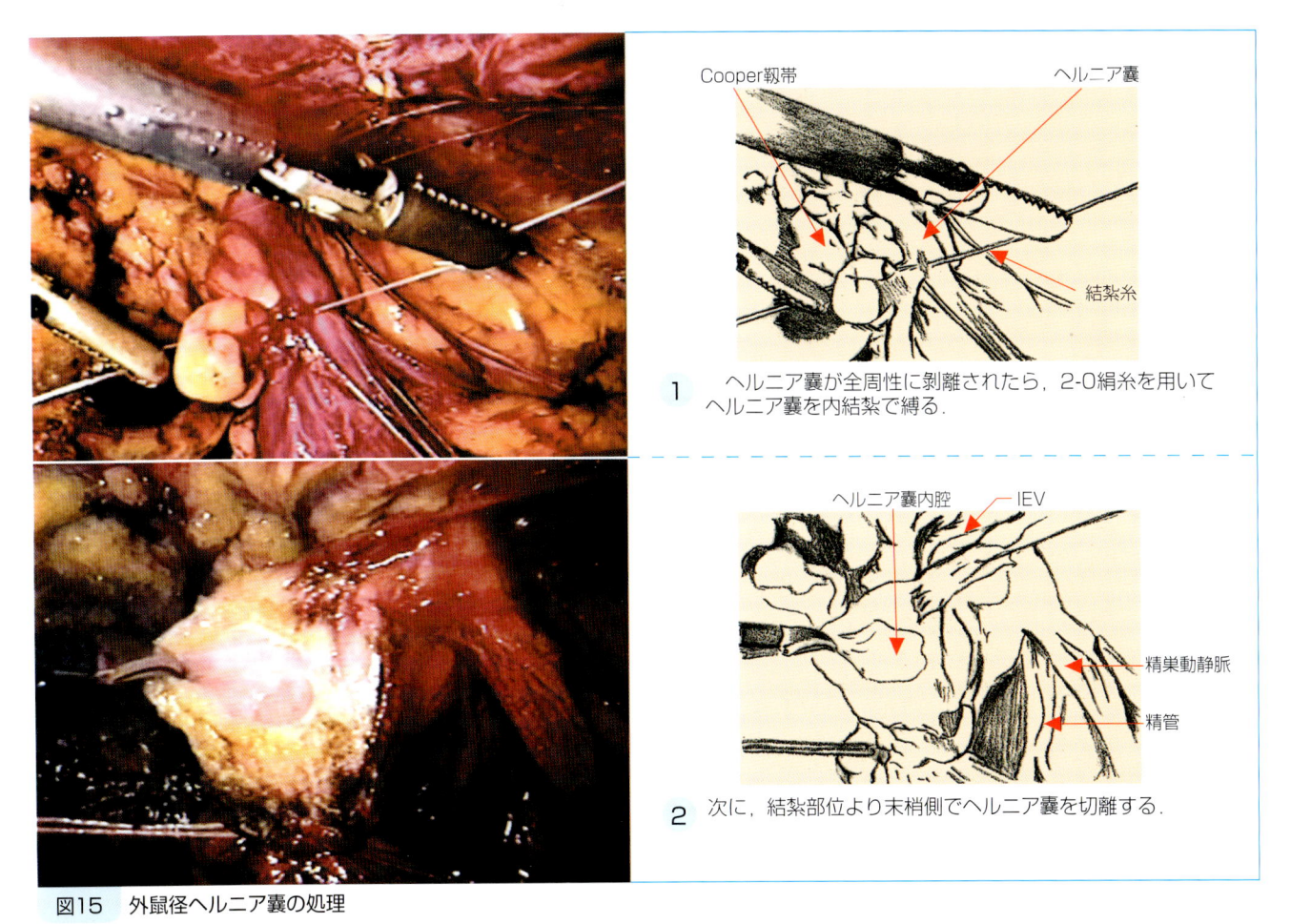

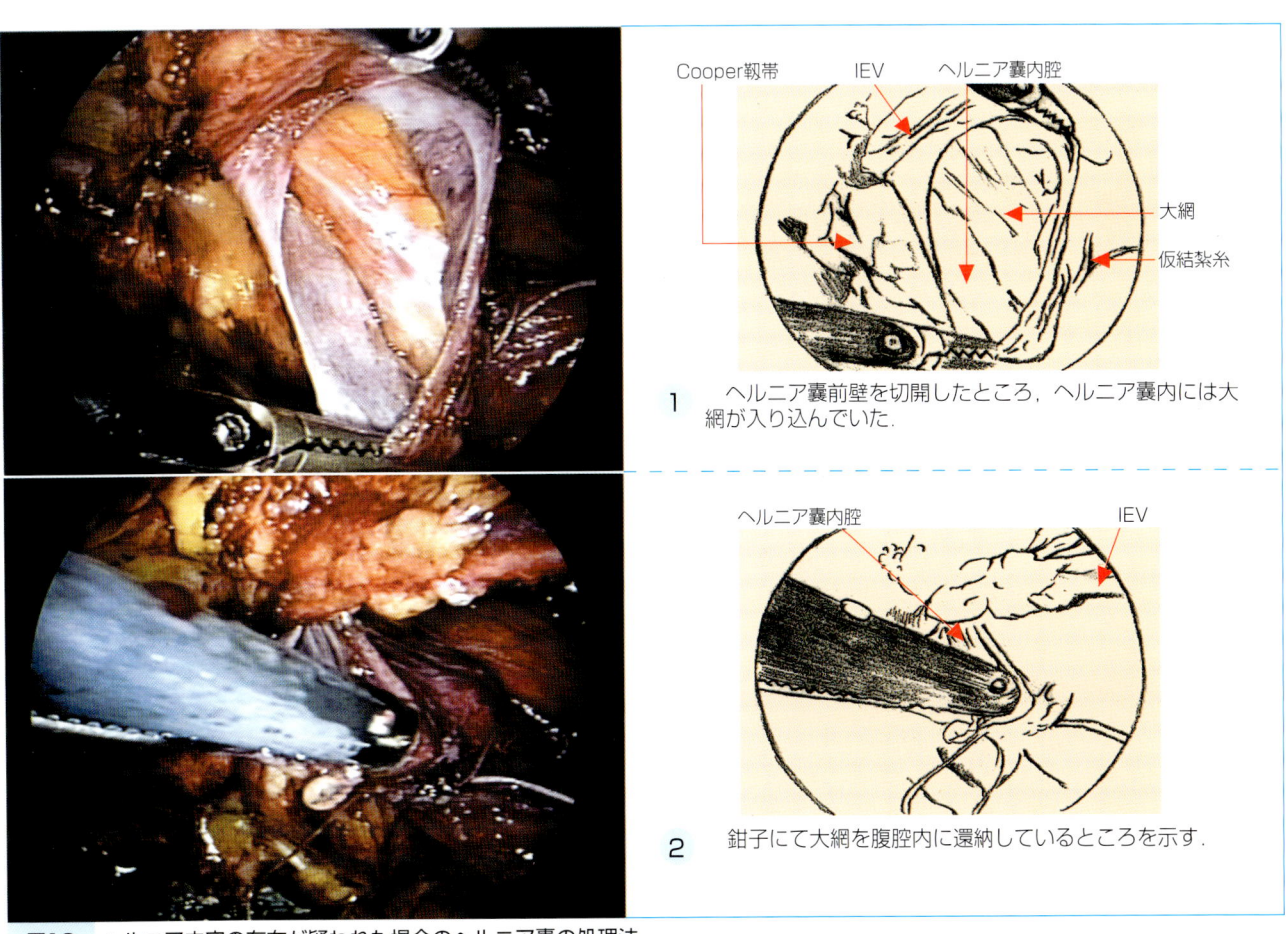

2　鉗子にて大網を腹腔内に還納しているところを示す．

図16　ヘルニア内容の存在が疑われた場合のヘルニア嚢の処理法

4) メッシュの固定

メッシュの鼠径床への固定には，らせん状のタックによるステイプリングシステムであるプロタックを使用する．固定は，Cooper靭帯に1～2個，腹横筋腱膜弓上方および腹横筋腱膜，腹横筋に4～6個打つ(図17-1)．神経損傷の危険があるので，外側ではIPTより下には決して打ってはならない．

5) トロッカーの抜去

まず，5mmのトロッカー(通常臍側)より入れた把持鉗子で腹膜縁を挙上してから(図17-2)，炭酸ガスの送気を停止し他方の5mmのトロッカーを抜去する．続いて腹膜縁を挙上している把持鉗子を入れたまま，それに沿わせてその5mmトロッカーを抜去し，腹膜外腔の脱気を促す(両側ヘルニアの場合には，把持鉗子は2本とも左右の腹膜縁の持ち上げのため入れたまま，5mmのトロッカー2本を抜く)．脱気とともに腹膜がメッシュの上に正しく置かれる様子を最後まで腹腔鏡で観察して，腹腔鏡を抜き，続けて把持鉗子と腹腔鏡用トロッカーを抜去する．

6) トロッカー創の処置

10mmのトロッカー創1ヵ所は2～3針の筋膜縫合ののち，皮膚を縫合閉鎖する．5mmのトロッカー創2ヵ所は皮膚のみの閉鎖でよい．

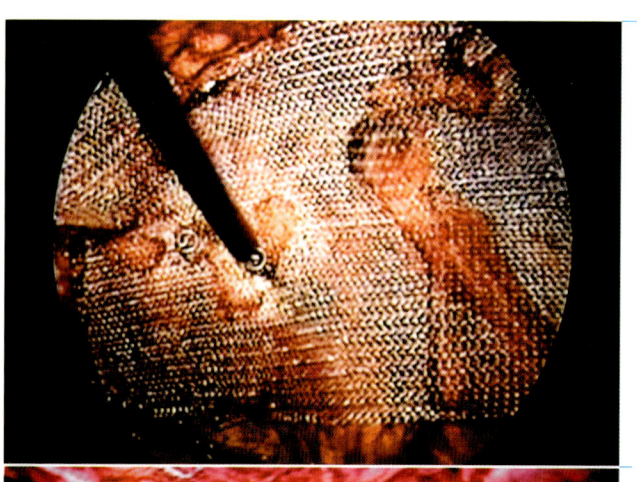

図17 メッシュの鼠径床へのプレースメント，固定および腹膜外腔の脱気

1　メッシュを腹横筋腱膜弓の上方および内鼠径輪上方の腹横筋腱膜や腹横筋，さらに内鼠径輪外側，IPT，Cooper靭帯，腹直筋を十分カバーするように置き，プロタックで固定する．

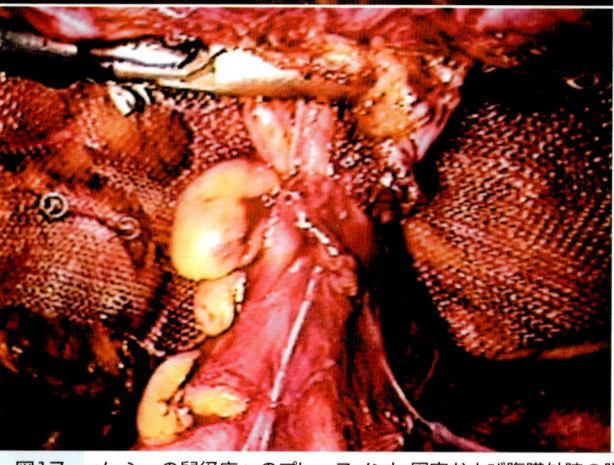

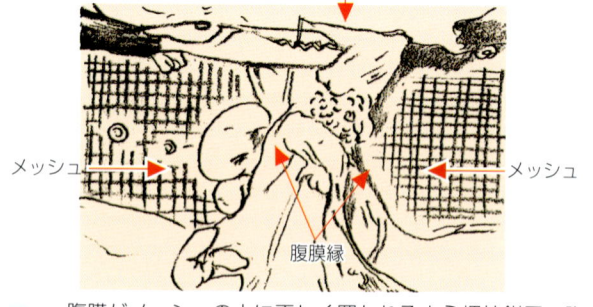

2　腹膜がメッシュの上に正しく置かれるよう把持鉗子で腹膜縁を持ち上げてから腹膜外腔の脱気を行う．

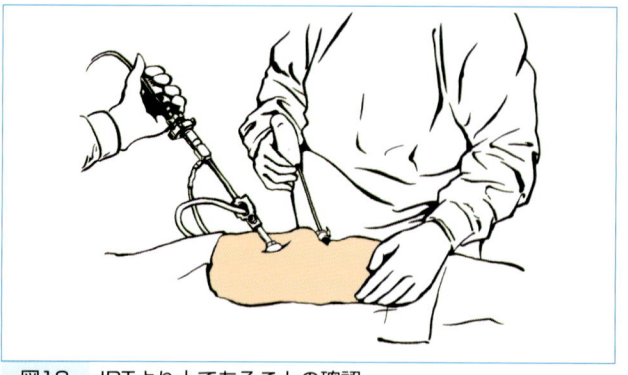

図18 IPTより上であることの確認
メッシュの固定のために押し当てたプロタックの先端を腹壁上から触知しているところを示す．

> **コツ**
>
> **IPTより上とは？**
>
> IPTはとくに外側では確認しづらいことが多い．では，今ステイプリングしようとしているところが，IPTより上と確認するにはどうすればよいのか．次のように行えば確実である．
>
> メッシュの固定のために押し当てたプロタックの先端が腹壁上から触知できれば，そこはIPTより上ということになる(図18)．これにより安全なステイプリングが約束される．必ず実行すべき確認作業である．

9 術中偶発症：予防と対策

1) 出　　血
　PDBのバルーニングにより，IEVの細い技が引きちぎられ若干の出血をみることは少なくない．これは自然に止血するので問題ないが，出血がいつもより多いとバルーン越しの観察で感じたら，数分間バルーニングしたままの状態を保てば容易に止血する．術中の鉗子操作では，外腸骨動静脈とIEV本幹の損傷に十分な注意を払う必要がある．

2) 神経損傷
　外側大腿皮神経と陰部大腿神経がよく問題にされるが，腹膜縁を意識した本術式では鉗子操作でこれらを損傷することはない．損傷するとすれば，メッシュの固定の際のステイプリングによる．これは，外側では必ずステイプリングをIPTより上で行うことで確実に避けうる．

3) 腹膜穿孔
　開腹既往のある患者では，ときにPDBのバルーニングにより腹膜が破れ穴があくことがある．それ以外にも鉗子による腹膜の剥離操作で腹膜に小孔があくことがある．この場合には，腹腔内に炭酸ガスが侵入し，腹膜外腔の視野が悪くなる．これに対しては，上腹部より腹腔内へ20Gのエラスター針を1～2本挿入すると視野が回復する．腹膜の穴は手術の最終段階にクリップもしくは連続縫合で閉鎖しておく．

10 術後合併症：予防と対策

1) 血　　腫
　ときに，鼠径部～陰嚢に血腫を形成することがある．大きい場合には血腫を穿刺吸引する．小さな血腫は自然に吸収され消失する．外鼠径ヘルニア嚢末梢側断端の止血を十分行えば予防できる．

2) 水　　腫
　患者は再発と勘違いして来院するが，1～2回の穿刺排液により消失する．外鼠径ヘルニア嚢の末梢が残存するために発生する．残存ヘルニア嚢内面に切開を加えるなどの工夫も有用であるが，水腫が生じても治療が簡単なので，とくに工夫を加える必要はない．

3) 疼　　痛
　稀に鼠径部の疼痛を訴える症例もあるが，多くは自制可能で1週以内に消失する．最も注意を要するのは，神経損傷による神経痛で，先に述べたようにメッシュの固定の際に神経がステイプリングされて起こるものである．この場合は術直後より激痛を訴えるとされている．ステイプルの摘出は容易ではないので予防が第一である．IPTより下にはステイプルを決して打たないようにすれば確実に防げる．

11 術後管理

　手術終了後，3時間観察して異常なければ，以後経口摂取や運動は自由とする．術後痛はあっても軽微で鎮痛剤を必要とすることはない．筆者は，術後第1日目の退院を原則としているが，希望する患者には術当日の退院も許可している．

［池田　正仁］

2 • TAPP

1 局所解剖

　腹腔内から見た鼠径床の局所解剖と各種ヘルニアの発生部位を図1に示す．オリエンテーションをつけるうえで重要な目標は，内側臍ヒダそして腹膜を透かして見えるIEV，精巣動静脈，精管である．

2 適応

　TEPPが適応できない症例を対象とする（TEPPの適応の項参照）．

3 術前検査と術前管理

TEPPと同様である（187頁参照）．

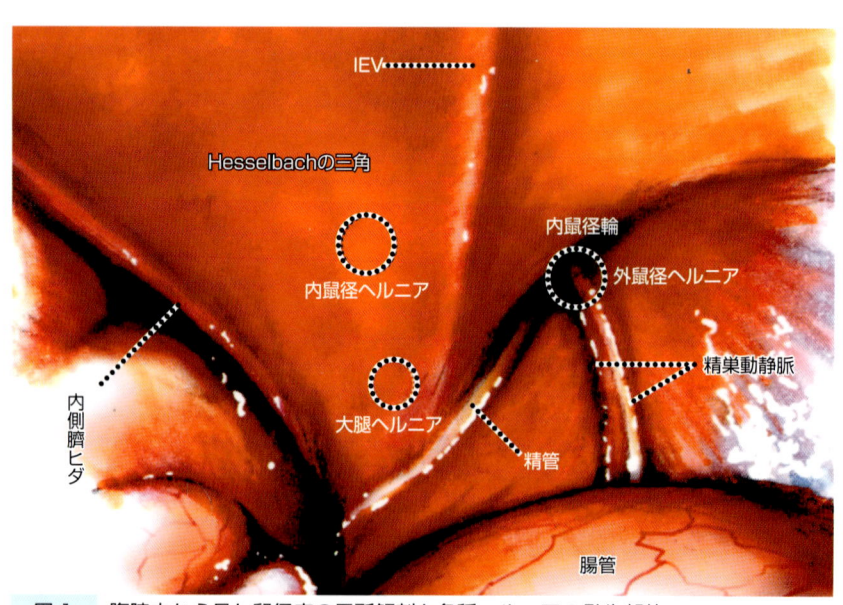

図1 腹腔内から見た鼠径床の局所解剖と各種ヘルニアの発生部位
　オリエンテーションをつける上で重要な目標は，内側臍ヒダ，そして腹膜を透かして見えるIEV，精巣動静脈，精管である．

4 必要な機器と器具

　TEPPのセットに加えて，12mmの操作用トロッカー2本，ヘルニアステイプラー（エンドユニバーサル，USS社）1本が必要である．PDBは不要である．

5 セッティング，体位，麻酔

　術者はヘルニアが左右どちらでも患者の左側に立ち，助手は術者の対面に，腹腔鏡医は術者の右側，麻酔科医寄りに立つ．器械出しナースやモニターテレビなどの位置はTEPPと同様である（図2）．体位もTEPPと同じ．麻酔は気管内挿管による全身麻酔とする．

6 基本操作

1）腹腔鏡用トロッカーの挿入，気腹および操作用トロッカーの挿入

　背臥位で，臍下より10mmの腹腔鏡用トロッカーBTTを腹腔内に挿入し，炭酸ガスにて気腹圧が10mmHg前後によるまで気腹する．斜視角30°の腹腔鏡を挿入し，腹腔内をモニターテレビに映し出す．次に臍の高さで左側の腹直筋外縁より12mmの術者用トロッカーをモニター下に挿入する．同様に右側より12mmの助手用トロッカーを挿入する（図3）．

2）腹腔鏡モニター下の鼠径部の検索

　まず正中を知り，次に内側臍ヒダおよびIEVを求める．Cooper靭帯やIPTは腹膜越しには見えないので，TEPPでの解剖を参考に頭の中に描いておく．

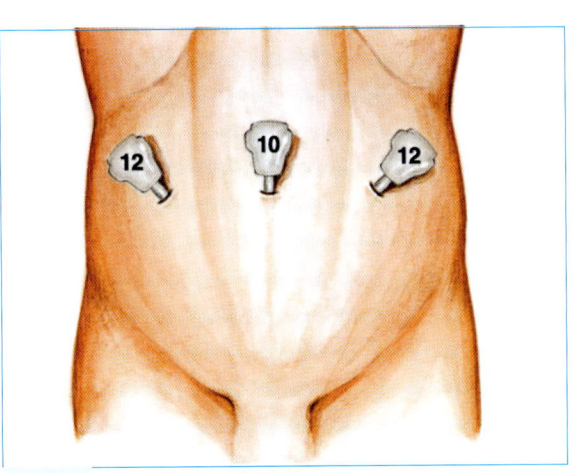

図3　トロッカーの挿入部位
　臍下の10mmのトロッカーより腹腔鏡を挿入する．術者は左側の12mmのトロッカーを，助手は右側の12mmのトロッカーを使用する．

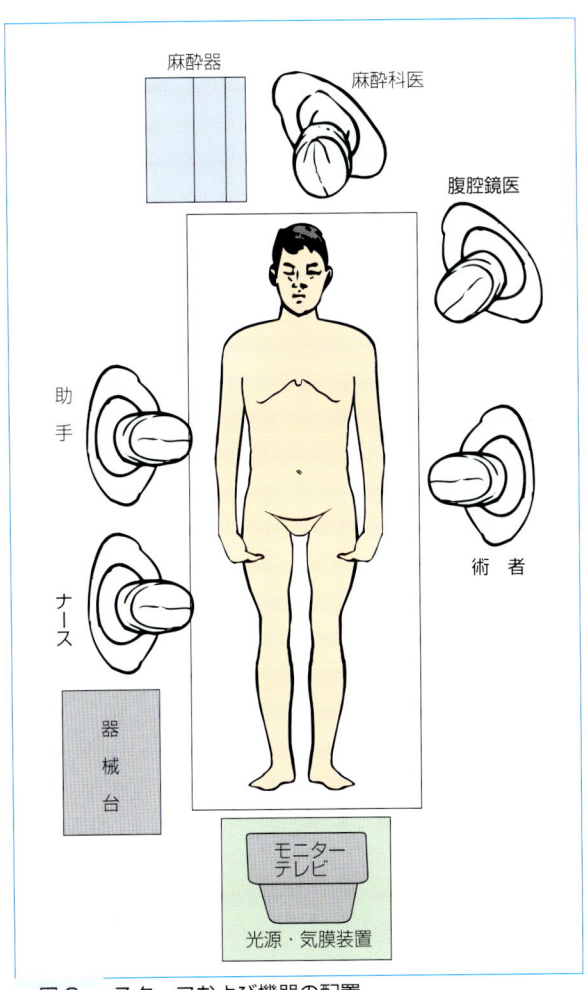

図2　スタッフおよび機器の配置

コツ

TAPPでのメッシュ挿入法

　メッシュをタバコのように巻いてトロッカーから入れる方法が一般的であるが，こうするとメッシュを広げるのに手間がかかるうえ鼠径床に正しく置くのも煩しい．そこで筆者は，まずトロッカー先端を鼠径床近くまで挿入し，そしてトロッカーの上にメッシュを広げたまま置き，その中央をツッペル鉗子で押して挿入している．こうすることにより，メッシュは目的部位近くにほぼ広がった状態で置かれることになる．

7 手術手技

1)ヘルニアの術中種別診断
ヘルニアは腹膜の陥凹として明らかに認められるので確実な診断ができる(図4)．IEVの外側に陥凹があれば外鼠径ヘルニアと分かる．内側臍ヒダとIEVの間で，IEV下端のレベルより上にあれば内鼠径ヘルニア，下にあれば大腿ヘルニアと診断される．反対側も検索する．内鼠径ヘルニアと大腿ヘルニアの鑑別は次の腹膜切開後のほうがより確実である．

2)腹膜切開
ヘルニアの種類にかかわらず手技は同じである．
　切開は，まず内鼠径輪外側2〜3cmよりその上方を廻り，IEVを越え内側臍ヒダ近くまで行う(図5-1)．次に，これに続けて，内側臍ヒダと平行にまっすぐ下に切り下ろす．最後に，内鼠径輪外側の切開のスタート地点に向かって切開する(図5-2)．

3)鼠径床の露出
腹膜前の疎性結合織や脂肪織をツッペル鉗子で落としていく．これで，IEV，Cooper靭帯，IPTがはっきりと出てくる．
　さらに，鉗子を使い精巣動静脈や精管を腹膜から剥離する．腹膜前腔にポケットができ，ヘルニア囊はその末梢を残す形で処理されたことになる．

4)メッシュの挿入，鼠径床へのプレースメントおよび固定
12mmのトロッカーより13×8cmのポリプロピレンメッシュを入れ，腹膜前の鼠径床へ置く．メッシュのカバーする範囲や固定の方法はTEPPと同様である．

5)腹膜の閉鎖およびトロッカー創の処置
ヘルニアステイプラーにより腹膜を閉鎖する．3-0吸収糸による連続縫合による閉鎖を行えばより確実である．トロッカーを抜去する．トロッカー創は3ヵ所とも筋膜縫合ののち，皮膚を縫合閉鎖する．

> **コ ツ**
> **上手な腹膜の閉鎖法**
> 　腹膜の閉鎖はヘルニアステイプラーを使うにしろ，縫合閉鎖するにせよ，必ず外側から閉鎖を始め内側へ向うのが定石である．内側の閉鎖のほうが困難な場合が多いが，内側には，redundantな内側臍ヒダがあるので，これを利用すれば閉鎖は容易である．なお，腹膜縁同士を接近させるのに緊張がかかる場合には，気腹圧を5mmHg位に下げて行えばよい．

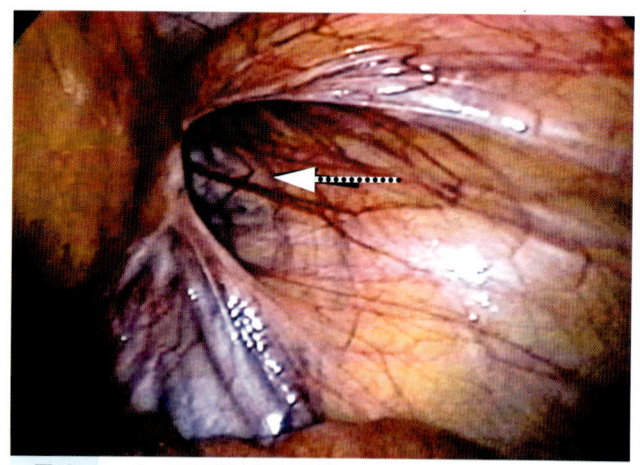

図4 ヘルニアの術中種別診断
外鼠径ヘルニアが腹膜の陥凹（矢印）として明らかに認められる．

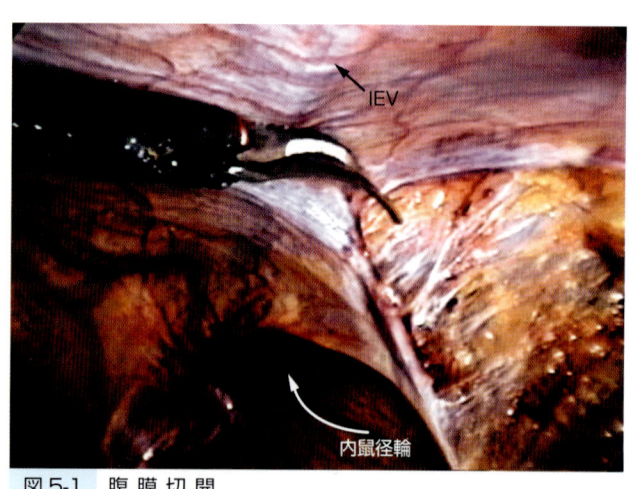

図5-1 腹膜切開
内鼠径輪外側上方より鋏鉗子を使い，腹膜切開を始めたところ

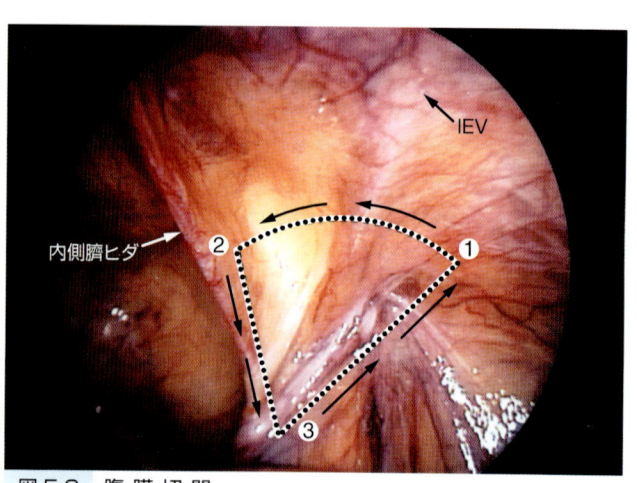

図5-2 腹膜切開
腹膜切開は，①→②→③→①の順序で行う．

8 術中偶発症：予防と対策

TEPPの項で述べた術中偶発症はTAPPでも同様に起こり，TAPPに特有な偶発症としては臓器損傷がある．

1）腸管損傷

トロッカー挿入時には，腸管を損傷しないよう十分注意を払う．また電気メスの思わぬ通電により腸管の損傷は起こるので，通電の際には鉗子が腸管に接していないことを確認することが大切である．

2）膀胱損傷

鋏鉗子による腹膜切開や鼠径床の剝離により引き起こすと考えられる．腹膜の切開は内側臍ヒダより正中へは絶対に切り込まないこと，鼠径床正中側の剝離には鋏鉗子は使用せずツッペル鉗子を使うこと，この2点を守れば100％予防できる．

9 術後合併症：予防と対策

ヘルニア外科医には耐えられない術後合併症として，TAPPにはイレウスの発生がある．起こしてしまえば開腹手術が必要となるなど患者も術者も大きなダメージを受ける．腹膜切開線の閉鎖を密に丁寧に行うことが大切である．TEPPの項で述べた術後合併症はTAPPでも当然起こりうる．

10 術後管理

TEPPと同様である．

おわりに

腹腔鏡下鼠径ヘルニア修復術について，図を用い分かりやすく解説した．本稿では，まず術式としての完成度の高いTEPPの手術手技の実際を中心に解説し，次にTEPPの補完的手術であるTAPPについて述べた．

［池田　正仁］

IX. 泌尿器

1 腹腔鏡下副腎摘除術

1 はじめに

　腹腔鏡下副腎摘除術は，1992年1月に，わが国の泌尿器科で世界で始めて行われた．当初は経腹膜到達法が開発され，その後，後腹膜到達法も考案されたが，この間の術式の確立と適応の拡大に，わが国の泌尿器科が果たした役割は大きい．現在では5cm以下の良性副腎腫瘍に対する標準的手術方法として広く受け入れられ，健康保険も適用されている．1998年には，日本Endo-urology・ESWL学会で，術式の標準化を目指したワークショップが開催され，それぞれの術式の評価，適応が検討された．このときの議論を踏まえて，本稿では経腹膜到達法の術式を概説する．

2 局所解剖

　左右副腎と周辺臓器との解剖学的位置関係を図1に示す．経腹膜到達法では，左右とも側臥位または半側臥位で手術操作を行うので，腹腔内臓器は重力で下側にずれるため，副腎への到達は容易となる．経腹膜到達法での後腹膜切開ラインも図1に併せて示す．
　副腎摘除術では，主要な血管は静脈である(図2)．クリップで止血処理を要するのは，左右とも1本の副腎静脈のみで，他の静脈動脈は超音波メスで止血切離できる．動脈は，腎動脈，腹部大動脈，上横隔動脈から分岐した細い枝が流入している．左副腎静脈には下横隔静脈との交通枝が流入することが多いが，そのバリエーションを図2-3に示す．

3 適応

　長径6～7cm以下の良性副腎腫瘍はすべて腹腔鏡手術の適応となる．褐色細胞腫，肥満のあるクッシング症候群でも，問題なく手術を遂行できることが多い．悪性が疑われる場合は，術者の技量によるが，副腎はもろく，損傷しやすいこと，転移腫瘍では周囲への浸潤癒着傾向のあることがあるので，慎重に適応を考えるべきとされている．

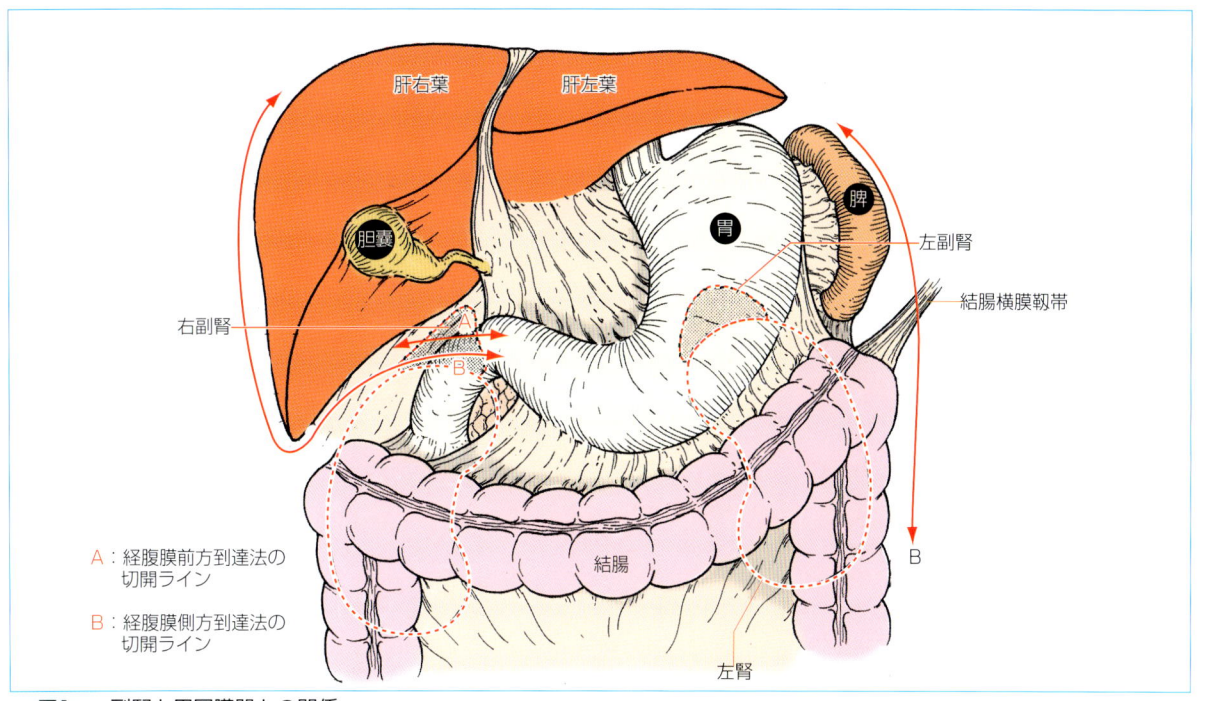

図1　副腎と周囲臓器との関係

A：経腹膜前方到達法の切開ライン
B：経腹膜側方到達法の切開ライン

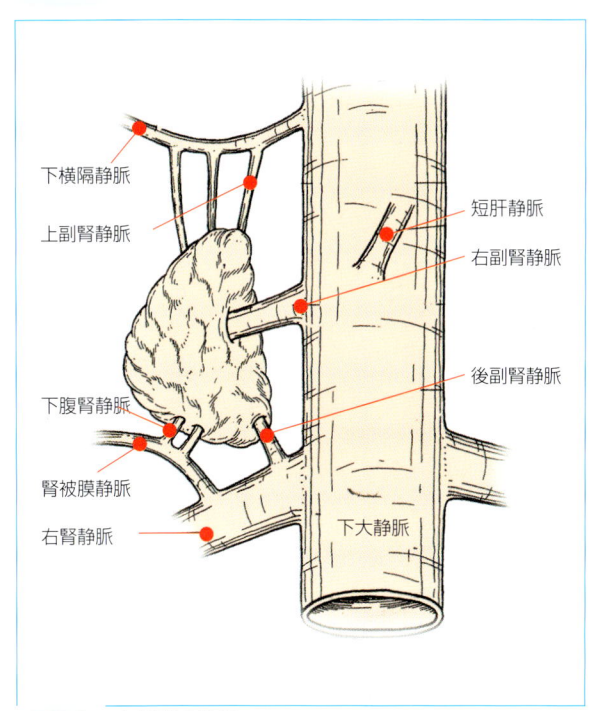

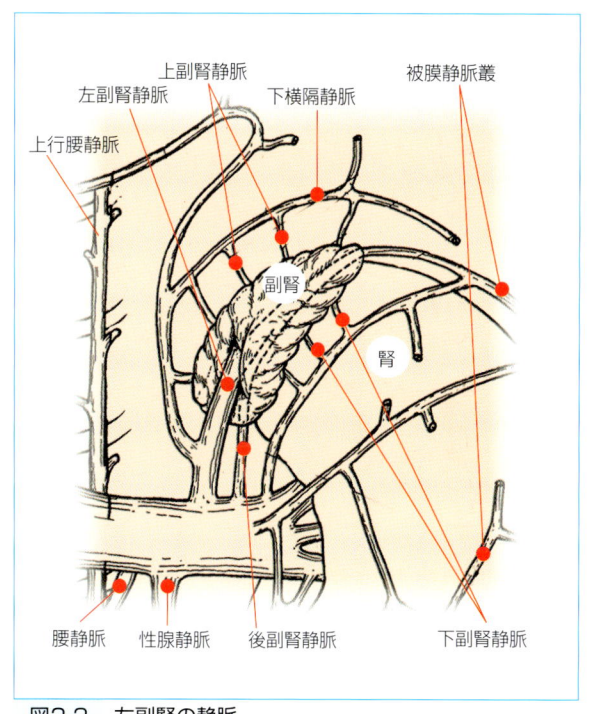

図2-1　右副腎の静脈

図2-2　左副腎の静脈

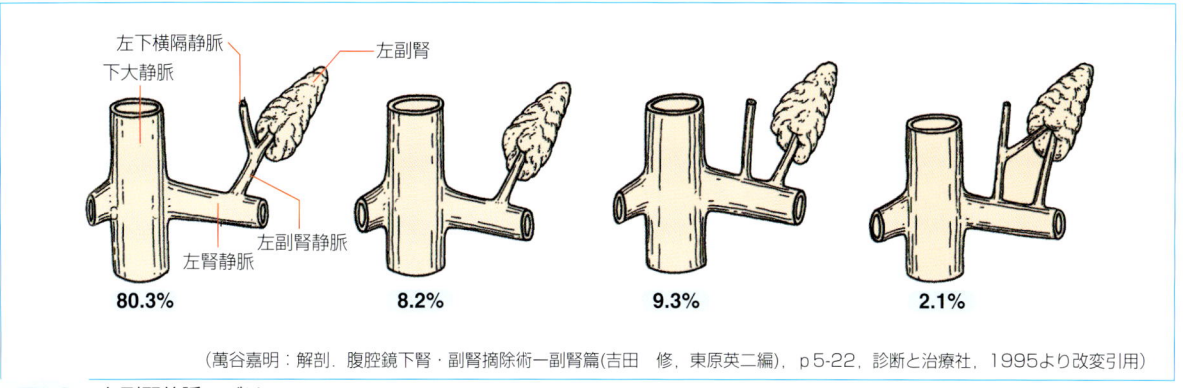

図2-3　左副腎静脈のバリエーション

（萬谷嘉明：解剖．腹腔鏡下腎・副腎摘除術―副腎篇（吉田　修，東原英二編），p5-22，診断と治療社，1995より改変引用）

IX-1●腹腔鏡下副腎摘除術　203

4 術前検査と術前管理

1）術前検査

内分泌活性の有無を検索するが，術前術後管理の点から特に褐色細胞腫，プレクリニカルクッシング症候群の鑑別が重要である．疑われる症例ではそれぞれ 131I-MIBGシンチグラフィー，131I-アドステロールシンチグラフィーを施行する．最低限行うべき検査を表1に示す．

2）術前管理

（1）褐色細胞腫

高血圧のコントロールと循環血液量の改善を目的に α_1 ブロッカーを最低2週間投与する．最低量から開始し，3〜7日毎に十分な降圧が得られるまで漸増する．頻脈，不整脈が出現した場合には β ブロッカーを追加する．投与薬剤と量，手術時期の目安を表2に示す．

（2）原発性アルドステロン症

高血圧，低K血症に対して，最低1〜2週間，アルダクトン（スピロノラクトン）50〜200mg/dayを投与する．高血圧のコントロールが不良の場合にはCa拮抗薬を，低K血症が遷延する場合にはK製剤を投与して改善する．

（3）手術前日処置

一般的には手術前日入院でよい．昼から低残渣食とし，夜は絶食あるいはそのまま低残渣食を軽く摂取させる．午後にニフレックを2Lの水とともに服用し，腸管内容を空虚にする．タイプアンドスクリーンで輸血の準備をしておく．産毛程度であれば剃毛は要しない．

（4）当日朝の処置

グリセンリン浣腸60mlを行う．常用の降圧剤，循環器系の薬剤を服用させる．褐色細胞腫の α_1 ブロッカーは，術後低血圧の遷延を防止するために，ミニプレスなど短時間作用のものを服用させる．褐色細胞腫では特に脱水とならないように留意する．

5 必要な機器と器具

手術に必要な器具を表3，図3に示す．通常の腹腔鏡手術器具のほかには，超音波切開装置があれば便利である．臓器摘出用の袋が必要である．

表1　副腎腫瘍の術前内分泌検査項目

血液検査●安静時検査	尿検査●24時間蓄尿
●血中アルドステロン	●尿中アドレナリン
●レニン活性	●ノルアドレナリン
●コーチゾール（9時, 21時）	●メタネフリン
●ACTH（9時, 21時）	●ノルメタネフリン
●アドレナリン	●VMA
●ノルアドレナリン	●17-OHCS
●ドーパミン	●17-KS
●VMA	

負荷試験

●オーバーナイト1mgデキサメタゾン抑制試験
（23時にデキサメタゾン1mg内服，翌朝9時にコーチゾール採血）

表2　褐色細胞腫に対する術前 α_1 ブロッカー投与と手術時期の目安

α_1 ブロッカー

カルデナリン●メシル酸ドキサゾシン：0.5〜16mg/day
ミニプレス●塩酸プラゾシン：2〜18mg

β ブロッカー

インデラル●プロプラノロール：20〜90mg/day
テノーミン●アテノロール：50〜100mg/day

降圧剤投与後の手術時期決定

1●術前48時間前の血圧165/90mmHg以下
2●起立性低血圧80/45mmHgまで
3●心電図でST, T波の異常を最低2週間認めない
4●心室性期外収縮が5分間に1回以下

表3　腹腔鏡下副腎摘除術に必要な手術器具

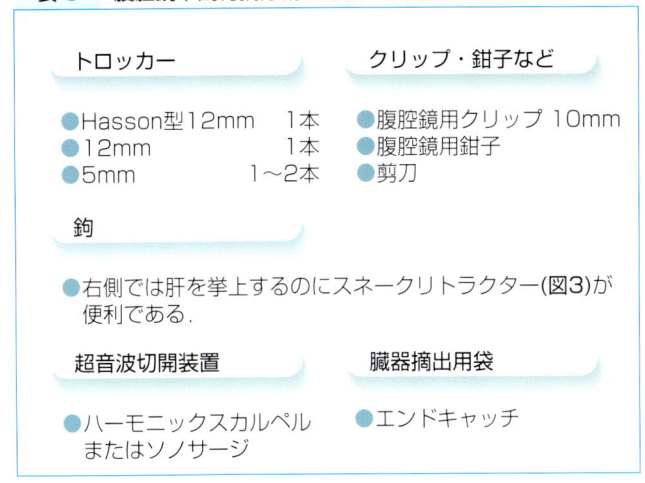

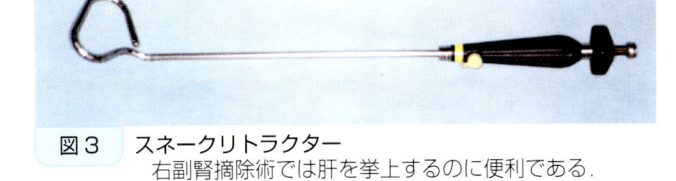

トロッカー	クリップ・鉗子など
●Hasson型12mm　1本 ●12mm　1本 ●5mm　1〜2本	●腹腔鏡用クリップ 10mm ●腹腔鏡用鉗子 ●剪刀

鉤
●右側では肝を挙上するのにスネークリトラクター(図3)が便利である.

超音波切開装置	臓器摘出用袋
●ハーモニックスカルペルまたはソノサージ	●エンドキャッチ

図3　スネークリトラクター
　右副腎摘除術では肝を挙上するのに便利である.

図4　手術室の配置と術者の位置
　右では，肝を挙上する第2助手も術者の頭側に位置する.

6 セッティング，体位，麻酔

　標準的な経腹膜的右副腎摘除術の手術室の配置を図4に示す．肝を挙上する鉤は第2助手が操作する．われわれは術者が助手（スコピスト）の頭側に立っている．

　患者体位は右では図5のような半側臥位とするが，左では完全な正側臥位とする．ベッドはほとんど折らない．

　麻酔は通常の挿管全身麻酔で，笑気を用いないイソフルレン麻酔で行うことが多い．術後疼痛は軽度なので，周術期の硬膜外麻酔は留置する必要は少ない．褐色細胞腫で術中血圧変動が心配な場合は，中心静脈カテーテル（場合によってはスワンガンツカテーテル）を留置する．挿管後，胃管，尿道カテーテルを必ず留置する．また，深部静脈血栓症を予防するために，間歇的下肢圧迫装置やストッキングを使用する．

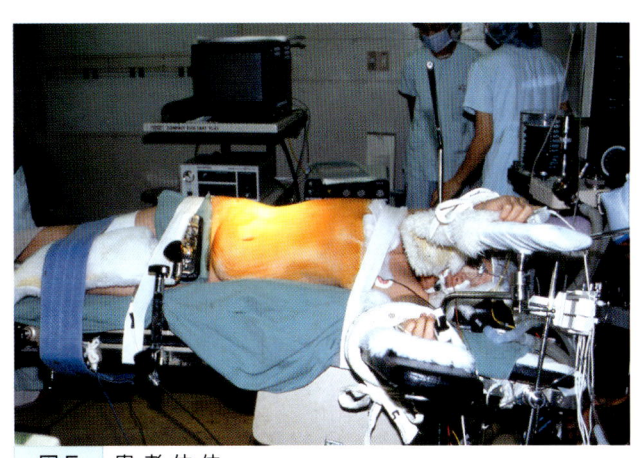

図5　患者体位
　経腹膜到達法の場合，右では半側臥位，左では完全側臥位とする.

IX-1●腹腔鏡下副腎摘除術

7 基本操作

1) 腹腔鏡の基本操作

副腎摘除術のための特別な操作はないが，以下の点に留意する．
・術者は左右の手を用いて手術操作を行う．
・内視鏡を左右から挟み込むように左右の鉗子を操作する．
・副腎実質を鉗子でつかまない．副腎はもろいのでつかむと損傷し出血する．
・気腹圧は12mmHg以下とする．

2) アプローチ法

腹腔鏡下副腎摘除術には，図6に示すように，4種類の到達法がある．それぞれの到達法の概略，長所と短所，よい適応となる症例を表4に示す．

これから腹腔鏡下副腎摘除術を始める術者には，解剖学的指標が明瞭で手術野も広く，副腎の同定が容易な経腹膜到達法が勧められる．右では副腎に直接到達できる前方到達法が，左では手術野が広く腎茎部の展開が容易な側方到達法が，最も推奨できよう．

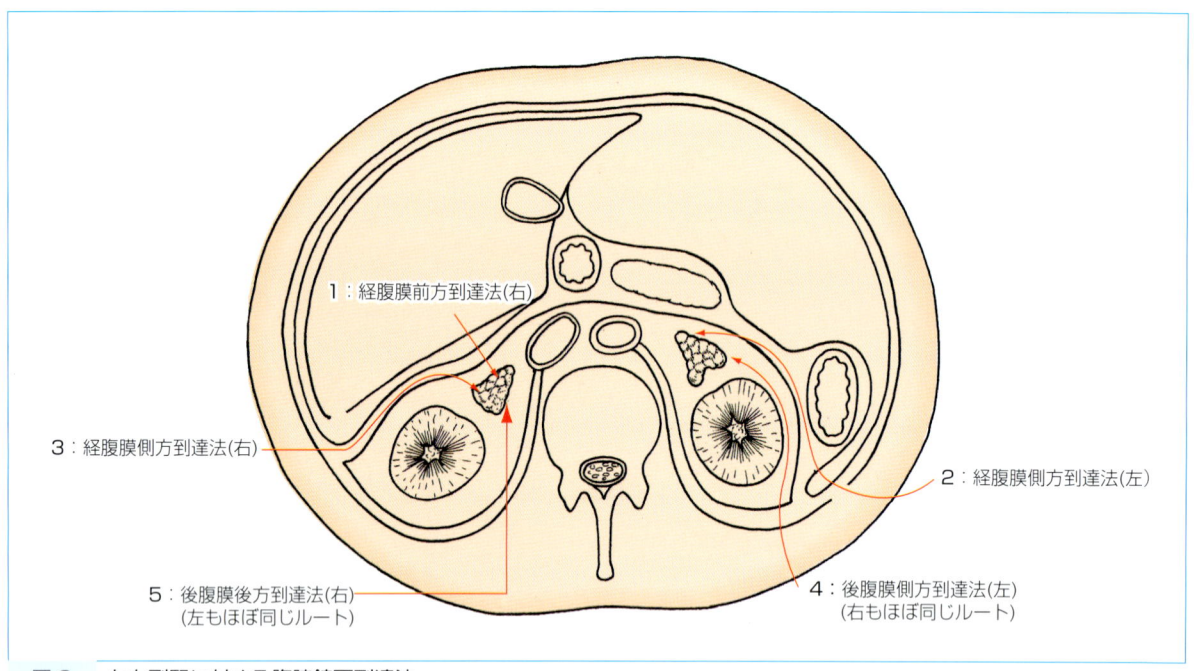

図6 左右副腎に対する腹腔鏡下到達法

1：経腹膜前方到達法(右)
2：経腹膜側方到達法(左)
3：経腹膜側方到達法(右)
4：後腹膜側方到達法(左)(右もほぼ同じルート)
5：後腹膜後方到達法(右)(左もほぼ同じルート)

表4　副腎に対する各種到達法の概略，長所と短所，適応

到達法	体位	術式の概略	長所と短所	適応
経腹膜前方	半側臥位	右：結腸肝間膜切開	長所：右では直接副腎に到達できる	5cm以下の腫瘍
		左：結腸外縁～結腸脾間膜切開	短所：大きな腫瘍では困難	
経腹膜側方	正側臥位	右：肝右葉を内側に脱転	長所：大きな腫瘍にも適応可能	左側．大きな腫瘍
		左：脾を内側に脱転		
後腹膜側方	正側臥位	Gerota筋膜を開放し，腎前面または内側から副腎に到達	長所：後腹膜到達法で腹膜刺激症状なし	5cm以下の腫瘍．BMIの小さな患者．上腹部手術既往
			短所：副腎の同定が難しい	
後腹膜後方	腹臥位	後方から副腎に直線的に到達する	長所：右側では副腎静脈に最初に到達できる	5cm以下の小腫瘍．右褐色細胞腫
			短所：手術野が狭い	

206　IX●泌尿器

8 手術手技

1) トロッカーの位置と留置

左右とも，臍より4〜5cm頭側の腹直筋外縁に2.5cmの横切開を置き，筋膜，腹膜を切開して第1トロッカー（内視鏡用，Hasson型12mm）を留置する(図7)．操作用トロッカーの位置を図8に示す．右側では，肝右葉を挙上する鈎のためのトロッカーを追加する．左は通常操作用鉗子2本で手術できるが，操作が難しいときには外側または尾側に1本追加する．

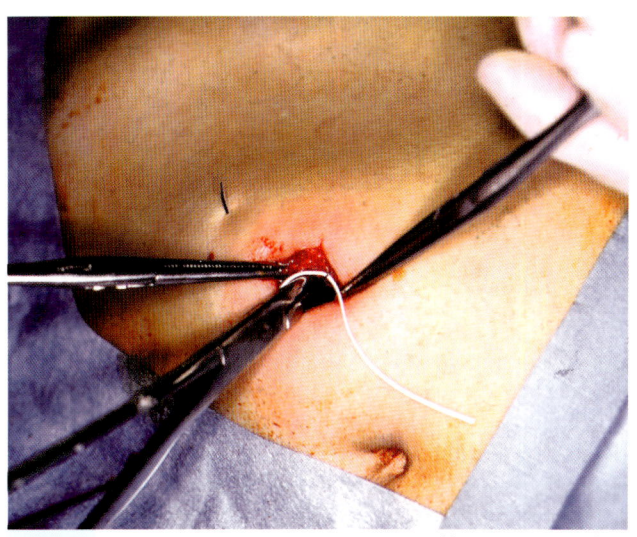

図7-1 open laparoscopy techniqueによる第1トロッカーの留置
腹壁全層に1号絹糸をかけている．

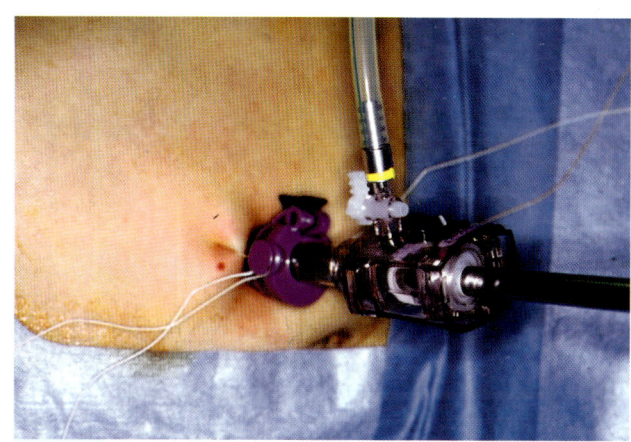

図7-2 open laparoscopy techniqueによる第1トロッカーの留置
絹糸を用いてHasson型トロッカーを固定する．

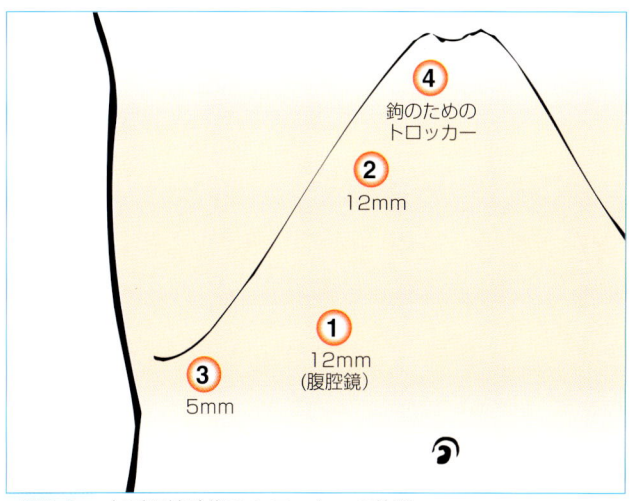

図8-1 右副腎摘除術のトロッカーの位置

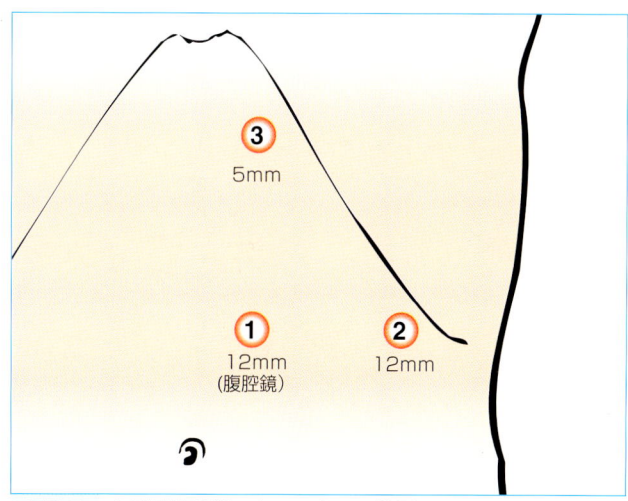

図8-2 左副腎摘除術のトロッカーの位置

IX-1 ●腹腔鏡下副腎摘除術

2)右前方到達法

(1)肝の挙上と肝結腸間膜の切開

右前方到達法では，肝結腸間膜を副腎直上で切開するために，肝右葉を鉤で挙上する．鉤は5mmのスネークリトラクターが，臓器損傷の危険が少なく適している．肝下縁に沿って腹膜を切開すると右腎と副腎の間に到達できる（図9，10）．腹膜の下のGerota筋膜を切開すると，下大静脈，副腎が明らかになる．通常，十二指腸はこの体位では術野に入らないことが多い．

(2)副腎の剥離

副腎の剥離手順は，図11に示すように行うと容易である．前面の剥離を可及的に頭側まで進めた後，最も血管の少ない下大静脈と副腎との間を剥離し，副腎後面，腸腰筋前面に左手の鉗子が入るようにする．この鉗子でわずかに副腎を挙上すると，剥離すべき組織に緊張が加わり，血管の同定，超音波切開装置での凝固切開が容易となる（図12）．

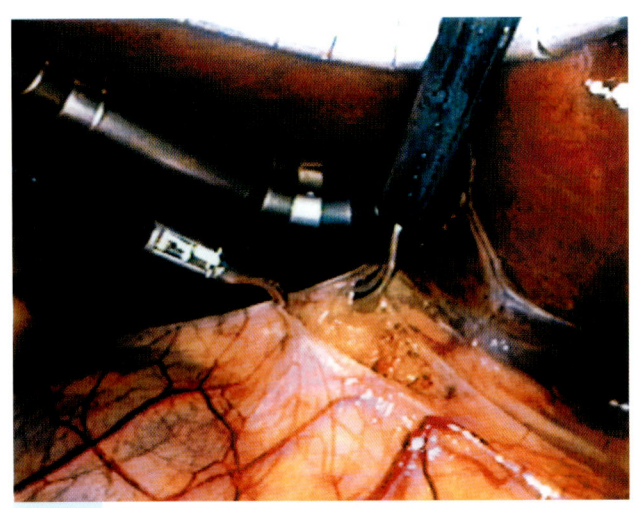

図9　肝結腸間膜の切開．
肝下縁に沿って間膜を切開すると右副腎前面が現れる．

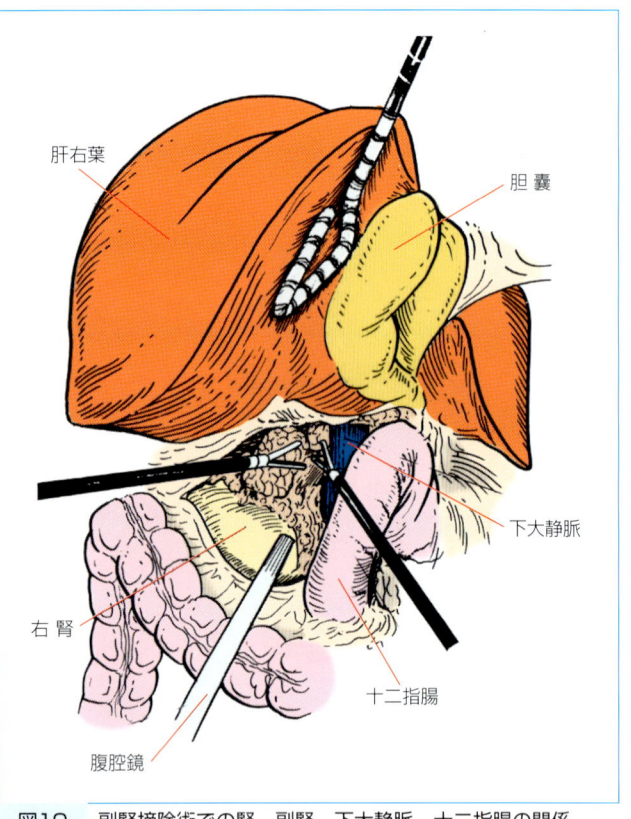

図10　副腎摘除術での腎，副腎，下大静脈，十二指腸の関係

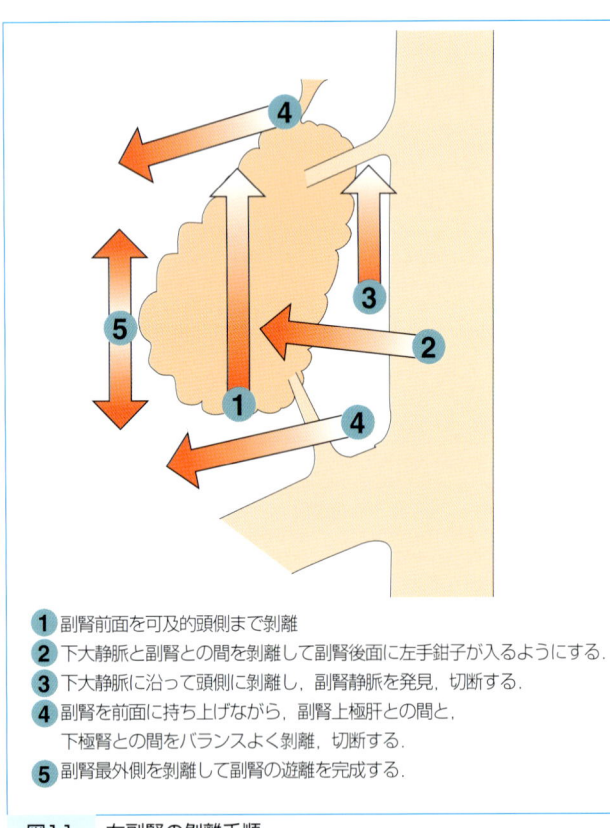

1. 副腎前面を可及的頭側まで剥離
2. 下大静脈と副腎との間を剥離して副腎後面に左手鉗子が入るようにする．
3. 下大静脈に沿って頭側に剥離し，副腎静脈を発見，切断する．
4. 副腎を前面に持ち上げながら，副腎上極肝との間と，下極腎との間をバランスよく剥離，切断する．
5. 副腎最外側を剥離して副腎の遊離を完成する．

図11　右副腎の剥離手順

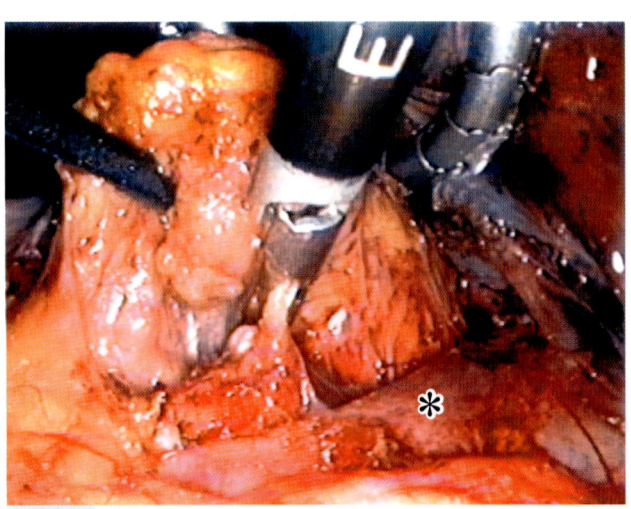

図12　副腎と下大静脈の間の剥離
副腎後面に左手鉗子を入れながら下大静脈に沿って剥離を進める．
＊：下大静脈

(3) 副腎静脈の処理と副腎の遊離

続いて，下大静脈に沿って頭側に剥離を進めると右副腎静脈を同定できるので，強彎鉗子を用いて剥離し，クリップを3〜4本かける(図13)．2〜3本のクリップを下大静脈側に残すようにして静脈を切断する．

この後は，副腎後面を左手鉗子で持ち上げながら，副腎上極肝との間と，下極腎との間を，副腎に沿って，上下バランスよく剥離する(図14)．最後に副腎最外側を剥離すると副腎が遊離される(図15)．

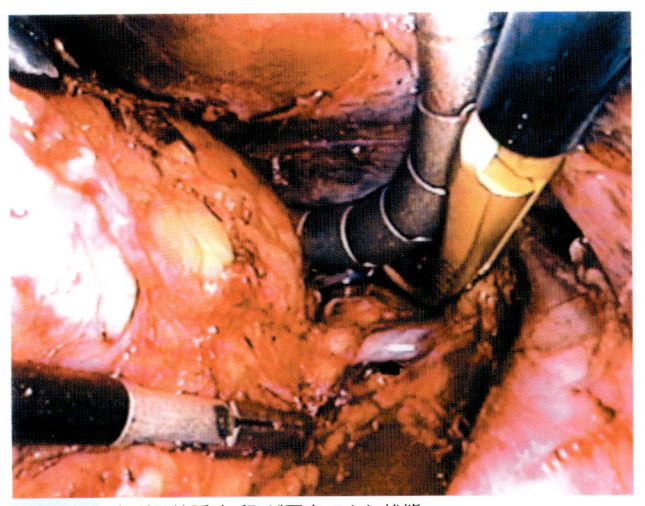

図13-1 右副腎静脈(矢印)が同定できた状態
強彎ケリー鉗子で静脈をできるだけ長い距離にわたって剥離する．

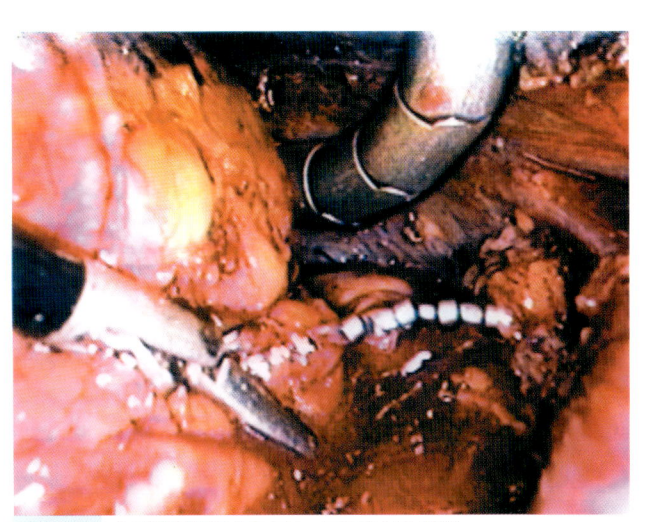

図13-2 右副腎静脈に4本クリップをかけた状態
下大静脈側に3本残して切断する．

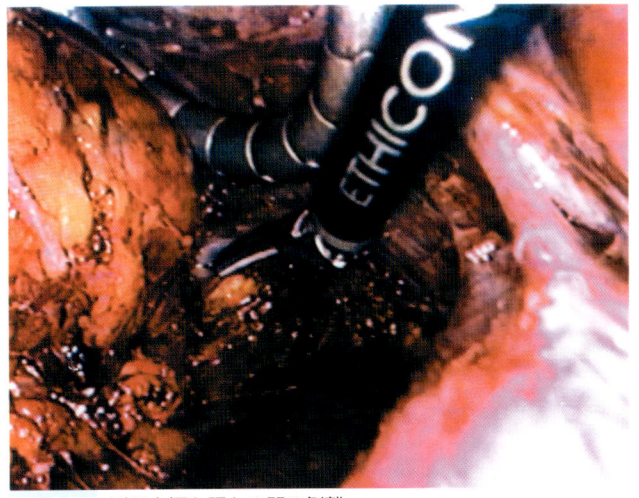

図14-1 副腎上極と肝との間の剥離
超音波切開装置で切断している．

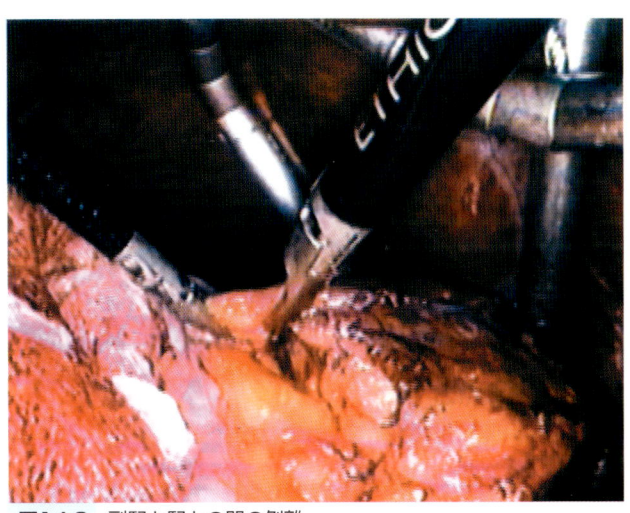

図14-2 副腎と腎との間の剥離
副腎に沿って剥離すると異常腎動脈や腎被膜動脈を損傷する危険が少ない．

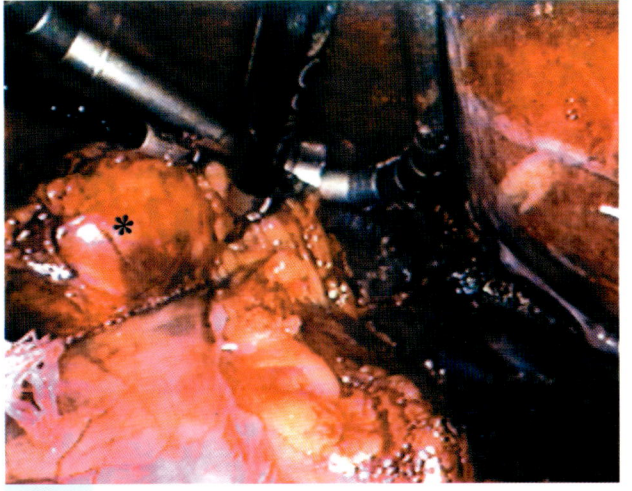

図15 副腎最外側の剥離
最後に最外側を超音波切開装置で切断すると副腎が遊離される．図では副腎（＊）は左側に脱転されている．

> **ピットフォール**
>
> **右副腎摘除術**
>
> 右副腎静脈は長さ約1cmと短く，3〜4本のクリップを装着し，間を鋏で切るのは必ずしも容易ではない．クリップオンクリップ，クリップ脱落などで思わぬ出血をきたすことがある．最近は腹腔鏡用のリガーシュアーが使えるので，クリップは1本とし，副腎側はリガーシュアーでシーリングすることもある．

IX-1 ● 腹腔鏡下副腎摘除術

3）左側方到達法
（1）後腹膜の切開と脾の脱転

　左側方到達法のコツは，後腹膜を可及的頭側まで切開し，脾を自重で内側に裏返すことにより，左腎茎部を完全に開放することにある．後腹膜切開ラインを図1に示す．

　まず，結腸横隔靱帯を凝固切離すると（図16），左腎の盛り上がりが明らかになる．続いて，この腎の外側に沿って，結腸外縁Toldt線に沿って腹膜のみを，腎の下極よりやや尾側まで切開する（図17）．頭側は可及的に上まで，脾外側に沿って胃大彎直前まで切開する（図18）．さらに，下行結腸癒合靱帯とGerota筋膜との間を内側に剝離することにより（図19），下行結腸は内側に受動し，左腎茎部から左副腎前面が完全に開放される（図20）．続いて，左副腎前面でGerota筋膜を切開すると，副腎が見えてくる（図21）．Gerota筋膜の切開は，腹膜の切開と同時に行ってもよい．

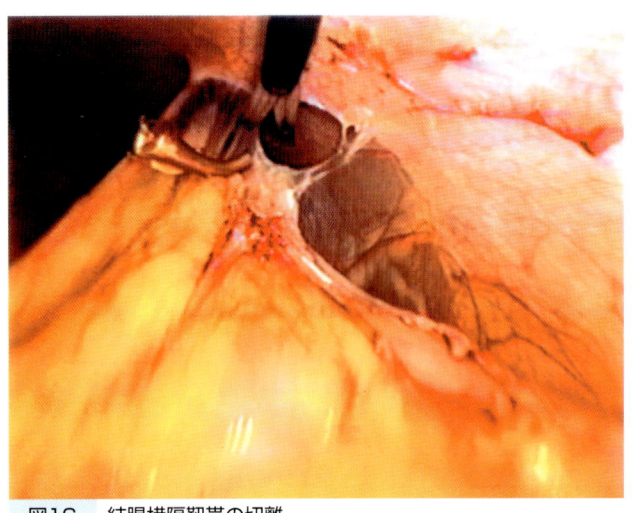

図16　結腸横隔靱帯の切離
結腸脾彎曲と腹壁との間には，多くの場合に結腸横隔靱帯があるので，鋏で凝固切断する．

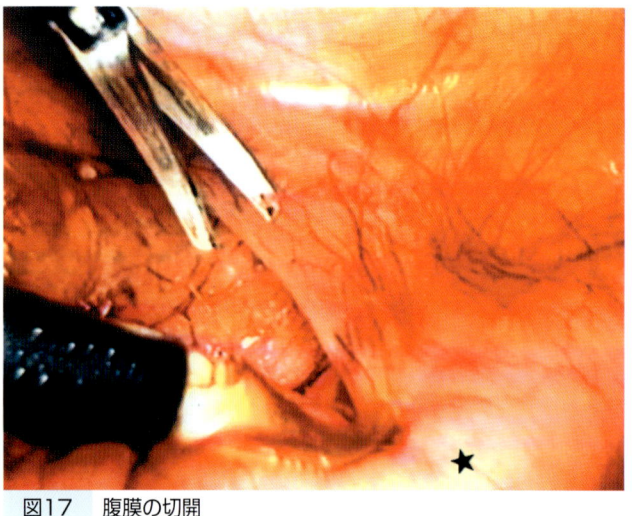

図17　腹膜の切開
下行結腸外縁Toldt線に沿って，腹膜のみを腎下極のやや尾側まで切開する．★：下行結腸

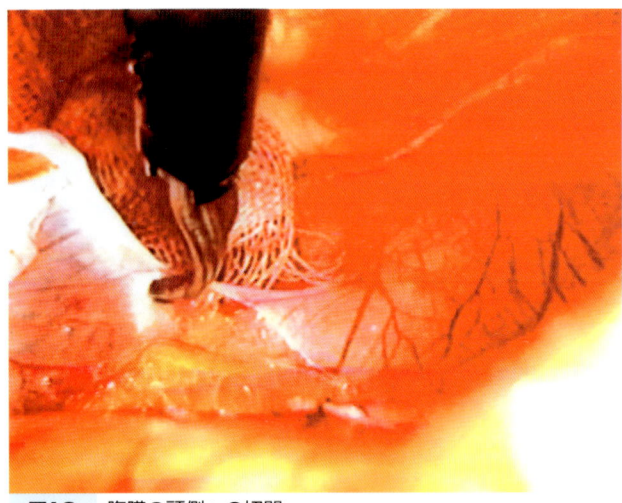

図18　腹膜の頭側への切開
脾外側に沿って，横隔膜直前まで，可及的頭側まで切開する．術野にはガーゼを挿入してある．

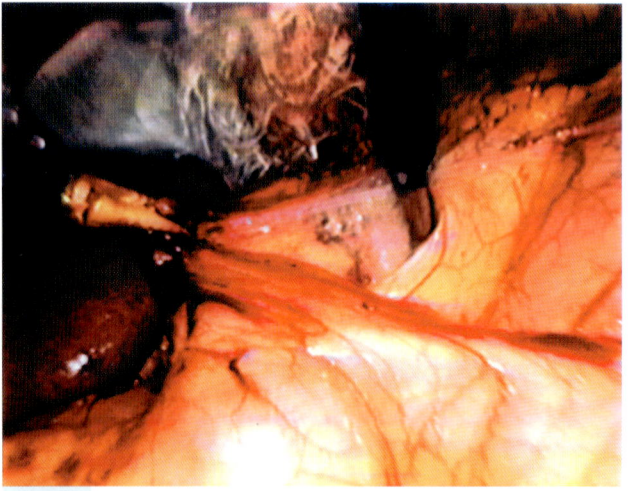

図19　下行結腸間膜とGerota筋膜との間の剝離
下行結腸癒合靱帯は数枚の膜で構成されるので，Gerota筋膜1枚だけを腎表面に残して剝離する．

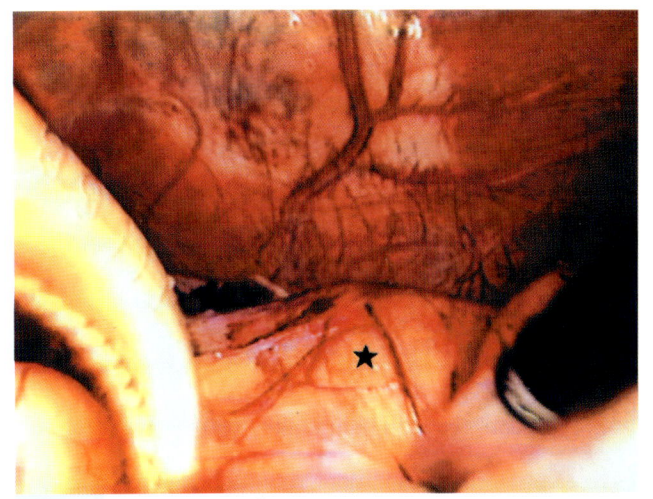

図20-1　左副腎前面の開放
　　　左副腎前面（★）が，腎上極と脾との間に開放された．

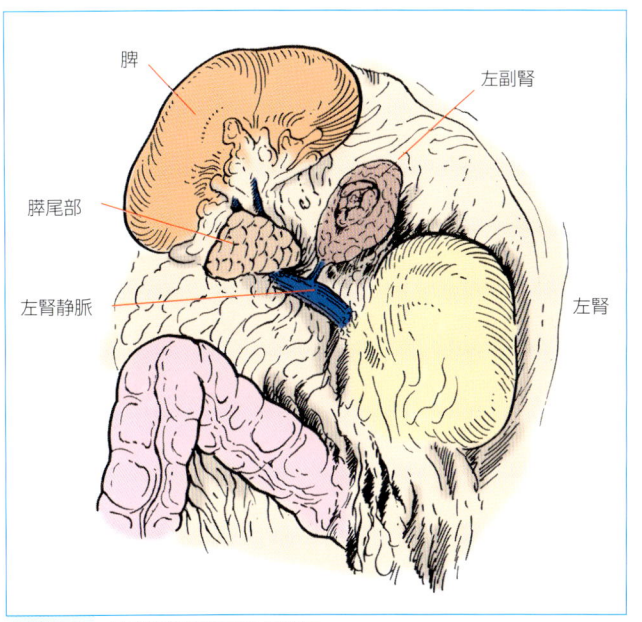

図20-2　左副腎摘除術での鳥瞰図
　　　下行結腸と脾を内側に受動することにより，左腎茎部と左副腎の前面が完全に開放される．

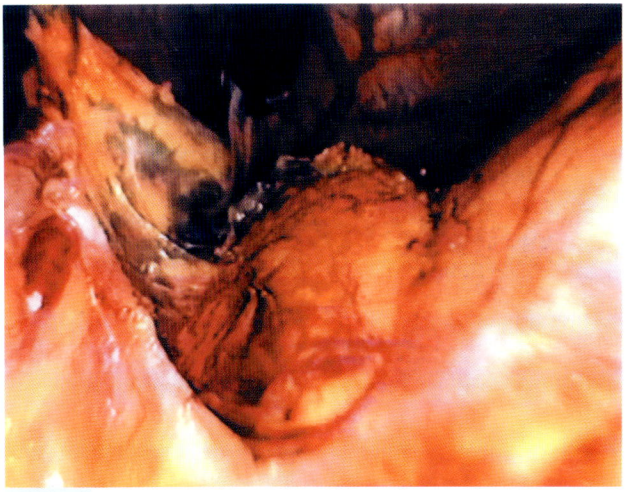

図21　Gerota筋膜切開
　　　Gerota筋膜を左副腎前面で切開すると副腎前面が見えてくる．

（2）副腎静脈の処理

　副腎の下縁，腎茎部で副腎静脈を同定する(図22)．分かりにくいときは左腎静脈前面，上縁を剥離し，頭側への分枝である副腎静脈を発見する．十分剥離した後，4本クリップをかけ，腎静脈側に3本残して切断する．

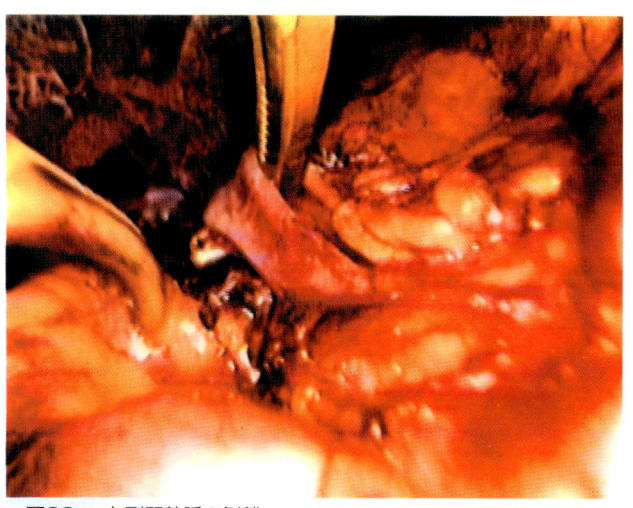

図22　左副腎静脈の剥離
　　　この症例では，腎静脈をあまり剥離することなく同定できた．

IX-1 ●腹腔鏡下副腎摘除術

(3) 副腎の剥離

副腎静脈切断後の左副腎の剥離手順を図23に示す．右と同様に，副腎後面に左手鉗子が入るようにするために，腎静脈と副腎下縁の間を剥離し，腰方形筋前面が見えるようにする．このとき，腎動脈分枝，腎静脈に副腎から入る細い枝などに注意が必要である．副腎下縁の剥離が済んで，副腎が持ち上がる状態になると(図24)，副腎両側の組織に緊張が加わり，組織の同定，剥離，切開が容易となる．左右をバランスよく剥離，切開しながら，副腎上縁に向けて剥離を進める(図25)．

4) 副腎の摘出と手術終了

副腎が遊離されたら，第1トロッカーからエンドキャッチまたは胆囊袋を挿入して副腎を袋に収納，摘出する．吸引式ドレーンを留置して手術を終了する．後腹膜は縫合しない．

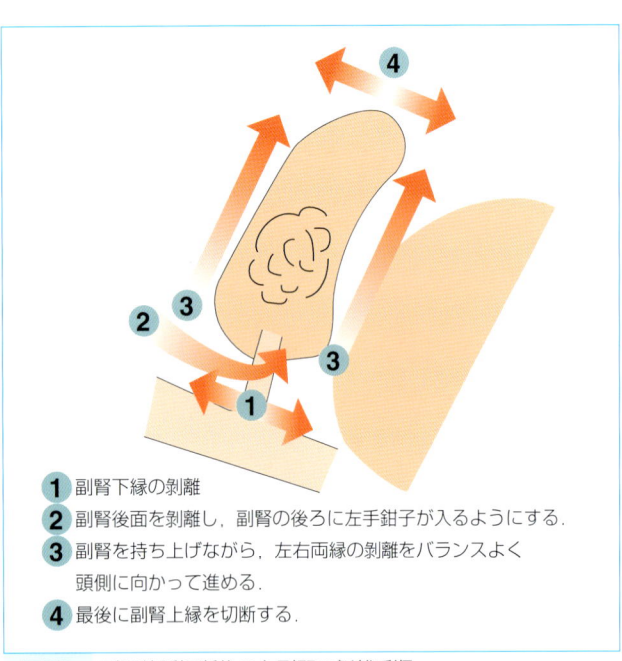

図23 副腎静脈切断後の左副腎の剥離手順
1. 副腎下縁の剥離
2. 副腎後面を剥離し，副腎の後ろに左手鉗子が入るようにする．
3. 副腎を持ち上げながら，左右両縁の剥離をバランスよく頭側に向かって進める．
4. 最後に副腎上縁を切断する．

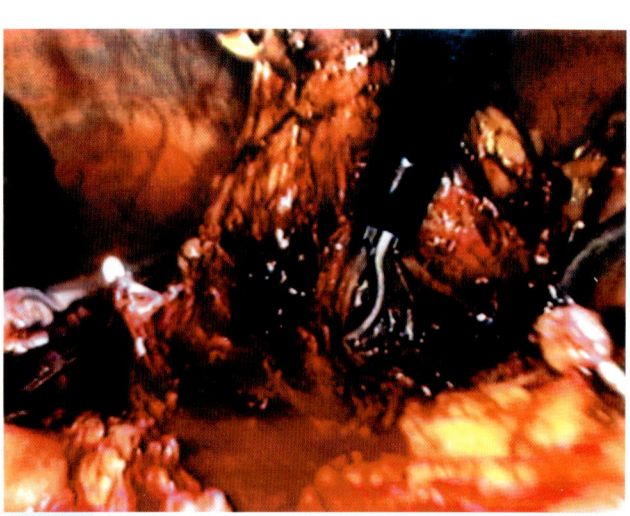

図24 副腎後面の剥離
副腎を持ち上げながら後面に入る血管の処理をしている．

図25 副腎両側縁の剥離
副腎を持ち上げながら両側の組織に緊張を加えて，腎上極(★)との間を剥離している．

ピットフォール

左副腎摘除術(経腹膜到達法)

左副腎摘除術では，Gerota筋膜と結腸癒合靱帯の間に正しく入ることが，腸間膜血管や膵尾部の損傷など思わぬ合併症を予防するうえで重要である．Gerota筋膜は左腎を覆う複数の膜の最も内側にある．左腎の前の膜を動かしたときに血管が何層にもずれて動く場合は，Gerota筋膜の上にまだ結腸癒合靱帯の一部が乗っていると判断できる．

9 術中偶発症：予防と対策

経腹膜到達法による副腎摘除術の術中合併症には**表5**のようなものがあり，その予防，対策はそれぞれ示すとおりである．最も重篤な合併症は，右では十二指腸の損傷，下大静脈損傷によるガス塞栓，気づかない胆嚢損傷，腸管損傷などであり，左では，膵尾部損傷，気づかない腸管損傷，などが考えられる．その他の血管，臓器損傷は，術中に気づけば開放手術に移行することによって対処できる．

10 術後合併症：予防と対策

経腹膜到達法による副腎摘除術の術後合併症には**表6**のようなものが考えられ，その予防，対策はそれぞれ示すとおりである．最も重篤な合併症は，術後肺梗塞であり，術中の深部静脈血栓症予防のための対策が不可欠である．

表5　経腹膜到達法による腹腔鏡下副腎摘除術の術中合併症とその予防，対処法

術中合併症	部位	予防	対処法
血管損傷	下大静脈・腎静脈・副腎静脈	丁寧な剥離操作	血管吻合糸による縫合，開放手術
	腎動脈分枝	剥離は副腎辺縁に沿って行う	クリップでの止血，開放手術
臓器損傷	副腎損傷	副腎を鉗子でつかまない	バイポーラでの凝固
	肝損傷	鉤のためのトロッカーの位置を配慮	アルゴンビームコアギュレータ
	脾損傷	丁寧な鉗子操作	アルゴンビームコアギュレータ
	膵損傷	Gerota筋膜を認識しながら剥離する	開放手術で処理
	消化管損傷	電気メスは消化管から離して使う	縫合
ガス塞栓		静脈損傷で気腹圧をあげない	右上側臥位
腹膜外気腫	皮下	気腹圧を高くしない	気腹圧を10mmHg以下に
気胸		横隔膜周囲で電気メスを用いない	胸腔ドレーン留置

表6　経腹膜到達法による腹腔鏡下副腎摘除術の術後合併症とその予防，対処法

術後合併症	予防	対策
後出血	止血の確認，トロッカー穿刺部の出血の確認	安静，再手術
術後肺梗塞	下肢間歇的圧迫装置，ストッキング，圧迫包帯，ヘパリン皮下注	緊急心カテ＋ウロキナーゼ注入，開胸血栓除去術
術後肩放散痛	終了時に吸引式ドレーンの留置	経過観察
腸閉塞	閉創時腹膜の閉鎖，早期離床	イレウスチューブ，再手術

参考文献

東原英二ら：腹腔鏡下副腎摘除術の標準術式－第1回泌尿器科腹腔鏡下手術ワークショップ報告．Jpn J Endourol ESWL 11：101-168, 1998

［松田　公志／川喜田　睦司／室田　卓之］

2 後腹膜鏡下腎摘除術

1 はじめに

　鏡視下手術は低侵襲であり，術後の早期回復，QOLの向上に貢献している．さらに2002年4月より，鏡視下腎尿管手術が疾患の良性，悪性を問わず保険適応となり，今後標準術式になるものと思われる．腎尿管を含めた後腹膜臓器に対する手術のアプローチ法として経腹膜的，後腹膜的がある．どちらの方法にも習熟しておく必要があるが，泌尿器科独特の到達法を用いるのが後腹膜鏡下腎摘除術である．

2 局所解剖

　後腹膜に到達するにあたり，腹膜と後腹膜腔を包む膜の関係を十分に理解しておく必要がある(図1)．特に，これまでの開創術では十分に認識されていなかった円錐外側筋膜の切開が後腹膜到達の第一段階となるので重要である．

3 適応

　巨大水腎症，感染を繰り返す無機能腎，コントロール不良の腎性高血圧，ドナー腎摘，尿管異所開口で失禁の原因となる低機能腎，膿腎症，腎腫瘍など開創術の適応疾患のほとんどが適応となる．適応とならないのは腎茎外傷，腹腔内への波及が疑われる膿腎症，画像上明らかな静脈内腫瘍血栓を伴う腫瘍，腹腔内への進展が疑われる腫瘍，腎背側で腎門部付近の腫瘍があげられる．操作腔が狭いので7～8cm以上の腫瘍では取り扱いが困難なことが多く経腹膜的到達法が勧められる．逆に上腹部の手術の既往があれば本法が勧められる．

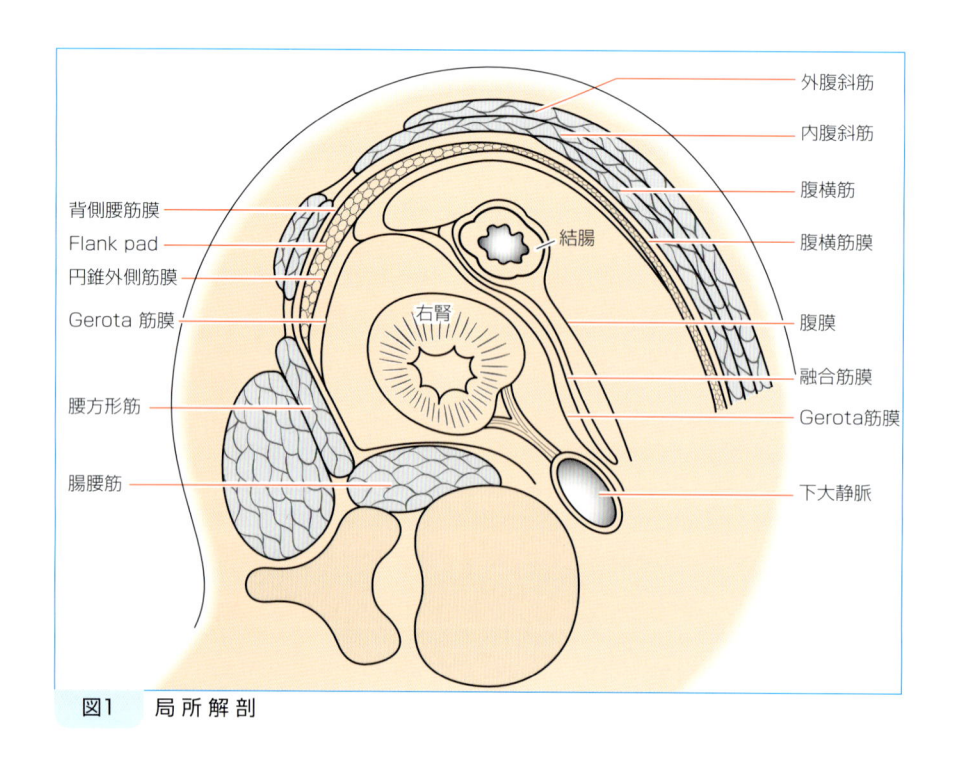

図1　局所解剖

4 術前検査と術前管理

一般的な術前検査・管理を行う．経腹膜的操作に移行することを想定してニフレック®などで腸管を空虚にしておく

5 必要な機器と器具

- Hassonトロッカー（12mm）
- トロッカー（10～12mm：1本，5mm：2本）
- 後腹膜拡張バルーン
- シザーズ
- ケリーあるいはメリーランド鉗子
- 10mm径クリップ（サイズML）
- 血管用自動縫合器
- 超音波駆動メス
- 洗浄吸引器
- バイポーラー
- 標本収納具

6 セッティング，体位，麻酔

全身麻酔下に患側を上にした完全側臥位とする．腋下に枕を置き，側腹部でベッドを折り曲げるが，開創術のような過度の側腹部の伸展は必要ない．対側の側腹部に枕を入れたり挙上板で持ち上げたりすると，かえって操作腔を狭くする．術者は患者の背側に立ち，モニターを腹側に置く．3人で操作する場合には光学視管を持つ第一助手は術者より頭側に立ち，第二助手が患者の腹側に立って第4ポートより補助する（図2）．2人で操作する場合には助手は腹側に立って光学視管持ちと第4ポートからの補助を行う．

7 基本操作

ポートは図3のように4本置く．術者は利き手で自動縫合器やクリップを使用するので右利きの場合10～12mmのトロッカーの位置は，右腎では腹側に，左腎では背側に置くことになる．まずは腎後面より腎茎部に達し，腎動脈，腎静脈の順に処理する．右側は下大静脈の後面で腎動脈を処理するので，ときに動脈が分枝していることがあるので，常に動脈がもう1本あるかもしれないことを念頭において剝離する．その後腎周囲を剝離するが，腫瘍の場合にはGerota筋膜の外側で，単純腎摘の場合には内側で剝離する．ただ剝離操作から言えば，Gerota筋膜の外側で剝離するほうが容易であるので，良性疾患でも根治的腎摘に準じて操作しても良い．鏡視下腎摘除術では副腎を温存することが多いが，左右で副腎の位置が異なるので解剖をよく理解しておく．特に左側では中心静脈が腎静脈に流入するので，温存する場合と合併切除する場合とで腎静脈の切断部分が異なる．ただし，ドナー腎摘の場合には副腎は温存するが中心静脈は切離される．

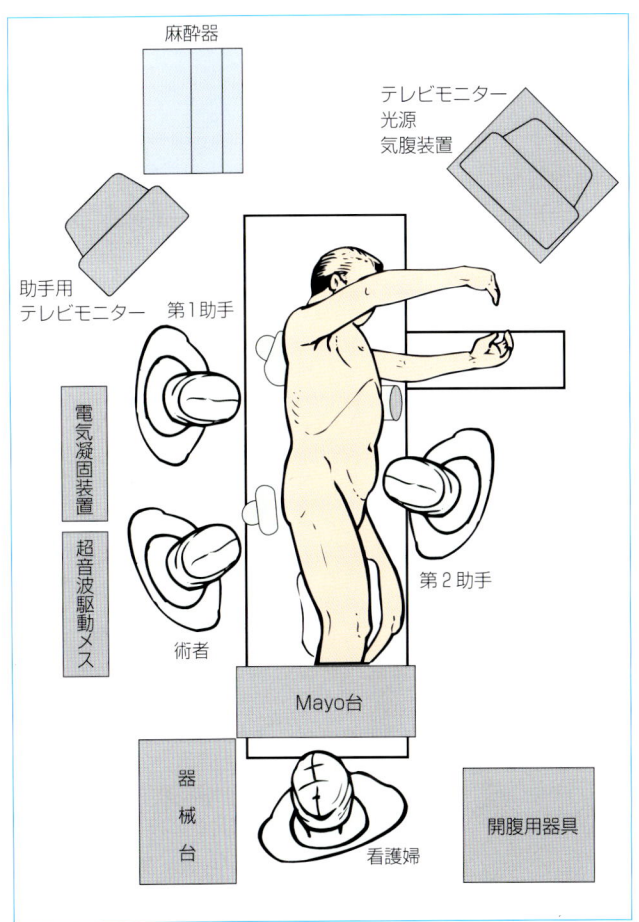

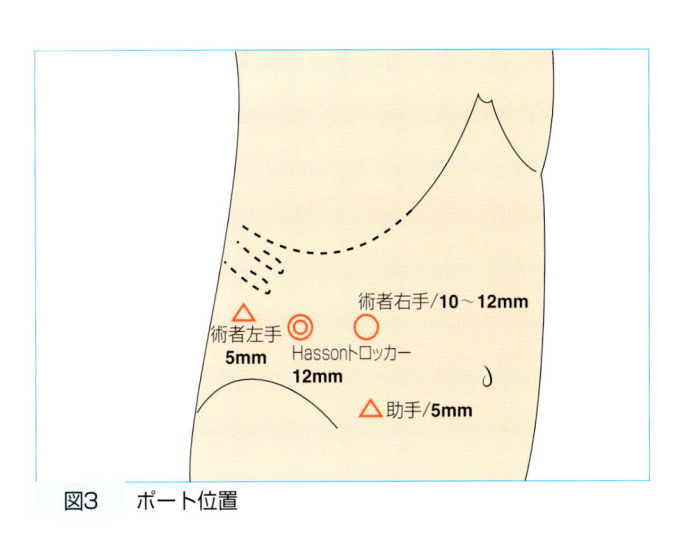

図2　手術室配置図（右腎摘の場合）

図3　ポート位置

8 手術手技

腎腫瘍に対する右腎摘除術を説明する(図4～18).

1● まず，中腋下線上の肋骨弓と腸骨稜の中間でopen laparotomyによって後腹膜腔に入る．皮膚切開は術者の示指が入る程度(1.5～2cm)とし，各筋層の筋線維を分けて，最後の腹横筋膜(背側腰筋膜)は電気メスあるいは鋏で切開し後腹膜腔に入る．指を入れて後腹膜腔にスペースを作る．腹膜を腹壁から剝がすような感じで受動させておくとバルーンでの拡張に役立つ(図4)(コツ1).

> **コツ 1**
> 後腹膜腔に入れた示指をまるめ，指先を腹壁にあてて指を伸ばすようにして腹膜を腹壁よりはずしていく．筋層のざらざらした手触りがあれば正しい剝離面である．ある程度剝離できたら，次に指を伸ばして指全体を腹壁にあて，手首を軸にして回転するように剝離を進めていく.

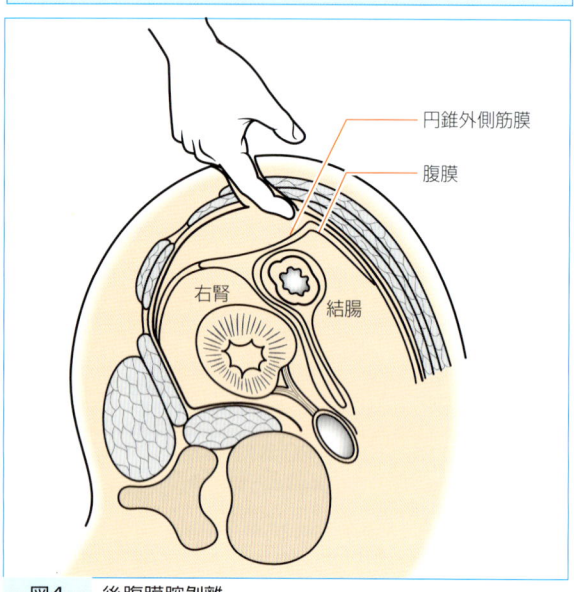

図4 後腹膜腔剝離

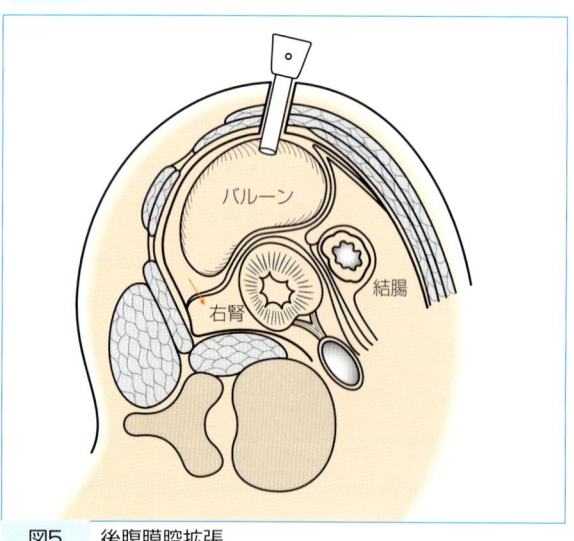

図5 後腹膜腔拡張

2● PBD™ system dissection balloonのkidney typeを挿入し，光学視管で観察のもと空気を注入し，後腹膜腔を剝離する．創に支持糸を2本置き，Hasson型トロッカーを留置して気腹を開始する．気腹圧は10mmHgで維持する(図5)(コツ2).

> **コツ 2**
> 注入する空気量は体格や腹壁の厚みにより異なる．バルーン内に挿入した光学視管でバルーンと周囲組織の間に隙間がなく緊満するまで注入する.

3● 後腋下線上に5mmのトロッカーを挿入して，ここから鉗子あるいは鋏を入れて円錐外側筋膜を被った腹膜を腹壁より剝離する(ピットフォール1)．体表から次のポート刺入部を押して剝離範囲を確認する．flank padの多い症例では，この時点で脂肪織を取り除いておくと，あとの操作中に上から覆い被さることがない(図6)(コツ3).

> **ピットフォール 1**
> 腹膜だけを剝がそうとするとすぐに穴をあけることになる．特に肝，脾に近い上腹部や正中に近づくほど腹膜が薄くなるので，周囲の脂肪をつけるようにして落としていく.

> **コツ 3**
> Flank padからは意外と出血することが多く，止血に難渋することがある．すべて遊離すると取り出すことも考えないといけない．したがって，腎のおよその方向を見当つけて，その中心でまず縦切開を加え，続いて腹壁に沿って横切開を加え，T字型に切り開くと，その後の操作の邪魔にならない.

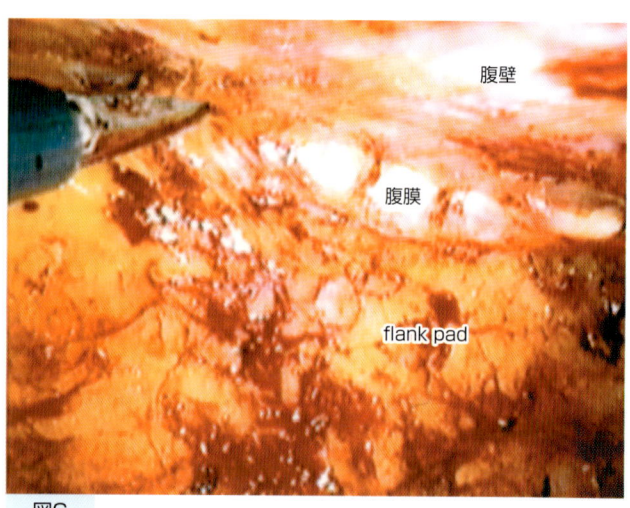

図6

4● 円錐外側筋膜を切開し腎の後面に入る．円錐外側筋膜とGerota筋膜後葉は癒合していることが多く，この切開でGerota筋膜の内側に入っていることが多い．切開は腰方形筋付着部より1〜2cm腹側が良い(図5矢印)．あまり腹側に寄ると腹膜を開ける危険がある(図7)(ピットフォール2)．

5● 腸腰筋が細くなっていく部分を追っていくと，腎動脈の拍動が脂肪越しに見えてくる．動脈が見つけられない場合には，まず下大静脈(左側では大動脈)を見つけ，それを頭側に剥離していくと動脈が見つかる．腎動脈を全周性に剥離し，中枢側に3本クリップをかけて切断する．本症例では腎動脈が2本存在した(図8)．

6● 腎動脈の腹側に腎静脈が見えてくる．見出せない場合には，腎下極辺りから下大静脈を頭側に剥離すれば容易に発見できる．複数の腎静脈が短い距離で合流していることが多く，剥離に注意する．左側では腎下極付近で性腺静脈を見つけ，これを頭側に剥離すれば容易に発見できる(図9)．

7● 腎静脈に自動縫合器をかけて切断する．自動縫合器の先端の1cmほどはstaplerがないので奥へ進める必要があるが，この時，先端に組織を挟み込まないよう注意する．鉗子で周囲組織を圧排したり(図10)，腎静脈を幅細くしたり(図11)して介助する(ピットフォール3，コツ4)．

8● 腎後面から頭側を剥離する(図12)．

> **ピットフォール 2**
>
> 腰方形の筋膜を剥がさないように注意する．特に頭側では，筋層内に入ると容易に横隔膜を貫通し開胸する危険がある．

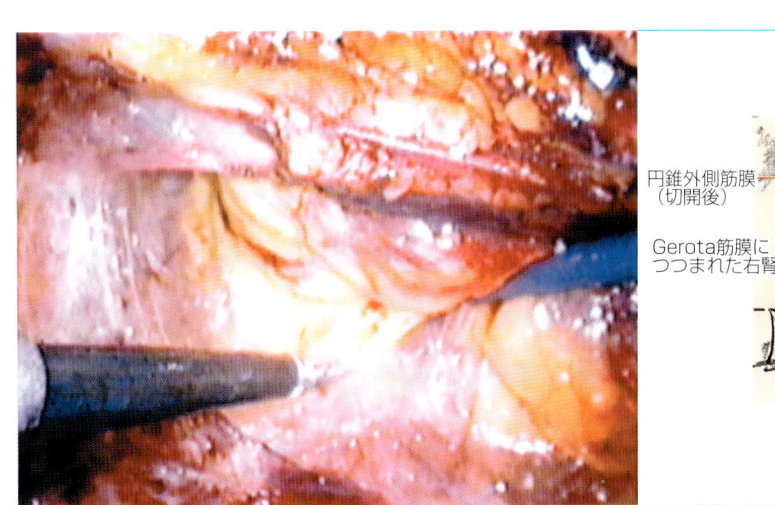

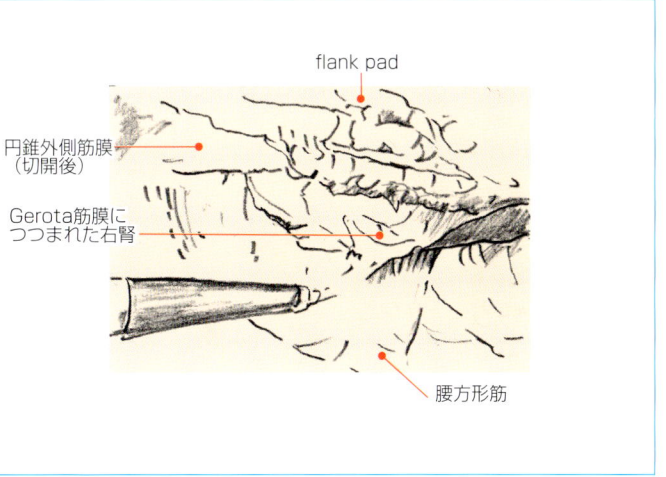

図7

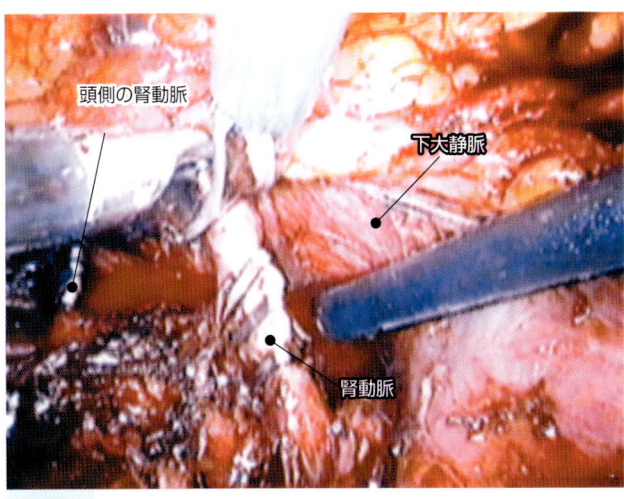

図8

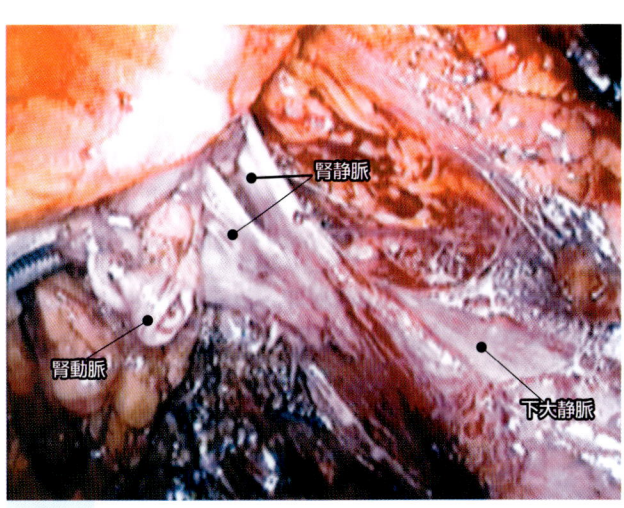

図9

ピットフォール 3	コツ 4
腰静脈など腎静脈の枝を腎静脈の近くでクリップなどで処理すると，腎静脈にstaplerをかける時にクリップをかみ込む危険がある．枝は腎静脈から離してクリップをかけるか，超音波駆動メスなどで処理するのがよい．	12cmほどに短くした絹糸を入れて腎静脈を結紮して引っ張ると，腎静脈の厚みがなくなってstaplerやクリップがかけやすくなる．

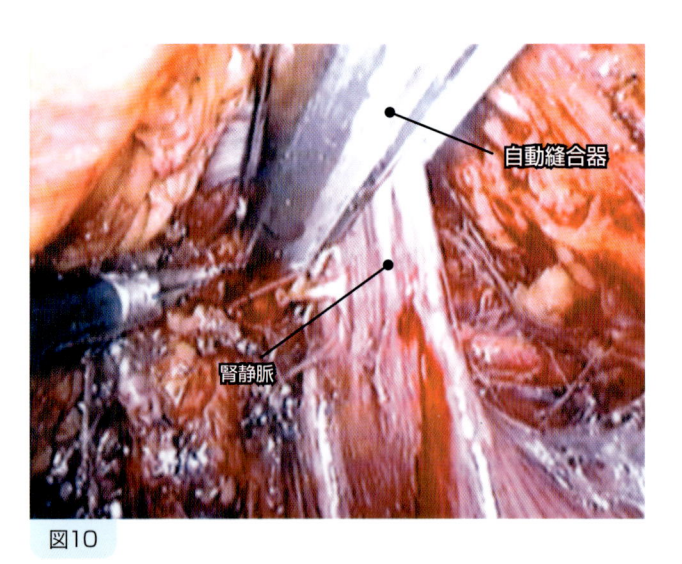

図10 自動縫合器／腎静脈

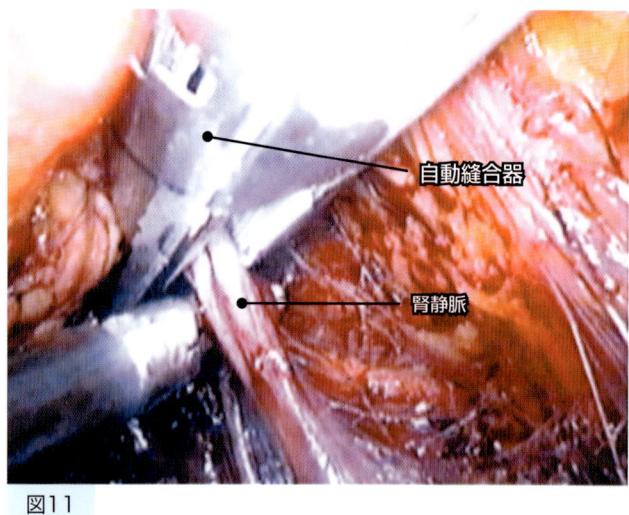

図11 自動縫合器／腎静脈

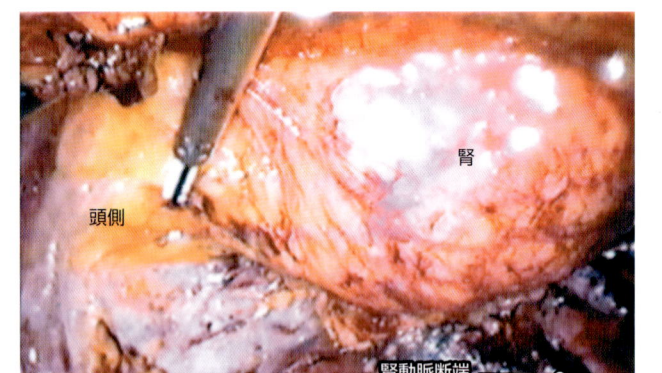

図12 頭側／腎／腎動脈断端／円錐外側筋膜

図13 露出した腎上極／副腎

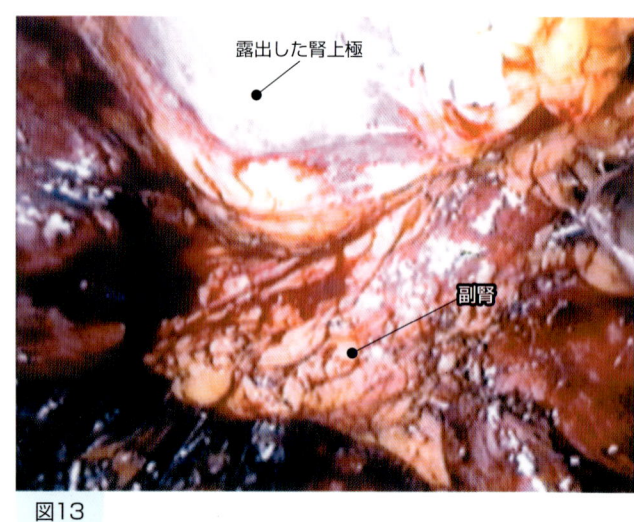

図14 副腎／腎

図15 尿管／副腎

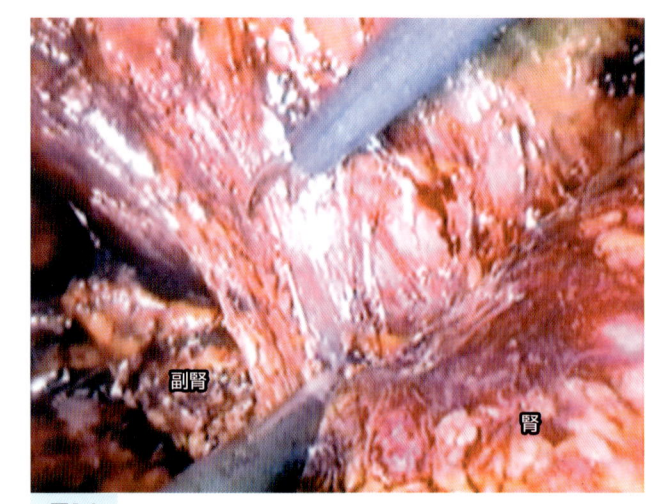

IX●泌尿器

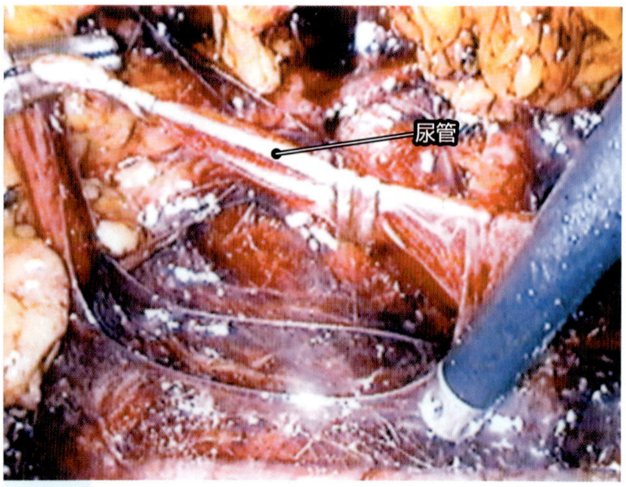

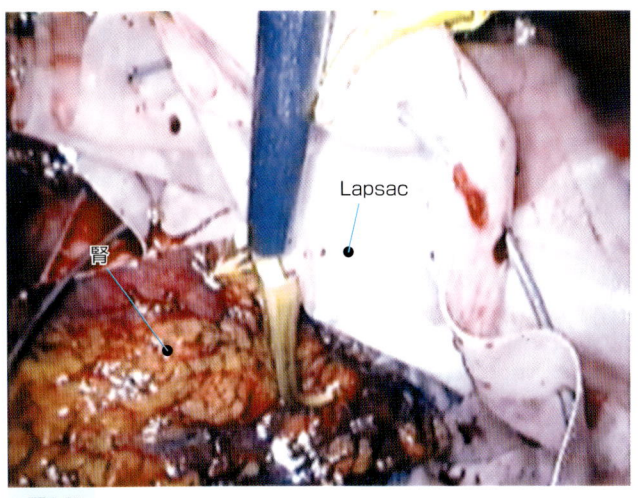

図16

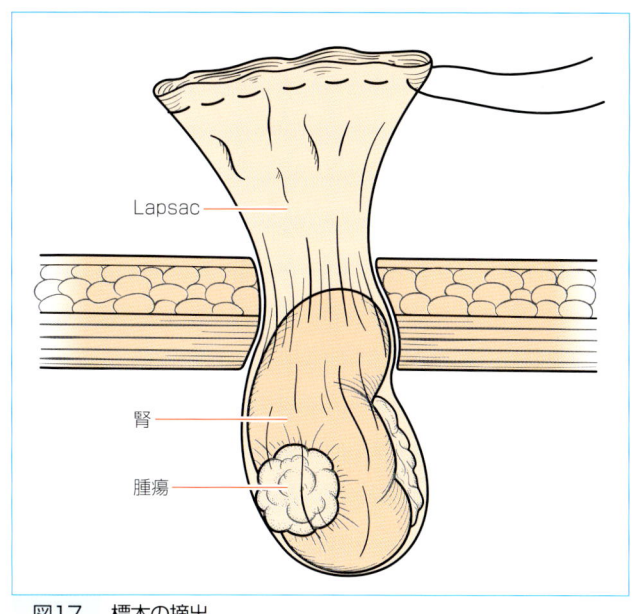

図17 標本の摘出

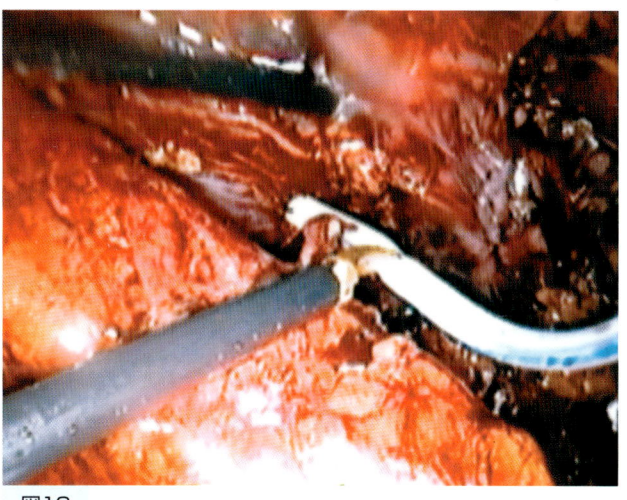

図18

9● 副腎を温存する場合には，腎上極内側で副腎との間に入り，腎の上極を露出する（図13）（コツ5）．

> **コツ 5**
> 副腎が見つけにくい場合には，腎上極を持ち上げ，下大静脈を頭側に剥離すると良い．

10● 腎の前面に入り剥離を進める．この時Gerota筋膜前葉の前に出ないといけない．層が分かりにくい場合には腎下極のほうから前面に入ると良い（図14）．

11● 最後に腎下極を剥離し，尿管にクリップをかけ切断する（図15）．

12● 腎の遊離が終了したら腎を術野の頭側に置く．光学視管を入れているトロッカーを抜去しLapsacを挿入する．Lapsacの口にはあらかじめラジフォーカスのガイドワイヤーを通しておく．ふたたびトロッカーを留置し，光学視管を入れる．袋の底が尾側，口が頭側を向くように置いて，助手が口の上方を，術者の左手が口の下方を把持し，術者の右手で腎を袋内に誘導する．このとき助手の鉗子で袋の口を腎に覆いかぶせるようにする．腎が収納できたらガイドワイヤーを引いて口を閉じる（図16）．

13● 創を4cmほどに切開する．筋膜も切開し，筋層は鈍的に広げる．Lapsacの口を引き出し，用手的にあるいは鉗子を使用してまず腎周囲脂肪組織を引き出す．次に腎の長軸が創に対し直角になるように袋内で向きを調整し，袋ごと腎を取り出す．どうしても創が小さい場合には指で腫瘍のない腎実質に1，2ヵ所亀裂を生じさせると出しやすい（図17）（コツ6）．

> **コツ 6**
> 後腹膜で腎を袋に入れる操作はかなり手間がかかる．先に開創し，袋の口をもっと剛性の高いワイヤーなどで広く保ち，腎をすくい取るようにするのも良い．

14● 広げた創を絹糸などで仮閉じをして再度気腹し，止血の確認，術野の洗浄，吸引式のドレーンの留置を行う．筋膜は一層ずつ3-0吸収糸で閉じる（図18）．

［川喜田　睦司］

3 腹腔鏡下停留精巣診断と腹腔内精巣固定術

1 はじめに

触知不能停留精巣に対して腹腔鏡で精巣の有無とその位置を確認することはかなり古くから行われている．近年，MRIなどの画像診断技術の進歩により精巣の所在がかなりの率で確認できるようになってきているが，術前に精巣の所在が分からない場合に開創術で精巣を検索するのはかなり大きな創となる可能性がある．腹腔鏡を利用すれば精巣の位置の確認のみならず，一期的な固定術の腹腔内操作や二期的なFowler-Stephens手術などが低侵襲で行うことができる．

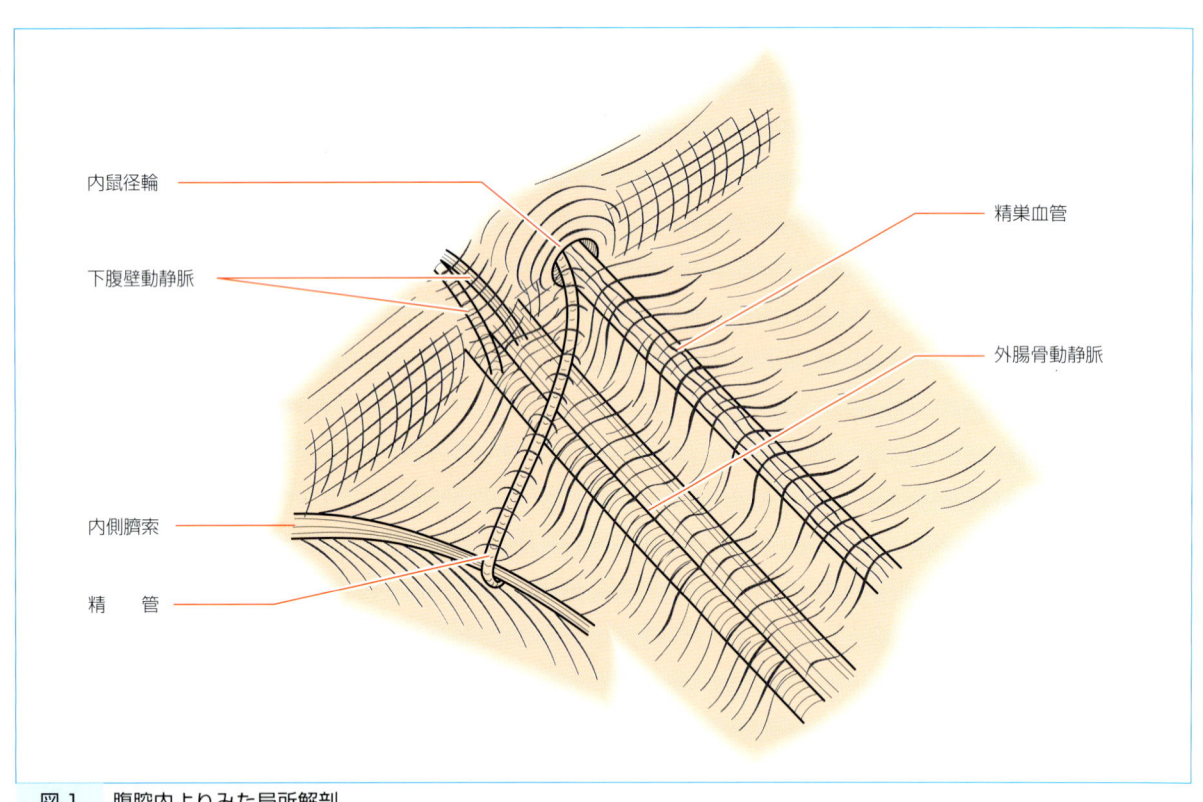

図1 腹腔内よりみた局所解剖

2 局所解剖

腹腔内から内鼠径輪を見た時の精管，精巣血管と周辺にある外腸骨血管，腸腰筋，内側臍索との位置関係を理解しておく(図1)．

3 適応

触知不能停留精巣が適応となる．ただし麻酔がかかった時点でもう一度入念に触診することが重要で，触れれば腹腔鏡は不要である．

4 術前検査と術前管理

一般的な小児の術前検査・管理を行う．

5 必要な機器と器具

- トロッカー(5mm：1〜2本，3mm：2本)
- 3mm用シザーズ
- 3mm用鉗子
- 5mm用光学視管
- 5mm径クリップ

6 セッティング，体位，麻酔

全身麻酔下に仰臥位とする．腸管を頭側にずらすため頭低位とする．術者は患側の対側に立つ．臍下部に5mmのポートを置き光学視管を入れる．精巣血管を頭側に剥離することが予測される場合には対側の下腹部に3mmのポートを2本置く(図2)．内鼠径輪で萎縮精巣を摘除する場合など頭側への操作がない場合には両側の下腹部に1本ずつポートを置いてもよい(図3)．クリップを使う場合には利き手のポートを5mmに入れかえる必要がある．

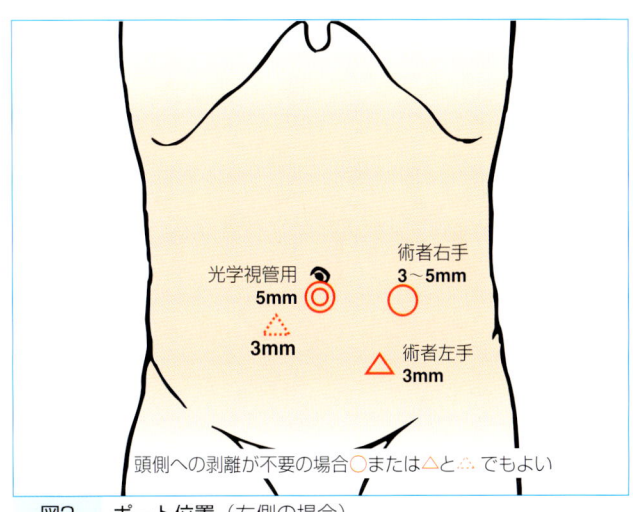

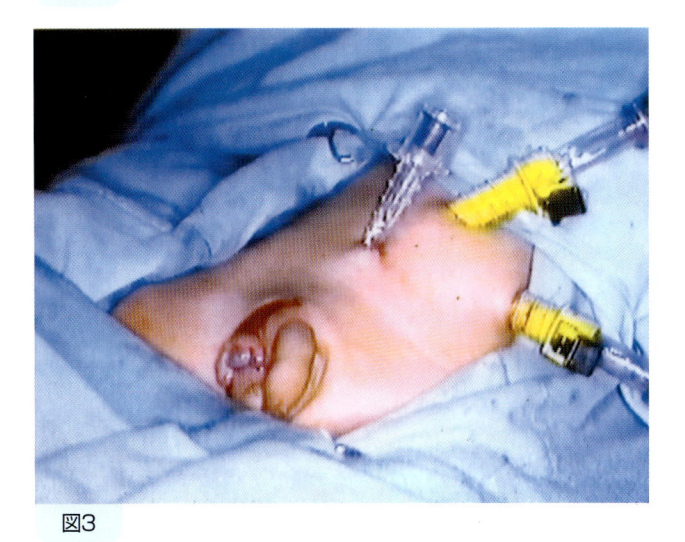

図2　ポート位置（右側の場合）

図3

7 基本操作

臍下部の5mmポートから内鼠径輪付近を観察し，精管，精巣血管の状態により方針を決定する．

> **ピットフォール**
> 内鼠径輪の観察のみで終わる場合があるので，ポートはまず1本だけ挿入する．

1● 正常の精管，精巣血管が内鼠径輪に流入している場合には腹腔鏡操作は終了し，通常の鼠径部切開を加える(図4)．精巣が存在すれば固定術を行うが，萎縮精巣は摘除し，精巣が存在しなければそのまま閉創する．

2● 精管，精巣血管が途絶している場合には精巣は存在しないので手術を終了する(図5)．

3● 腹腔内に精巣を認める場合は上記のようにポートを2本追加する．

1) 萎縮精巣の場合には精巣を摘除し(図6)，内鼠径輪を閉鎖する(図7)．

2) 精巣が頭側に位置し，一期的に固定が不可能と判断した場合には，精巣血管をクリッピングあるいは結紮して終了する．3〜6ヵ月後にFowler-Stephens手術を行う(図8)．

> **コツ**
> 二期的Fowler-Stephens手術をすると決定した場合には剥離は最小限とし，側副血行路を損傷しないこと．

3) 内鼠径輪にぶら下がる精巣を認めた場合には以下のように一期的に固定術を行う．

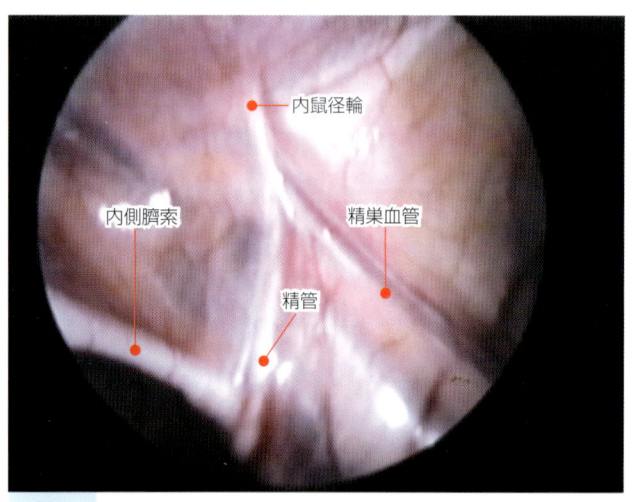

図4

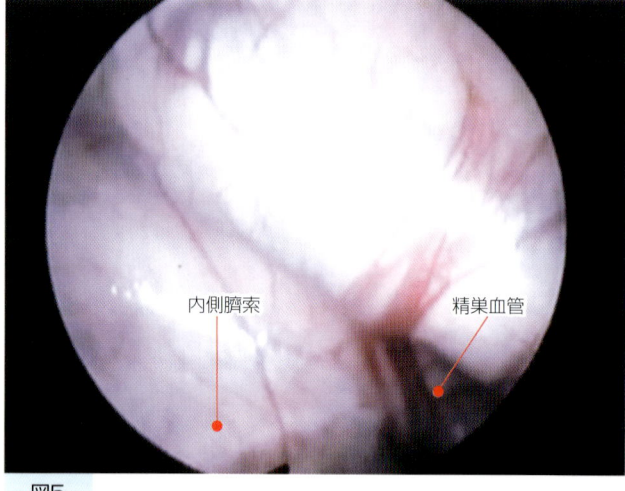

図5

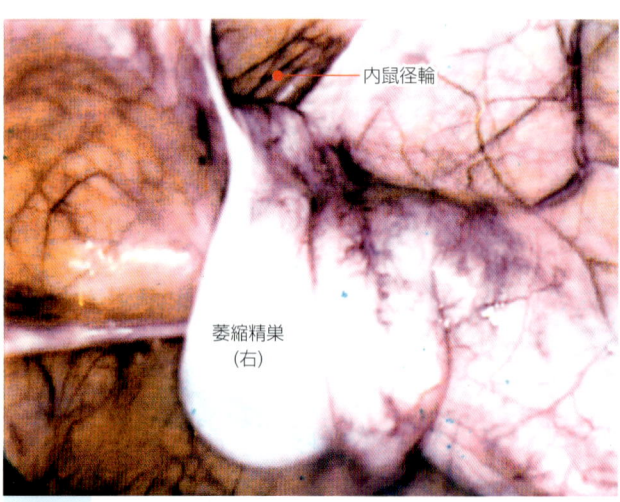

図6

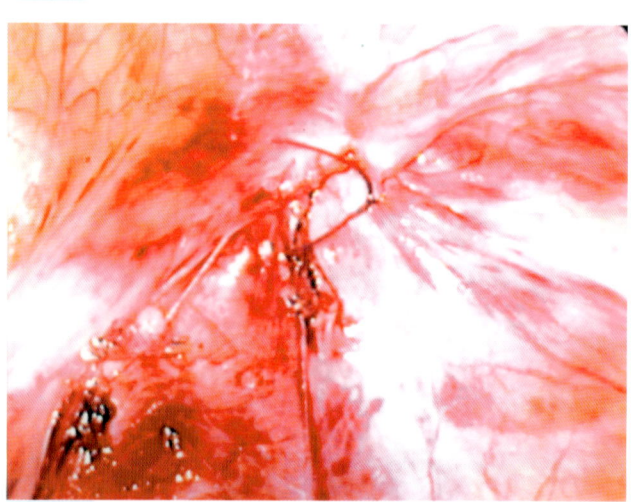

図7

図8　Fowler-Stephens手術(右側)

8 手術手技

　右側の精巣固定術を説明する．内鼠径輪より垂れ下がるような精巣が適応となる(図9)．精管周囲の血管を温存するために精管に1cmほどの腹膜をつけるようにして剥離する．続いて精巣血管に沿って腹膜を頭側に切開し精巣血管を剥離する．

1● 精管の内側の腹膜を内鼠径輪から前立腺方向に切開する．精管の外側の腹膜も同様に切開する(図10).

2● 精巣血管を頭側に剥離する．交通枝があれば凝固の上切断する(図11).

図9

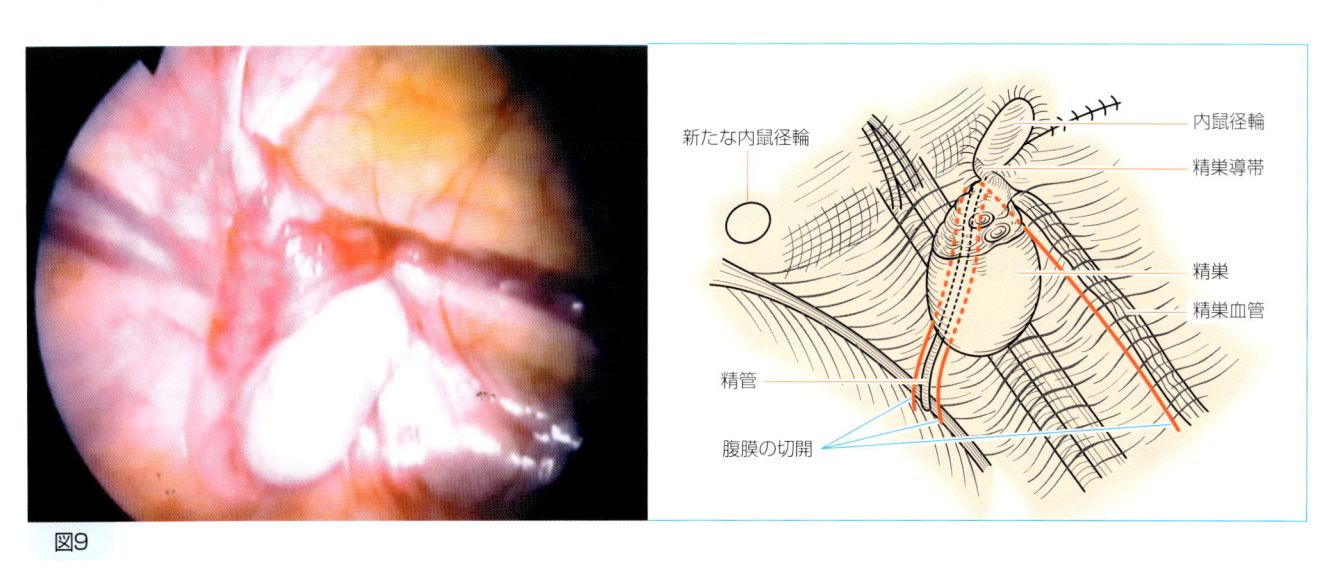

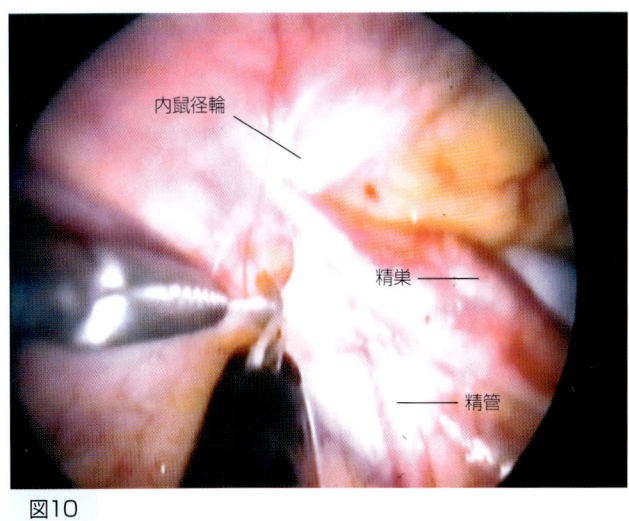

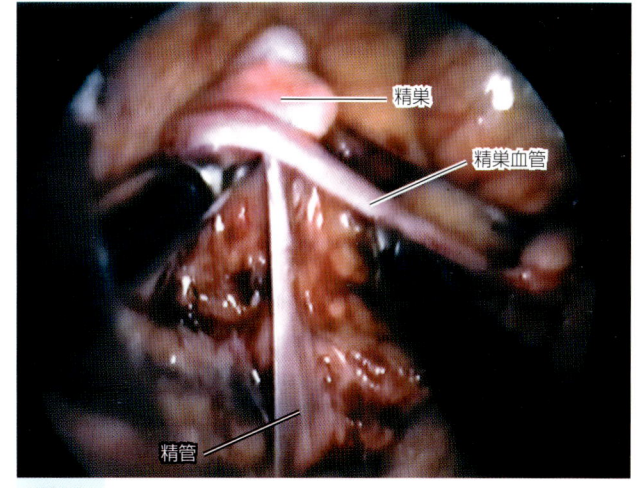

図10

図11

IX-3●腹腔鏡下停留精巣診断と腹腔内精巣固定術　223

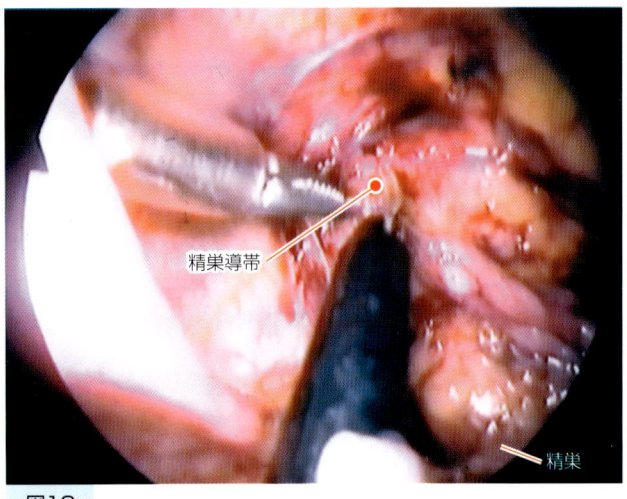

図12　精巣導帯／精巣

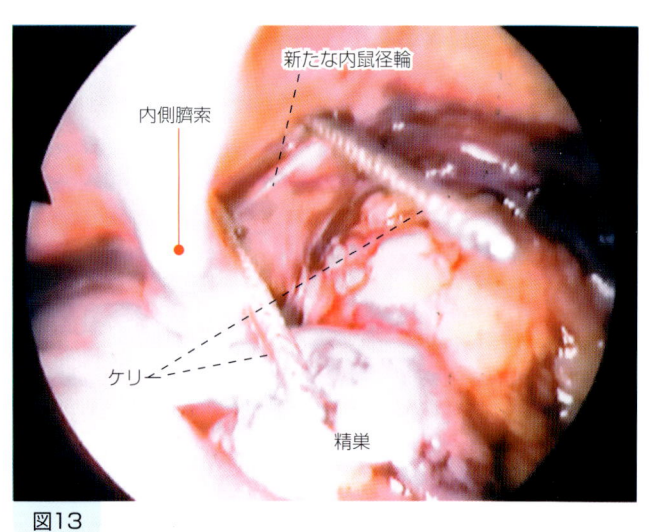

図13　内側臍索／新たな内鼠径輪／ケリ／精巣

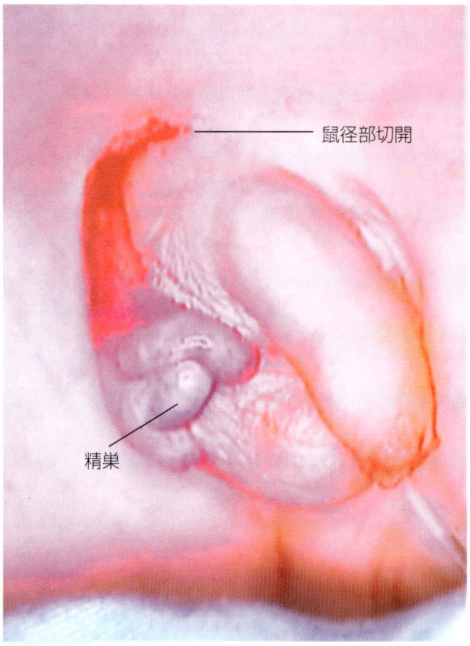

図14　内側臍索／精巣／精巣血管

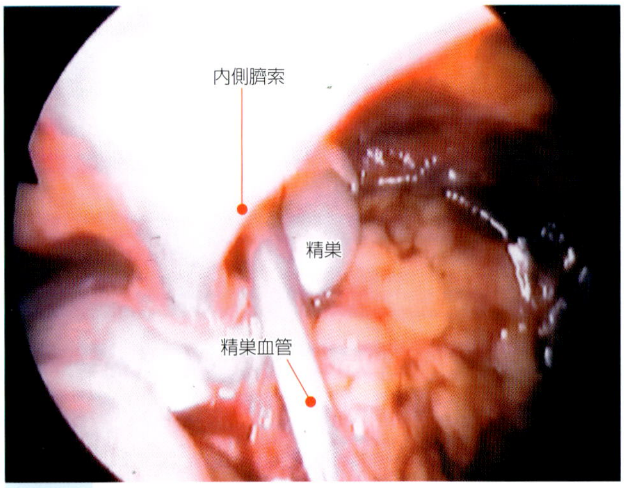

図15　鼠径部切開／精巣

3● 内鼠径輪で精巣導帯をできるだけ尾側で切断する．鼠径管内に精管，精巣上体尾部が入り込んでいることがあるので注意する(図12)．

4● 本来の外鼠径輪付近の皮膚に小切開を加え，ここから陰嚢内に指を入れダルトスパウチを作成しておく．鼠径部皮膚切開よりケリー鉗子を刺入し，新たな鼠径管を作る(図13)．

5● 精管や血管を損傷しないよう注意しながら精巣を体外に引き出す(図14)．

6● 新内鼠径輪の欠損部が大きい場合には縫縮する．

7● 陰嚢内に精巣が十分降りることを確認し，通常のごとくダルトスパウチ内に精巣を固定する(図15)

[川喜田　睦司]

4 腹腔鏡下前立腺全摘除術

1 はじめに

　限局性前立腺癌に対する手術療法は，下腹部正中切開を行い膀胱前腔を展開して行う恥骨後式前立腺全摘除術が標準術式であり，会陰式前立腺全摘除術も一部で行われている．これらの術後疾患特異的10年生存率は85％以上と良好であり，特に前者はWalshらのSantorini静脈叢一括結紮法やMeyersのbunching techniqueなどの術式の改善により手術成績が飛躍的に安定した．

　一方，腹腔鏡下前立腺全摘除術は１９９１年，Schuesslerらが世界に先駆けて行ったが，手技の繁雑さから一般に普及することはなかった．１９９９年，Guillonneauら[1]が40例の優れた手術成績を報告したことにより，本邦でも本術式に対して急速に関心が高まった[2)～5)]．

　本術式の特徴は，
　1)従来すべてを経後腹膜的に行っていた術式を，最初に経腹膜的に精管・精嚢を剥離するよう変更し，良好なオリエンテーションを得た
　2)前立腺摘除後の尿道膀胱吻合法の改良による尿道留置カテーテルの早期抜去と良好な尿禁制の獲得
　3)腹腔鏡下での拡大視野により，従来の開放手術では得られなかった，特に前立腺尖部の正確な観察・剥離が可能．
　4)気腹圧があることも相まって出血量が少ない
などである．またda Vinci® systemなどの手術用ロボットを用いたものも報告されるようになっており，今後は限局性前立腺癌に対する標準術式の一つになりうるものと考えられる．

2 局所解剖

　前立腺全摘除術は前立腺と精嚢・精管膨大部とを一塊に摘除し，膀胱と尿道断端とを吻合する術式である．前立腺癌の根治性を保持し，術後の機能(排尿機能および性機能)を温存し，かつ出血量の少ない手術を行うためには，静脈系(特にSantorini静脈叢)の解剖を理解し，適切に処理する必要がある．この部位での不用意な操作は相当量の出血をきたし，その後に続く前立腺尖部および膜様部尿道の剥離操作にも支障をきたし，最悪の場合，開創手術への移行という事態も起こりうる．

　前立腺は小骨盤腔内の最も深い所で，膀胱頸部と骨盤底筋群との間に存在し，男性尿道起始部を取り囲んでいる(図1)[6]．前面は恥骨後面に接し，その間は膀胱前腔(Retzius腔)と呼ばれ，深陰茎背静脈から連続するSantorini静脈叢(Dorsal vein complex，以下DVC)が存在する．前立腺後面頭側には精嚢腺・精管膨大部が接し，後面尾側では直接Denonvilliers筋膜が間に介在し，共に直腸膨大部に接している．DVCは静脈叢のみならず外尿道括約筋も一部入り込んだものと言われており，尿道前面から前立腺に連続して位置している．前立腺尖部の直ぐ遠位で尿道とDVCの間に無血管野があり，この部位に結紮糸を通してDVCを一括して結紮することが本術式のポイントのひとつである．勃起を司る神経は，骨盤神経叢から直腸前面の前立腺後外側を走行している．この神経には動静脈が伴走しており，これらを合わせて神経血管束(neurovascular bundle，NVB)と呼んでいる(図2)[7]．勃起能の温存を意図する場合には，DVC・尿道・前立腺・NVBを覆っているlateral pelvic fasciaをNVBの前方で切開して前立腺から剥離し，その後方にあるDenonvilliers筋膜も切開し，直腸前脂肪織を露出するラインをとらなければならない(図3)[8]．

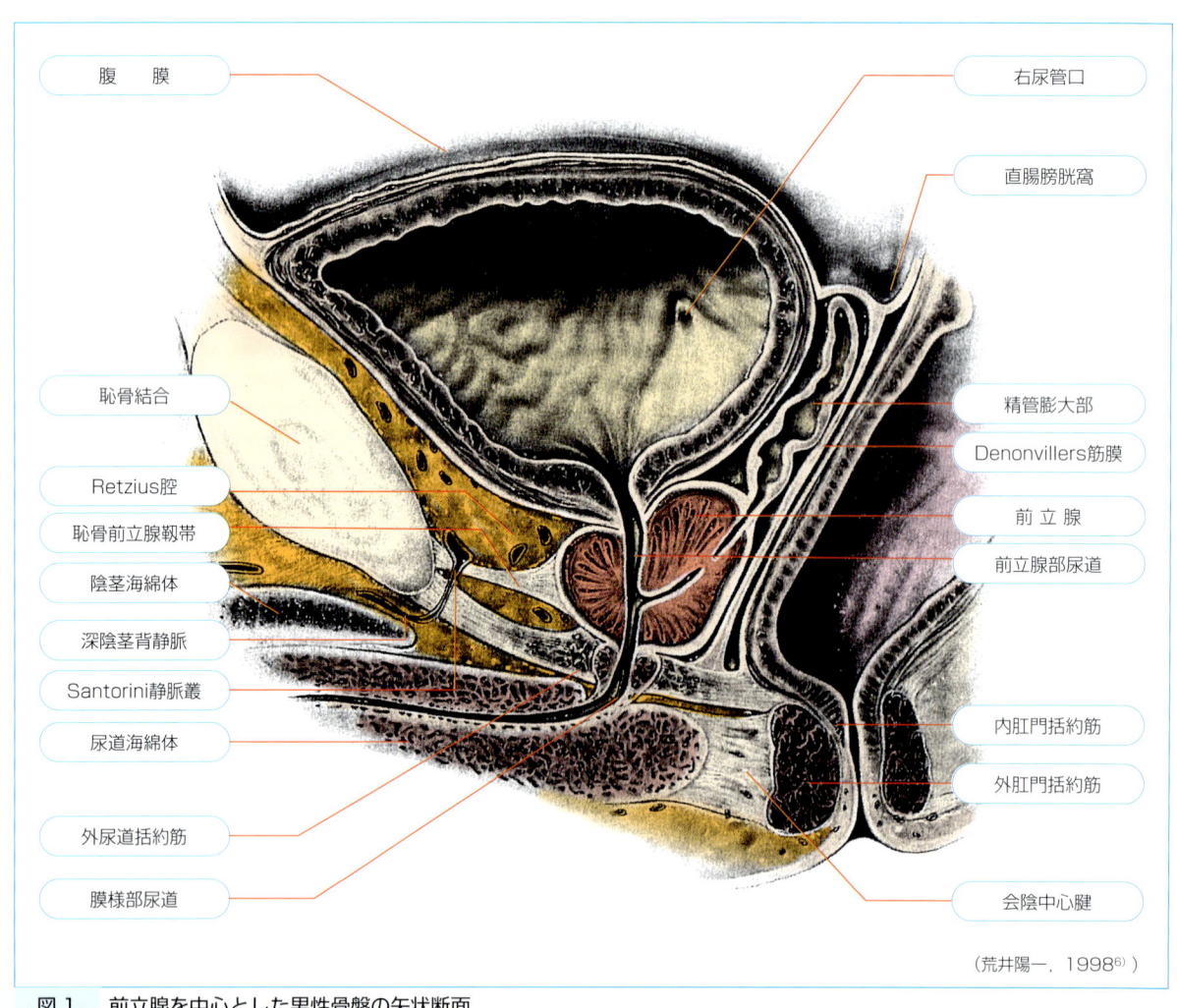

図1 前立腺を中心とした男性骨盤の矢状断面

(荒井陽一，1998[6])

3 適応

本術式の現時点での適応症例は，年齢が75歳以下で術前臨床病期T2N0M0までのものとしている．また，Partinのノモグラム上リンパ節転移の確率が10%以下と考えられる症例には原則として骨盤内リンパ節郭清は行っていない．

本術式の導入初期には，
1）術前ホルモン療法施行症例は精嚢腺の萎縮をきたしているため，本術式の最初のステップである精嚢腺の剥離が困難
2）中葉肥大の著しい前立腺肥大症例や経尿道的前立腺切除術の既往例は膀胱頸部の温存が困難
などの理由からこれらの症例は避けるべきであると思われる．

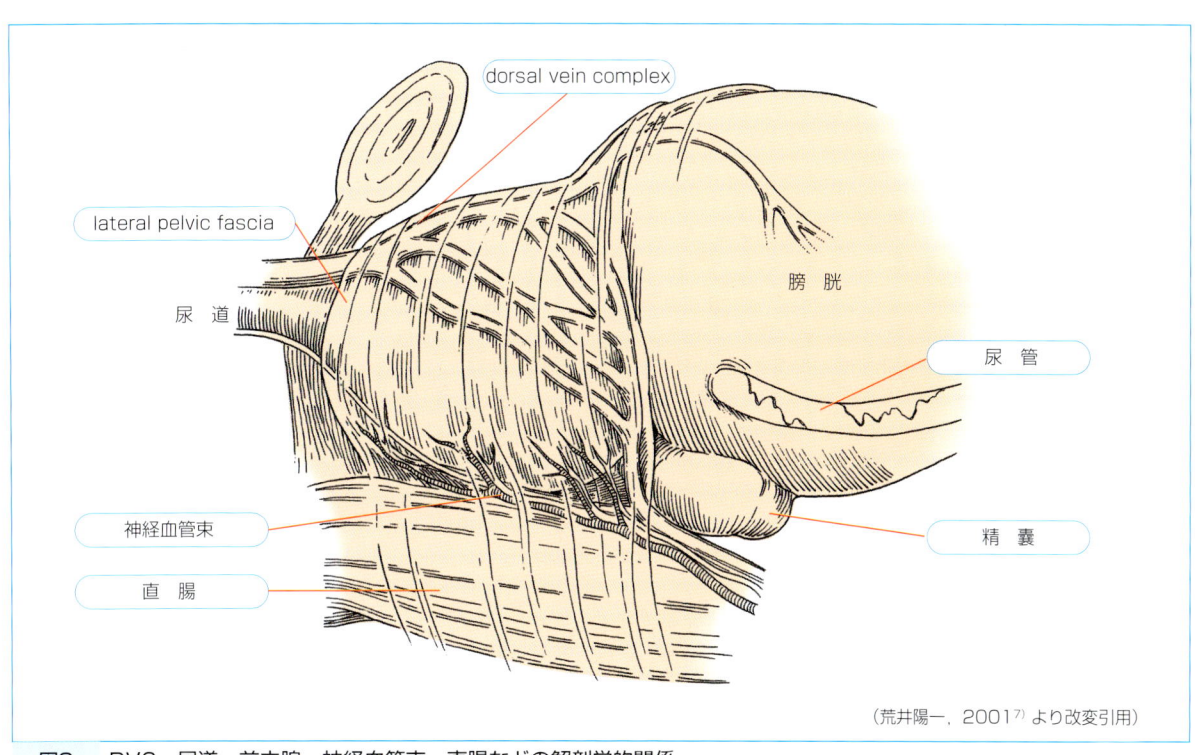

図2　DVC，尿道，前立腺，神経血管束，直腸などの解剖学的関係
（荒井陽一，2001[7]）より改変引用）

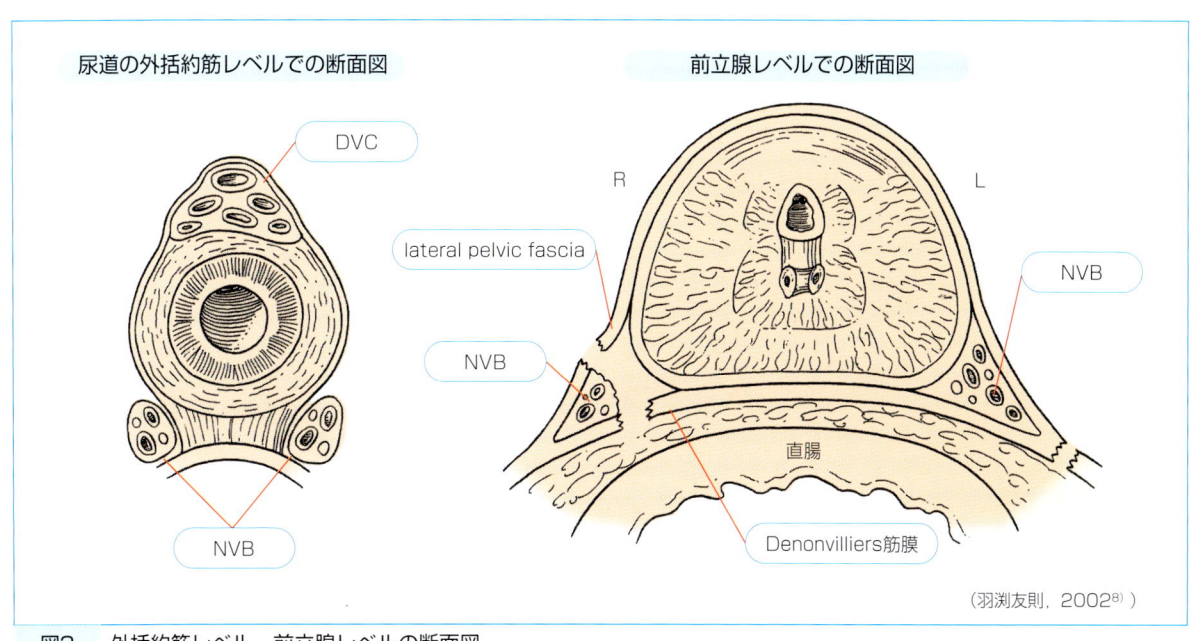

図3　外括約筋レベル，前立腺レベルの断面図
　　　右側（R）では神経血管束温存時の切開ラインを，左側（L）では神経血管束合併切除時の切開ラインを示す．
（羽渕友則，2002[8]）

4 術前検査と術前管理

前立腺癌の診断は，血清PSA値および直腸診により本症が疑われた症例に対し，経直腸的超音波ガイド下系統的生検を行い確定診断がなされる．次いで，骨盤部造影CTやMRI検査にてリンパ節転移や周囲への浸潤の有無を，骨シンチにて骨転移の有無を判定する．

術前処置は，腸管内容を減じるため術前日にニフレック®を飲用させ，術当日朝に浣腸を行う．当科における予防的抗菌化学療法は，手術開始時にSBT/ABPCを1g，術後2日目まで1日2g朝夕点滴静注するレジメで行っている．

5 必要な機器と器具

通常の腹腔鏡下手術に準ずるが，本術式は骨盤腔内という奥深く狭い術野で行われるため，良好な視野を得る目的で吸引操作を頻回に要する．そのため，吸引洗浄管は操作性に優れ吸引洗浄力の強力なものが，またそれに伴い気腹装置は毎分20ℓ以上の流量が得られる高速気腹装置が望ましい．内視鏡カメラは，深部の詳細な観察をするためズーム機能付きの3CCDタイプを，TVモニターは20インチ型のものを患者の足元に1台用意する(図4)．鉗子類はバイポーラ鉗子が本術式では非常に有用で，剪刀は刃先が曲型で短いものが使いやすい．持針器は，左手でも運針するため先端がストレート型のものを2本用意する．また，腸管の圧排には径5mmのスネークリトラクターを用いている．術中に直腸を同定しやすくするため子宮頸管ブジーを用い，尿道の同定や吻合の補助として尿道ブジー(武井医科光器製作所製)は非常に有用である．最近開発した5mmトロッカー用の腹腔鏡用ナイフ(八光商事製)は，尿道前壁切開に最適である(図5)．

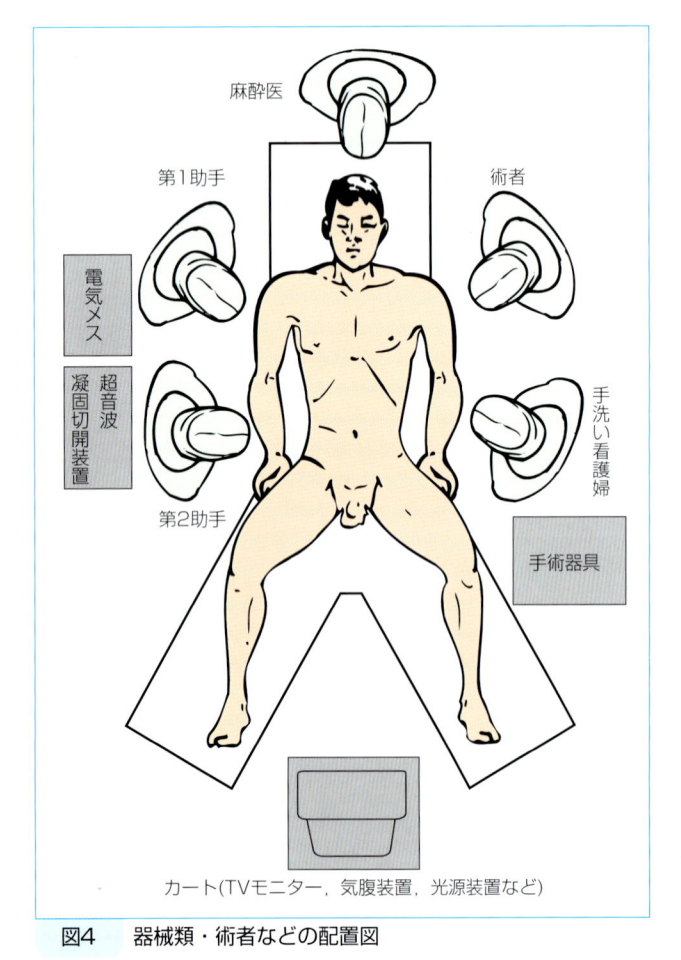

図4 器械類・術者などの配置図

図5 必要な器具類

6 セッティング，体位，麻酔

体位(図6)は，術中助手が肛門からブジーや示指を挿入するため両下肢を開脚した仰臥位とし，腸管を頭側に自然に排除する目的で約15〜30度のTrendelenburg位とする．術者および第一助手は患者の胸部横に位置するため，患者の両上肢は体幹の横に添わせておく．また2本の抑制帯を胸部前面で交差させ，それを肩より頭側に固定し，頭低位により患者の体がずれることを防止しておく．深部静脈血栓予防のために空気圧利用の間歇的圧迫装置(フロートロン DVT®など)を麻酔前から両下肢に装着しておき，麻酔は挿管による全身麻酔とする．

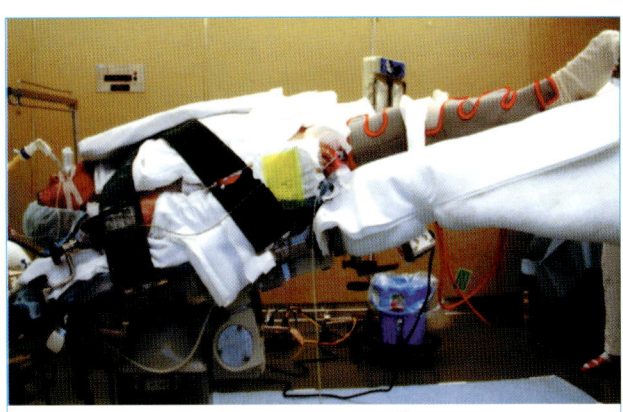

Trendelenburg位で両下肢にフロートロンDVT®のガーメントを装着する．

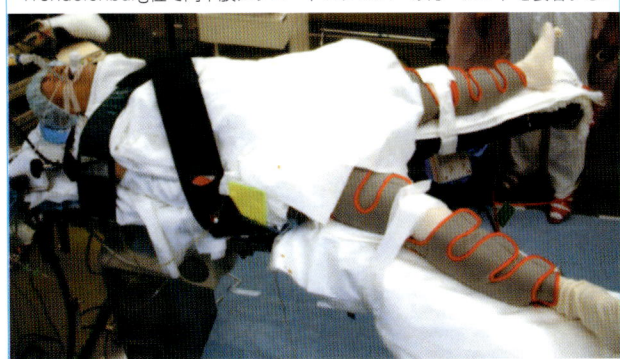

胸部を2本の抑制帯で固定し，両上肢は患者の体幹に添わせ固定する．

図6　手術体位

7 基本操作

使用するトロッカーで5mmのものは，リユーザブル製品であり，頭部分が一般のディスポ製品に比して小さく，トロッカー同士の動きを邪魔しない．右下腹部トロッカーは，縫合操作時に針を体内にスムーズに持ち込むため10mmのものを使用している．右利きの術者でのトロッカー設置位置を示す(図7)．臍窩にopen methodで12mmのブラントポートを挿入し腹腔鏡用とし，腹腔鏡は視野角0度のものを用い内視鏡用ホルダーを使用する．なお気腹圧は10mmHgに設定している．

術野の展開において他の泌尿器腹腔鏡下手術と本術式との大きな違いは助手の役割である．例えば腹腔鏡下副腎摘除術では，術者が2本の鉗子操作を行い，助手が内視鏡を担当することでほぼすべての操作が完了する．一方，本術式における助手の役割は，内視鏡操作のみならず吸引管による血液や尿の吸引と組織の牽引であり，より高い熟練度が要求される．

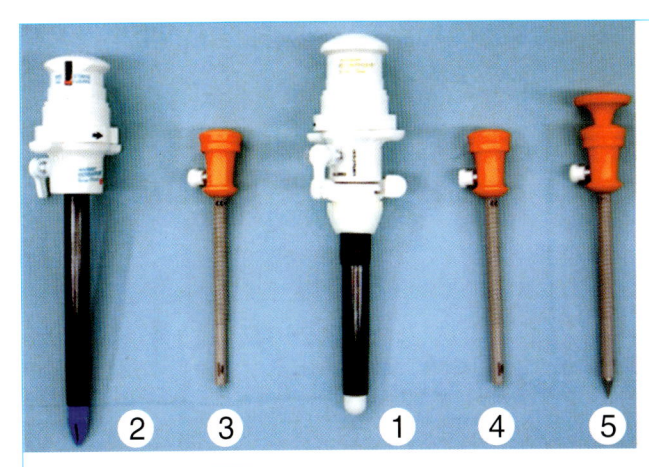

トロッカーの種類
① 12mmブラントチップ
② 10mmトロッカーを使用する．
③④⑤は5mmトロッカーを使用する．

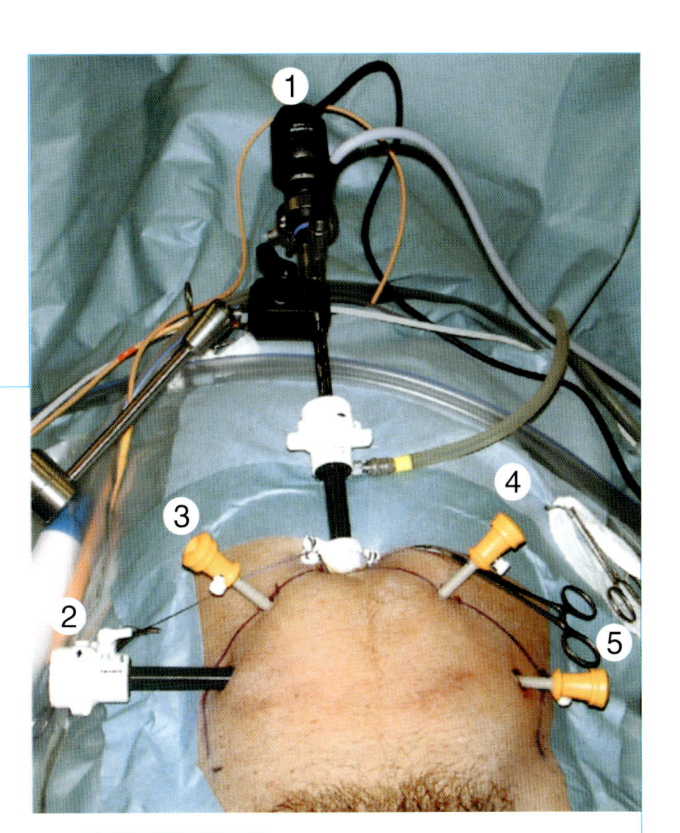

トロッカー設置位置　術者は剥離操作を④⑤から，縫合操作は②⑤から操作する．

図7　トロッカーの種類と設置位置

IX-4　腹腔鏡下前立腺全摘除術　229

8 手術手技

本術式には，
1）すべての操作を経腹膜的に行うもの
2）すべての操作を経後腹膜的に行うもの
3）経腹膜的に始めて途中から経後腹膜的にきりかえるもの

という三通りのアプローチ法がある．ここではすべて経腹膜的に行う術式を述べる．

1）限局的骨盤内リンパ節郭清

前立腺癌に対するリンパ節郭清の目的は病期診断にあるため，閉鎖節に限定して行う．内側臍索と外腸骨動脈の間の後腹膜を切開し閉鎖腔に入る．閉鎖腔のリンパ節を脂肪織と一塊に尾側は恥骨，外側は外腸骨静脈，下方は閉鎖神経までの範囲を剥離・摘除する（図8）[9]．

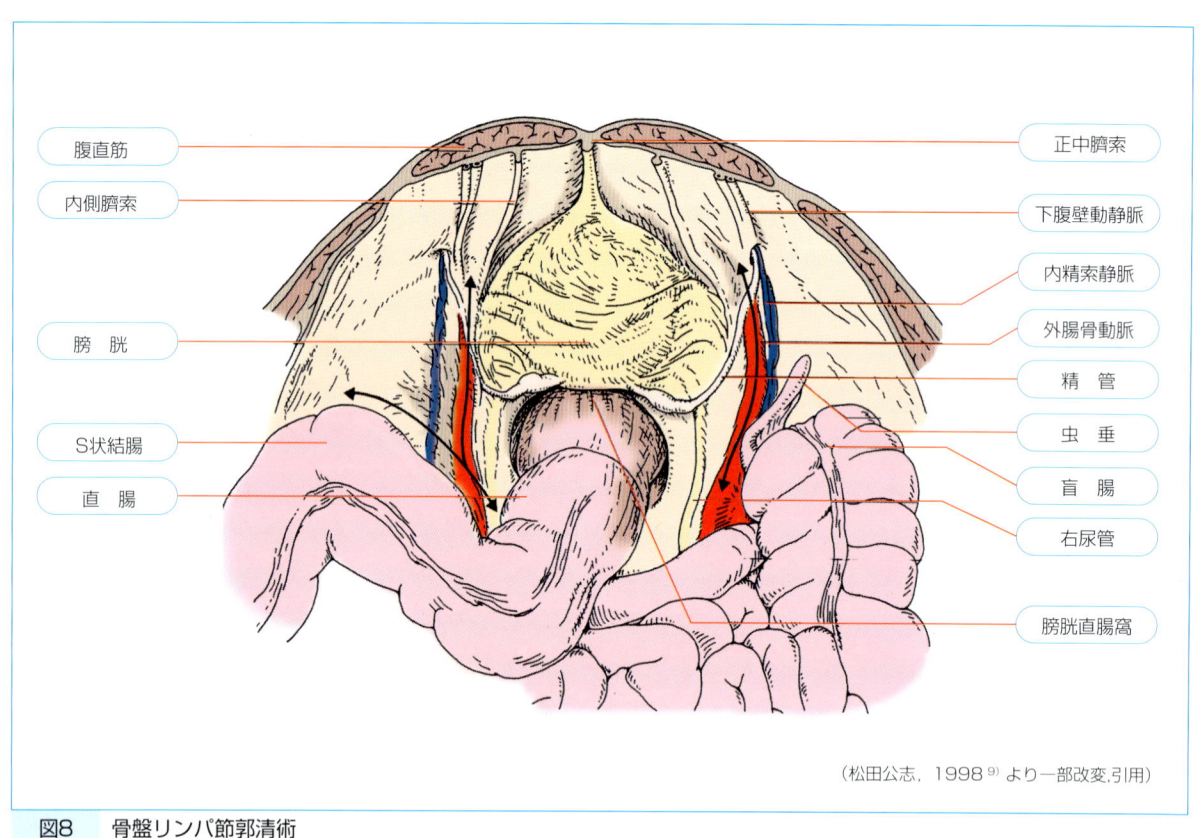

図8 骨盤リンパ節郭清術
　　矢印は後腹膜切開線を示す．左側ではS状結腸の剥離が必要なことが多い．

（松田公志，1998[9] より一部改変,引用）

230　IX●泌尿器

2）精嚢腺の剥離

膀胱直腸窩の最深部から約1〜2cm上方で腹膜を横切開し（図9），腹膜を頭側直腸側に牽引しつつ薄い脂肪織を剥離すると，その直下に精嚢・精管が同定される．精管を切断し両側精嚢腺および精管を一塊にして引き上げ，助手に肛門から子宮頸管ブジーを挿入させ，直腸壁を明らかにしたうえでDenonvilliers筋膜の切開を行う．この際，精嚢腺は頭側上方に，直腸は下方に牽引するとDenonvilliers筋膜に緊張がかかり，切開が容易になる．正しい層に入れば直腸前脂肪織が露出される（図10）．前立腺尖部側への剥離は直視可能な範囲のみに留めておく．また，側方への剥離もNVBの損傷を避けるため過剰に行わない．腸管の嵌頓を予防するため腹膜切開部は3-0吸収糸で縫合閉鎖しておく．

> **コツ**
>
> 膀胱直腸窩での腹膜切開は必ず直腸に近いところで行う．精管を目標に腹膜切開を行うと精嚢腺と膀胱の間を先に剥離することになり，尿管や膀胱損傷の危険性が増す．

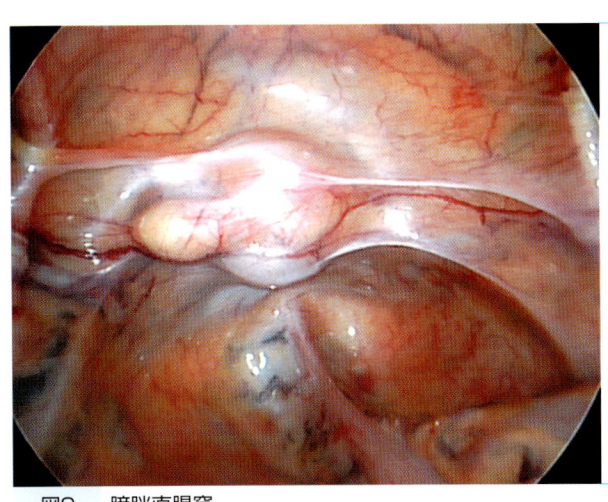

図9 膀胱直腸窩

2本の横走するヒダより直腸側で腹膜を切開する．
R：直腸，＊：Foleyカテーテルのcuff

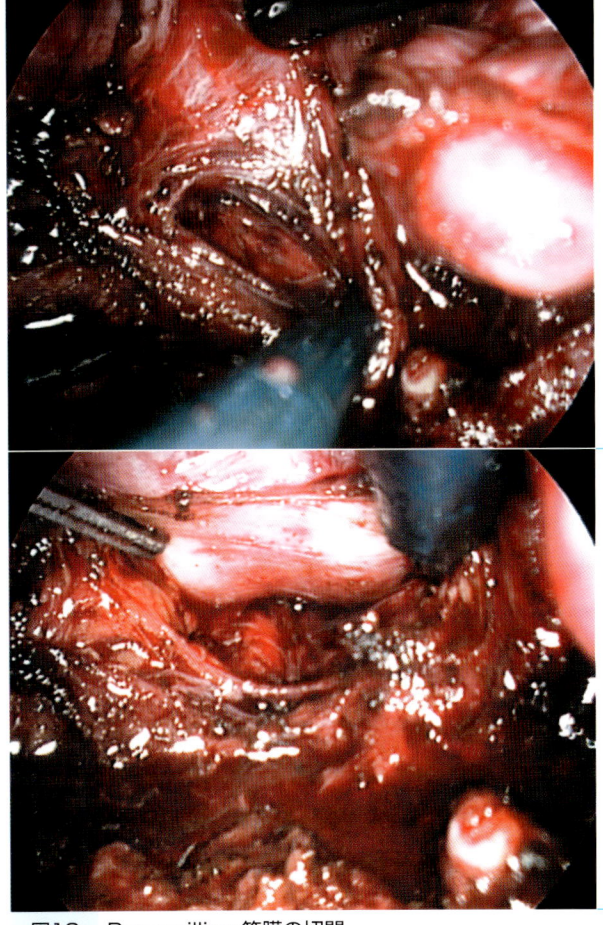

図10 Denonvilliers筋膜の切開

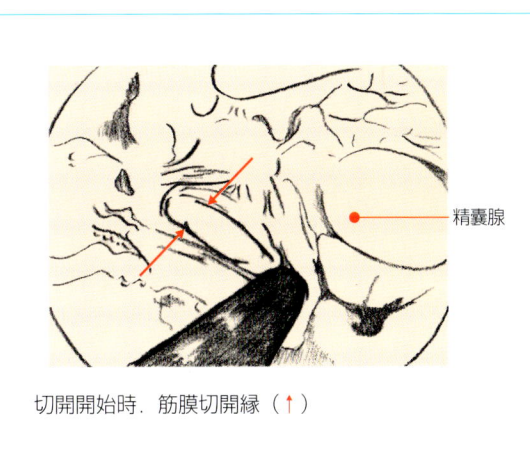

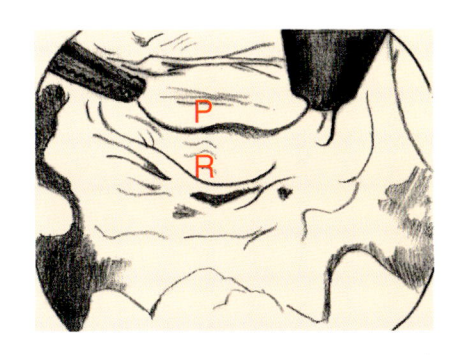

切開開始時．筋膜切開縁（↑）

切開終了時．R：直腸前脂肪織，P：前立腺裏面

3）膀胱前腔の展開

　膀胱内に生食水約120mlを注入し，膀胱の輪郭を明瞭にしたうえで内側臍索の内側で腹膜を切開する（図11）．なお正中臍索の臍に近い部位から超音波凝固切開装置を用いて腹膜の切開を行うと，迅速な操作が行える．Retzius腔の脂肪織は可能な限り除去し，深陰茎背静脈浅枝はバイポーラで処理する．内骨盤筋膜の切開はその折り返し点で行い，恥骨前立腺靱帯は一部切離する（図12）．両側の内骨盤筋膜切開縁をエンドバブコックで正中に集束させると（バンチング操作），さらにDVCと尿道との境界が明らかになるため，そこを36mm弱彎針付き2-0ポリゾーブ®を右逆手に持ち，恥骨の彎曲に沿い，右から左へ通過させ，DVCの結紮を行う（図13）．膀胱側のバンチング操作は特に必要ない．

> **コツ**
> 　内骨盤筋膜の切開は，前立腺横ではなくできる限り膀胱頸部寄りから開始する．直腸前脂肪織を露出しながら肛門挙筋筋膜を損傷せずに尖部に向かい，剥離を進めることがNVB温存を含めた機能温存手技のコツの一つである．

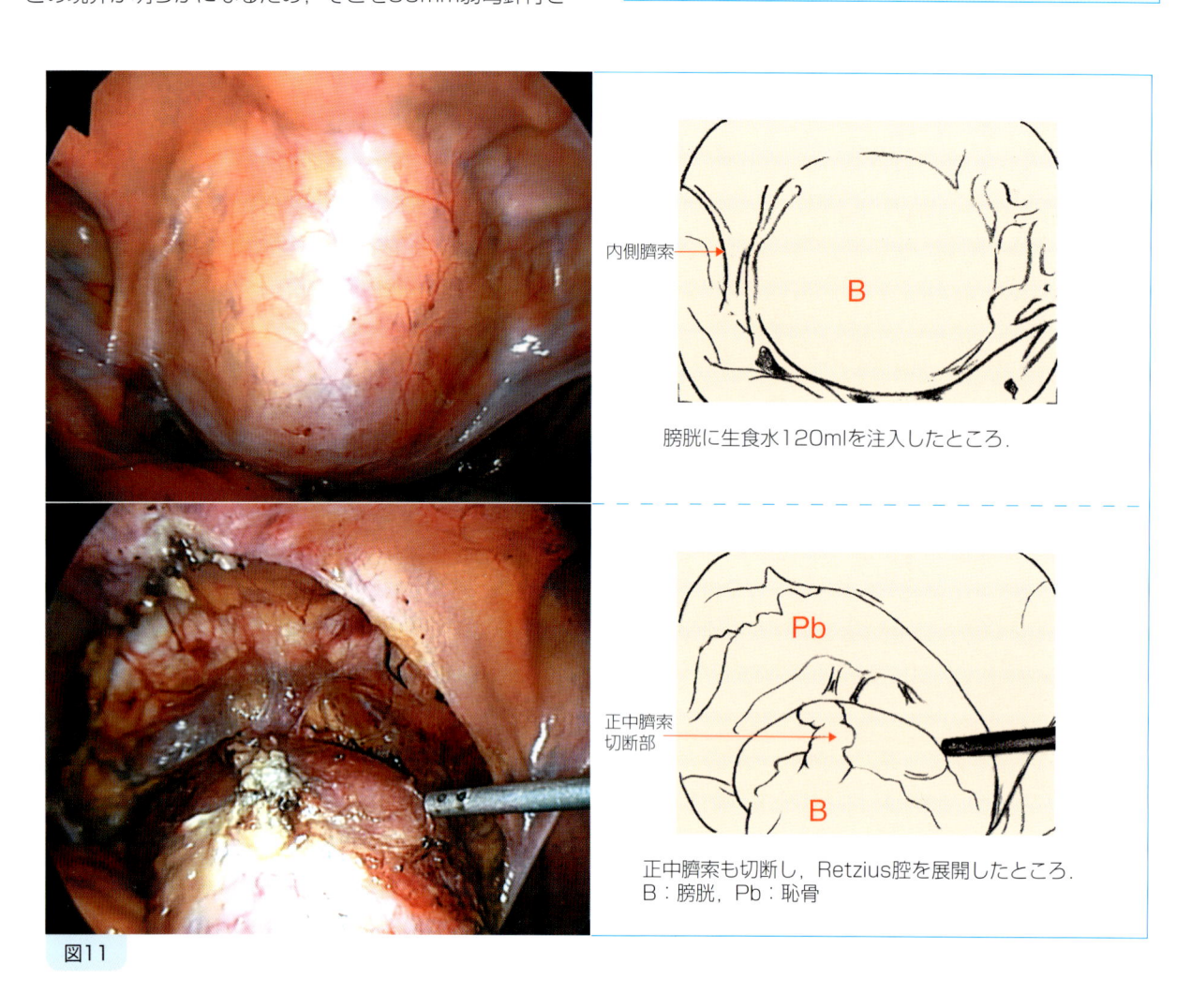

図11

膀胱に生食水120mlを注入したところ．

正中臍索も切断し，Retzius腔を展開したところ．
B：膀胱，Pb：恥骨

内骨盤筋膜を切開したところ．

恥骨前立腺靱帯

挙肛筋

挙肛筋筋膜を温存し，恥骨前立腺靱帯を一部切離したところ．
←：挙肛筋筋膜，＊：直腸前脂肪織

図12 右内骨盤筋膜の切開

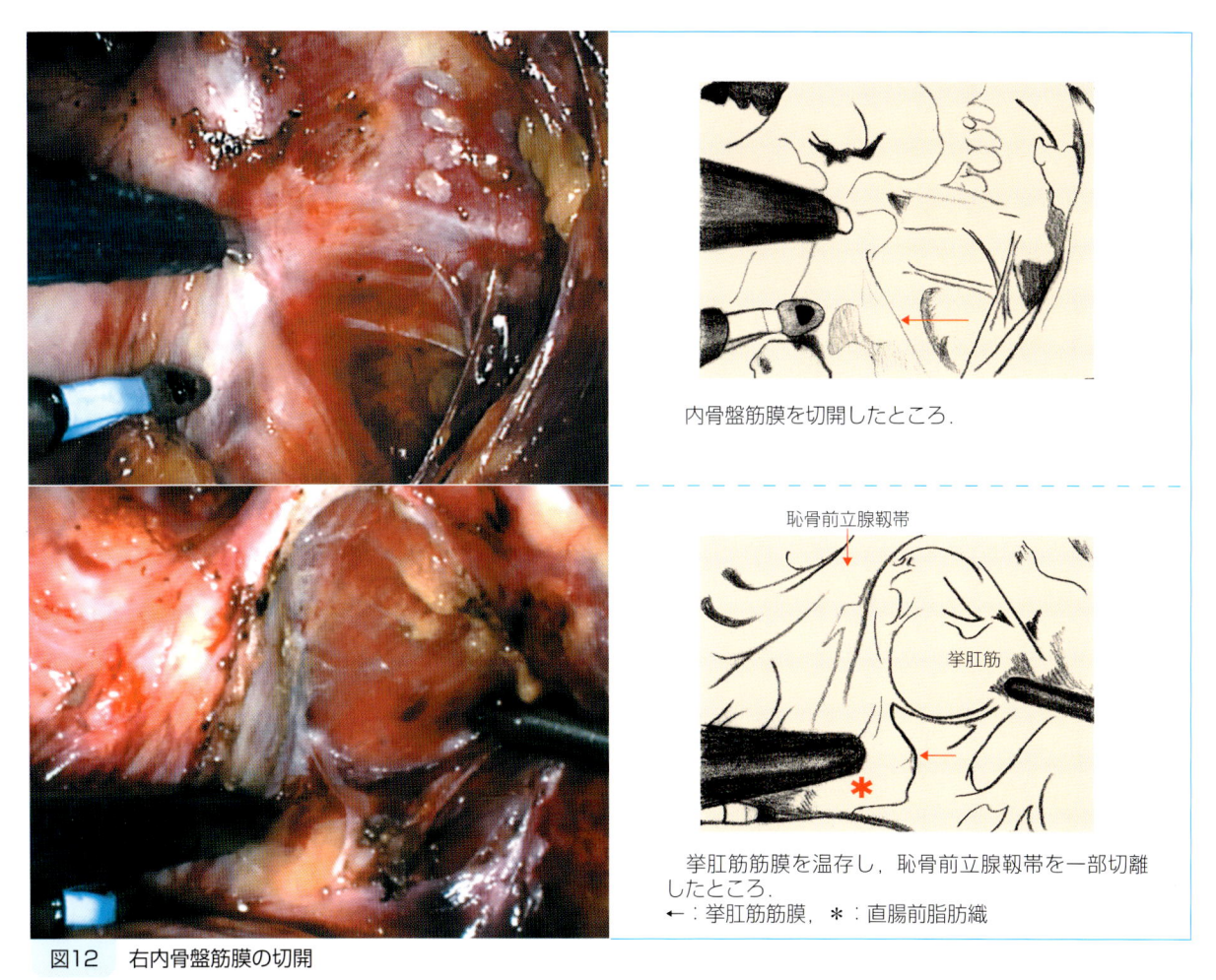

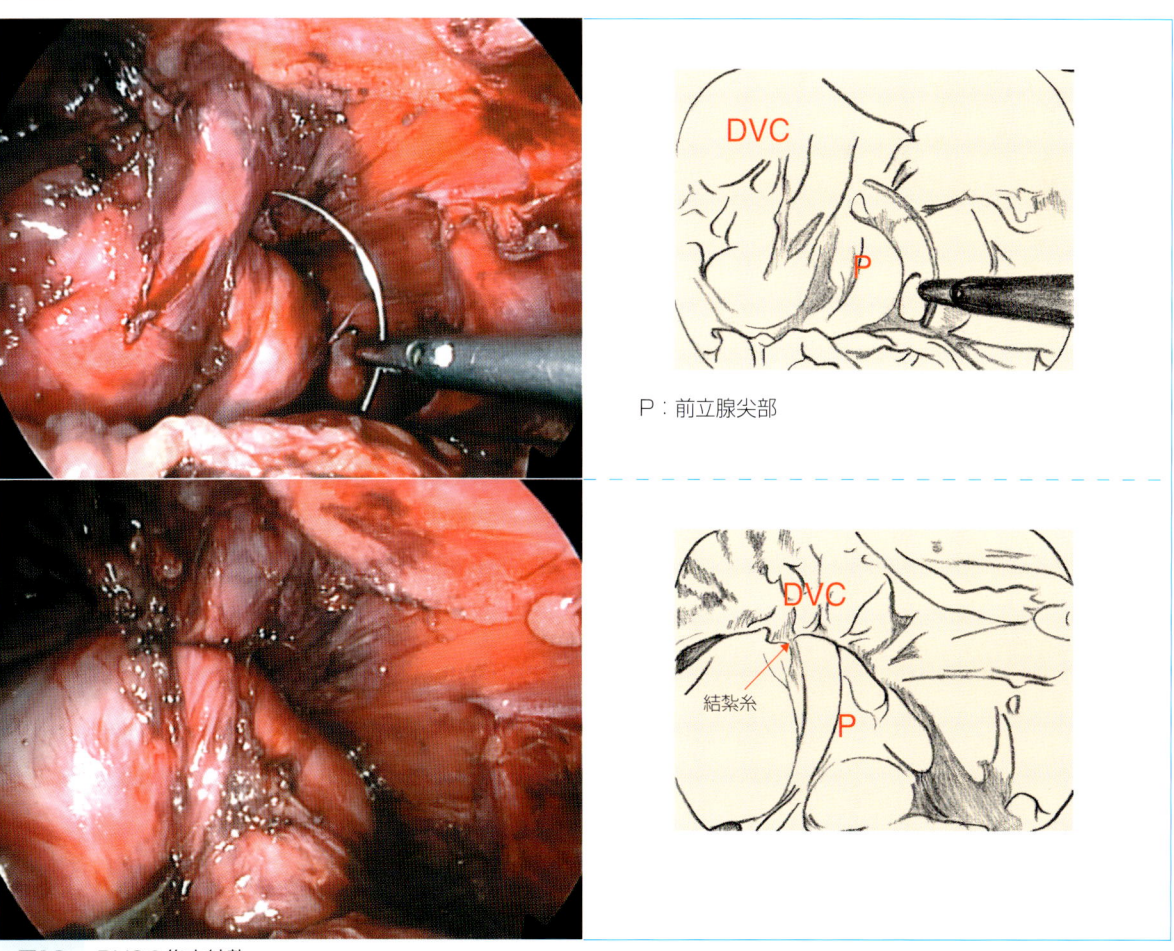

DVC

P：前立腺尖部

DVC
結紮糸
P

図13 DVCの集束結紮

IX-4 腹腔鏡下前立腺全摘除術　**233**

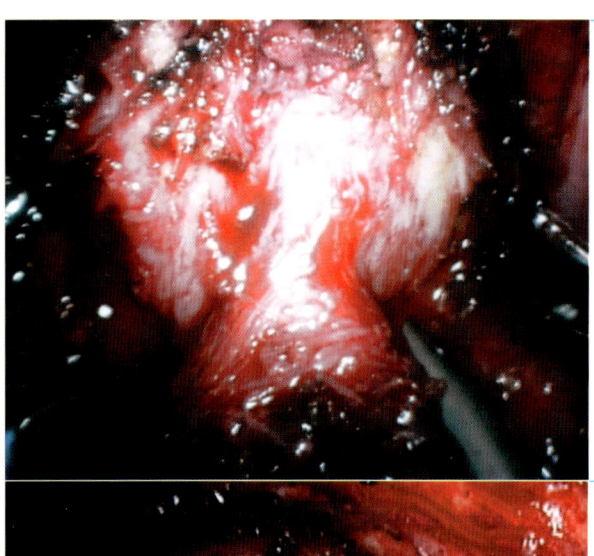

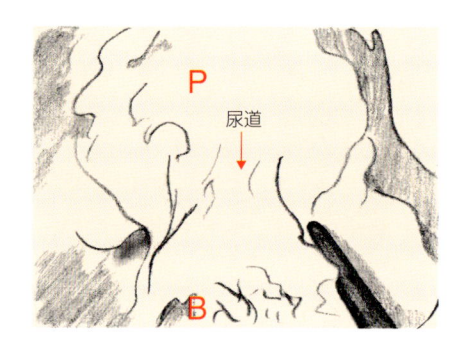

尿道の左右を均等に剥離し，膀胱頸部尿道のみになったところ．

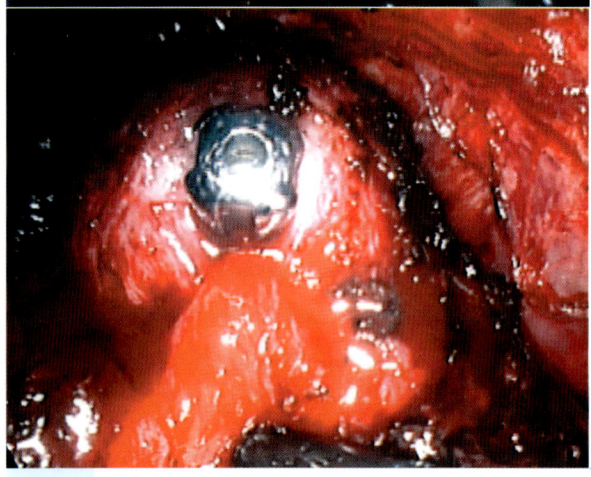

尿道前面を切断したところ．
←：尿道後面粘膜，P：前立腺，B：膀胱

図14 膀胱前立腺移行部の離断

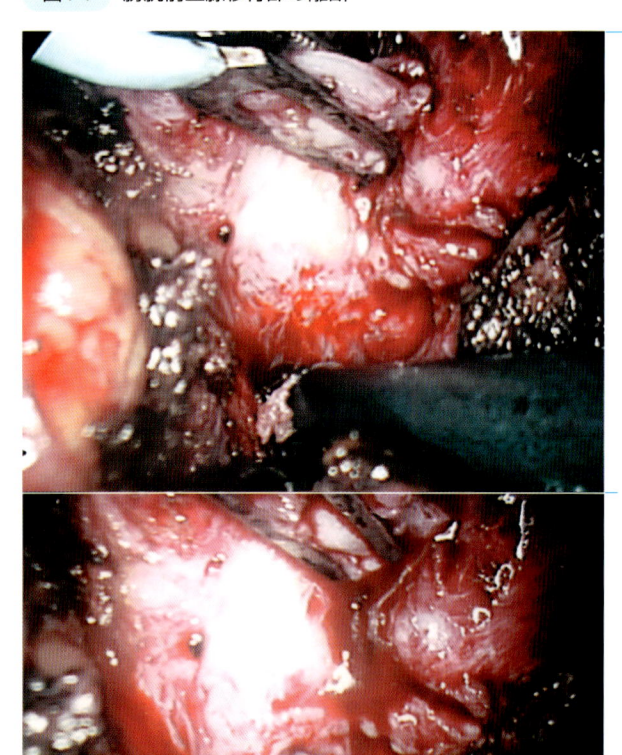

Denonvilliers筋膜前葉の切開前．P：前立腺

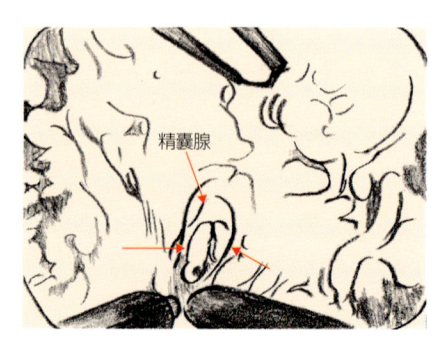

←：Denonvilliers筋膜前葉の切開縁．下に精囊腺が見える．

図15 膀胱後面の剥離

234　IX●泌尿器

4）膀胱頸部離断

　膀胱前立腺移行部の確認は，鉗子先端への抵抗感の違いや膀胱を頭側に牽引し側面を観察することによりなされる．膀胱前面の脂肪織および膀胱の利尿筋（detrusor apron）は前立腺の中央部あたりまで被ってきているため，その部位から剥離を開始する．尿道の同定が困難であるときにはFoleyカテーテルの代わりに金属ブジーを挿入するとよい．尿道のみを剥離するのではなく，尿道の左右の膀胱前立腺間も均等に剥離していくと正しい層を保持しやすい（図14）．尿道切断後膀胱後面の剥離を行う際，前立腺部尿道後壁と膀胱後壁との間に緊張をかけておくことがコツである．膀胱後面の剥離が進むと，所謂Denonvilliers筋膜前葉（縦に線維が走行する膜組織）が露出されるため，これを切開し，ステップ8-2で剥離しておいた精嚢腺・精管をその切開部から引き出す（図15）．

5）前立腺側面の剥離

　精嚢腺を助手が把持鉗子で引き上げ，さらに左右に牽引すると前立腺の後面および所謂pedicleが容易に観察されるようになり，先の細いバイポーラで凝固しつつ切離する（図16）．神経温存を意図しない場合は超音波凝固切開装置も有用である．このステップで最も大切なことは，直腸壁が持ち上がっており，特に前立腺尖部近くではrectourethral muscleがまだ付着しているため，剥離ラインが直腸側に寄りすぎると直腸壁を損傷しやすいことを認識しておくことである．

6）前立腺尖部の処理

　ステップ8-3で集束結紮したDVCを電気メスで切断する．操作中もし結紮糸が外れても，開創手術の時ほどすぐに出血は始まらず，また出血量も少ないため，断端を3-0ポリゾーブ®で縫合閉鎖する．次いで，尿道に金属ブジーを入れ，その先端で尿道を押し上げ，腹腔鏡用ナイフを用い尿道前壁を切断する（図17）．尿道の後側方でNVBと尿道とを剥離し，NVBを温存しない場合は超音波凝固切開装置かバイポーラで焼灼した後切断する（図18）．尿道後壁の切断は，腹腔鏡下手術でのみ可能な側方からの視点も交えつつ行う．最後にrectourethral muscleを前立腺側で切断すると前立腺・精嚢腺は摘除される．

　症例によっては尿道後面の前立腺尖部が尾側に延びて存在するものがあり，開創手術でこの部位の剥離を完全に行うことは非常に困難である．しかし，本術式においてはこの部位も完全に直視下になるため，前立腺尖部の輪郭に沿った剥離が容易かつ確実に行える．

> **コ　ツ**
>
> 　確実なNVB温存のコツは順行性剥離にこだわらないことである．剥離層に迷いがあるときには，順行性剥離を尖部の手前までに留めておき，DVCおよび尿道の切断を行いlateral pelvic fasciaの切開ラインを尿道横で確定する．その後に双方向から剥離を進めるとNVBは温存されやすい．

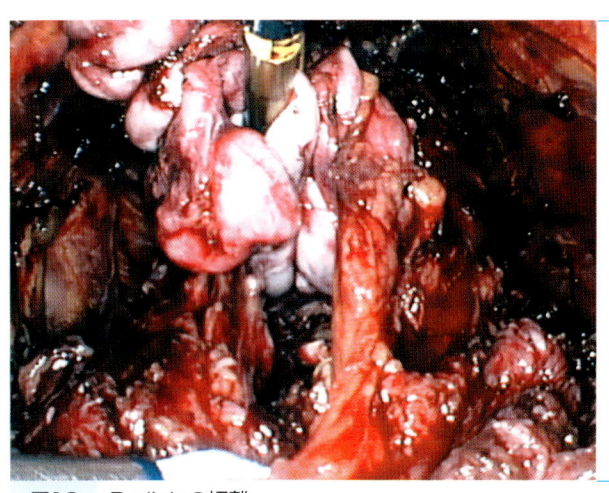

図16　Pedicleの切離

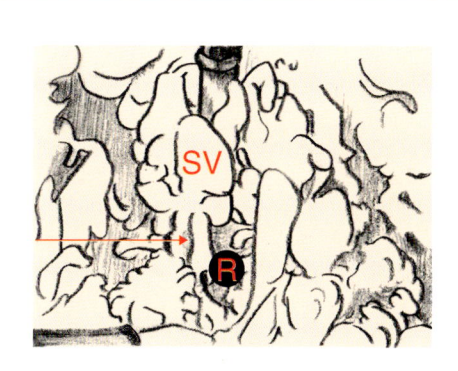

→：左側のpedicle．右側は膀胱が一部付着している．
SV：精嚢腺，R：直腸前脂肪織．

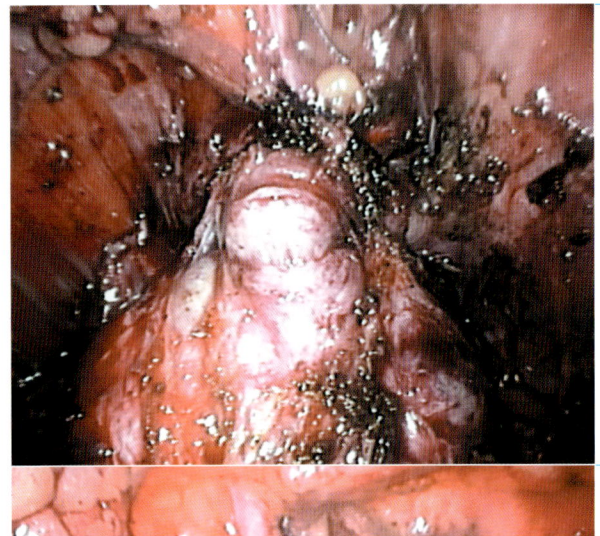

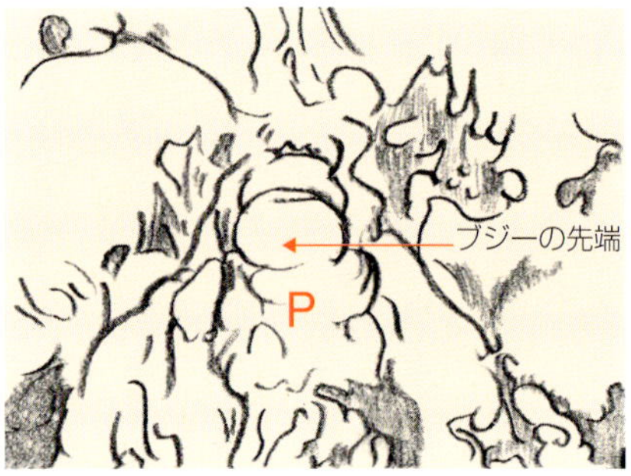

尿道ブジーの先端で尿道前壁を押し上げているところ．
P：前立腺

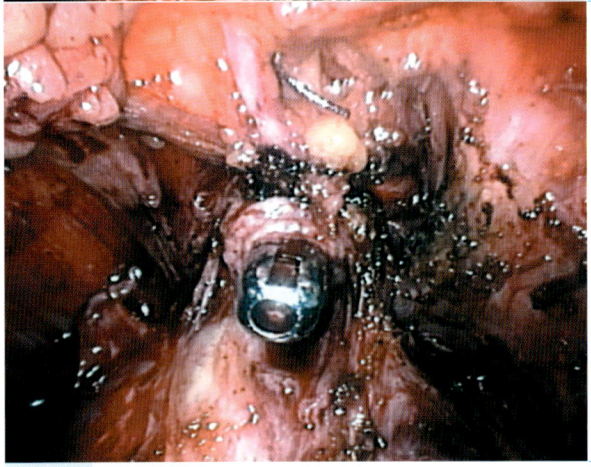

尿道前壁を切開したところ．

図17　尿道切断

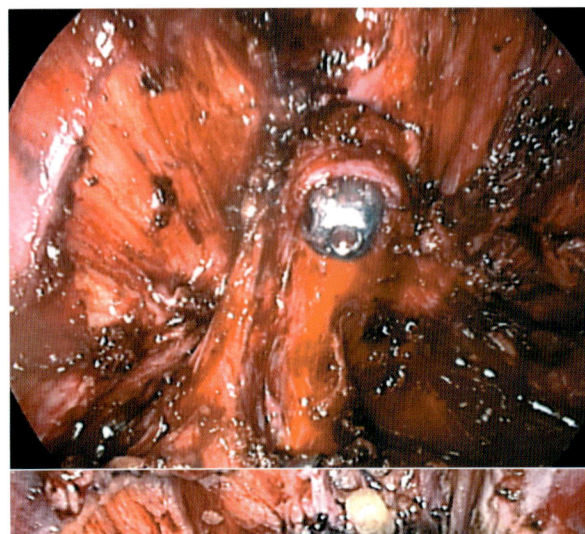

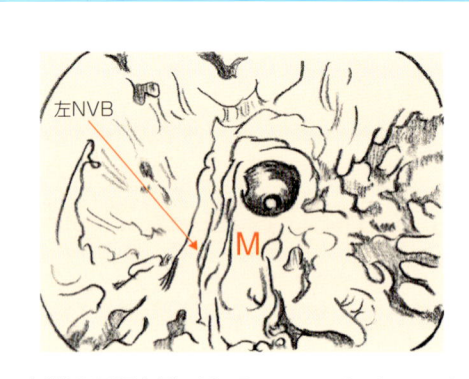

左側NVB温存例．M：Rectourethral muscle

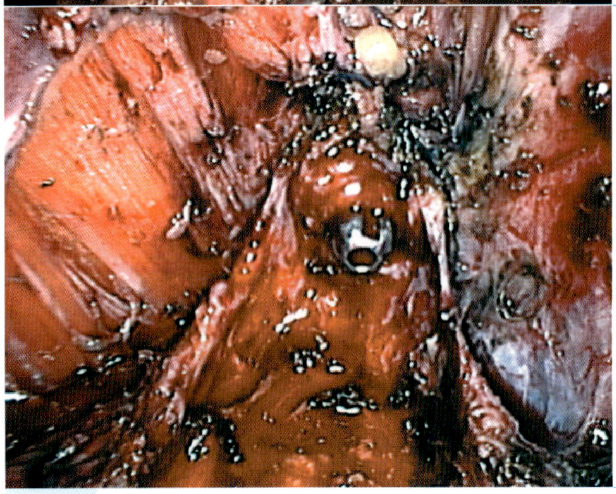

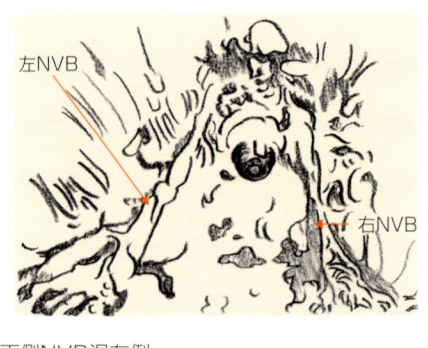

両側NVB温存例

図18　尿道切断後

236　IX●泌尿器

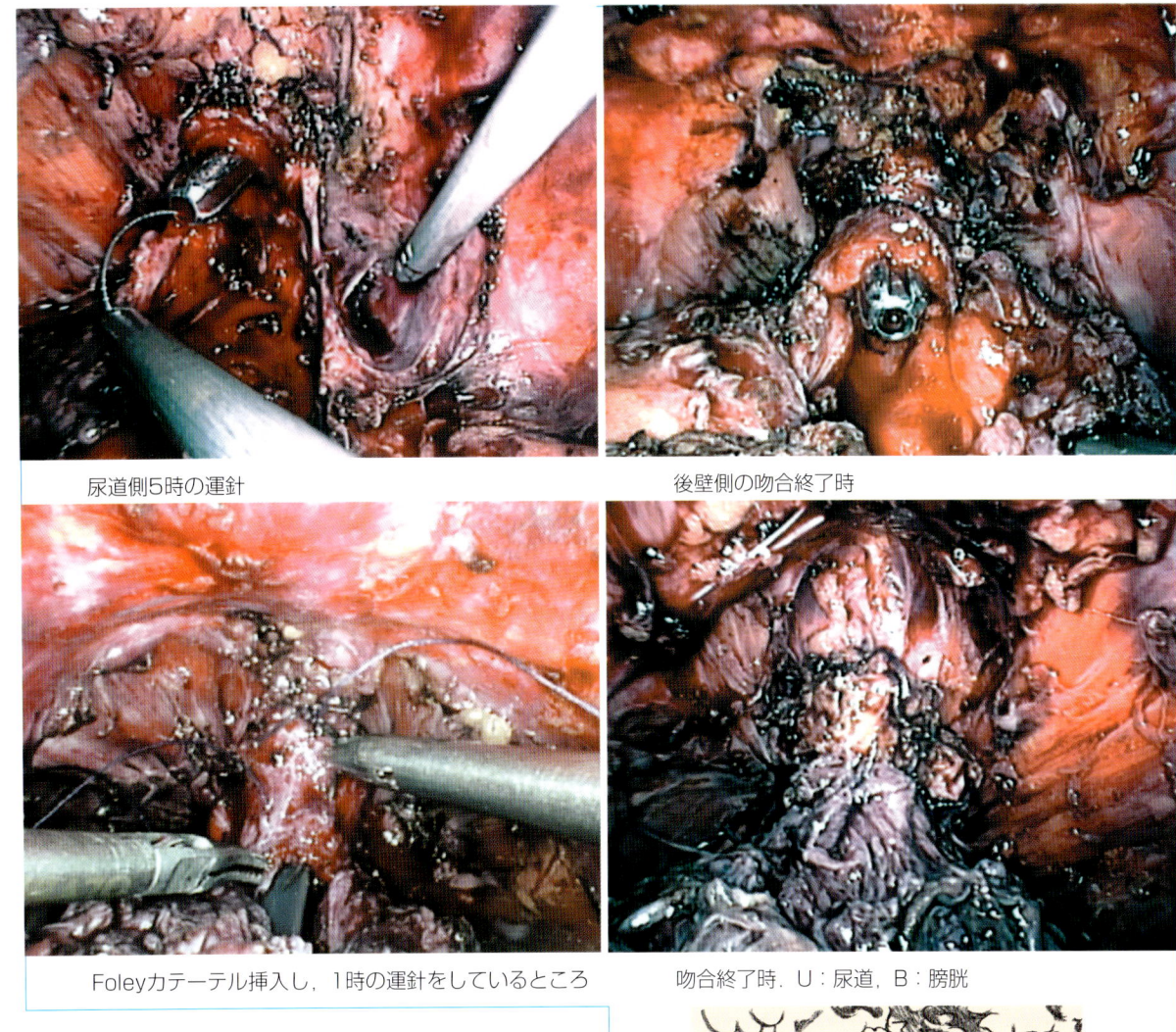

尿道側5時の運針

後壁側の吻合終了時

Foleyカテーテル挿入し，1時の運針をしているところ

吻合終了時．U：尿道，B：膀胱

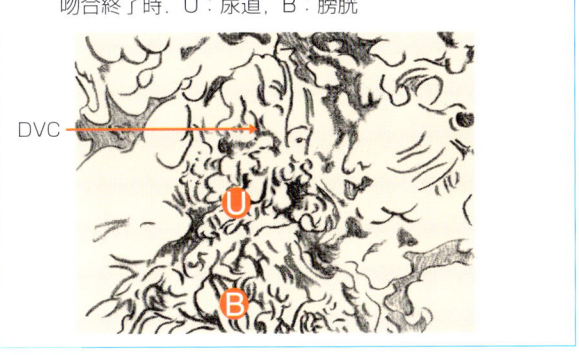

7) 尿道膀胱吻合

膀胱頸部の断面が大きすぎる場合には開創手術と同様に縫縮することもあるが，通常必要になることはない．26mm強彎針付き3-0ポリゾーブ®を使用（糸の長さは15cm）し，原則として8箇所の結節縫合で行う．足方に向かい5時，7時の位置は尿道から膀胱に針を進め，内腔側で結紮する．次いで4時，8時，2時，10時の順に縫合し，これらは通常通り外側で結紮する．11時と1時は結紮せず，20Fr.Foleyカテーテルを膀胱内に留置した後に結紮する（図19）．吻合が終了したら，膀胱内に生食水を約100ml注入し漏れがないかチェックし，必要であれば縫合を追加する．体内縫合に熟達した術者であれば連続縫合[10)]で尿道膀胱吻合を行い，術後3～4日目にFoleyカテーテルを抜去することも可能となる．なお，連続縫合には最近開発した27mm，5/8彎曲針付き3-0ポリゾーブ®（UL-879，タイコヘルスケア社製）が針と糸との径差が少なく適している（図20）．

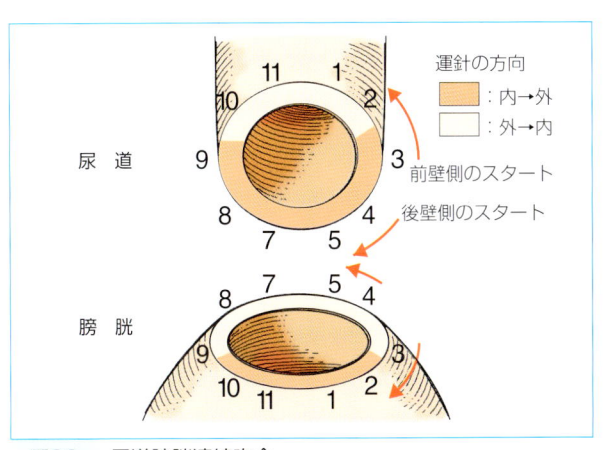

図19　尿道膀胱吻合

図20　尿道膀胱連続吻合

IX-4　腹腔鏡下前立腺全摘除術

8) 標本摘出

摘除された前立腺・精嚢腺は組織収納用バッグに入れ，右の10mmトロッカーの創を約3cmに拡大し，体外に摘出する．左5mmトロッカー創から吸引式ドレーンを骨盤内に挿入し，皮膚はダーマボンド®で閉鎖し手術を終了する．

9 術中偶発症：予防と対策

本術式に特徴的な他臓器損傷として膀胱，尿管，直腸などに注意する．膀胱・尿管損傷は精嚢腺剝離時と膀胱裏面の剝離時に起こりうる．直腸損傷はおもにpedicle切離時に起こり，共に適切なcounter tractionの欠如や剝離面の確認不足が原因である．損傷予防には助手による巧みな吸引・洗浄・牽引操作が必須である．術中に損傷に気づけば，通常体内縫合により修復は可能であり，人工肛門造設までは必要ない．

10 術後合併症：予防と対策

本術式に起因する特殊な術後合併症として，術後2ヵ月目に膀胱直腸窩の腹膜切開部に回腸が嵌頓した症例を経験した．通常の腹腔鏡下手術と同様で，炭酸ガス気腹による合併症以外特別な留意点はない．通常，手術翌日に歩行（フロートロン®は歩行後に除去）および経口摂取を開始し，ドレーンは術後2日目頃に抜去し，Foleyカテーテルは術後4～7日目前後に膀胱造影を行い，吻合部の漏れがなければその時点で抜去する．

おわりに

腹腔鏡下前立腺全摘除術は未だ長期成績は出ていないが，短期成績では癌の根治性において通常の恥骨後式前立腺全摘除術と同等であり，出血量の少なさや術後回復の早さから低侵襲であることが示されている．また，術後QOL調査では尿禁制や性機能保持の面でも開創手術より優れている[10]という結果であった．一般に，腹腔鏡下手術の特徴は，体腔の奥深い所まで鮮明な視野が得られ，細密な手術操作が可能であるという点である．前立腺全摘除術は術野が骨盤の最深部であるため，この特徴を最大限に生かして従来の術式では不可能であった前立腺尖部周囲の精密な剝離操作や緻密な尿道膀胱吻合が腹腔鏡下に行い得るようになった．しかし本術式は，泌尿器科領域における他の術式に比して高度な技術が要求されるものであり，低侵襲で施行するためには豚などを用いた実技練習や日頃からのドライボックスを用いた縫合訓練が必須である．

文献

1) Guillonneau B, Cathelineau X, Barret E, et al : Laparoscopic radical prostatectomy : Technical and early oncological assessment of 40 operations. Eur Urol 36 : 14-20, 1999
2) 寺地敏郎，奥村和弘，今村正明ら：前立腺癌 腹腔鏡下前立腺全摘除術．泌尿外科 14 : 189-193, 2001
3) 川喜田睦司，佐藤仁彦，大口尚基ら：Montsouris法による腹腔鏡下根治的前立腺全摘除術初期5例の経験．日泌尿会誌 92 : 506-512, 2001
4) 服部良平，小野佳成，後藤百万ら：腹腔鏡下前立腺全摘除術－10例の検討－．日泌尿会誌 92 : 603-608, 2001
5) 川端 岳，原 勲，原 章二ら：腹腔鏡下前立腺全摘除術－初期17例の治療成績－．日泌尿会誌 92 : 647-655, 2001
6) 荒井陽一：ポイントとなる術野と解剖図 前立腺全摘術と解剖，泌尿器科手術のための解剖学(吉田 修，監修)，p75，メジカルビュー社，東京，1998
7) 荒井陽一：恥骨後式神経温存前立腺全摘術 逆行性神経温存術式，Urologic SurgeryシリーズNo.6 前立腺の手術（村井 勝，他編），p64，メジカルビュー社，東京，2001
8) 羽渕友則：神経温存膀胱全摘術，Urologic SurgeryシリーズNo.12 膀胱の手術(村井 勝，他編)，p73，メジカルビュー社，東京，2002
9) 松田公志：内視鏡下手術と解剖 骨盤リンパ節郭清，泌尿器科手術のための解剖学(吉田 修，監修)，p154，メジカルビュー社，東京，1998
10) 川端 岳：腹腔鏡下前立腺全摘除術．Urology View 1 : 70-78, 2003

[川 端 　 岳]

X. 産婦人科

1 はじめに

婦人科領域における鏡視下手術の関わりは，1970年代のドイツの産婦人科医のSemmによる腹腔鏡下手術のための自動気腹装置や手術器具などの開発と，婦人科良性疾患から虫垂切除に至る術式の紹介に始まる．その後，全世界を揺るがせた1978年の"試験管ベビー誕生"が大きな引き金役となった．実は，この体外受精の採卵手段として腹腔鏡が一役を担ったのである．その一方では，避妊手術である卵管結紮でも腹腔鏡が活躍したが，一般的には本来の手術目的ではなく，診断や処置的な程度であった．

しかし，今日の腹腔鏡下手術の起爆剤は，何と言っても腹腔鏡下胆嚢摘出術に始まった外科の進出が挙げられる．またCCDカメラの登場と光学機器の進歩などが一体となり，腹腔鏡下手術を画像手術(画術)と道具手術(具術)とする新しい概念のもとに，爆発的な勢いで世界的に広がったのである．

一方，わが国における婦人科疾患に対する腹腔鏡下手術の医療形体としては，1994年に，1)子宮付属器癒着剥離術，2)子宮付属器腫瘍摘出術，3)卵巣部分切除術，4)子宮内膜症病巣除去術，5)子宮外妊娠手術に対して保険適用となり，1996年には，6)子宮摘出術が追加されたことで多くの良性疾患が手術適応となった．その後1997年には，子宮鏡による筋腫摘出術や卵管鏡による卵管形成術も追加され，鏡視下手術の環境は整ったと言えよう．

2003年を迎えた現在，良性の婦人科疾患に対しては，鏡視下手術は手術療法の一つの選択肢となり得る標準術式である言っても過言でない．本稿では，鏡視下手術のなかでも腹腔鏡下手術を中心として説明を進める．

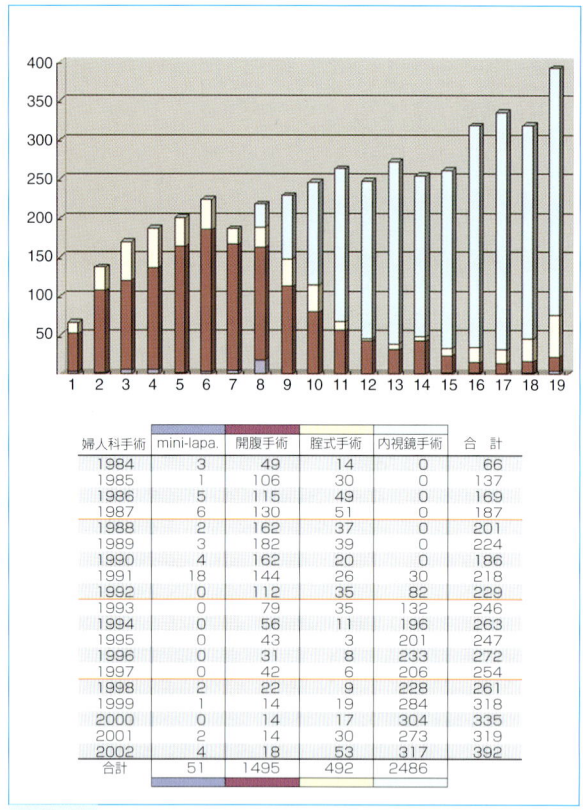

婦人科手術	mini-lapa.	開腹手術	腟式手術	内視鏡手術	合　計
1984	3	49	14	0	66
1985	1	106	30	0	137
1986	5	115	49	0	169
1987	6	130	51	0	187
1988	2	162	37	0	201
1989	3	182	39	0	224
1990	4	162	20	0	186
1991	18	144	26	30	218
1992	0	112	35	82	229
1993	0	79	35	132	246
1994	0	56	11	196	263
1995	0	43	3	201	247
1996	0	31	8	233	272
1997	0	42	6	206	254
1998	2	22	9	228	261
1999	1	14	19	284	318
2000	0	14	17	304	335
2001	2	14	30	273	319
2002	4	18	53	317	392
合計	51	1495	492	2486	

図1　過去19年間の婦人科手術の術式の年度別推移

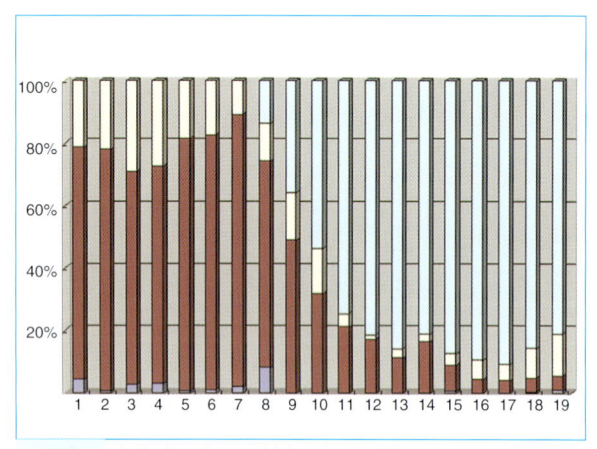

図2　各術式の占める割合の年度別推移

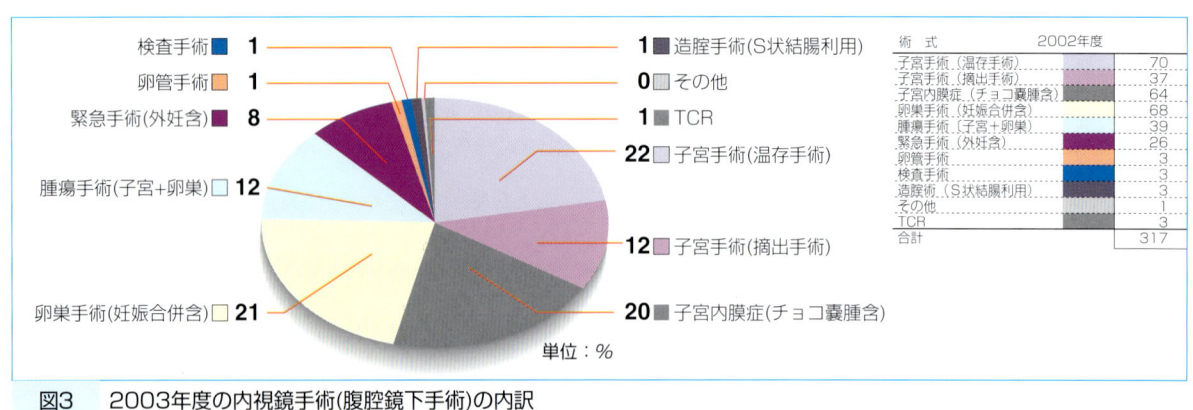

図3　2003年度の内視鏡手術(腹腔鏡下手術)の内訳

当科における現況から

筆者らは，1991年に腹腔鏡下手術を導入した．開院後19年間の婦人科手術の内訳とその推移を**図1**に，その占める割合を**図2**に示す．最近では，腹腔鏡下手術がほぼ85％前後を占めており，2003年度分の317件の内訳を**図3**に示す．良性疾患での子宮温存手術が70件（22.1％），子宮摘出手術が37件（11.7％），子宮内膜症（チョコレート嚢腫含）が64件（20.1％），卵巣手術が68件（21.5％）．また一方，悪性疾患も39件（12.3％）を占める．他には，急性腹症などに対する緊急手術が26件（8.2％），その他に卵管手術，骨盤内検査，人工造腟術などが13件（4.1％）と多彩である．

この数値は，施設の違いはあると思われるが，婦人科疾患の多くが腹腔鏡下手術に適していることを示唆したものと考える．

本稿では日常の診察でよく経験する卵巣嚢腫，子宮筋腫，子宮外妊娠や嚢腫茎捻転などの急性腹症，子宮内膜症，子宮脱＋腟脱，人工造腟術などの他に，鏡視下手術の適応拡大を目指した後腹膜リンパ節郭清術，広汎性子宮全摘出術，さらには遠隔医療の一端としてTele Surgeryやその展開などについても紹介する．

2 術前検査と術前管理

（1）患者への説明

手術に先立って，手術の適応，手術の内容と方法，術後の経過，社会復帰の目処などについて最終的な説明と確認をする．特に，腹腔鏡下手術のリスク，開腹手術への移行，合併症の可能性と対処などについても患者が理解し得るインフォームドコンセントの内容が必要である．また，腹壁創は小さいが，手術の内容は開腹手術と同じであることを正確に認識してもらっておくことも極めて重要である．

（2）術前・術後のクリニカルパス

筆者らの施設で使用している腹腔鏡下手術の計画表を（**表1**）に示す．おおむね，この表に従った内容で医療者と患者とが協調して進めていくが，手術内容や術後経過などの状況により若干の違いはある場合もある．

（3）手術の前日と当日の処置

第1トロッカー挿入の場所となる臍窩の清潔は大切である．食事は前日の夕食が最後で，眠前には下剤と眠剤を与薬する．当日の朝は浣腸による排便促進を促す．絶食のため，朝から手術用の血管確保のうえ点滴補液を開始する．

表1　腹腔鏡下手術の術前・術後のクリニカルパス（宝塚市立病院産婦人科）

日程	手術前日（ / ）	術後当日（ / ）	術後1日目（ / ）	術後2日目（ / ）	術後3～4日目（ / ）	退院（ / ）
安静度	院内歩行	ベッド安静	病棟歩行	院内歩行		
入浴	可	禁	シャワー可			
食事	常食	絶食	5分粥	常食		
排尿	自排尿	尿バルーン留置	自排尿			次回受診日（ / ）連絡事項　退院処方（ 有・無 ）
処置	臍処置　剃毛	早期浣腸　血管確保	ガーゼ交換，創部シール（ドレーン抜去）	抜鉤，抜糸　退院診察		
点滴		術前：① 術中：③　術後：① ② ③ ①	朝：①③　夕：③	朝：③　夕：③		
与薬	下剤，眠剤	（疼痛時は坐薬）				
検査	一般検血　USG確認	バイタル測定	一般検血		一般検血	
指導	入院指導　術前説明	術後説明			退院指導	
他科受診		指示		注意事項		持参薬

入院 /	退院 /	診断名			手術日・術式 /		術後	退院指導		
氏名			年齢	血液型	梅毒（ ）HCV（ ）HB（ ）その他（ ）		禁忌	主治医	共観医	受持看護婦

*①，②：輸血点滴500mlのみ　③：生食水100ml＋抗生物質

3 必要な機器と器具

通常の腹腔鏡用の装置類，開腹用の器具類以外に必要な器具類を列挙する．

なお，細径腹腔鏡用の器具類に関しては他書に譲る．

1) トロッカー

種々ある製品のなかで，トロッカーは5mmと12mmの2種類と，それぞれに装着できる5mm用と3mm用のリデューサーがあればすべての手術に対応可能である．

また，術創の大きさに対応させるには，12mmトロッカー用のダブルバルーン™，mini laparotomy用のLAP Disc™も有用．

2) 鉗子類

通常の手術のセット組としては，5mmの彎曲型の把持鉗子2本とハサミ鉗子1本があれば大方の対応はできる．他には，単品滅菌として縫合・結紮が必要時の持針器，筋腫の把持用や腸管の保持用としての10mm把持鉗子類などの整備も大切である．

3) 腹腔内の洗浄・吸引器

加圧式の洗浄・吸引器であれば，迅速性もあり有用である．

4) 他の手術器具類

モノポーラーやバイポーラーの電気メス，超音波メス，クリップ，結紮用ループ，標本収納袋，自動縫合器，縫合・結紮セット，内容液吸引針，組織細切器などの準備も必要である．

5) 止血製剤や癒着防止用製品類

ベリプラスト®，アビテン®，インターシード®，タココンブ®，セプラフィルム®，ドレーンなど．

6) 自己血回収装置（図6）

すでに大量の腹腔内出血が予想される子宮外妊娠例や卵巣出血，術中に大量出血が予想される症例などに対して，自己血回収装置が準備できれば回収血液から濃縮赤血球に精製して返血をすることができる．

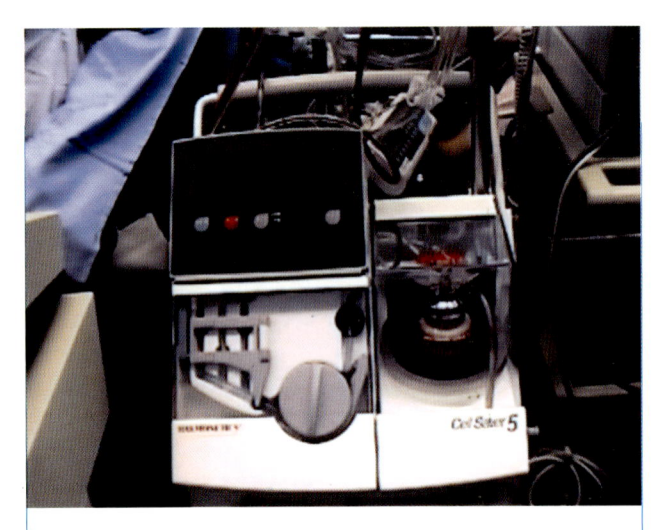

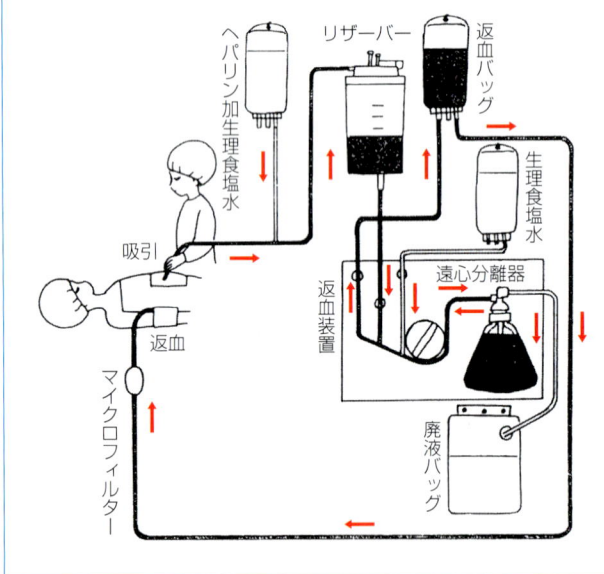

図6 実際の自己血回収装置(Cell Saver™)(上)とその原理の模式図(下)

4 セッティング，体位，麻酔

（1）手術器具類の準備
手術計画書に従って，必要器具類の準備と滅菌，腹腔鏡装置類の整備と点検などを行う．

（2）手術室の配置（図4）
麻酔関係の機器類は患者の頭部に配置し，手術関係の機器類は両側に配置する．また，腹腔鏡用の装置類を一体化したユニットは，術者の正面となり全員が同一モニターを観察できる患者の右足先部に配置する．モニターが複数ある場合には適宜配置すればよい．

（3）患者の体位（図5）
腟からの手術作業を行う場合には砕石位にする．腟からの補助的な子宮操作だけの場合には，仰臥位の開脚体位となり"Y字型"体位と称している．手術は骨盤高位約10°で行う．

（4）麻酔と視野の確保
腹腔鏡下手術では，気管内挿管による全身麻酔による気腹法を基本とするが，他には異なる麻酔法や腹壁吊り上げ法などもある．

麻酔が可能なら年齢の制限は必要ないが，呼吸器系の障害のある場合や妊娠の合併例などに対しては挿管麻酔や気腹法は避ける．

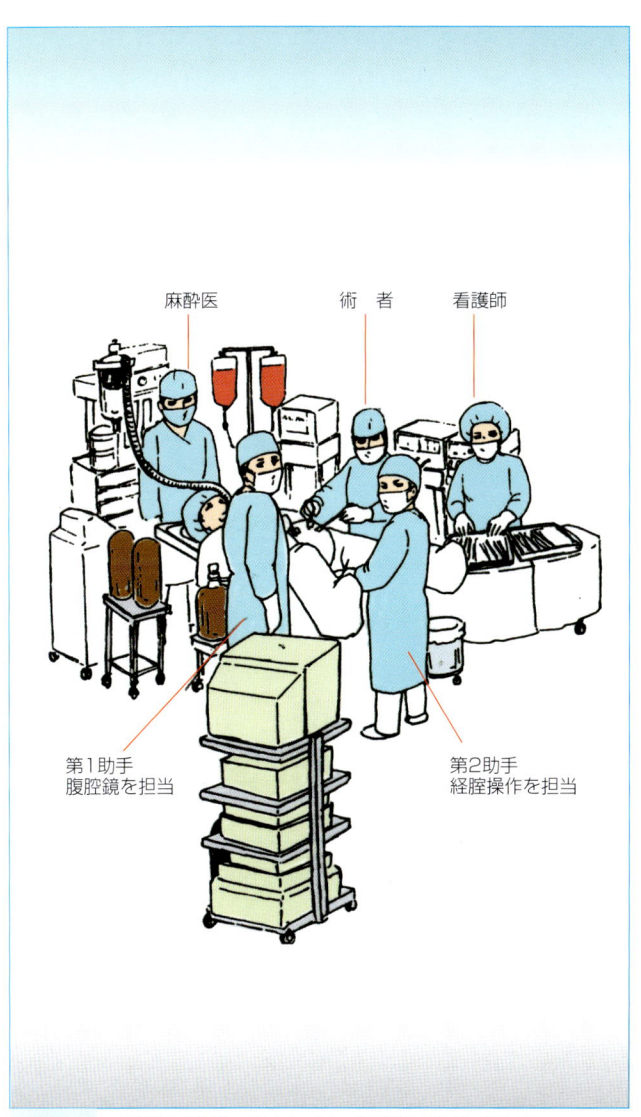

図4 手術室の機器，スタッフ，患者などの配置関係（患者体位は"Y字型"）

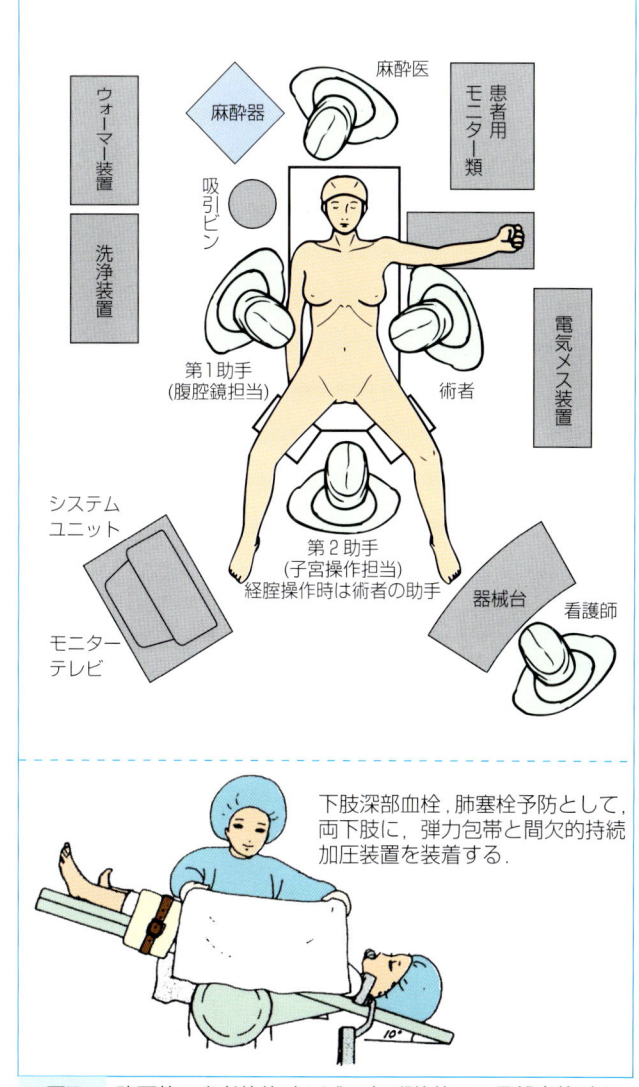

図5 砕石位の患者体位(左)と"Y字型"体位での骨盤高位(右)

5 基本操作と手術手技

1）卵巣嚢腫摘出術
（1）画像所見と適応（図7）

術前の画像所見（USG，MRI）と腫瘍マーカー値などから良性と判断される嚢胞性の卵巣嚢（漿液性，類皮性，粘液性），子宮内膜症のチョコレート嚢腫が適応となる．他にも嚢腫の茎捻転や卵巣出血のような急性腹症に対しても手術対象となる．

しかし，術前に良性と判断した卵巣嚢腫でも，1～2％に組織診断により悪性と判明することがあることを忘れてはならない．

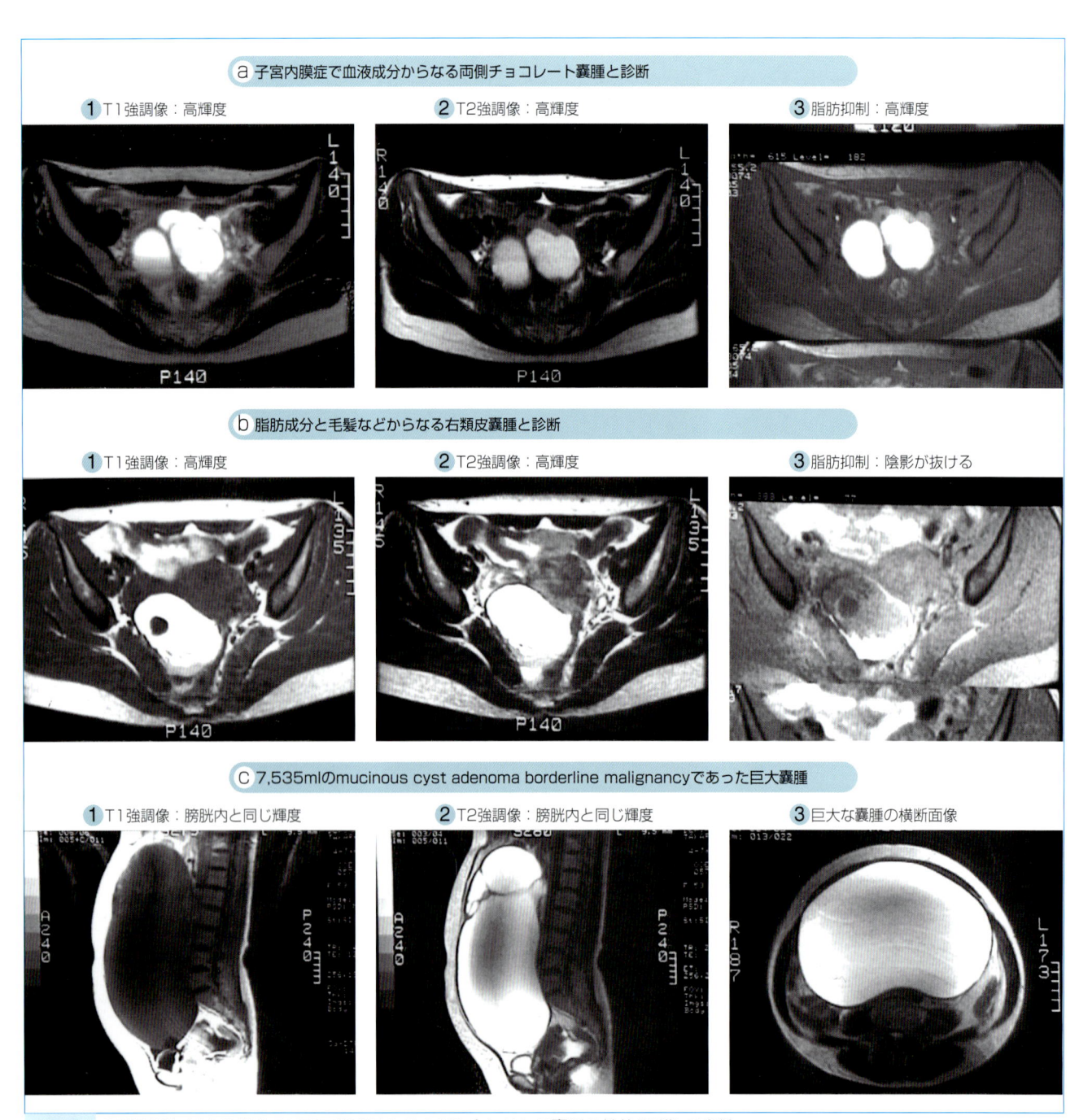

a 子宮内膜症で血液成分からなる両側チョコレート嚢腫と診断
1 T1強調像：高輝度　2 T2強調像：高輝度　3 脂肪抑制：高輝度

b 脂肪成分と毛髪などからなる右類皮嚢腫と診断
1 T1強調像：高輝度　2 T2強調像：高輝度　3 脂肪抑制：陰影が抜ける

c 7,535mlのmucinous cyst adenoma borderline malignancyであった巨大嚢腫
1 T1強調像：膀胱内と同じ輝度　2 T2強調像：膀胱内と同じ輝度　3 巨大な嚢腫の横断面像

図7　卵巣嚢腫に対する術前のMRI画像所見とその組み合わせから嚢腫の性状（組織）の診断

(2) 卵巣嚢腫の内溶液吸引器具（図8）

卵巣嚢腫の径が5cm以下にはエラスター針™(14G, 16G, 18G)を使用．径が5cm以上の場合にはSAND Balloon Catheter™が有用である．後者の器具には，内針を抜去でき，先端の2つのバルーンで卵巣嚢腫壁を保持・固定できる構造となっている．そのため，安全に卵巣嚢腫内溶液を漏らすことなく吸引・洗浄の作業ができる．また，把持鉗子の役割もあり，卵巣嚢腫壁の伸展や体外への誘導なども可能である．

(3) 手術への手順と術式の選択（図9）

腹腔鏡が可能で手術が必要な症例に対しては，先ず腹腔鏡による最終診断のうえ，安全で確実で最も相応しい術式を選択する．術式には体外法の原法，その原法を改良したSAND法，従来法である体内法，種々の術式を合わせた混合法などがある

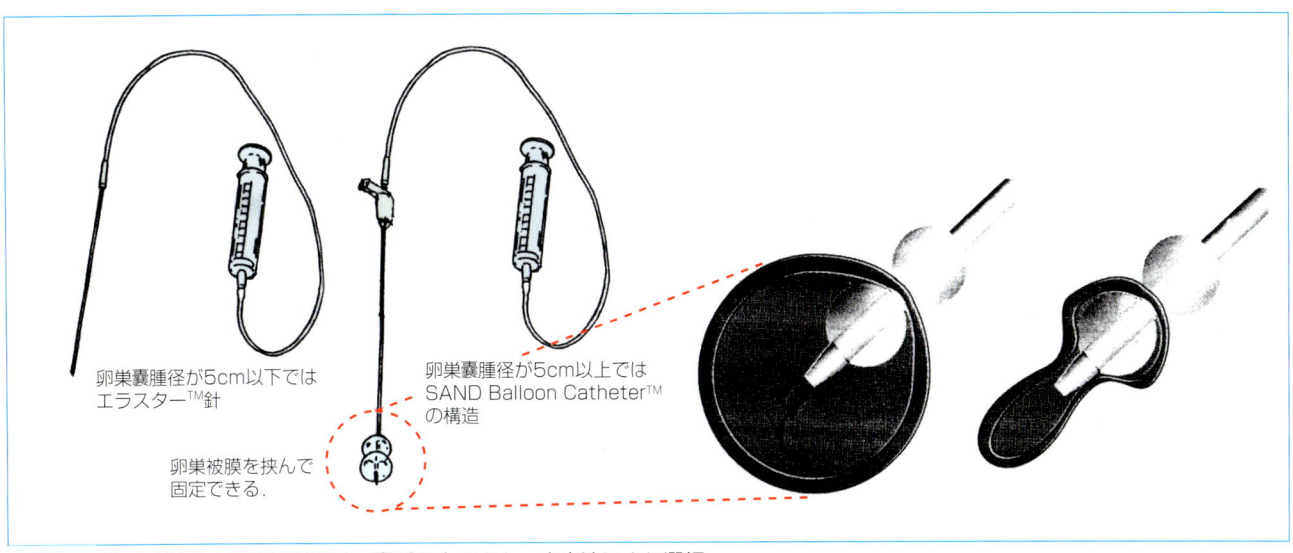

図8 卵巣嚢腫の内溶液吸引器具：嚢腫の大きさと，内容液により選択

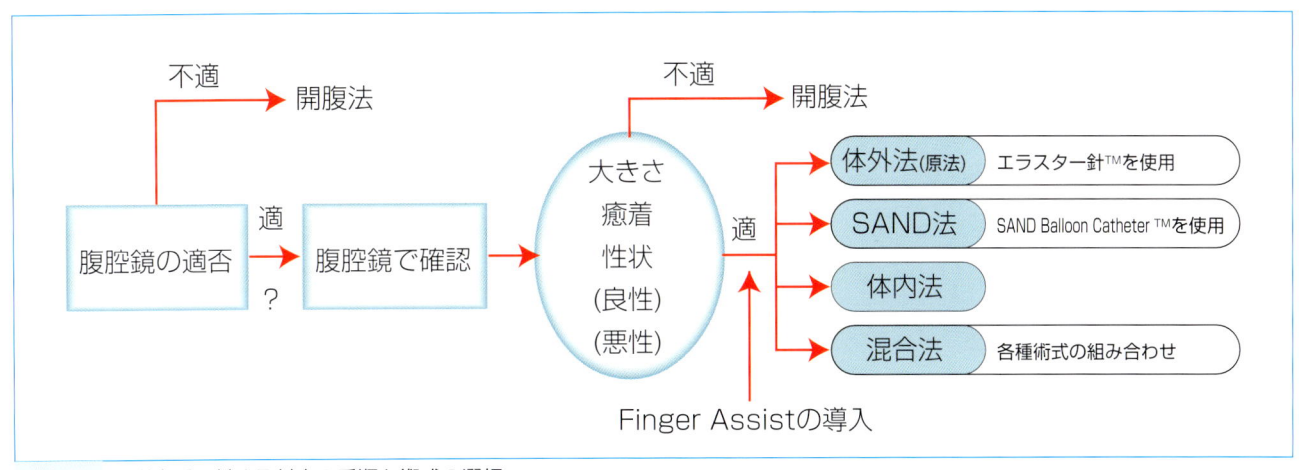

図9 卵巣嚢腫に対する対応の手順と術式の選択

(4) 実際の術式から：
体外法，SAND法を合わせて

1● トロッカー留置部位（図10a）

全身麻酔と体位はY字型．腹腔鏡用の第1トロッカーは臍上に留置し，気腹下に腹腔内を観察する．次に，腹腔鏡下に膀胱を避けた恥骨上部に子宮底の腹膜まで約15mm程度の切開をメスで加え，ダブルバルーン装着12mmトロッカーを挿入し，両バルーンの圧迫で腹壁に固定（図10b）する．このトロッカー部位からすべての手術操作を行う．もう一つの方法としては，LAP Disc mini™を腹壁に装着させて，12mmトロッカーを固定（図10c）してもよい．

2● 嚢腫内溶液の吸引と嚢腫の体外誘導

卵巣嚢腫径が5cm以下では，図11のように腹壁から刺入させたエラスター針で嚢腫壁を穿刺し内溶液を吸引する．縮小する嚢腫壁は鉗子で把持して針を抜去．その状態で嚢腫壁をトロッカー内に引き込みながら内バルーンをすぼめてトロッカーを抜くと嚢腫壁の一部が体外に引き出される．

一方，SAND法では，図12のごとくSAND Balloon Catheter™を12mmトロッカーから挿入し，嚢腫壁を穿刺し内溶液を吸引，両バルーンで嚢腫壁を把持して内針を抜去する．その状態で縮小した嚢腫を体外に誘導する．SAND Balloon Catheter™は体外で抜去することになる．この時点で気腹は止めて脱気をすると卵巣全体が体外に引き出される．

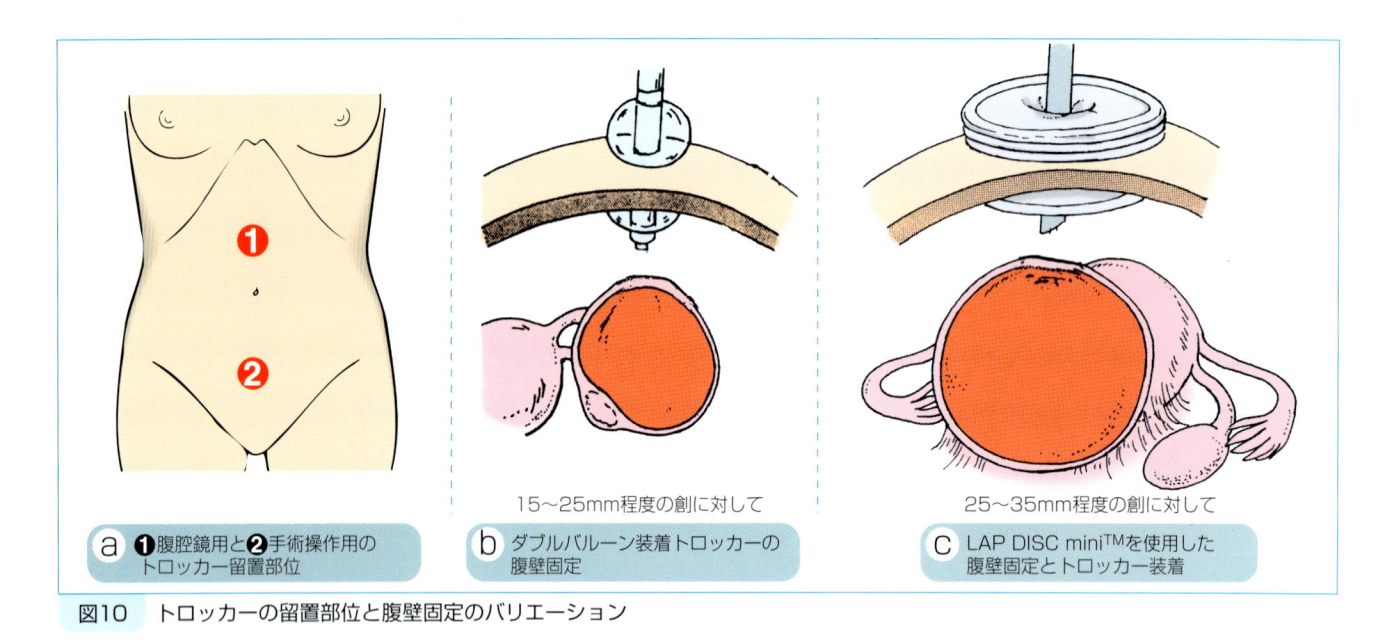

a ❶腹腔鏡用と❷手術操作用のトロッカー留置部位
b ダブルバルーン装着トロッカーの腹壁固定（15〜25mm程度の創に対して）
c LAP DISC mini™を使用した腹壁固定とトロッカー装着（25〜35mm程度の創に対して）

図10 トロッカーの留置部位と腹壁固定のバリエーション

a エラスター針™による内容液吸引
b 把持した嚢腫壁の体外誘導
c 体外での卵巣嚢腫壁の摘出

（12mmダブルバルーン装着トロカール，エラスター®針，子宮，卵巣被膜，嚢腫壁，嚢腫内容液，卵巣実質，脱気）

図11 嚢胞性卵巣嚢腫に対する体外法（原法）の操作手順

3 ● 体外での囊腫壁摘出と卵巣修復

通常のペアン鉗子で卵巣被膜を把持して体外からも吸引操作を続けると，卵巣全体が体外に引き出される．その後は開腹手術での条件と同様に囊腫壁を摘出し，最後に卵巣の修復を行う．

4 ● 修復卵巣の還納と最終確認

図13のごとく卵巣修復が終わると気腹を再開する．卵巣は自然に腹腔内に還納され，バルーン装着トロッカー挿入またはLap Disc mini™にトロッカー装着をすると，瞬時にして腹腔鏡下操作がふたたび可能な体勢となる．

5 ● 手術を終わるに当たって

経腟的な子宮の操縦操作を合わせると，卵巣の修復状態の確認，止血状態の確認や腹腔内の洗浄・吸引，必要時にはインターシド®，タココンブ®などの貼付，アビテン®などの噴霧なども可能である．最後に，必要時にはドレーンの留置，トロッカー抜去部の腹壁創を縫合して手術が終わる．

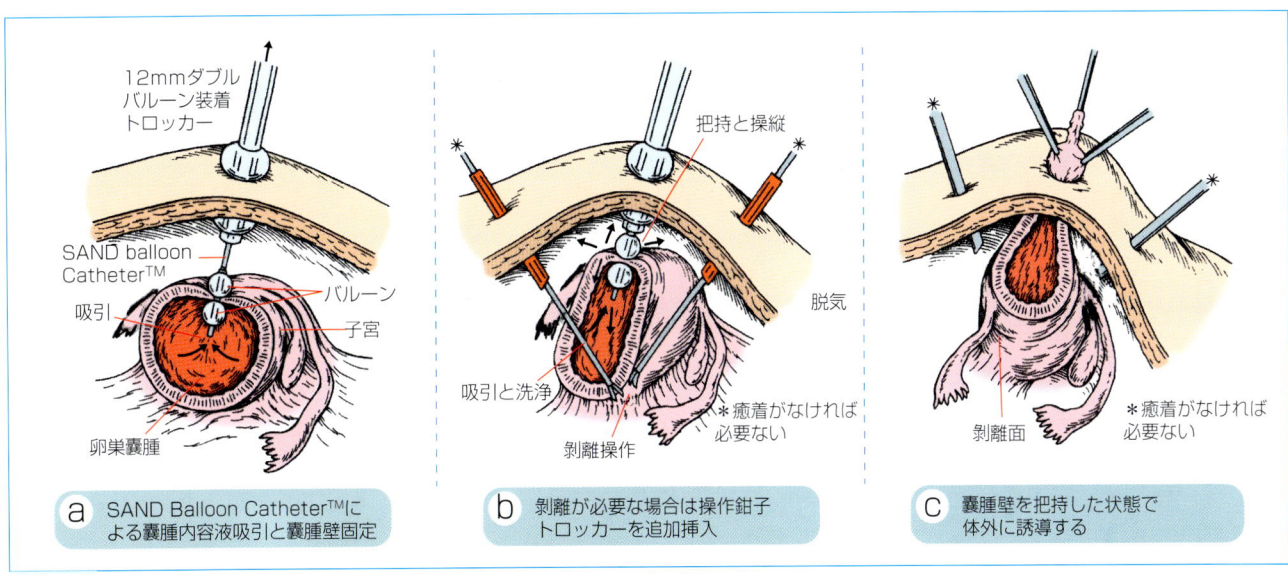

図12 SAND Balloon Catheter™による体外法(SAND法)の操作手順

a SAND Balloon Catheter™による囊腫内容液吸引と囊腫壁固定
b 剝離が必要な場合は操作鉗子トロッカーを追加挿入
c 囊腫壁を把持した状態で体外に誘導する

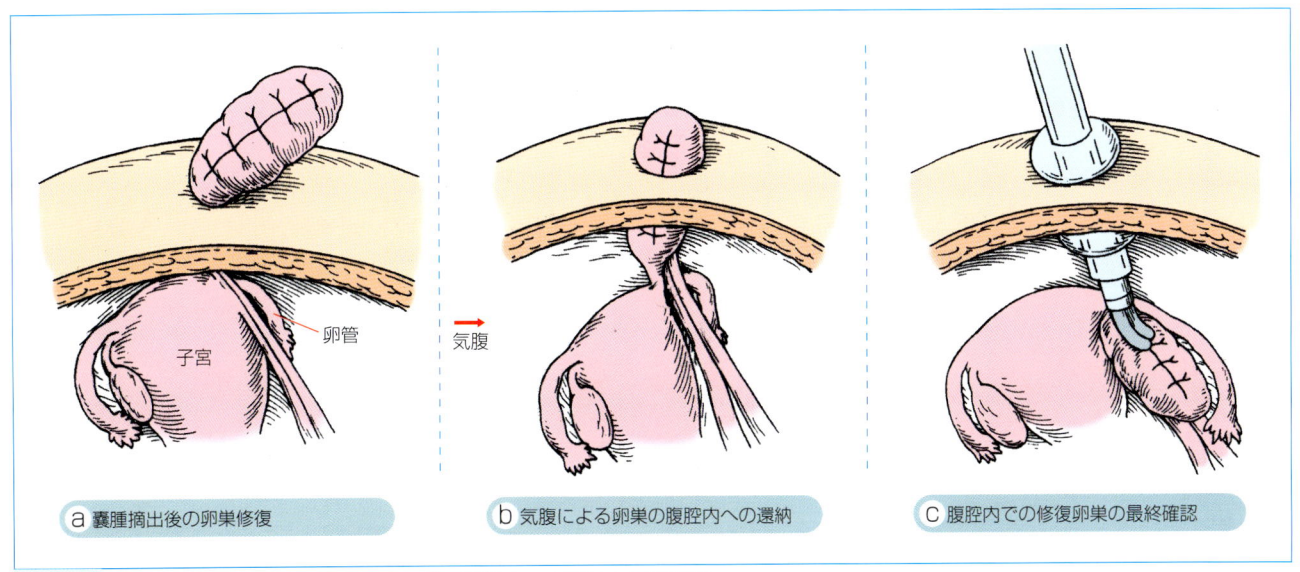

図13 体外での卵巣囊腫摘出後の修復卵巣の腹腔内への還納と最終確認

a 囊腫摘出後の卵巣修復
b 気腹による卵巣の腹腔内への還納
c 腹腔内での修復卵巣の最終確認

(5) 実際の術式から：
体内法での嚢腫摘出と卵巣摘出から

卵巣嚢腫周囲の癒着が強固であったり，子宮内膜症のように卵巣周辺の伸展性が乏しいチョコレート嚢腫例や肥満による腹壁層の厚い症例では，体外法よりも体内法が適す．また，摘出が相応しい症例では，卵巣が収納袋に収まるのであれば，多房性や充実性の卵巣腫瘍であっても収納袋内で細切して回収することは可能である．

1● トロッカー留置部位(図14)

腹腔鏡用の第1トロッカーは臍上に置き，気腹下に腹腔内を観察．腹腔鏡観察下に左の側腹部に5mm，右には12mmトロッカーを留置する．必要時には追加挿入する．

2● 嚢腫の内溶液吸引と剥離操作

卵巣嚢腫径が5cm以下では，エラスター針®で内溶液を吸引し，さらに吸引・洗浄器で嚢腫内を洗浄吸引した後で，卵巣周辺の剥離操作も行う．もし卵巣嚢腫径が5cm以上あれば，SAND Balloon Catheter™を使用

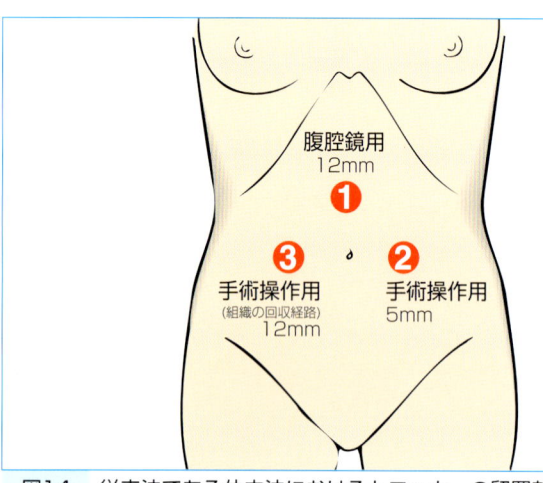

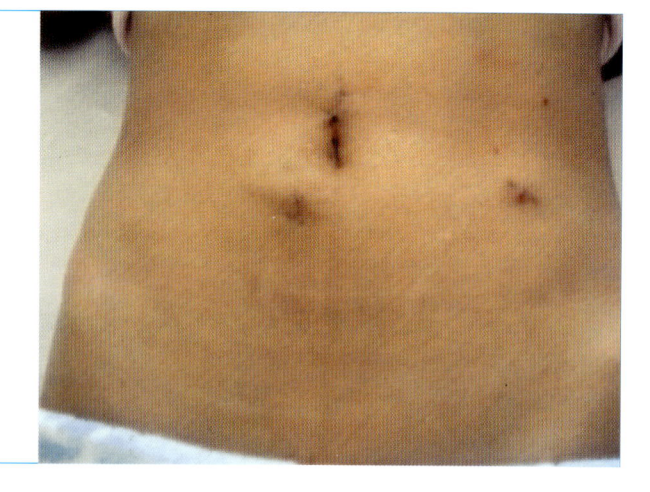

図14 従来法である体内法におけるトロッカーの留置部位
通常はこの3孔式で行うが，必要時はトロッカーを追加

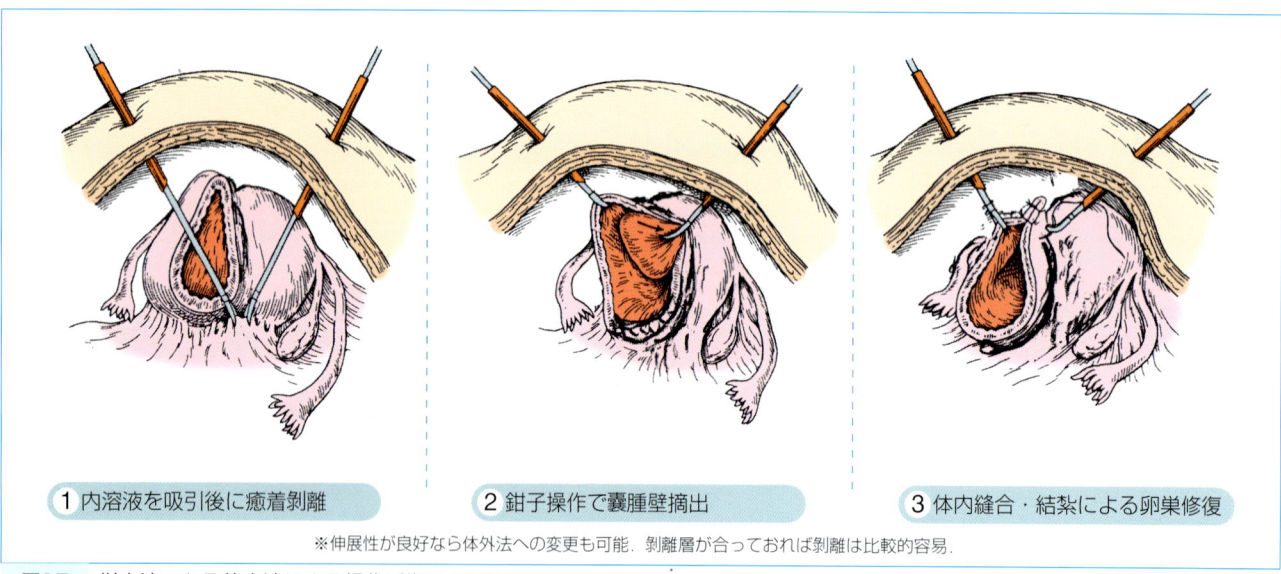

1 内溶液を吸引後に癒着剥離　　2 鉗子操作で嚢腫壁摘出　　3 体内縫合・結紮による卵巣修復

※伸展性が良好なら体外法への変更も可能．剥離層が合っておれば剥離は比較的容易．

図15 従来法である体内法による操作手順について

すると剥離操作なども可能になる．

3 体内での嚢腫壁摘出と卵巣修復

剥離後は，左右の鉗子操作で嚢腫壁の摘出と卵巣の修復を行う．摘出した嚢腫壁は収納袋に入れて12mm孔から回収する．修復は縫合・結紮で行う(図15)．

他の方法には，ループ結紮，縫合・結紮や自動縫合器，超音波メス，血管シーリングシステムなどによる卵巣摘出法もある(図16)．

4 手術を終わるに当たって

卵巣の修復状態を確認，生理食塩水で腹腔内を十分に洗浄・吸引し，癒着防止にインターシド®，タココンブ®，セプラフィルム®などを貼付し，必要時にはドレーンの留置，トロッカー抜去創の縫合で手術を終える．

(6) 偶発症の発生，合併症とその対策

腹腔鏡下での操作が困難な場合，トラブルなどが生じて腹腔鏡下での対処が難しい場合には躊躇することなく速やかに開腹手術に移行する必要がある．そのために，常に開腹用手術器具は準備しておく必要がある．

しかし内容によっては，体内法から体外法へ，逆の体外法から体内法へと術式を切り替えることで，開腹が避けられる場合がある．

そのためにも，
1)常に平常心で対処すること
2)症例に応じた臨機応変な対応ができる手技・手法を習得しておくこと
3)日常のトレーニング

などが大切となる．

特に，体内で行う縫合・結紮の習得は，さまざまな対処，適応の拡大，さらには合併症からの回避にもつながる鍵となる．

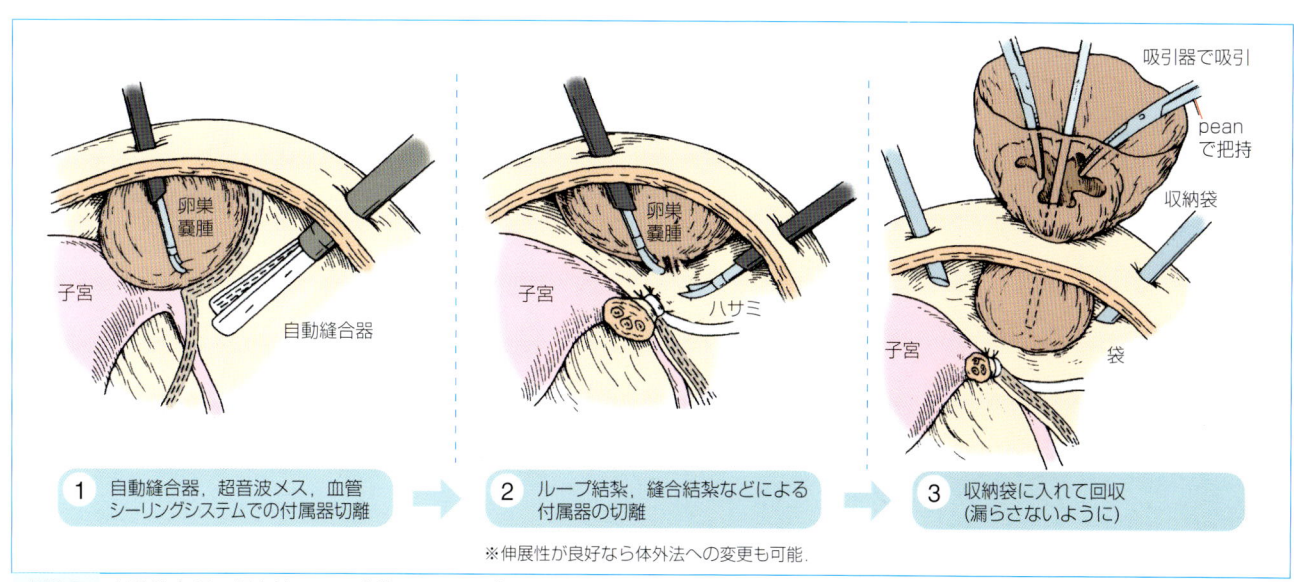

図16 自動縫合器，超音波メス，血管シーリングシステムやループ結紮などを用いた卵巣腫瘍や付属器の摘出術の手法

2）子宮外妊娠手術（図17）

現在では，迅速の高感度hCG測定キットと経腟的超音波検査により，無症状の早期にも診断が可能である．しかし，急性腹症として腹痛や腹腔内出血を伴った状態の症例にも遭遇する．ここでは頻度の高い卵管内妊娠を対象に紹介するが，他にも膨大部，峡部，間質部などにより処置の方法も多少異なることもある．また一方，未婚，挙児希望，児の希望なしといった患者背景によっても手術内容が若干異なる場合がある．

（1）適応と手術の準備

適応は開腹手術の場合と同じである．麻酔として気管内挿管が可能な状態であれば，腹腔内出血があっても腹腔鏡下手術は可能である．体位は図4の"Y字型"で，器具や手技などに関しては卵巣嚢腫の体内法とすべて同じである．

現在では，2mmか3mm細径の腹腔鏡，鉗子類による診断法もある．

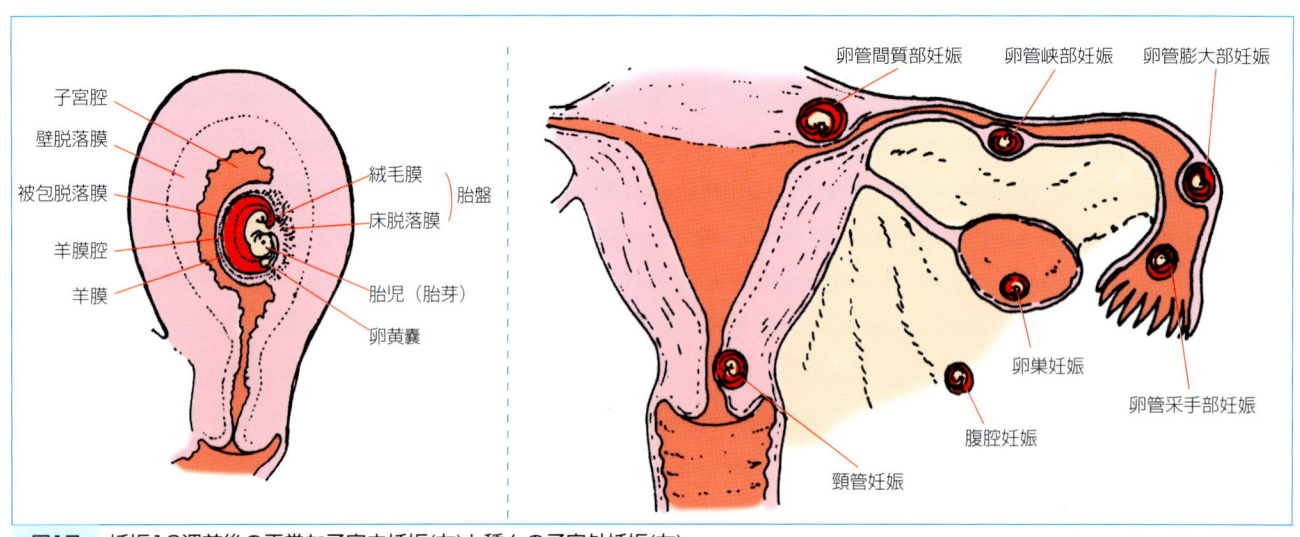

図17 妊娠10週前後の正常な子宮内妊娠(左)と種々の子宮外妊娠(左)

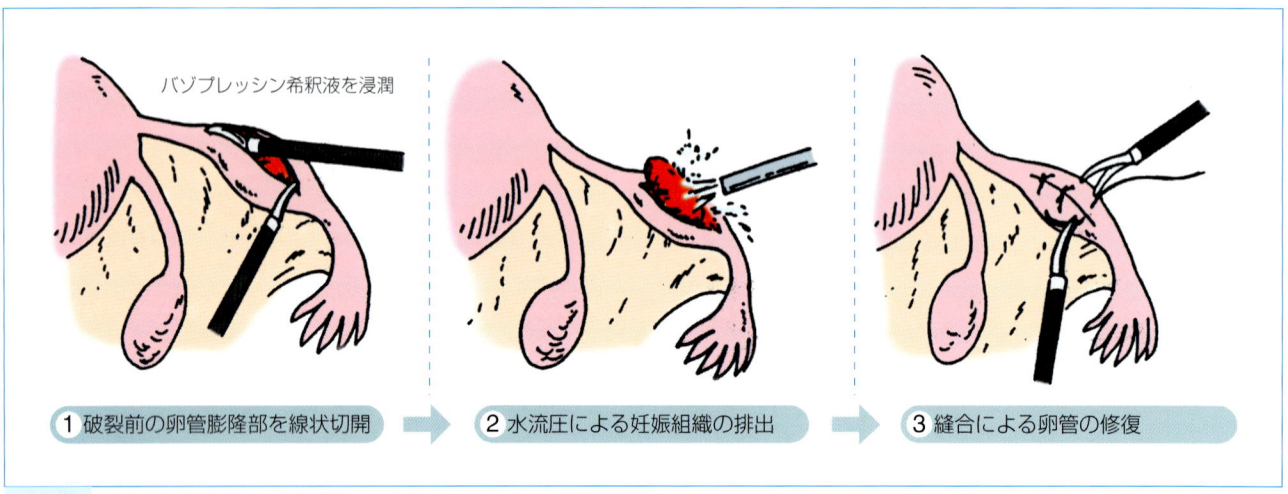

図18 子宮外妊娠手術Ⅰ：卵管保存(salpingotomy)での手術手順

1 破裂前の卵管膨隆部を線状切開 → 2 水流圧による妊娠組織の排出 → 3 縫合による卵管の修復

(2) トロッカー留置部位と必要な器具類

トロッカーは5mmと12mmで留置部位は図14と同じである．手術作業には5mmの把持鉗子，ハサミ鉗子，縫合・結紮時には持針器が必要．腹腔内出血例には，加圧式の洗浄・吸引器が迅速性があり有効．電気メス，結紮ループ，クリップ，収納袋，持針器，腹腔鏡用の縫合・結紮セット，縫合針，ドレーンなど．

(3) 手術の実際 I：
卵管保存(salpingotomy)から(図18)

未破裂の卵管保存例では，膨隆部に電気メスで1〜2cm程度の線状切開を加え，洗浄・吸引器の加圧水流によって妊娠組織を排出(aquadissection)させる方法が簡便で確実である．組織は収納袋で回収し，絨毛組織の確認が大切である．切開部は放置する方法もあるが，可能なら卵管の筋層・漿膜を縫合・修復する．最後に生理食塩水の洗浄で終了．また，膨隆部では搾り出す方法(milking)などもある．

なお，前もって卵管間膜へのバゾプレッシン希釈液(Pitressin®の1アンプル20単位を100ml生理食塩水で希釈)注入は患部局所の止血効果がある．特に間質部妊娠には有用で，患部に浸潤させた間に処理をする．

(4) 手術の実際 II：
卵管切除(salpingectomy)から(図19)

卵管破裂によりすでに腹腔内出血を起こしている例では，卵管切除を選択する．方法には，卵管間膜を結紮して切離，電気メスで切離，自動縫合器で切離などがある．

まず，腹腔内に貯まった血液成分を回収，出血点を確認のうえ摘出した組織は収納袋で回収する．絨毛組織の確認が必要である．

最後は腹腔内洗浄と残っている血液成分の排液目的としたドレーン留置で手術を終了．

なお，前もって血液回収装置(図6)が準備できれば，回収した血液から赤血球成分に洗浄・濃縮して返血することで同種血の輸血を極力避けることが可能となる．

(5) 合併症とその対策

子宮外妊娠での注意点，合併症の回避，偶発症の対処法なども卵巣嚢腫の場合とほぼ同じである．大量の腹腔内出血例では，術後の貧血の把握が大切となる．全身状態が安定しておれば輸血は避けたいが，血液回収装置の整備による自己血返血も有用である．

一方，卵管保存例ではpersistent ectopic pregnancy(PEP)を忘れてはならない．術後の管理としては，hCG値の観察と基礎体温表作成も大切である．hCG消失がみられない場合には，手術やMethotrexate(MTX)による追加治療が必要となる．

a 破裂している卵管の状態を確認 → b 卵管の切離と卵管間膜の結紮 → c 患部卵管の切除

結紮して切離する方法

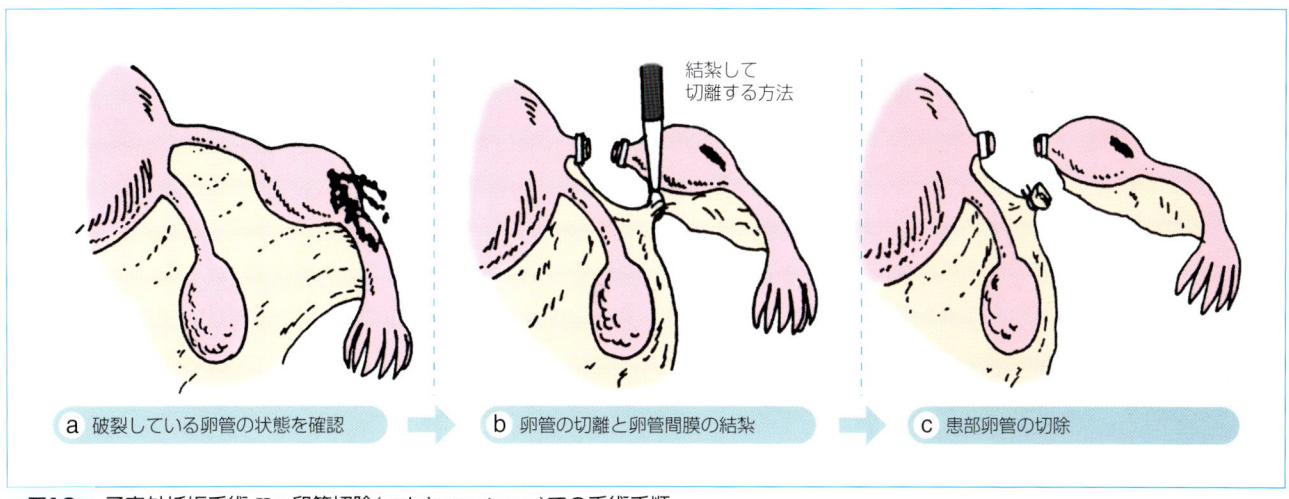

図19　子宮外妊娠手術 II：卵管切除(salpingectomy)での手術手順

3）子宮摘出術（図20）

子宮の摘出術では，腹腔鏡下に行う操作内容によって術式が分類される．子宮の上部靭帯に切離処理を加える腹腔鏡補助下腟式子宮摘出術（laparoscopically assisted vaginal hysterectomy：LAVH），上部靭帯から子宮動脈まで切離処理を加える腹腔鏡下子宮摘出術（laparoscopic hysterectomy：LH），腟壁切離まで行う腹腔鏡下全子宮摘出術（total laparoscopic hysterectomy：TLH）である．ここでは，なかでも最も代表的なLAVHを中心として紹介する．

（1）LAVH

1● 適応と準備

LAVHの対象は，手術を必要とする子宮筋腫や子宮腺筋症などで，
1) 大きさは新生児頭大（600g程度）まで
2) 経腟操作が可能なら経産か否かは問わない
3) 手術既往や癒着の可能性も問わない
4) 腹腔鏡が可能な全身状態である

などを満たすもの．なお，術前のGn-RHアゴニスト治療は，貧血の改善や筋腫の縮小化が図れ手術時間の短縮にもつながる．なお体位は砕石位である．

2● 必要な器具類

用意するトロッカーは5mm：1本と12mm：2本，5mmの把持鉗子，ハサミ鉗子，バイポーラー鉗子，子宮操作鉗子，電気メス装置，自動縫合器，超音波メス，バイポーラー切断器（血管シーリングシステム），縫合用セット，腟式用の器具類．

3● LAVHの手順

麻酔は気管内挿管麻酔で気腹法を基本にする．患者体位は砕石位（図5）とする．

・トロッカー留置部位（図21）

腹腔鏡用には臍窩上に12mm，操作用には臍窩下正中に12mmと左側腹部に5mmの3ヵ所．経腟的な子宮操縦操作を併用．

・腹腔鏡による操作内容と手順

先ず，腹腔鏡下に腹腔内全体の観察と状況把握をする．必要なら癒着などを剥離後，1) 円靭帯の切離，2) 卵管の切離，3) 卵巣固有靭帯の切離，4) 子宮動静脈上行枝の処理，5) 膀胱腹膜の切離の順番で行う．

ところで1)～4)の処置には，結紮・切断の方法，電気メスや超音波メスやバイポーラー切断器で切離する方法，自動縫合器による方法などがあり，使い分けをすればよい．

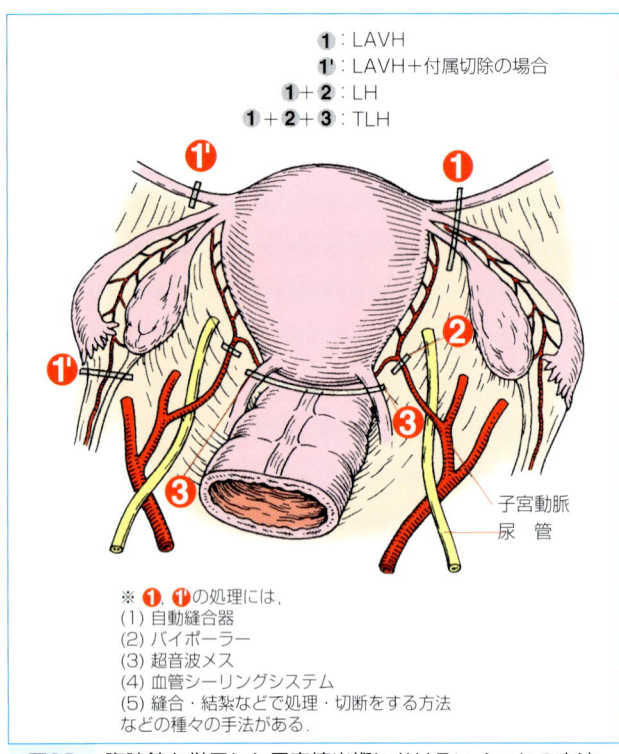

図20 腹腔鏡を併用した子宮摘出術におけるいくつかの方法

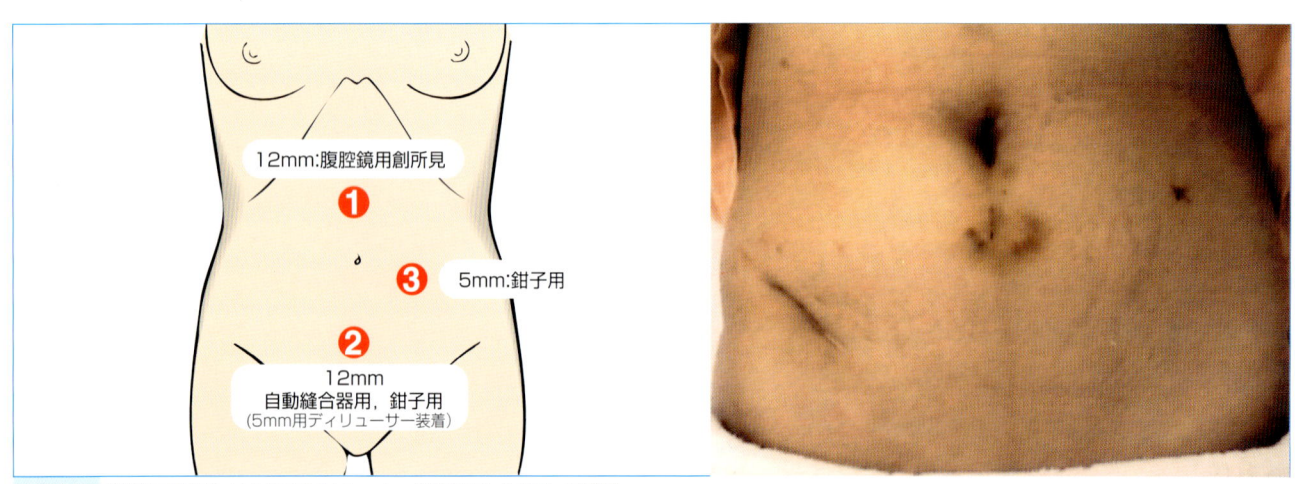

図21 当科で行うLAVHでのトロッカー留置部位と挿入の順番
　　　　左：通常はこの3孔式で行うが，必要時にはトロッカーを追加挿入，右：術後3日目の手術創．なお右下は虫垂切除創．

筆者は，一括して行えて簡便で迅速な自動縫合器を採用していたが，現在ではバイポーラー切断器である血管シーリングシステムを使用している．なお，ダグラス窩の切開は癒着のない症例に対してはしていない．

・経腟的な操作内容と手順

続いて，経腟的な作業に移り，
6) 腟壁の切開
7) 膀胱子宮靭帯，仙骨子宮靭帯の切離
8) 基靭帯の切離
9) 子宮動静脈の切離
10) 子宮の回収
11) 腹膜と腟壁の修復を行う
12) 膀胱鏡による尿管口からの尿流出を確認

・腹腔鏡による最終確認

最終的には，再度腹腔鏡下に，13) 手術内容の確認，尿管の蠕動運動を確認する．必要時には止血，洗浄，ドレーン留置，トロッカー孔の腹壁縫合で手術を終了．

4 LAVHの実践的な適応基準と限界

実際には，筋腫の大きさや発育場所，子宮の可動性や周辺との癒着，腟からの介助などが手術の難易度を左右する．筆者のLAVHの適応基準は(図22)に示すように癒着があれば剥離することで，

1) 膀胱腹膜の切開ができるか
2) ダグラス窩が開放できるか
3) 自動縫合器が安全に操作できるか
4) 経腟操作ができるか

の4点を同時に満たされることにある．この実際の内容の一端を750gの症例でもって紹介する．

もし，症例や術者の技量などから以上の点が満さないと判断される場合には，無理したり躊躇することなく，速やかな開腹手術への移行が賢明と考える．なお，現在では自動縫合器にかわり直径10mmのバイポーラー切断器（血管シーリングシステム）を使用している．

5 合併症とその対策

術中の合併症には，膀胱，尿管，腸管などの臓器損傷と，血管損傷などの出血とがある．術後にも術後出血，尿路系や腸管損傷，腸管麻痺などがある．

もしも，このような偶発症や合併症が発生した場合には，迅速で適切な対応や処置の判断，必要時には速やかな開腹手術への移行，必要であれば関連する各科への応援要請など総力を尽くして，極力大事には至らないように対応することが大切である．

また，日頃から，手技や手法の熟達，術式の理解，術者の技量の確認，限界の見きわめ，無理や無謀は避ける，スタッフの育成，などに心掛ける必要がある．これらのことが，偶発症までに食い止め，致命的な合併症を未然に回避することにつながり，腹腔鏡下手術の利点が再評価されるものと信じて疑わない．

❶ 膀胱腹膜窩が開放できるか
❷ ダグラス窩が開放できるか
❸ 自動縫合器が安全に操作できるか
❹ 経腟操作が可能か
の4点が同時に満たされることをLAVHの必要条件としている．

なお，現在では血管シーリングシステムをこれまでの自動縫合器にかわる基準材料として扱っている．

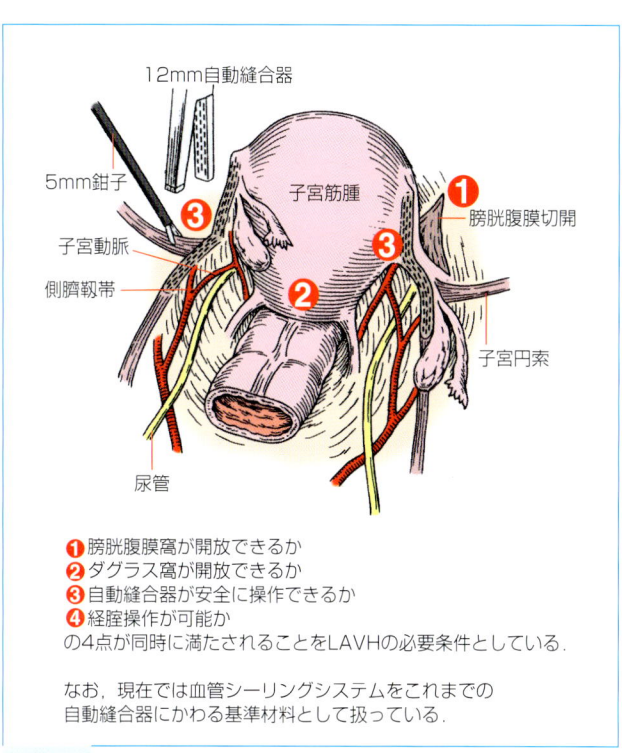

図22 自動縫合器によるLAVH（＋左付属器切除）の宝塚市立病院における適応基準

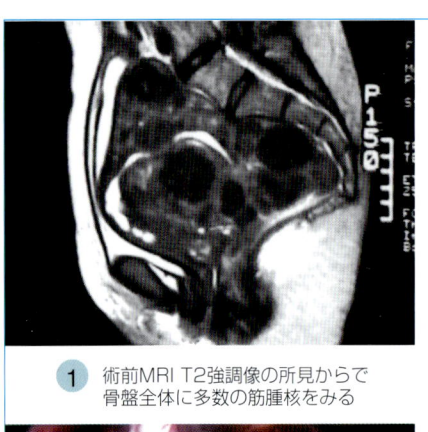

| 1 | 術前MRI T2強調像の所見からで骨盤全体に多数の筋腫核をみる | 2 | 自動縫合器で右側上部靱帯を一括切断した瞬間のところ | 3 | 尿管をのけて超音波メスで右子宮動脈を把持して切離しているところ |
| 4 | 超音波メスで右子宮動脈を切断を確認したところ（LHになる）※図は、左から鉗子で尿管を確認している． | 5 | 経腟的に細切しながら摘出した750gの子宮の全体所見 | 6 | 腹腔鏡下に術後の右尿管と修復状態を最終確認しているところ |

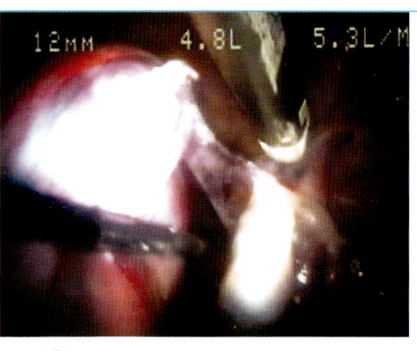

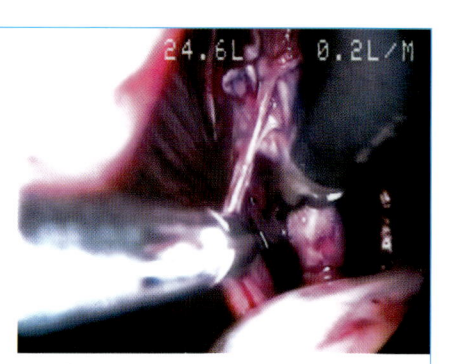

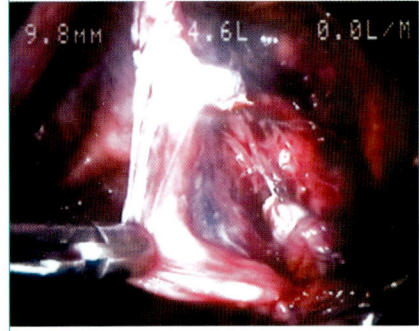

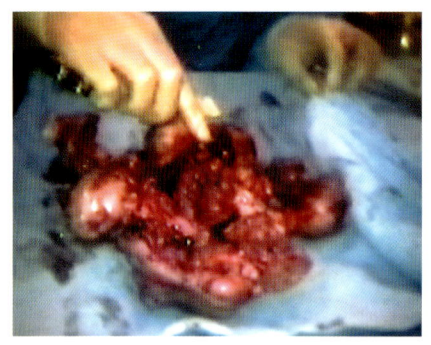

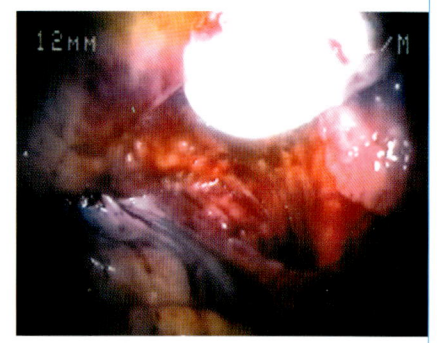

図23 実際の750gでLAVHからLHに展開した症例から
　49歳のG(1)，P(1)．経腟操作が困難なため，尿管損傷の可能性を少なくする目的で，尿管を分離して両子宮動脈を切断するLHへと展開を図った．手術時間は100分，出血量は310g

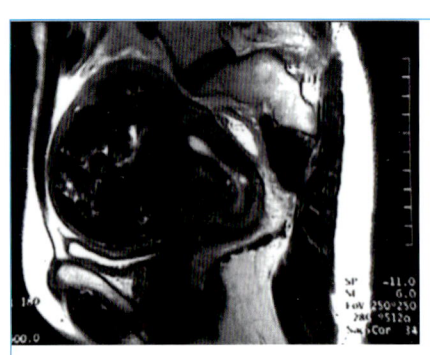

| 1 | 術前MRI T2強調像の所見：骨盤内に筋腫核一個の子宮筋腫を確認 | 2 | LHと同じ手法で子宮動脈まで切離し，腟パイプで腟管を切離する模式図 | 3 | 腟パイプを下敷きにして，電気メスで腟管を切離しているところ |
| 4 | 子宮（540g）回収後に，再度腟パイプを挿入し，左腟断端から縫合開始 | 5 | 腟断端を縫合・結紮した後，糸を切るところ | 6 | 骨盤腹膜も縫合完了し，縫合針を回収するところ |

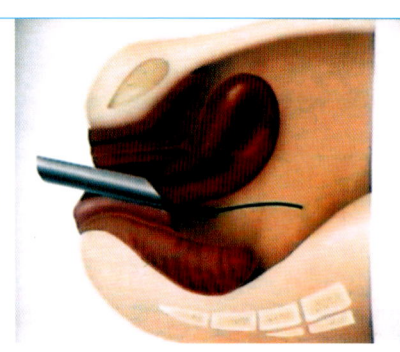

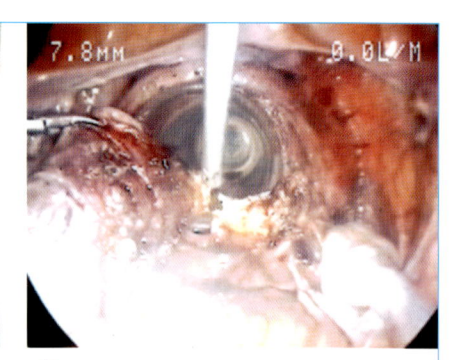

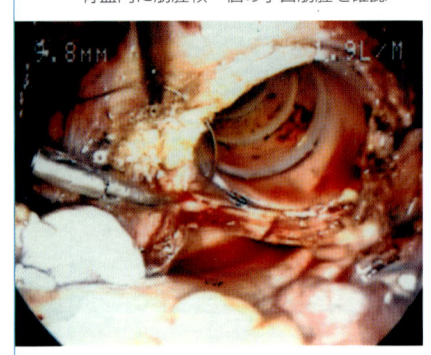

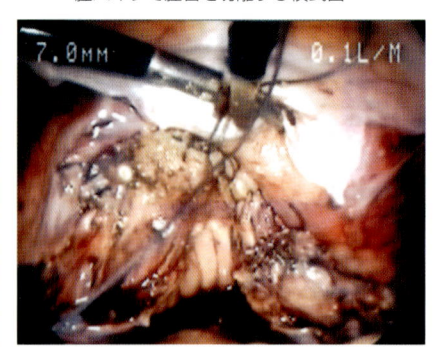

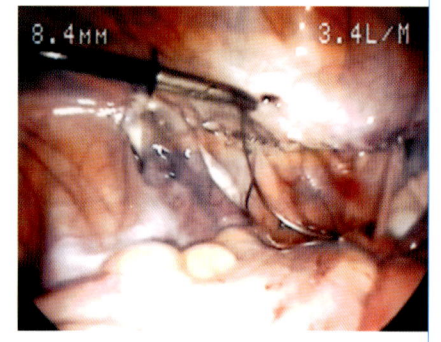

図24 腟パイプを使用した腟管切離と体内縫合によるTLHの実際（倉敷成人病センター安藤正明先生より提供）

(2) LHからTLHへの展開

1● LHの手順

LHと前述のLAVHとの違いは，図23に示すように尿管から遊離させた子宮動脈を切離する点にある．目的は，尿管を同定しておくことで，その後の手術操作の安全性を高めることにある．

この子宮動脈の切離には，
1）子宮後方のダグラス窩からいく後方アプローチ法
2）子宮前方からいく前方アプローチ法
3）子宮側方からいく側方アプローチ法
の3通りの方法がある．

癒着がなければ，ダグラス窩からの後方アプローチ法が直接到達できて一番近道であるが，子宮内膜症のように骨盤が癒着している場合には前方からの方法がよい．両方とも困難な症例では，内腸骨動脈と側臍靱帯から子宮動脈にたどりつく側方アプローチ法をとるが到達までの距離が長い．

いずれの手法も持ちあわせておくことにより，さまざまな条件下での処置・対応が可能となる．なお，この後はLAVHと同じ経腟操作に移る．

2● TLHへの展開

TLHは全工程を腹腔鏡下に行う方法である．つまり，LHに引き続き基靱帯の切離，図24のように筆者らが新しく開発した腟パイプを挿入して腟管を切離し，遊離した子宮は腟から回収する．

再度腟パイプを挿入し気腹をして，腟管の縫合，後腹膜の縫合，洗浄までの全操作を腹腔鏡下に行って，TLHの手術が終わる．

3● LHとTLHの総括

このように，子宮摘出術にはいくつかの手術方法があり，子宮動脈へのアプローチにもいくつかの方法がある．また，切離にも結紮や電気凝固やクリップなどいくつかの手法がある．

ここでは，子宮摘出という一つの目的であっても，手技や手法の工夫，新たな器具の登場によるいくつかの手法を持ちあわせておくことが，多くの患者さんにより安全に腹腔鏡下手術を提供できることにつながる．

4) 子宮筋腫摘出術
（laparoscopic myomectomy：LM）

子宮の機能を温存するLMについても触れる．このLMでは，
1）筋腫の核出操作
2）筋層の修復操作
3）筋腫の回収操作
の3工程の作業を必要とする手術内容である．

図25に示すように，腹腔鏡下に3工程のすべてを腹腔鏡下に行うTLM（total laparoscopic myomectomy）と，腹腔鏡と併用して3～4cm程度の腹壁小切開による用手的な操作を加えて行うLAM（laparoscopically assisted myomectomy）との2つの方法がある．

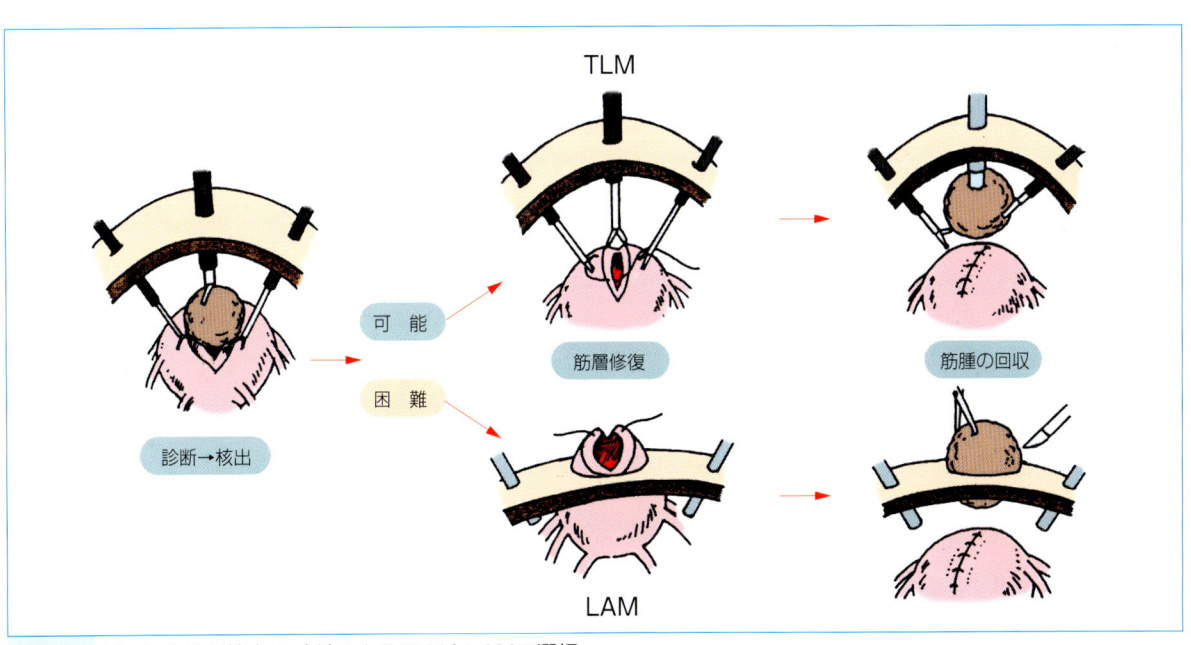

図25 LM（子宮筋腫摘出）の方法であるTLMとLAMの選択

(1)術前の準備と適応

図26のような多彩な形態を呈する子宮筋腫を術前に把握には，MRI画像が有用である．その読影から，筋腫の，1)大きさ，2)発育部位，3)筋層との関係，4)個数などが読み取れて，5)変性や悪性の可能性，6)術前に手術の難度などの予測，7)子宮腺筋症の判別なども可能となる．

手術適応に関しては開腹手術に準ずるが，未婚，挙児希望，子宮温存希望などの患者背景なども考慮に入れる必要がある．また，子宮腺筋症の摘出は筋腫と違い困難であるため，TLMよりLAMが相応しいと考える．

なお，Gn-RHアゴニストの術前投与は，貧血の改善，筋腫の縮小，術中の出血減少や手術時間の短縮にもつながる．必要な症例に対しては3〜4ヵ月間の術前投与をする．しかし，逆に小さな筋腫の消失（再発の原因となる）や剥離層が困難となることもある．

(2)必要な器具類

1● 腹腔鏡用

トロッカーは5mm：2本と12mm：2本，5mm用アダプター2個．鉗子は5mm：2本と10mmの把持鉗子，ハサミ鉗子，子宮操作鉗子．

2● 筋腫摘出用

- 筋腫の核出時：子宮操作鉗子，電気メス，超音波メス，筋腫用ボーラー，筋腫把持鉗子，など
- 筋腫の修復時：持針器，2-0縫合針セット，糸尻用クリップ
- 筋腫の回収時：Morcellatorメス，または電動式Morcellator
- 揃えたい器具：加圧吸引洗浄器，12mm用ダブルバルーン，LAP DISC mini™

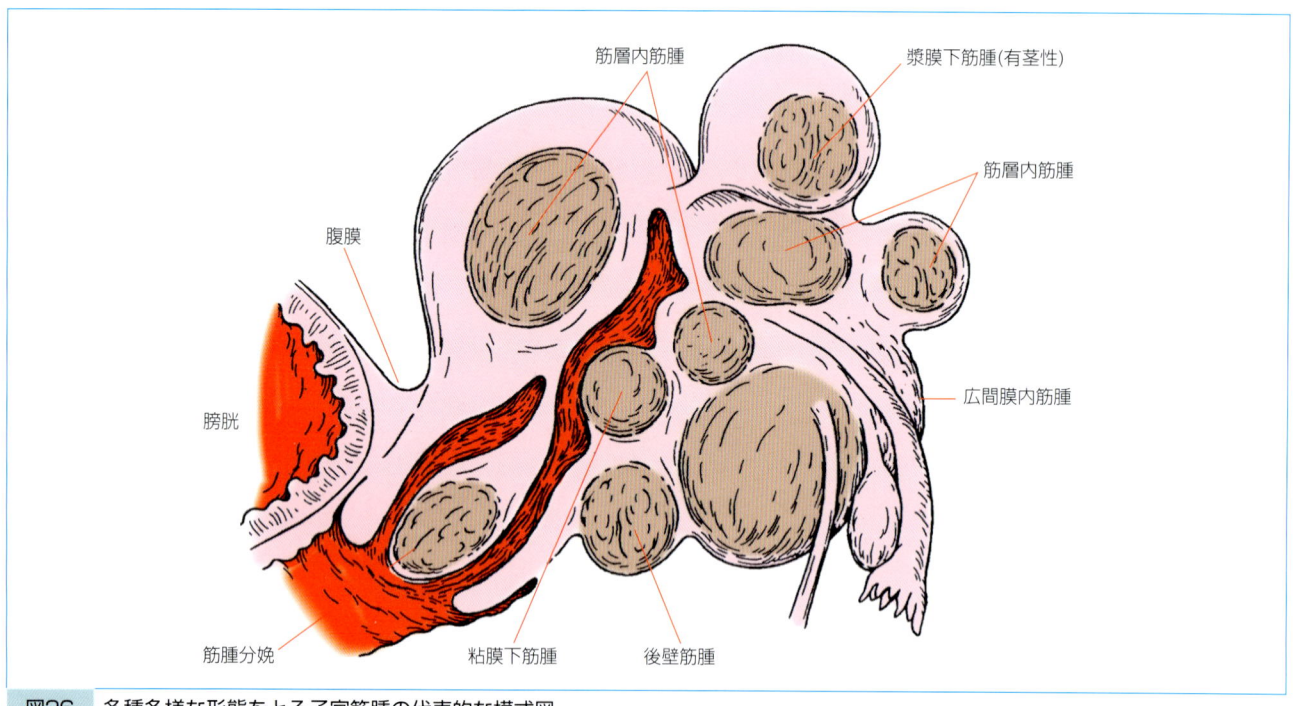

図26 多種多様な形態をとる子宮筋腫の代表的な模式図

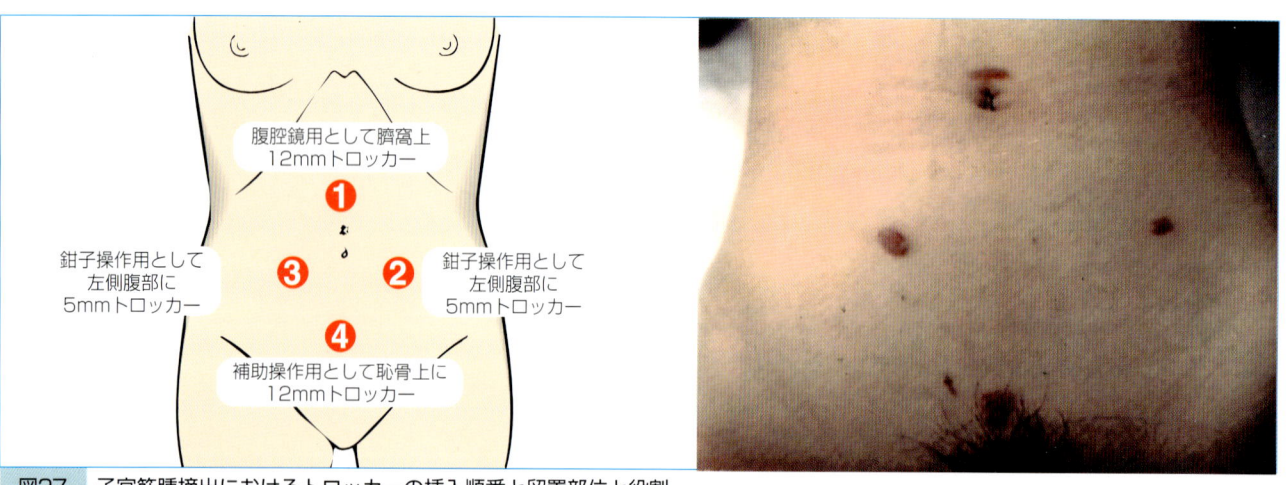

図27 子宮筋腫摘出におけるトロッカーの挿入順番と留置部位と役割
　TLM：❹から電動式，または手動式morcellatorで細切して回収
　LAM：❹にはダブルバルーン装着トロッカー，またはLAP Disc mini™を装着，操作の補助と子宮の修復と回収経路となる

(3) 筋腫摘出の手順

挿管麻酔による気腹法を基本とする．患者体位は"Y字型"．

1● トロッカー留置部位（図27）

腹腔鏡用に臍上12mm，操作用に左側腹部と右側腹部に5mm，補助操作用に恥骨上12mmの4ヵ所．腟からの子宮操作鉗子による操縦も併用する．

2● 腹腔鏡による操作内容と手順

先ず，腹腔鏡による筋腫の確認と周囲との状況などを把握する．次いで，電気メスか超音波メスで子宮筋層の切開し，筋腫用ボーラー，筋腫把持鉗子などで筋腫を保持し，tensionをかけて筋腫の核出作業に移る．

なお，前もって切開を入れる筋層内にバゾプレッシン希釈液（ピトレシン®20単位1アンプルを100ml生理食塩水で希釈）を注入しておくと止血効果がある．

3● TLM（図28）

筋腫の核出後，腹腔鏡下に子宮筋層の修復が可能であれば，腹腔鏡下に縫合・結紮による筋層の修復を行い，最後に核出した筋腫をMorcellatorで細切して回収する．

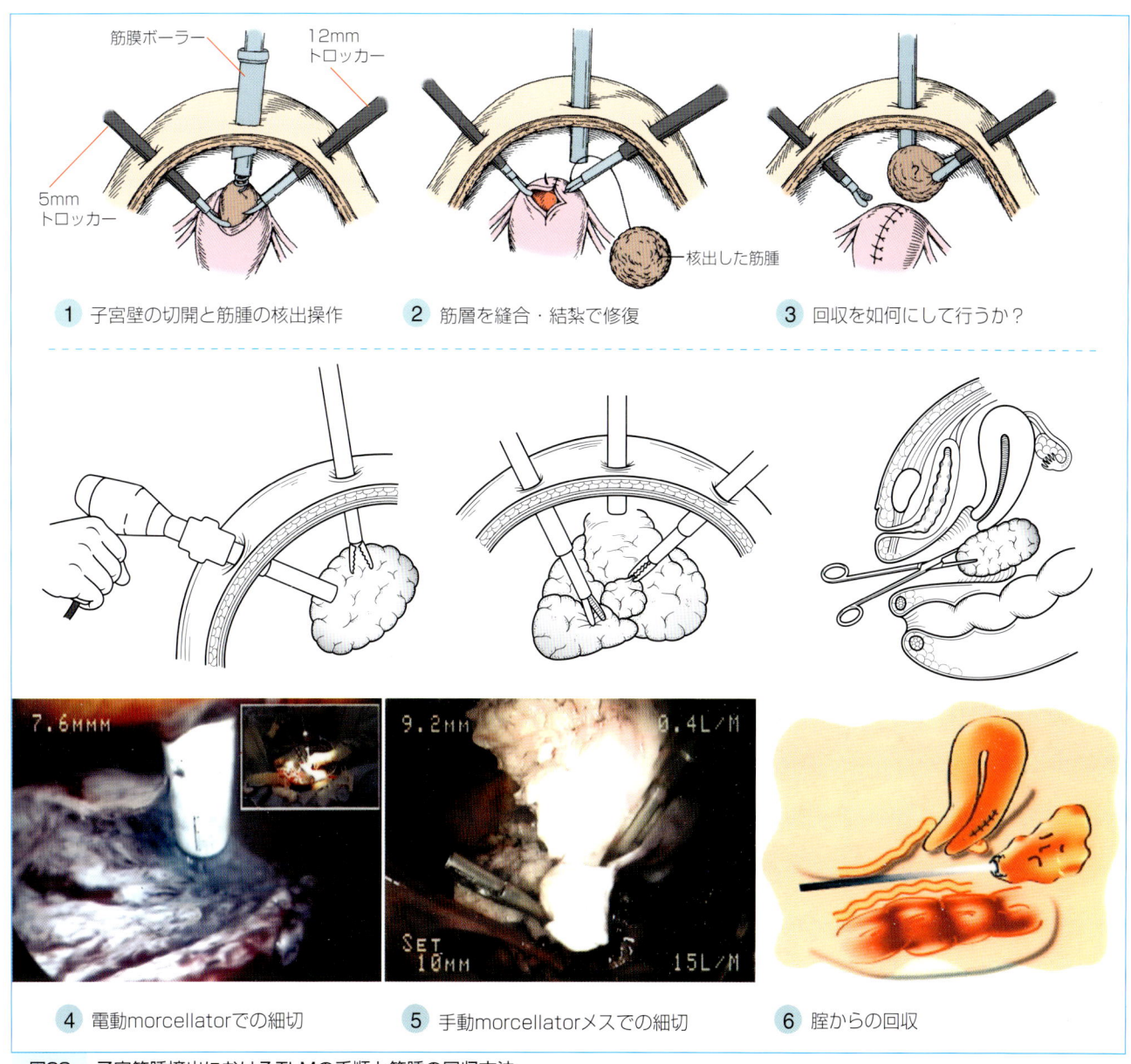

図28　子宮筋腫摘出におけるTLMの手順と筋腫の回収方法

4 ● LAM（図29）

　筋腫核の核出後，腹腔鏡下の子宮筋層の修復が困難と判断すれば，恥骨状に3～4cm程度の小切開を加え，用手的に筋層の修復，筋腫の回収，小切開部を閉腹する．

　また，腹腔内での核出が困難な場合には，先に小切開を加えて保持した筋腫核を細切しながら核出する方法もある．

5 ● 腹腔鏡による最終確認

　3行程の作業が終われば，腹腔鏡での手術内容の最終確認する．十分な洗浄，インターシード®またはタココンブ®の貼付，ドレーンの留置，トロッカー孔の縫合で手術は完了する．

（4）課 題 点

　筋腫の核出方法，筋層の修復方法，筋腫の回収方法などそれぞれにおいていくつかの問題点が残されている．また術式や器具・器材の改良・開発は進行形で改善が図られている．さらには術後の癒着防止に関してもいろいろと試みられているが，決め手となる手法は未だなく，今後の課題として残されている．

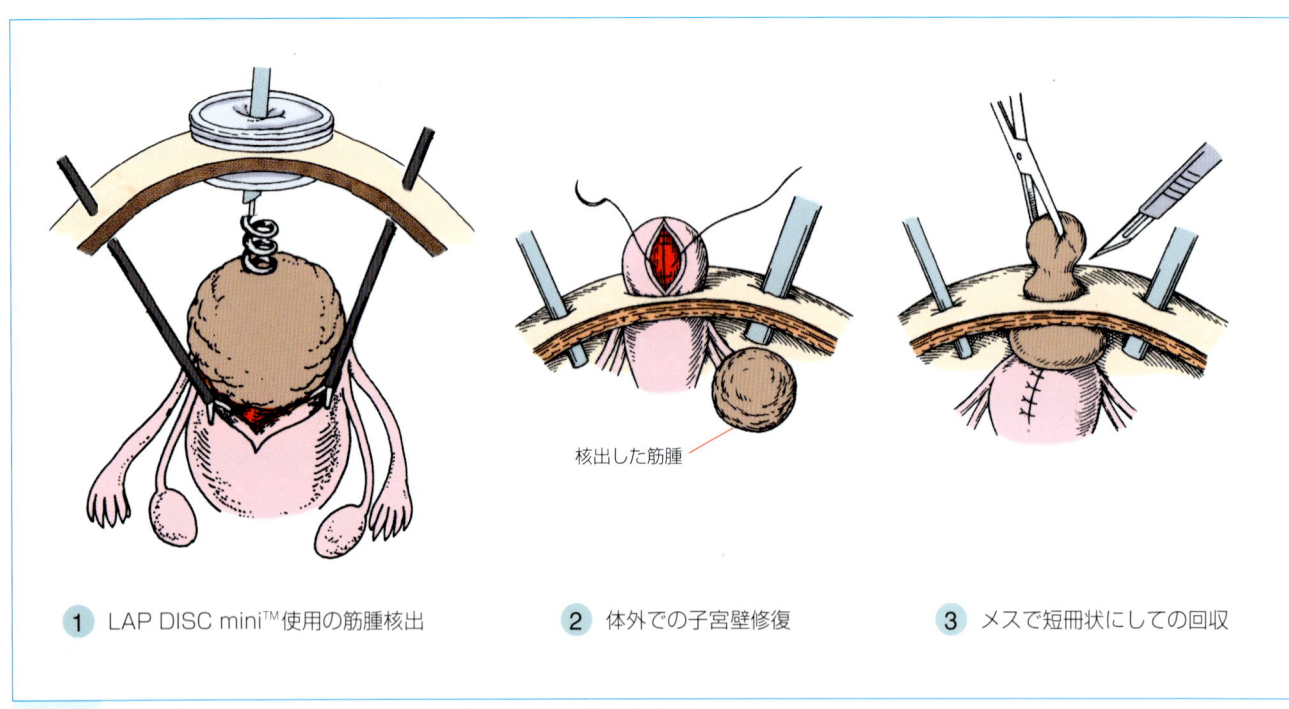

❶ LAP DISC mini™使用の筋腫核出　　❷ 体外での子宮壁修復（核出した筋腫）　　❸ メスで短冊状にしての回収

図29　子宮筋腫摘出におけるLAMの手順といろいろな筋腫の回収方法

5) 子宮内膜症

(1) 子宮内膜症の病態

　子宮内膜症は，子宮内膜に似た組織が子宮腔内以外の場所にあって，発育・増殖する機能のある状態である．この子宮内膜に似た組織は，子宮腔内の正常な子宮内膜と同様に卵巣ホルモン（エストロゲンとプロゲステロン）に反応して増殖や脱落による出血を起こすため，子宮筋層，卵巣内，腹膜，直腸，遠隔臓器などの組織になどに対してもさまざまな病態を呈する．

　その結果，図30のように卵巣にできればチョコレート嚢腫に，子宮筋層にできれば子宮腺筋症になる．また腹膜では周辺臓器と癒着，直腸では血便や腸閉塞，膀胱なら血尿も起こる．横隔膜，肺にできれば月経時に喀血することもある．

(2) 子宮内膜症の起因

　子宮内膜症の好発年齢は20〜30代の若い女性で，全国的には100〜200万人位と推測される．発生原因の仮説を紹介する．

1● 子宮内膜播種説（サンプソン仮説）

　月経時に卵管を逆流して腹腔内に貯まった月経血中の子宮内膜が，骨盤周辺に着床してできるというものである．

2● 腹膜の体腔上皮化生説（マイヤー仮説）

　腹膜が何かの刺激で子宮内膜とよく似た組織に変わる（化生）ことが，子宮内膜症の発生につながるというもので，その引き金役が月経血と考えられている．

3● 他の因子

　初潮の早発化や少子化などによる月経回数の増加，ライフスタイルの変化や生活環境の変化，ダイオキシンなどのホルモン撹乱因子などの関与も調べられている．

(3) 子宮内膜症の症状

　代表的な症状は，月経毎にきつくなる月経痛が特徴である．他には，腰痛，下腹痛，性交痛などもあり，症状が増悪すれば手術が必要になることもある．

　また不妊症の原因にもなり，病態が軽度であれば腹腔鏡下に病巣の焼灼，癒着の剥離，腹腔内の生理食塩水洗浄で，術後の妊娠率は高くなると報告されている．

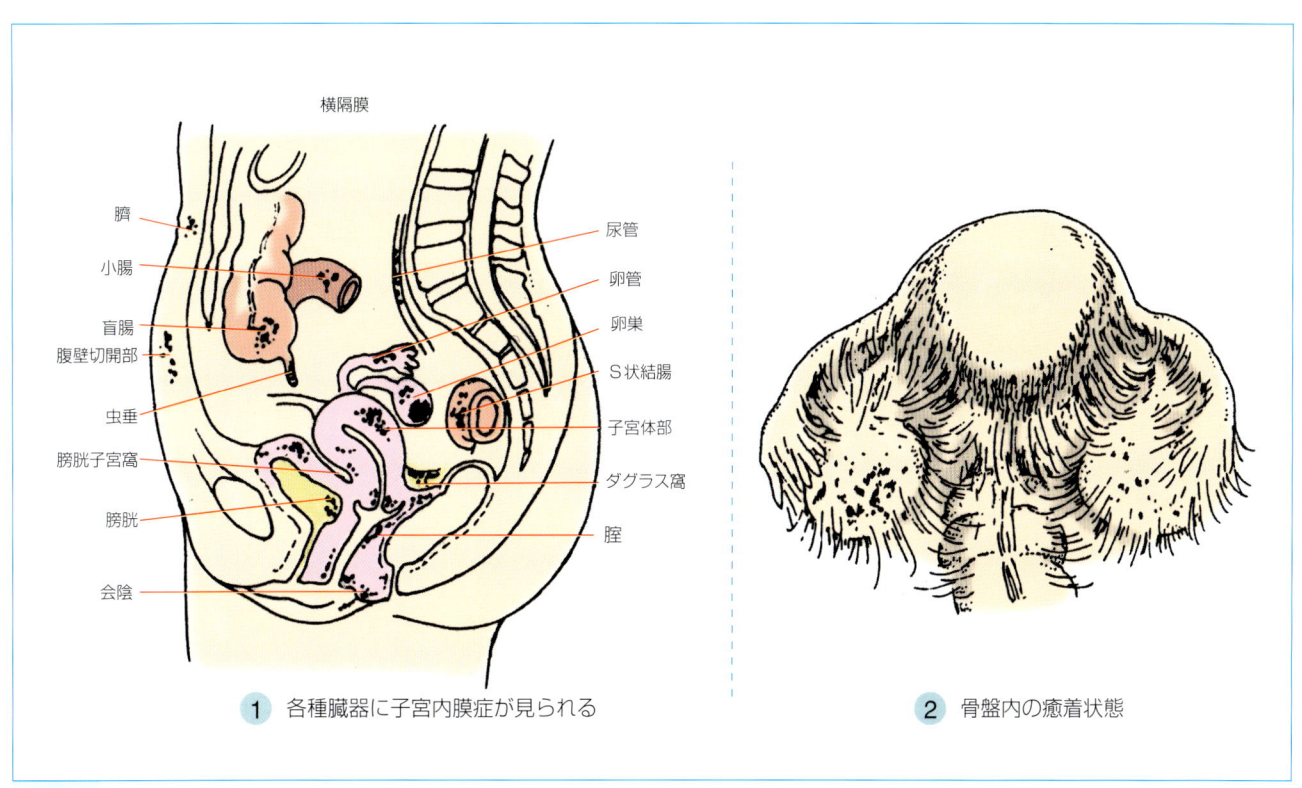

① 各種臓器に子宮内膜症が見られる

② 骨盤内の癒着状態

図30　子宮内膜症におけるいろいろな病態

(4) 子宮内膜症に対する治療の選択

治療には，薬剤，手術，薬＋手術の3通りあるが，ここでは卵巣，子宮，直腸の手術を紹介する．

1● 卵巣チョコレート嚢腫

244頁の卵巣嚢腫で紹介しているが，子宮内膜症特有の癒着に対する剥離，剥離後の止血，癒着の防止対策などの工夫を紹介する．

・示指によるFinger Assistの導入

図31のように恥骨上の切開孔から挿入した示指で，卵巣嚢腫の大きさや硬度や性状などを触診する．癒着に対しては，追加トロッカーからの鉗子による共同作業で，剥離作業などの補助も可能である．

・LAP DISC mini™の導入

体腔外法のバリエーションとして，図32のようにLAP DISC mini™によるSAND Balloon Catheter™を用いた混合法も有用な方法である．

・悪性の可能性

術前の腫瘍マーカーや画像所見から良性と判断した約1～2%に癌が検出される．手術内容には気を配り，摘出組織の良性か悪性かを確認しておくことはきわめて重要である．

2● 子宮腺筋症の摘出

子宮摘出は，252頁で紹介した子宮摘出術に準ずるが，子宮内膜症特有の癒着があり，周辺臓器（膀胱，直腸などの腸管，尿管）との癒着剥離には注意が必要である．特に尿管の引きつれや異常走行には注意を払い，場合によっては腹膜の切開による尿管の遊離，終了時には尿管の走行と蠕動運動の確認は必須である．

しかし，尿管の蠕動確認が困難な場合には，総腸骨動脈との交差部から確認するが，インジゴ色素の静脈注射5分後位に5mm腹腔鏡を膀胱内に挿入し，両側の尿管から膀胱内への色素流出を確認する方法もある．また術後

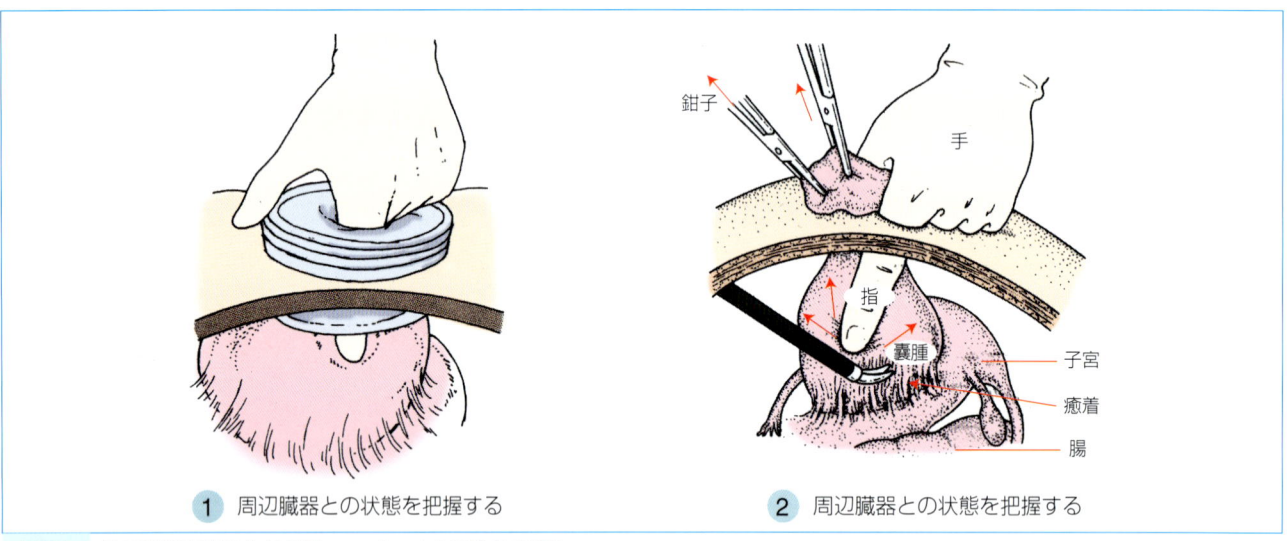

① 周辺臓器との状態を把握する **② 周辺臓器との状態を把握する**

図31 指の触覚を取り入れるFinger Assistの概念の導入

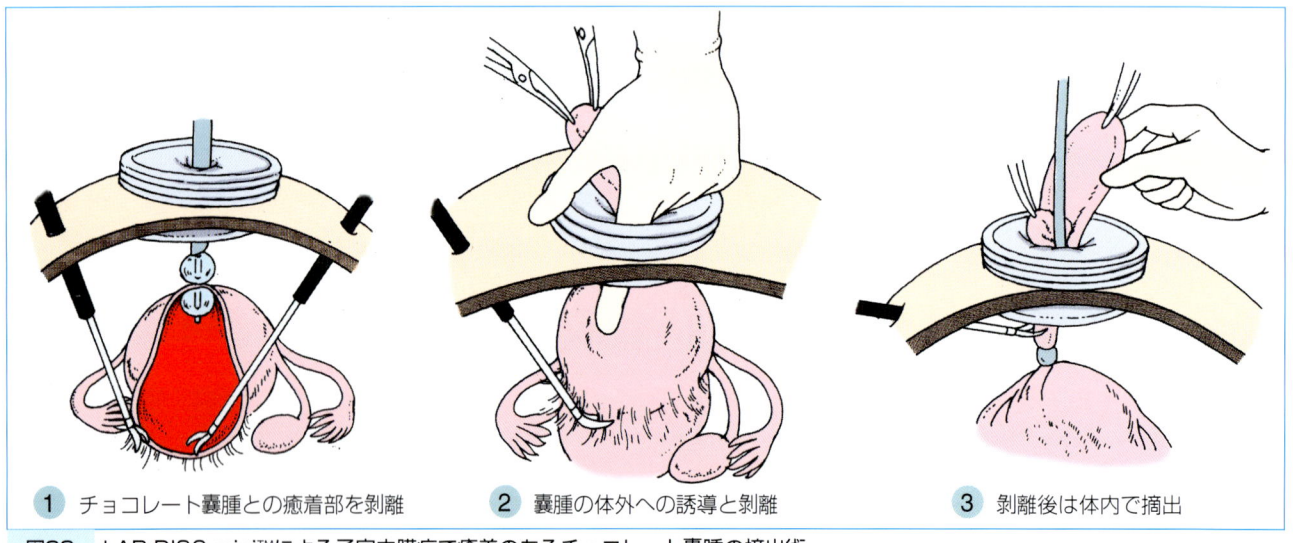

① チョコレート嚢腫との癒着部を剥離 **② 嚢腫の体外への誘導と剥離** **③ 剥離後は体内で摘出**

図32 LAP DISC mini™による子宮内膜症で癒着のあるチョコレート嚢腫の摘出術

の尿路系の異常(尿量減少,腰痛,背部痛,腎臓腫大など)にも注意が必要である.

3● 子宮腺筋症の温存

　子宮を温存の場合は,255頁を参照頂くことにするが,子宮筋腫とは異なる点がある.子宮筋腫では筋層と筋腫の境界は明瞭で,両者の境界を間違わなければ,筋腫核出と筋層修復も比較的容易に行える.しかし,子宮腺筋症では,正常筋層と内膜症病巣部との境界がきわめて不明瞭なため,Finger Assistの手の触覚を頼りに病巣部の固さや・厚さ・拡がりなどを見きわめる.病巣は筋腫のように引き抜くことはできないので,メスかハサミで病巣部を抜き取るため,TLMでなくて手と指の触覚を使えるLAMの手法が必要となる.

　筋層の修復では,1層目は筋層を寄せ合うように縫い合わせ,2層目でさらに寄せ合わせる作業を数回繰り返して修復する.これをAdenomyomectomy(子宮腺筋症核出術)と呼ぶ.なお,術後の妊娠で子宮破裂の報告もあるので,これを回避するには帝王切開が相応しいと考える.

4● 直腸子宮内膜症

　月経困難症以外に,月経時の血便と便通障害をきたす進行した直腸子宮内膜もある.

　手術方法は,腸子宮癒着を剥離,直腸病巣部を切除,筋腫の核出,肛門からの摘出組織の回収,直腸の端々吻合の工程を腹腔鏡下に行う.この手法は後で紹介するS状結腸利用造腟術の手法と共通する.

6)子宮脱,膀胱脱

（倉敷成人病センター安藤正明先生との共同研究）

　高齢化社会のなかで,図33のような膀胱・子宮脱や,子宮摘出後の腟脱などへの対応も必要で,種々の手術方法が考案されている.

　そのなかで,開腹で行われてきた図34に示す仙骨・腟吊り上げ法は,

　1)腟の長さが温存できる点
　2)腟の角度が自然に近い点

などからは,理想に近い手術だと考え,その内容について簡単に紹介する.

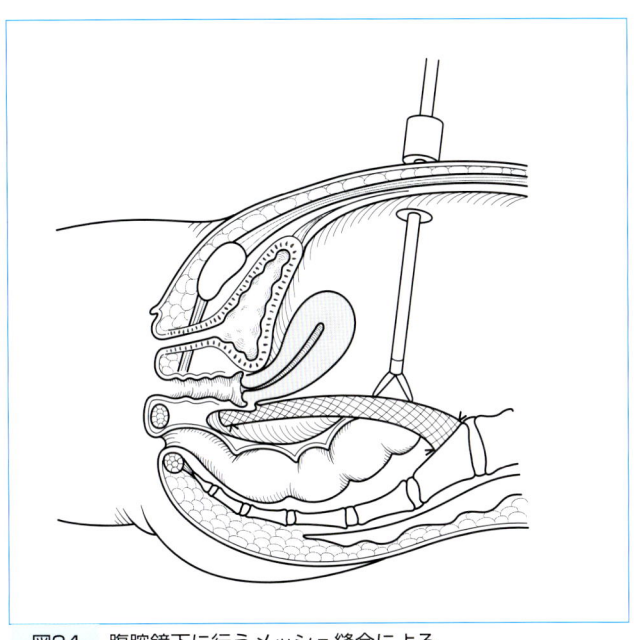

図34　腹腔鏡下に行うメッシュ縫合による仙骨・腟吊り上げ法の要領

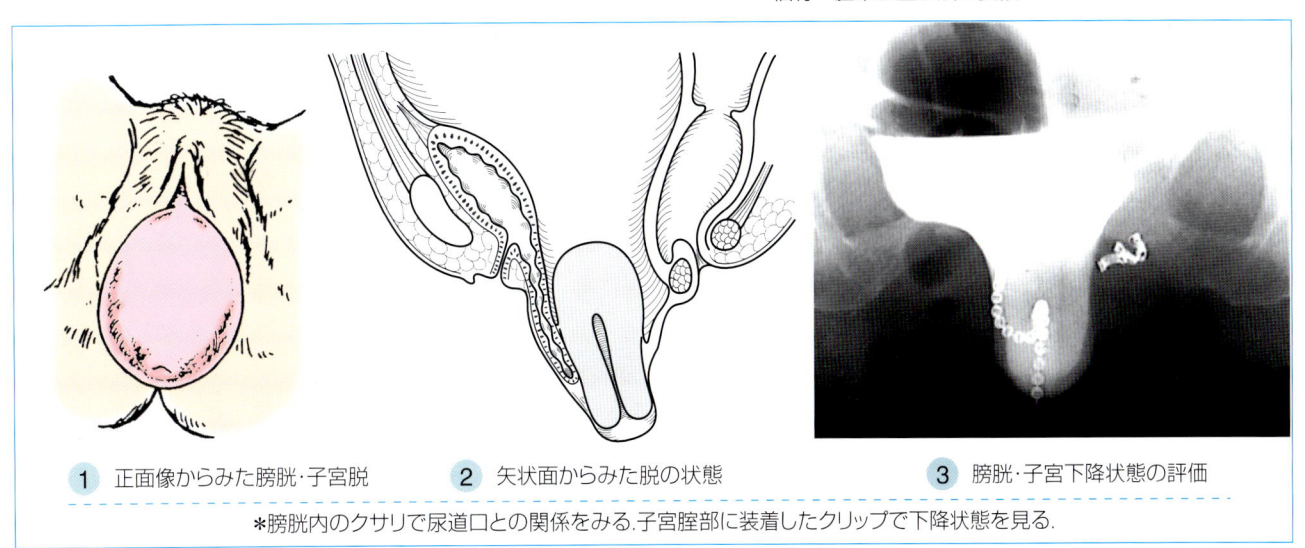

① 正面像からみた膀胱・子宮脱　② 矢状面からみた脱の状態　③ 膀胱・子宮下降状態の評価

＊膀胱内のクサリで尿道口との関係をみる.子宮腟部に装着したクリップで下降状態を見る.

図33　膀胱脱と子宮脱の病態像とクサリ膀胱・子宮造影

(1) 手術の手順
1● 体位とトロッカー

体位は砕石位，トロッカーは体内縫合・結紮のできる3点法である．

2● メッシュによるハンモック作成

合成メッシュで腟断端部と仙骨骨膜とをつなぐ新しいハンモックを作成し，非吸収性の合成糸で縫合・固定する．

3● 後腹膜展開法（図35）

先ず，1) ダグラス窩腹膜を切開して腟断端を低い位置まで露出，2) 仙骨前面の腹膜を切開して仙骨骨膜を露出する．次いで，3) 骨盤腹膜を切開して合成メッシュを置き，4) メッシュの一端を腟筋膜の後壁に2列に3〜4針ずつ縫合し，5) 他端も仙骨骨膜と同様に縫合する．最後に，6) 骨盤腹膜を縫合して手術を終える．

4● トンネル作成法（図36）

骨盤腹膜を切らずに，トンネルを掘って合成メッシュを通す方法もある．

(2) 術後の予後から

この膀胱・子宮脱の誘因は，多産，体質，生活環境などがあり，重いものを持つ仕事（酒屋，米屋，洗濯屋，給食関係など），重い盆栽や菊などの鉢植えの趣味，タンスも動かす掃除好き，山登りや腹圧のかかるスポーツなども影響する．

たとえ手術が上手くいっても，術後の患者自身の精進次第では再発もある．術後は布団の上げ下げ程度が重いものの目安である．

7) 人工造腟術
(1) 適応と方法

造腟術は，図37のようなRokitansky-Küster-Hauser症候群のような先天性腟欠損症が対象となる．本人の理解と造腟術の希望があれば適応となる．

ここでは，腹腔内観察による確定診断後に行う骨盤腹膜を利用する方法とS状結腸を利用する方法について紹介する．

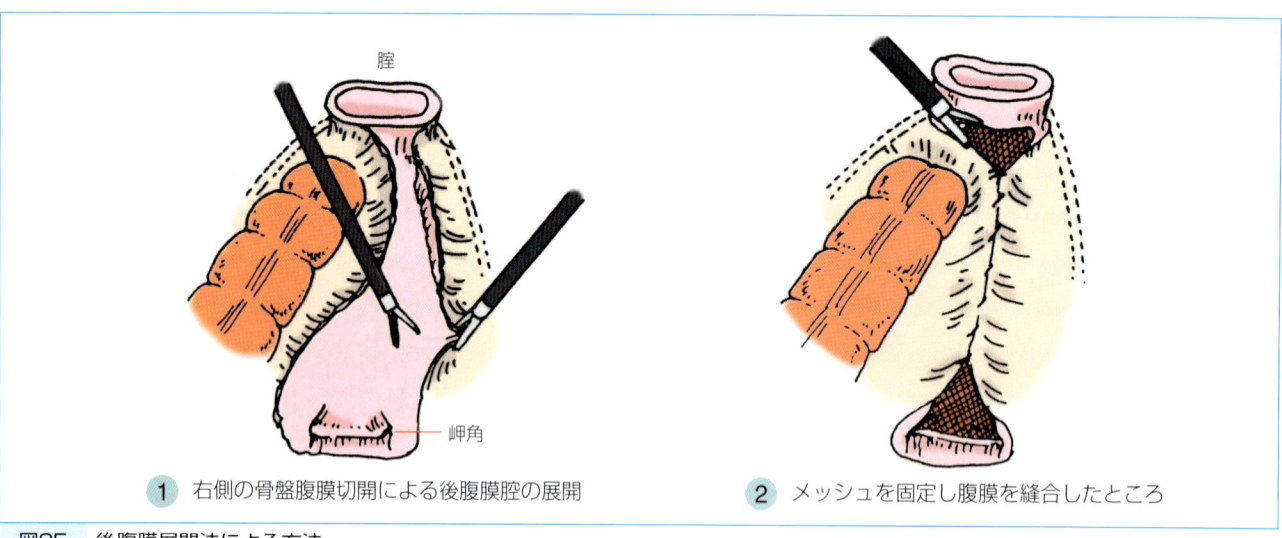

図35 後腹膜展開法による方法
1 右側の骨盤腹膜切開による後腹膜腔の展開
2 メッシュを固定し腹膜を縫合したところ

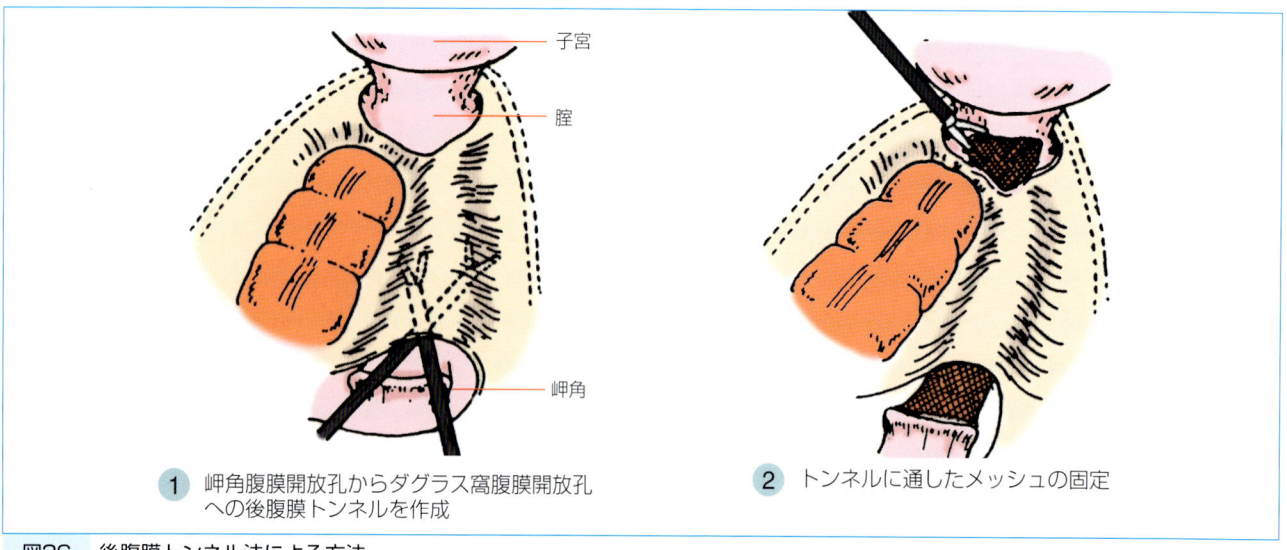

図36 後腹膜トンネル法による方法
1 岬角腹膜開放孔からダグラス窩腹膜開放孔への後腹膜トンネルを作成
2 トンネルに通したメッシュの固定

①　本症の病態

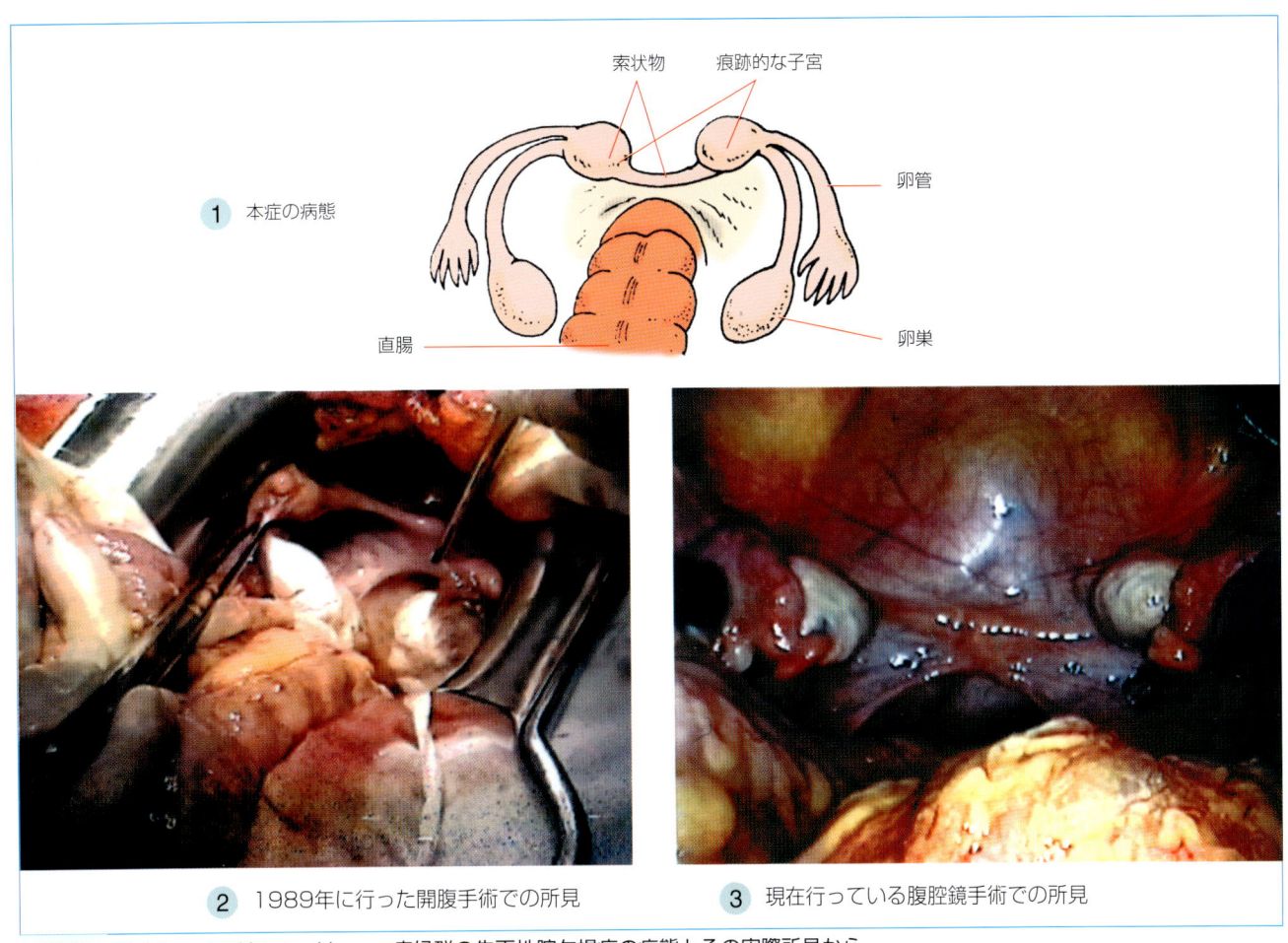

索状物　痕跡的な子宮
卵管
卵巣
直腸

②　1989年に行った開腹手術での所見

③　現在行っている腹腔鏡手術での所見

図37　Rokitansky-Küster-Hauser症候群の先天性腟欠損症の病態とその実際所見から

(2) 必要な器具類

1● 腹腔鏡用

トロッカー類は5mmと12mmとリデューサー．鉗子類は把持鉗子，ハサミ鉗子，電気メス，超音波メス，洗浄・吸引器など

2● 骨盤腹膜利用法の場合

プロテーゼ，持針器，縫合・結紮用セット

3● S状結腸利用法の場合

linear stapler自動縫合器，circular stapler自動吻合器，腸管把持鉗子，ループなど

4● 腟トンネル作成の時

Hegar拡張器（28号，30号），クスコ（直腸用開窓器），経腟操作用器具類など

(3) 手術手順

1● 腹腔鏡操作とトロッカー挿入

全身麻酔下に，両手術共に図38のように体位は砕石位とし，機器類などを配置する．第1トロッカーは臍窩上に挿入，腹腔鏡で骨盤内から横隔膜まで観察する．その後，操作用トロッカーを挿入して卵巣や卵管，子宮などを確認して確定診断を行う．

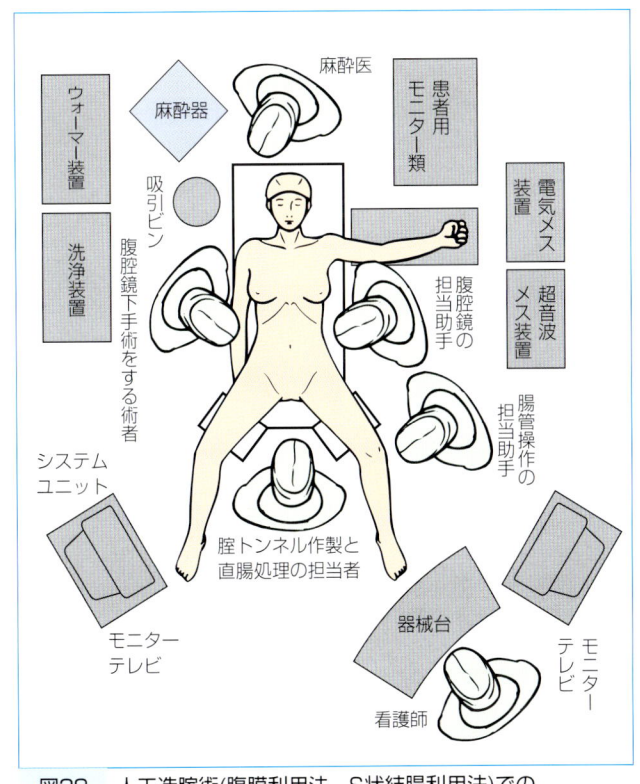

図38　人工造腟術（腹膜利用法，S状結腸利用法）での患者体位と手術室の配置

X●産婦人科　**263**

2● 腹膜利用法での手術手順

操作用トロッカーは，体内縫合・結紮を行うため，図39のように左側腹部と右側腹部に5mmを置く．手術作業は図40の4工程の手順で進める．なお，腹膜縫合の際，腟トンネル内にプロテーゼを挿入すると，気腹の維持と腟の長さの目安となる．

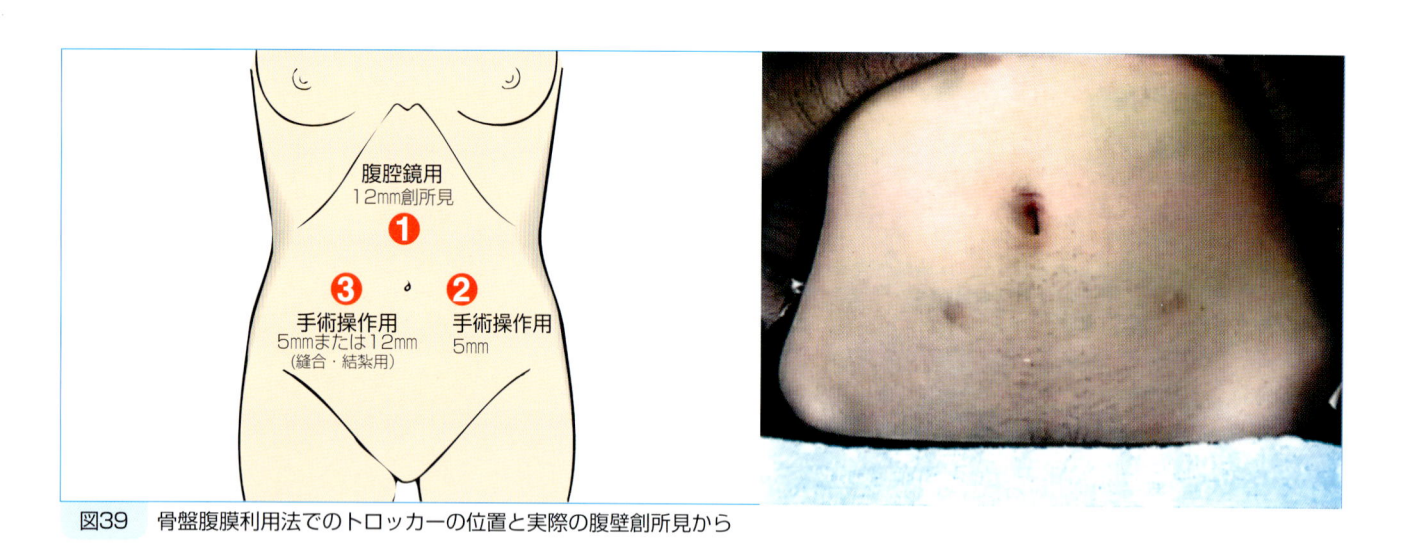

図39 骨盤腹膜利用法でのトロッカーの位置と実際の腹壁創所見から

1 用手的に腟トンネルを作製（指で鈍的に十分剝離する）
2 骨盤腹膜の切開と腟管の拡張（膀胱と直腸間を十分に剝離）
3 腹膜と腟入口部との縫合（対象的に6針程度の縫合・結紮）
4 最後に腟盲端の形成作業（腹腔内で骨盤腹膜の縫合・結紮）
5 左右の骨盤腹膜に縫合・結紮（プロテーゼは腟管長の目安）
6 術後に行った腟管造影所見（約60mlの造影剤が注入可）

図40 骨盤腹膜利用法による操作手順とその手術の実際から

3 ● S状結腸利用法での手術手順

トロッカーは図41のように，左右の側腹部と恥骨上にそれぞれ12mmを挿入．手術作業の手順は図42に示すような工程で進める．なお，腟トンネル作成は腹膜利用法と同じ要領である．

4 ● 腹腔鏡による最終確認

どちらの方法も，最終的には再度気腹をしてヘガール子宮拡張器による腟の仕上がり状態を確認．十分な洗浄，必要時にはドレーンの留置，トロッカーの抜去，最後に腹壁創の縫合で手術を終える．

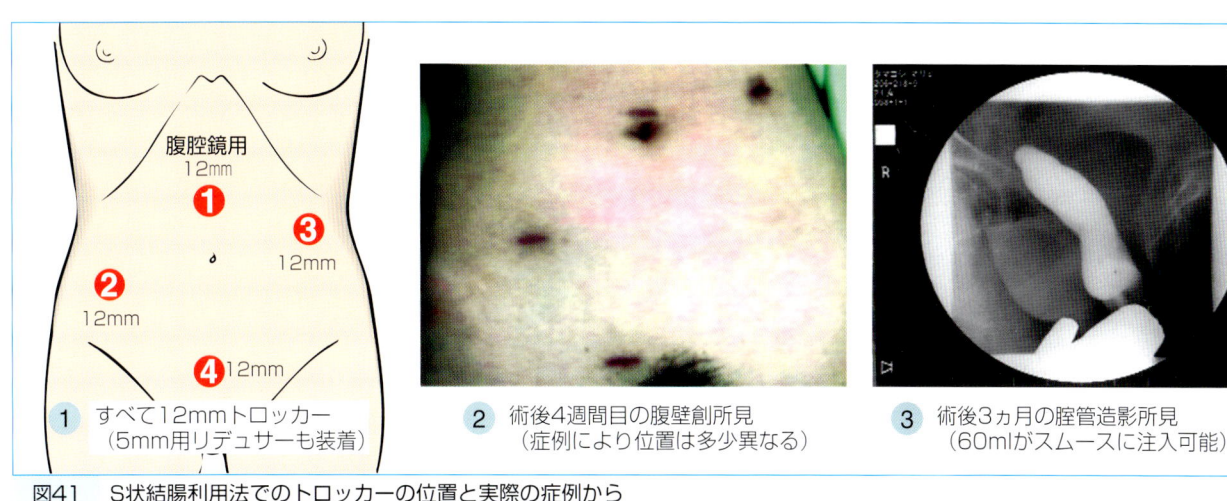

図41　S状結腸利用法でのトロッカーの位置と実際の症例から

1　すべて12mmトロッカー（5mm用リデューサーも装着）
2　術後4週間目の腹壁創所見（症例により位置は多少異なる）
3　術後3ヵ月の腟管造影所見（60mlがスムースに注入可能）

1　S状結腸による腟管作成
2　切断した結腸の端々吻合
3　腸管端と腟入口部との縫合
4　linear staplerによる腟管作成（S状結腸動脈の確保が必要）
5　circular staplerによる腸管吻合（一番注意を要するところ）
6　入口部に8針程度の縫合・結紮をおく（この作業で腟管の完成となる）

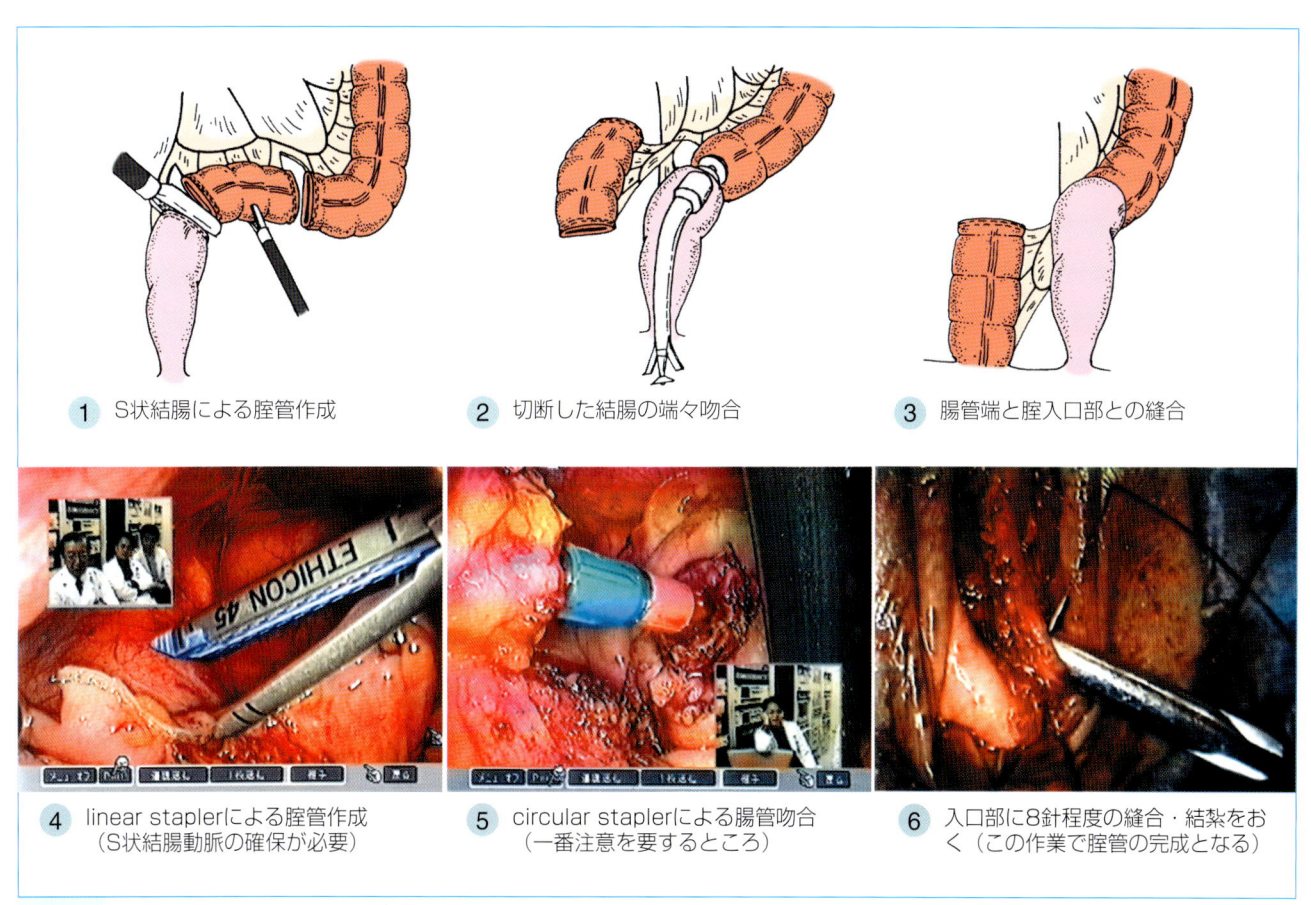

図42　S状結腸利用法による操作手順とTelesurgeryによる実際の手術例から

X ● 産婦人科

(4) S状結腸利用法の術前・術後の管理

当科におけるS状結腸利用法における術前・術後のクリニカルパスを**表2**に示しておく．

表2 当科におけるS状結腸利用法における術前・術後のクリニカルパス

	検査・処置	食事・与薬	安　静
約1週間前	●腸管血管造影 　（利用するS状結腸の血管を確認）． ●検査後は膀胱留置バルーンを挿入．	●前夜に緩下剤を内服． ●検査前の食事のみ絶食． ●手術前の低残渣食	●24時間後のバルーン抜去後に歩行開始
手術4日前	●注腸検査(S状結腸の切離部を確認)． ●通常の術前検査	●絶食で水分のみ許可． ●下剤の与薬（ニフレック®）． 　持続点滴．与薬開始	●歩行は可能
手術当日より	●術前の浣腸施行． ●術後は安静にて酸素吸入． ●翌日NGチューブ挿入中の管理． ●腟入口部の創部の管理． ●腸の吻合部後面のドレーン挿入中の管理． ●Douglas窩のシリコンペンローズドレーン挿入中の管理	●絶飲・絶食の開始． ●経口食開始までは持続点滴	●ベッド安静
術後3日目	●NGチューブからの排液状態でNGチューブ抜去を決める． ●創部のスキンステイプラー抜去． ●膀胱留置バルーン抜去． ●基礎体温の測定開始		●歩行開始
術後7日目	●腸の吻合部後面ドレーンの排液状態でドレーン抜去を決める． ●通常の術後血液検査	●流動食の開始	
術後8日目		●3分粥食に変更	●シャワー開始
術後9日目	●腟への器具挿入トレーニング開始	●5分粥食に変更	
術後10日目		●全粥食に変更	
術後11日目	●腟管造影後，腟へのHegar頸管拡張器挿入の自己トレーニングを開始． ●Hegar頸管拡張器の目標とする号数（27〜30)が13cm程度挿入できるようになれば退院して外来での管理となる．	●常食に変更	

NGチューブ：nasogastric tube

8）後腹膜リンパ節郭清
（倉敷成人病センター安藤正明先生との共同研究）

　腹腔鏡下手術といえども，婦人科悪性疾患からは避けられない．また，癌に対する治療内容の個別化には，病巣の広がりの正確な把握が必要となる．特に，骨盤内と大動脈周辺の後腹膜リンパ節郭清による正確な評価は重要である．ここでは，左側方から手術野を展開する後腹膜下腔アプローチ法を紹介する．

（1）体位とトロッカーとそれぞれの配置

　図43のように体位は水平の仰臥位，トロッカーは左側側腹に3〜4本を置く．術者，助手，看護婦は患者の左側に位置する．モニターは患者の右側に術者の正面となるように置く．

（2）術野の展開（図44）

　詳細は他のペーパー[3)〜5)]を参照頂きたいが，要点はCO₂ガスによる後腹膜腔の展開を図り，リンパ節郭清を進めていくと視野は自然に広がっていく．また，後腹膜は腸管のリトラクターの役割も果たす．

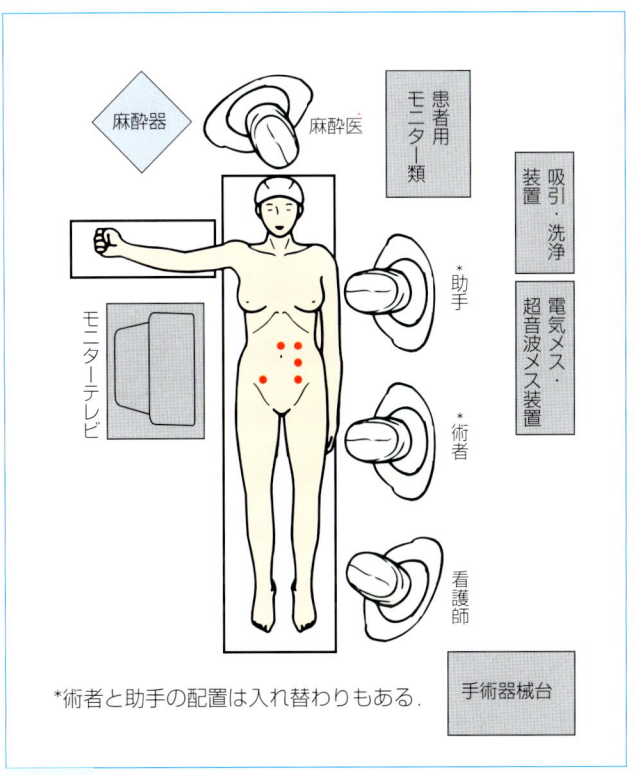

図43　手術室の機器類と患者と術者などの配置とトロッカーの位置

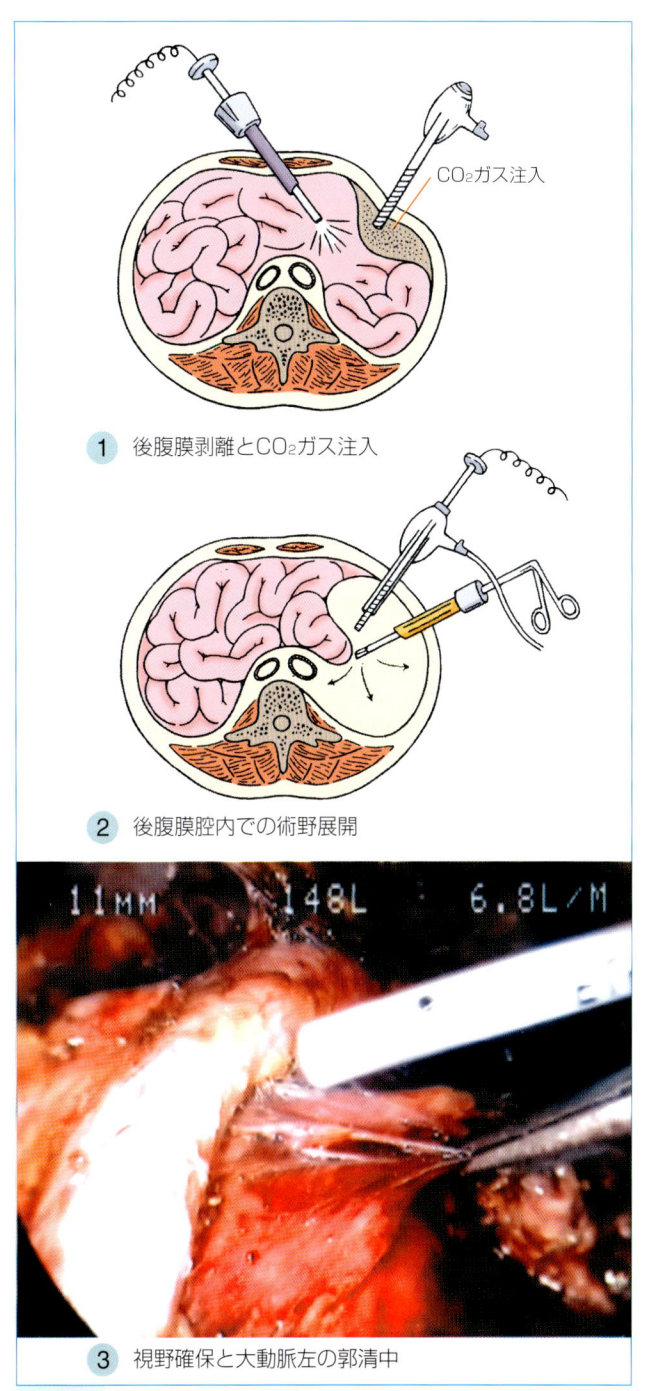

1　後腹膜剥離とCO₂ガス注入

2　後腹膜腔内での術野展開

3　視野確保と大動脈左の郭清中

図44　後腹膜腔からのアプローチ法の手術視野展開を図る手順と実際から

(3) リンパ節郭清（図45）

傍大動脈リンパ節郭清の目標としての郭清範囲は，頭部は腎動静脈部までとする．大動静脈の前と外側リンパ節はブロックで回収．また大動静脈後リンパ節と間リンパ節の郭清も行う．特に，側方からのアプローチ法では大動静脈後リンパ節郭清には有利である．

(4) 後腹膜下全リンパ節郭清

後腹膜下腔からの傍大動脈リンパ節郭清に引き続いて，連続して行う骨盤リンパ節郭清も可能である．また，リンパ節郭清後に腹腔内からの操作も併用することにより全腹腔鏡下広汎性子宮全摘出術＋リンパ節郭清（Total Laparoscopic Radical Hysterectomy + Lymphadenectomy）が実現している．

① 傍大動脈リンパ節郭清から（大動静脈周囲のリンパ節郭清）

② 上方は腎静脈までが到達目標（大動脈の挙上で下方も郭清）

③ 骨盤リンパ節郭清への移行（後腹膜腔での同一野で展開）

④ 大動脈下の郭清を開始

⑤ 傍大動脈後リンパ節郭清の完了

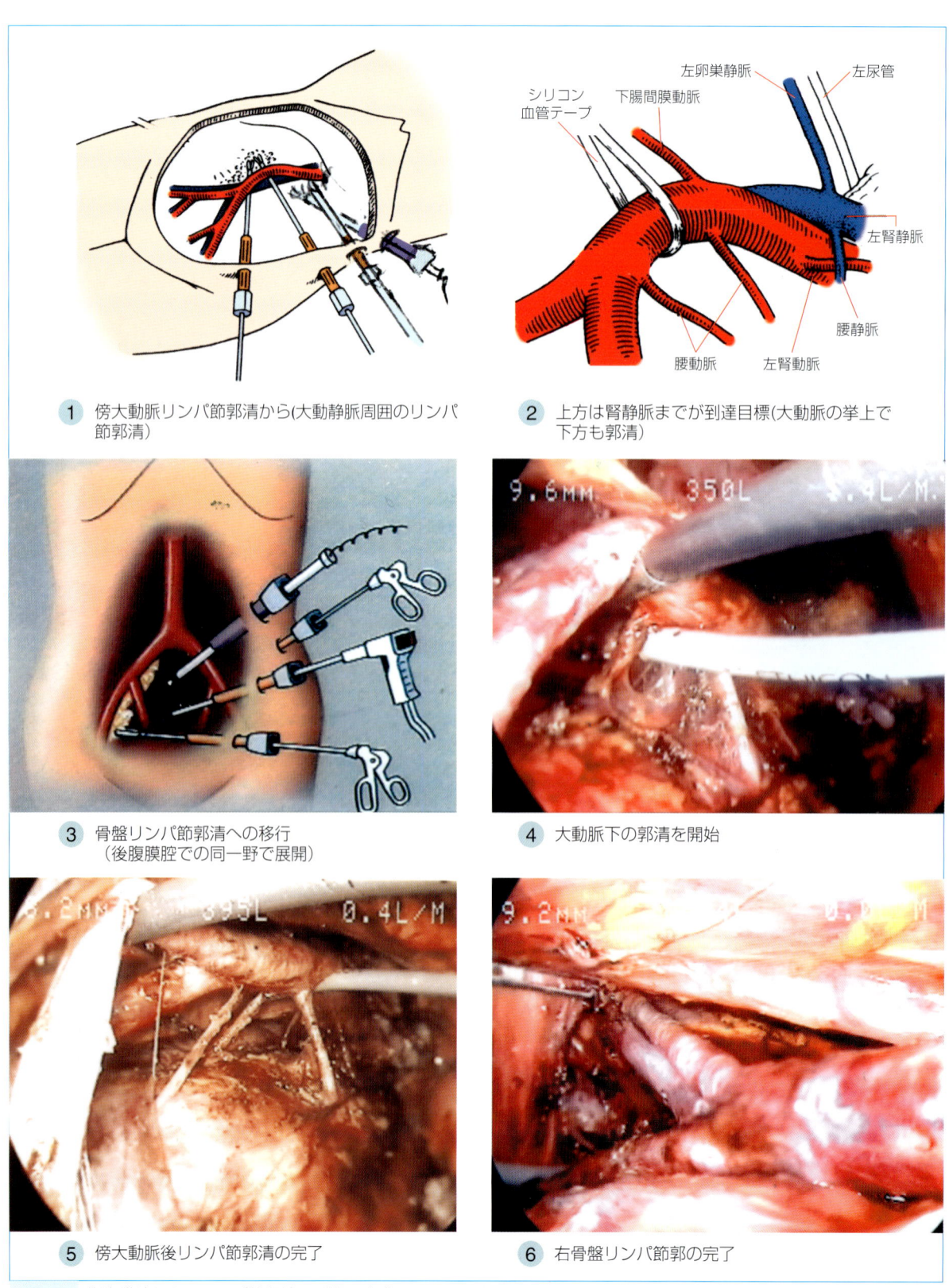

⑥ 右骨盤リンパ節郭の完了

図45 後腹膜腔からのリンパ節郭清の手順と実際

6 Telesurgery（遠隔手術）

　腹腔鏡下手術は，モニターに映し出された画像に従って手術を進める方法であり，その画像の録画や伝送が可能である．現在では，遠隔医療の一環としてISDN電話回線3回線（384 kbit/s）を用いたTelesurgeryがすでに行われている．筆者らも図46のように"Telesugery Network"システムを構築し，技術指導などの授受を図った手術や研修会なども行っている．

　なお，近い将来にはこのようなシステムを用いた遠隔教育，在宅医療などへと展開が図られるものと考える．

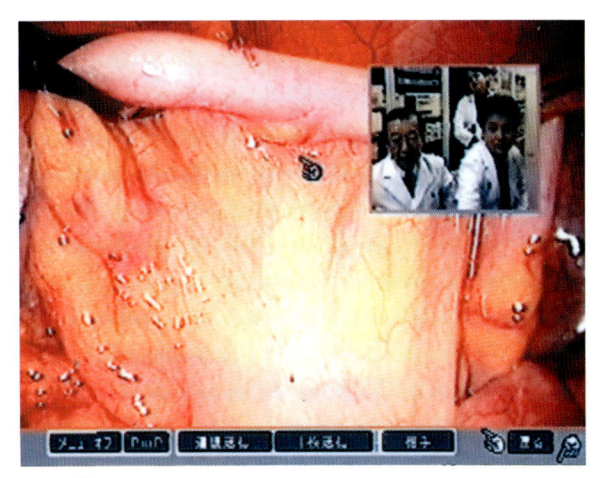

① 返送画像での支援・指示の確認

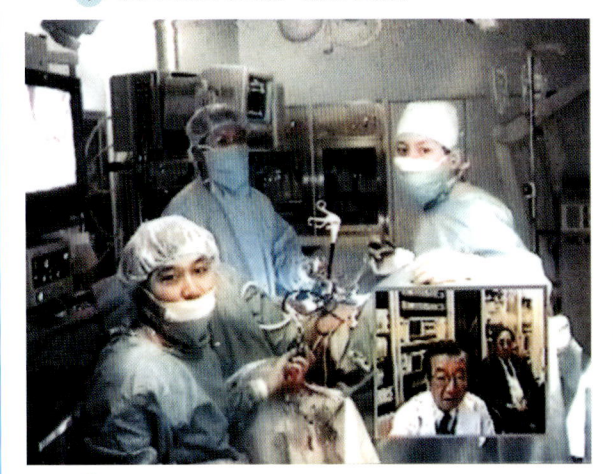

② 双方での議論交流の状態

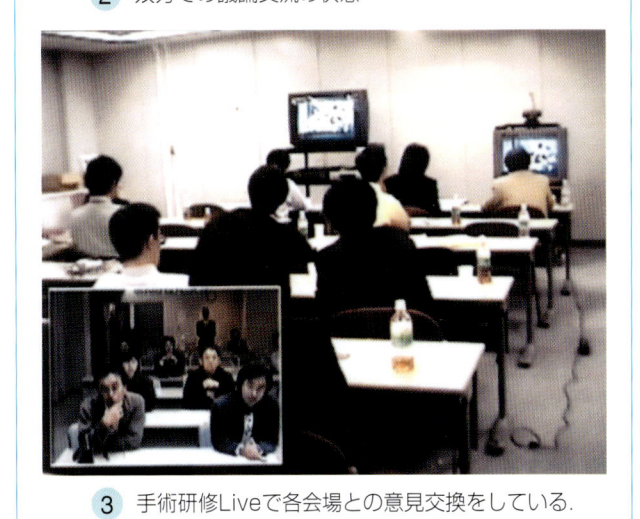

③ 手術研修Liveで各会場との意見交換をしている．

図46　図42のTelesurgeryの実際と手術研修としてのLive風景から

7 術中偶発症：予防と対策

1) 実際のリスクより

　筆者の施設における合併症と偶発症の実数を表3に示す．これまでに遭遇した合併症は合計24件ある．術中に対処したものは6件，術後12時間以内に再手術となったものが12件で，内訳は術後出血の11件と腸管損傷で人工肛門造設の1件である．残る6件は，術後62日目の尿管狭窄，手術後3日目の尿管結紮，術後13日目の腟・直腸瘻，術後237日目の腸閉塞，術後2日目に後腹膜血腫除去，術後21日に骨盤膿瘍，である．
　　合併症は0.94%（24/2,549）であり，
　　偶発症は0.55%（14/2,549）で，
　　これらを合わせば1.49%（38/2,549）となる．
この数値は約67人に1人の割合となる．
　一方，婦人科疾患と帝王切開との開腹手術においては，これまで3件の合併症を経験している．頻度は，0.10%（3/2,950）で，約983件に1件の割合である．なお，その内訳は，術中の尿管損傷1件，術後の腸閉塞1件，術後の出血1件である．
　腹腔鏡下手術での合併症は，筆者の施設では開腹手術より約9～10倍のリスクのある手術といえる．この数値は腹腔鏡下手術の件数が1,000件以上されている国内や国外での施設においては同じような傾向にあると思われる．

2) トラブル後の対処

　これらの合併症には，
　　1) 一瞬にして起きたもの
　　2) 注意していたにもかかわらず起きたもの
　　3) 無事に手術が終わってから起きたもの
　　4) 退院後に起きたもの
　　5) まったくの不可抗力で起きるもの
などがある．偶発症や合併症は，その場で気づいて，迅速に適切な対処と的確な処置ができていれば特に問題にはならないが，起きたトラブルに気付かない場合，思い込みで行った場合，行った対応・処置が適切でなかった場合，手術後や後日に発症した場合などには，重篤な合併症や医療事故につながることがある．早期に発見し，適切で適確な処置対処が大切である．また必要であれば関連する科の応援や適切な施設への搬送も躊躇してはならない．

3) 安全な普及に向かって

　筆者の施設における，これまでの合併症と反省例の内容を公開する．その大きな理由は，謙虚に反省し，検討し対応策を立て，次の手術には必ず生かす糧にするためである．
　もう一つには，他施設などで起きた合併症の状況やその対応策などをあらかじめ知ることは，同じような内容のトラブルや合併症からの回避，新たな医療事故の防止，安全な腹腔鏡下手術への普及につながると信じるからである．

4) 反省からの教訓と課題

　　1) 腹腔鏡下手術の適応であったのか
　　2) 術者の技量に合っていたのか
　　3) 手術の手技や手法は適切であったのか
　　4) 早めの開腹手術が必要でなかったのか
　　5) 再手術の対応・対処は適切であったのか
などの反省から得た教訓は，
　・手技の修得と習熟が大切
　・手技や術式に多様性を持たせる
　・臨機応変な対応を行う
　・手術術式の利点・欠点を理解する
　・手術の最終目的を認識しておく
　・非常時には他科からの応援も要請する
　・新たな術式や器具の改良と開発が必要
などが挙げられる．

5) 学会の動き

　現在，日本産科婦人科学会では，学会主導型の学術講習会，実技研修会などを提供して会員の技術指導などにあたっている．また，日本内視鏡外科学会をはじめとして，各分野における専門医制度や認定医制度などを視野に入れた『技術認定』などについても検討されているなかで，日本産科婦人科内視鏡学会ではすでに2003年2月より技術認定制度を発足させたことを付け加える．

表3 腹腔鏡下手術の年度別件数と合併症, 偶発症の内訳(上)と発生状況　　(2,549例：2003.4.10.現在)

内訳			手術件数目
合併症 0.94% (24/2,549)	出血例 0.63% (16/2,549)	術中出血	281件目
			1,946件目
			2,529件目
		術後出血	171件目
			235件目
			858件目
			940件目
			1,160件目
			1,590件目
			1,743件目
			1,778件目
			2,167件目
			2,330件目
			2,421件目
			2,449件目
	臓器損傷例 0.31% (8/2,549)	膀胱壁損傷（術中）	85件目
			313件目
		尿管の損傷（術中と術後）	768件目
			853件目
			1,672件目
		腸管の損傷（術中と術後）	1,336件目
			1,609件目
			1,840件目
	術後感染症 0.04% (1/2,549)	術後MRSAで重複 手術後に人工肛門造設	2,439件目
その他 0.55% (14/2,549) その場で対処し得た 偶発症の反省例		手術不能で開腹	59件目
		術後5ヵ月のイレウス	355件目
		トロカー孔のヘルニア	648件目
		トロカー部からの出血	653件目
		結紮の滑脱で出血	760件目
		皮下気腫	943件目
		トロカー穿刺で腸管膜損傷	1,375件目
		トロカー穿刺で腸管膜損傷	1,610件目
		LAVHで膀胱損傷	1,740件目
		LAVHで左尿管狭窄	1,809件目
		LAVHで膀胱と尿管損傷	2,001件目
		LAVHで子宮動脈の滑脱	2,169件目
		LAVHで開腹後DIC出現	2,415件目
		Open法で小腸切開損傷	2,566件目

×：合併症　▲：反省例

年	1991	1992	1993	1994	1995	1996	1997	1998	1999	2000	2001	2002	2003年4/10現在
件数	30	82	132	196	201	232	206	215	282	298	272	314	80

2,549件

おわりに

　卵巣嚢腫に対する体外法を考案して13年が経過し，2003年を迎えた今，これまでを振り返りながらこの原稿を進めているが，最近の腹腔鏡下手術の進歩・発展には目を見張るものがある．その間には新たな機器や器具の登場，新たな手技や手法，術式の改良や開発などがあり，従来手術法での手術内容をほぼ再現することが可能となった．図47aに示すように，摘出術としてのリンパ節郭清，機能温存術としての卵巣嚢腫摘出術，子宮筋腫摘出術や腟脱手術，再建手術でもあるS状結腸利用造腟術の内容を紹介した．

　さらには，画像伝送によるTelesurgery(遠隔医療)，Robotic Suergeryへの方向にも進んで行くものと期待している．しかし，腹腔鏡下手術の最終ゴールは，従来手術法の凌駕ではなく図47bに示す"Bridge"の概念を導入することで新たなチャレンジと従来法との共存にあると考えている．

　腹腔鏡下手術を行ううえで大切なことは，図47cに示すように，あくまでも患者の"QOL"を中心とする関連各者との調和の精神もきわめて重要なことであると考える．

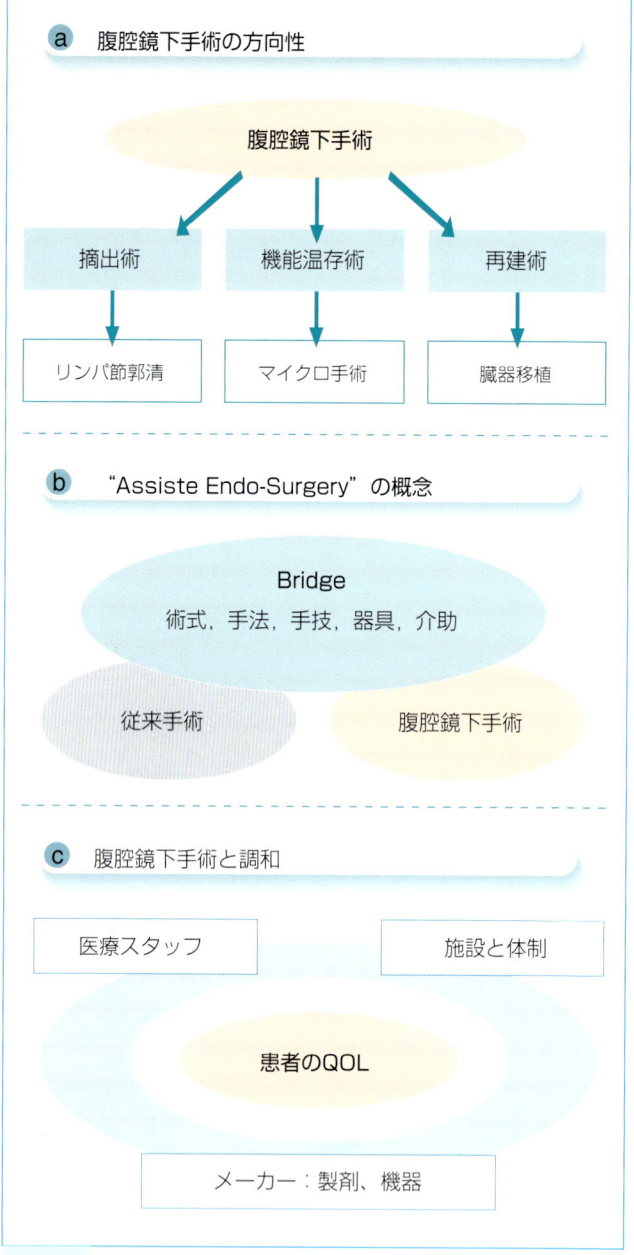

図47　腹腔鏡下手術の展望から

文献

1) 伊熊健一郎:卵巣疾患の腹腔鏡下手術:体外法による卵巣嚢腫摘出術を中心として．メジカルビュー社,東京,1995
2) 堤　治,伊熊健一郎(武谷雄二監修):産婦人科腹腔鏡下手術－基本操作・トレーニング・手術の実際,メジカルビュー社，東京，1996
3) 伊熊健一郎:実践的腹腔鏡下手術シリーズ:毎日EVRシステム(TEL:03-5202-6060)，東京　(1)体外法とその応用操作を中心に/ (2)各種疾患に対する体内法での対応/ (3)基本操作と回避すべき対応と対策/ (4)子宮筋腫に対する子宮摘出術/ (5)子宮筋腫に対する筋腫摘出術/ (6)全腹腔鏡下子宮摘出術/ (7)人工造腟術:S状結腸利用法/ (8)人工造腟術:骨盤腹膜利用法から/ (9)内視鏡による後腹膜リンパ節郭清＋広汎生子宮全摘術から/ (10)腟パイプによる手術展開－子宮摘出術と回収経路から．
4) 安藤正明，伊熊健一郎，奥村みどりほか:後腹膜鏡下傍大動脈・骨盤リンパ節郭清術．日鏡外会誌 6:295-302，2001
5) 安藤正明，吉岡　保，伊熊健一郎:後腹膜リンパ節郭清術－後腹膜による傍大動脈・骨盤リンパ節郭清術．Urologic Surgeryシリーズ11，pp112-123，メジカルビュー社，東京，2002
6) 伊熊健一郎:これで安心女性のための腹腔鏡下手術．知人社，京都，2002

［伊熊　健一郎］

索引

ア
アンビルグラスパー　114

イ
イレウス　130
胃
　解剖　77
　周辺臓器との隣接関係　77
　神経　84
　静脈系　80
　切離　94
　動脈系　78
　リンパ系　81
胃管
　解剖　63
胃結腸間膜の切離　71
胃動脈の切離　104

エ
エンドステープラー　165
腋窩アプローチ法　10
腋窩リンパ節郭清　173
　基本操作　183
遠隔手術　269

カ
カメラ操作　44
下腸間動脈根部　109
下腹壁動静脈(IEV)　189
回結腸動脈根部　109
回腸終末部　110
外鼠径ヘルニア　190
褐色細胞腫　204
肝癌治療
　胸腔鏡による――　149
肝枝の温存　102
肝障害度　150
肝神経叢の温存　103
肝臓　149
　解剖　149
肝嚢胞　156
　開窓術　158
肝弯曲部　111
鉗子操作
　開胸手術との違い　45

キ
奇静脈弓の切開　46
気管分岐部周囲　52
吸引式ドレーン　9
胸管の温存　60
胸腔
　解剖　20
胸腔鏡　22
胸腔鏡下腫瘍焼灼術（肝癌）　153
胸腔鏡手術
　コツ　19
　術後管理　35
　術中偶発症　35
　適応　21
　ピットフォール　18,20
胸腔鏡鉗子　23
胸部食道
　解剖　39
胸壁の破壊　19
鏡視下肝癌治療
　基本操作　152
　術後合併症　155
　術中偶発症　155
　セッティング　152
　適応　150
鏡視下自動切開縫合器　43
鏡視下用超音波メス　151

ケ
ケリー鉗子　5,135
経胆嚢管的切石術　144
頸部の横断面　3
頸部アプローチ法　11
頸部鏡視下手術
　コツ　9
　術前検査・管理　5
　セッティング　5
　適応　4
血腫　195
原発性アルドステロン症　204
原発性副甲状腺機能亢進症　14,15
限局性前立腺癌　225
限局的骨盤内リンパ節郭清　230

コ
固有食道動脈の処理　52
後腹膜
　解剖　214
　切離　70
後腹膜リンパ節郭清　267
後腹膜下菌膜　116
後腹膜鏡下腎摘除術　214
　コツ　216,218,219
　基本操作　215
　セッティング　215
　体位・麻酔　215
　適応　214
　右腎摘除術　216
　ピットフォール　216,217,218
甲状腺　2
　局所解剖　3
　触診による男女の高さの目安　3
甲状腺亜全摘　14
甲状腺腫　4
硬性鏡　43

サ
嗄声　15

シ
子宮外妊娠手術
　卵管切除　251
　卵管保存　250
子宮筋腫摘出術(LM)　255
子宮洗浄用吸引管　43
子宮腺筋症
　温存　261
　摘出　260
子宮脱　261
子宮摘出術　252
子宮内膜症　259
自然気胸　28
　手術のコツ　29
自動縫合器・吻合器
　使用上の注意　129
自律神経温存手技　101
腫瘍焼灼術（肝癌）　152
腫瘍切除術（肝癌）　152

出血　140, 170, 195
術中胆道造影
　　適応　138
小網の切開　65
小彎の郭清　92
小彎リンパ節の郭清　93
小彎側の切離　74
触知不能停留精巣　220
食道の切離　60
食道裂孔周囲　72
心嚢側の剝離　52
深部静脈血栓症　130
神経損傷　195
人工造腟術　262
　　S状結腸利用法　265
　　腹膜利用法　264

ス

膵液瘻　170
膵臓の解剖　160
水腫　195

セ

精巣
　　解剖　221
精巣固定術（右側）　223
前胸部アプローチ法　5
前立腺
　　解剖　226

ソ

鼠径ヘルニア　186
鼠径床
　　解剖　186, 196
創感染　130
早期胃癌　89
総胆管結石症
　　腹腔鏡下手術　143
送水・吸引装置付き電気メス　135

タ

大腿ヘルニア　190
大腸のプレパレーション　113
大網の処理　91
大彎リンパ節の郭清　91
胆管ドレナージ　148
胆石症　132
胆道鏡　145
胆道造影，術中　138
胆嚢　132, 143
　　解剖　132
胆嚢の回収　140
胆嚢の剝離，肝床からの　139
胆嚢管，胆嚢動脈の剝離　137
胆嚢管拡張術　145

胆嚢管切離　138
胆嚢動脈の切離　139
胆嚢把持　140

チ

腸管
　　切除と吻合　118
腸管穿孔　130
腸管損傷
　　視野確保と――の回避　128
超音波凝固切開装置（LCS）　24, 43, 64, 163
超音波駆動メス　6
直腸の早期癌　112
直腸固有筋膜　112

テ

低カルシウム血腫　15
電子内視鏡　5
電子内視鏡　10

ト

疼痛　195
動脈出血　183

ナ

内視鏡補助下甲状腺切断術　11
内鼠径ヘルニア　190

ニ

2次元視野
　　偶発症と――　128
乳癌　173
乳腺　172
乳腺鏡視下手術　172
　　基本操作　178
　　セッティング　177
　　体位・麻酔　177
　　適応　176
　　ピットフォールとコツ　179
乳腺切離
　　基本操作　178
乳房
　　解剖　172
　　針生検　176

ハ

バセドウ病　8, 14
把持鉗子　43, 135
肺の圧肺　44
肺癌
　　根治手術　30
肺癌手術
　　コツ　33
　　適応　33

　　ピットフォール　33
肺血管からの出血　34
肺実質損傷　24
肺把持鉗子　114
肺部分切除術
　　自然気胸　28
肺葉切除
　　手術手順　30
剝離子　24

ヒ

皮下気腫　183
脾臓　166
　　解剖　166
脾被膜損傷　74
脾弯曲部　111
左胃大網動静脈の切離　66
左胃動静脈の切離　68
左胃動脈の切離　92
左気管支動脈の温存　56
左反回神経周囲　56

フ

副甲状腺　2
　　局所解剖　3
副甲状腺腫　4, 9
　　肉眼的特徴　14
副腎
　　解剖　202
腹腔鏡下S状結腸切除術　122
腹腔鏡下胃局所切除術　89
腹腔鏡下胃手術　76
　　各動静脈の見え方　82
　　基本操作　88
　　出血，術後出血　105
　　術後合併症　105
　　術前管理　86
　　術前検査　86
　　セッティング　88
　　他臓器損傷　105
　　ピットフォール　105
腹腔鏡下右結腸切除術　119
腹腔鏡下開窓術（肝嚢胞）　156
　　基本操作　158
　　術後合併症　159
　　ピットフォール　159
腹腔鏡下開窓術（肝嚢胞）
　　適応　157
腹腔鏡下肝癌切除術　154
腹腔鏡下子宮摘出術（LH）　252
腹腔鏡下手術
　　術前・術後のクリニカルカルパス　241
腹腔鏡下前立腺全摘除術　225

基本操作　229
　　コツ　230,231,235
　　セッティング　229
　　体位・麻酔　229
　　適応　227
腹腔鏡下全子宮摘出術(TLH)　252
腹腔鏡下鼠径ヘルニア修復術
　　TAPP(transabdominal
　　　　preperitoneal repair)　196
　　TEPP(totally extraperitoneal
　　　　preperitoneal repair)　186
　　経腹腔的アプローチ　196
　　適応　186
　　腹腔外腔アプローチ　186
腹腔鏡下総胆管切石術　144
　　基本操作　144
　　経胆嚢管的切石術　145
　　コツ　148
　　対象と適応　144
腹腔鏡下大腸切除術　108
　　基本操作　116
　　血管処理　118
　　コツ　118
　　出血の予防と対策　129
　　術後合併症　130
　　セッティング　115
　　体位・麻酔　115
　　適応　112
　　ピットフォール　127
腹腔鏡下胆管切開切石術　146
腹腔鏡下胆嚢摘出術　132
　　開腹術への変更　140
　　合併症　141
　　基本操作　136
　　コツ　140
　　術後合併症　142
　　術前検査　134
　　セッティング　135
　　体位・麻酔　135
　　適応　134
　　ピットフォール　141
腹腔鏡下停留精巣診断　220
腹腔鏡下副腎摘除術　202
　　右前方到達法　208
　　基本操作　206
　　経腹膜到達法　207
　　セッティング　205
　　体位・麻酔　205
　　適応　202
　　ピットフォール　209,212
　　左側方到達法　210
腹腔鏡下幽門側胃切除術　96
腹腔鏡下脾臓摘出術　166
　　基本操作　168

　　コツ　168
　　セッティング　167
　　体位・麻酔　167
　　適応　166
腹腔鏡下膵手術　160
　　基本操作　163
　　コツ　163, 165
　　術後合併症　165
　　術前・術後管理　161
　　術中偶発症　165
　　セッティング　162
　　適応　161
腹腔鏡視下胃管作成術　63
腹腔鏡視下胃管作成術
　　体位・麻酔　64
　　適応　64
腹腔鏡視下食道切除・リンパ節郭清術　38
腹腔鏡視下食道切除術
　　カメラ操作　44
　　基本操作　44
　　術後合併症　62
　　セッティング　43
　　体位・麻酔　43
　　適応　42
　　術中偶発症　62
腹腔鏡手術（肺）
　　基本操作　26
　　セッティング　25
　　体位　25
腹腔鏡補助下神経温存幽門側胃切除術　101
腹腔鏡補助下噴門側胃切除術　91
腹腔鏡補助下腟式子宮摘出術(LAVH)　252
腹腔鏡用クリップ　135
腹腔鏡用自動切離装置(END-GIA)　90
腹腔鏡用直角鉗子　135
腹腔枝の温存　103
腹腔内精巣固定術　220
　　基本操作　222
　　コツ　222
　　体位・麻酔　221
　　適応　221
　　ピットフォール　222
腹部食道剥離　94
腹壁瘢痕ヘルニア　130
腹膜穿孔　195

ヘ

ペアン鉗子　5
ベリー靱帯　3
ヘルニア
　　術中種別診断　190

　　内容の存在　192

ホ

縫合不全　130
膀胱脱　261

マ

マイクロウェーブ組織凝固装置　151
マンモトーム検査　176

ミ

右気管支動脈周囲　51
右反回神経周囲　48

メ

メッシュ挿入展開　192
メッシュ挿入法　197
迷走神経の温存　92

ラ

ラジオ波組織凝固装置　151
卵巣チョコレート囊腫　260
卵巣囊腫
　　摘出術　244
　　内容液吸引器具　245
卵胞性卵巣囊腫
　　SAND法　247
　　体外法　246

リ

リンパ節郭清
　　手術手順　33

ロ

濾胞性膿瘍　10

C

Calot三角　132, 137
Child-Pugh分類　150
Cチューブ留置術　146,148

E

Endo ClinchⅡ　114
Endo GIA　168,169
Endo retract mini　114

F

Fowler-Stephens手術　223
functional end to anastomosis　118

H

Hunter Bowel Grasper　114

I
IPT　194

L
LAM(laparoscopically assisted myomectomy)　255,258
LAVH(laparoscopically assisted vaginal hysterctomy)　252
LCS(laparoscopic coagulation shear)　24,43,89,163,166,169
LH(laparoscopic hysterctomy)　252,255
LM(laparoscopic myomectomy)　255
L字型電気メス　140

P
pseudosac　190
salpingectomy　251

S
SD junction　110

T
99mTc-sestalMIBIシンチグラフィ　4
TAPP(transabdominal preperitoneal repair)　196
　コツ　197,198
　基本操作　197
telesurgery　269
TEPP(totally extraperitoneal preperitoneal repair)
　基本操作　188
　コツ　189,192,194
　体位・麻酔　188
　適応　186
thoraco-web法　45
TLH(total laparoscopic hysterctomy)　252,255
TLM(total laparoscopic myomectmy)　255,257
Toldt's fusion fascia　108,116
Tチューブ留置術　146,147

実写とイラストで学ぶ
鏡視下手術手技図譜
きょうしか しゅじゅつ しゅぎ ずふ

ISBN4-8159-1674-8 C3047

平成15年11月1日　発行　　　　　　　　　　＜検印省略＞

編　　集 ──── 杉　原　健　一
印　刷　所 ──── 服部印刷株式会社
発　行　所 ──── 株式会社　永　井　書　店

〒553-0003　大阪市福島区福島8丁目21番15号
電話大阪(06)6452-1881(代表)/Fax(06)6452-1882

東京店　〒101-0062
東京都千代田区神田駿河台2-10-6
御茶ノ水Sビル7階
電話(03)3291-9717/Fax(03)3291-9710

Printed in Japan　　　　　　　　　　　　　©SUGIHARA Kenichi, 2003

・本書の複製権・翻訳権・上映権・譲渡権・公衆送信権（送信可能化権を含む）は
　株式会社永井書店が保有します．
・JCLS ＜（株）日本著作出版権管理システム委託出版物＞
　本書の無断複写は著作権法上での例外を除き禁じられています．複写される場合に
　は，その都度事前に（株）日本著作出版権管理システム（電話 03-3817-5670, FAX
　03-3815-8199）の許諾を得て下さい．